CONCOURS

ASS - ES - EJE

Le Méga Guide 2019–2020

Écrit et oral - Tout pour réussir

Chez le même éditeur

Dans la collection « Le Tout-en-un »

Concours sociaux ASS/ES/EJE Épreuve orale Le tout-en-un, par O. Perche, A.-E. Lebourdais. 2012, 176 pages.

Concours sociaux ASS/ES/EJE Actualité et culture générale Le tout-en-un, par O. Perche. 2012, 224 pages.

Dans la collection « Annales corrigées »

Annales corrigées Concours sociaux ASS/ES/EJE, par O. Perche. 2014, 216 pages.

Dans la collection « Entraînement »

Entraînement Concours sociaux Épreuves écrites, par O. Perche. 2010, 192 pages.

Entraînement Concours sociaux Épreuve orale, par O. Perche. 2010, 136 pages.

Entraînement Flash Concours sociaux Épreuve de résumé de texte, par F. Rouard, B. Peluau. 2011, 104 pages.

1200 QCM culture générale - Concours sociaux ASS/ES/EJE/ME, par O. Perche C. Lemaître et A.-E. Lebourdais. 2014, 256 pages.

Dans la gamme DE

DEES. Diplôme d'État d'éducateur spécialisé, par V. Chaudet, G. Demont, K. Mrozik-Demont, J. Gassier. 2015, 424 pages.

DEASS. Diplôme d'État d'assistante de service sociale, par J. Gassier, C. Rose, C. Valette, K. Delfour. 2014, 464 pages.

DEEJE. Diplôme d'État d'éducateur de jeunes enfants, par J. Gassier, C. Rose, C. Valette. 2013, 472 pages.

CONCOURS

ASS - ES - EJE

Le Méga Guide 2019–2020

Écrit et oral - Tout pour réussir

Olivier Perche
Responsable pédagogique du centre de préparation aux concours sociaux, IRSS, Rennes

Anne-Éva Lebourdais
Éducatrice de jeunes enfants, formatrice et référente pour la préparation aux épreuves orales, IRSS, Rennes

Elsevier Masson

ELSEVIER
Elsevier Masson SAS, 65, rue Camille-Desmoulins, 92442 Issy-les-Moulineaux cedex, France

Concours ASS - ES - EJE – Le Méga Guide 2019–2020 par Olivier Perche et Anne-Éva Lebourdais.

ISBN : 978-2-294-76048-8
e-ISBN : 978-2-294-76253-6

LISTE D'ABRÉVIATIONS

AAH	Allocation aux adultes handicapés
AED	Action éducative à domicile
AEEH	Allocation d'éducation de l'enfant handicapé
APA	Allocation personnalisée d'autonomie
ASE	Aide sociale à l'enfance
ASF	Allocation de soutien familial
CAF	Caisse d'allocations familiales
CAMSP	Centre d'action médico-sociale précoce
CDAS	Centre départemental d'action sociale
CDE	Centre départemental de l'enfance
CESF	Conseiller en économie sociale et familiale
CHRS	Centre d'hébergement et de réinsertion sociale
CMP	Centre médico-psychologique
CMPP	Centre médico-psycho-pédagogique
CMU	Couverture maladie universelle
DDASS	Direction départementale de l'action sanitaire et sociale
EEAP	Établissement pour enfants et adolescents polyhandicapés
ESAT	Établissement et service d'aide par le travail
FAM	Foyer d'accueil médicalisé
FJT	Foyer de jeunes travailleurs
IEM	Institut d'éducation motrice
IME	Institut médico-éducatif
IRTS	Institut régional du travail social
ITEP	Institut thérapeutique, éducatif et pédagogique
MAS	Maison d'accueil spécialisée
MDPH	Maison départementale des personnes handicapées
MECS	Maison d'enfants à caractère social
MSA	Mutualité sociale agricole
PJJ	Protection judiciaire de la jeunesse
PMI	Protection maternelle et infantile
RAM	Relais assistantes maternelles
RSA	Revenu de solidarité active
SAFEP	Service d'accompagnement familial et d'éducation précoce
SAVS	Service d'accompagnement à la vie sociale
SEES	Service d'éducation et d'enseignement spécialisé
SESSAD	Service d'éducation spécialisée et de soins à domicile
SIPFPro	Service d'initiation et de première formation professionnelle
VAE	Validation des acquis de l'expérience

SOMMAIRE

Introduction

Le présent Mégaguide est conçu comme une boîte à outils complète, un « Tout-en-un » idéal pour aborder les épreuves de sélection à l'entrée en école de travail social. Il s'adresse aux candidats en lice pour les concours assistant de service social, éducateur spécialisé ou éducateur de jeunes enfants. De nombreuses passerelles existent entre ces différentes carrières, mais les formations, comme les épreuves de sélection qui en ouvrent l'accès, sont propres à chacune. Elles offrent malgré tout suffisamment de points communs pour justifier leur présence conjointe dans cet ouvrage. Quel que soit le concours qu'ils entendent passer, les candidats devront réussir une (ou plusieurs) admissibilité(s) écrite(s) avant de passer leur admission orale. Pour les y préparer, les auteurs ont conçu le présent ouvrage en six parties :

- la première contient des informations générales pour comprendre les métiers et se repérer dans le maquis des concours ;
- la deuxième développe une préparation complète aux écrits de sélections articulée autour de la méthodologie ;
- la troisième propose une revue complète des grands problèmes de société abordés pendant les épreuves écrites ;
- la quatrième permet au candidat de s'entraîner sur de nombreux sujets d'annales corrigées ;
- la cinquième propose une préparation poussée aux oraux pour aborder sereinement les entretiens de motivation ou les épreuves de groupe ;
- enfin, la dernière partie propose des conseils pratiques et des astuces utiles.

PARTIE

1 Du concours au métier

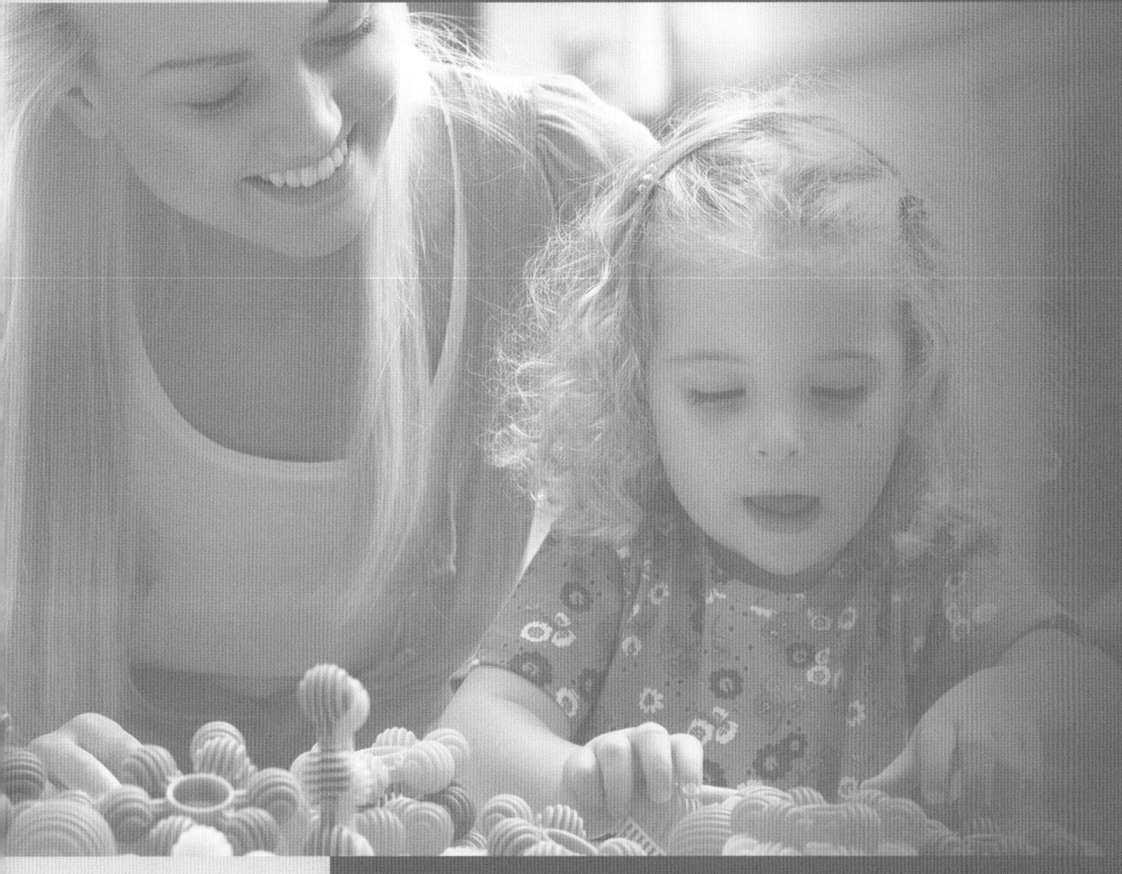

Cette partie se fixe pour objectif de clarifier et d'enrichir votre projet professionnel à travers une réflexion générale sur le secteur social. Elle se propose d'aborder des notions clés qui sous-tendent le travail quotidien des professionnels.

Ces notions seront amplement travaillées lorsque vous serez en formation mais cette première approche doit vous aider à développer une vision réaliste des métiers du social afin d'en développer les nombreux aspects dans un discours pertinent et précis. Face aux jurys, il vous faudra aller au-delà des *a priori* et démontrer que vous savez à quoi vous attendre en entamant une carrière professionnelle dans le champ du travail social. Cet aspect est particulièrement important car les jurys recherchent des candidats motivés, mais aussi au clair avec les métiers afin d'éviter, dans la mesure du possible, que des étudiants déçus abandonnent leurs études après leur entrée en formation.

CHAPITRE 1

Le travail social

Le travail social aujourd'hui

En 1958, les Nations Unies proposent une définition du travail social qui, plus d'un demi-siècle plus tard, garde toute sa pertinence : « Le travail social est une activité visant à aider à l'adaptation réciproque des individus et de leur milieu social, cet objectif est atteint par l'utilisation de techniques et de méthodes destinées à permettre aux individus, aux groupes, aux collectivités de faire face à leurs besoins, de résoudre les problèmes que pose leur adaptation à une société en évolution, grâce à une action coopérative, d'améliorer les conditions économiques et sociales. »
Le travail social est à la jonction entre la personne et son environnement. En effet, il permet de créer des liens entre les individus, de reconstituer des réseaux de solidarité, d'être acteur du développement local, etc.
Ainsi, le travailleur social est un agent facilitateur de changement tant dans la société que dans la vie des personnes qu'il côtoie. C'est pourquoi les politiques sociales nationales ou locales (par ex. : prévention de la délinquance, logement, santé, intégration des personnes en situation de handicap, accueil des jeunes enfants, etc.) s'appuient sur l'action des travailleurs sociaux qui ont donc un rôle stratégique dans la société (figure 1.1).
Un travailleur social accompagne les individus dans le but de favoriser leur intégration sociale.

SUR LE TERRAIN

Un assistant de service social (ASS) va informer une personne sur les différents lieux qui peuvent l'accompagner dans sa volonté de se former pour accéder à un emploi. Par la suite, cette personne pourra réaliser les diverses démarches, suivre une formation puis intégrer le monde du travail et construire des projets d'avenir avec sérénité.
Un travailleur social agit également sur l'environnement pour qu'il intègre mieux les individus qui composent la société.
Un assistant de service social va pouvoir contacter une entreprise qui hésite à embaucher un travailleur handicapé et la renseigner sur les aides auxquelles elle pourra prétendre, que ce soit pour aménager le poste de travail, former cette personne ou compenser, si besoin, la perte de productivité.

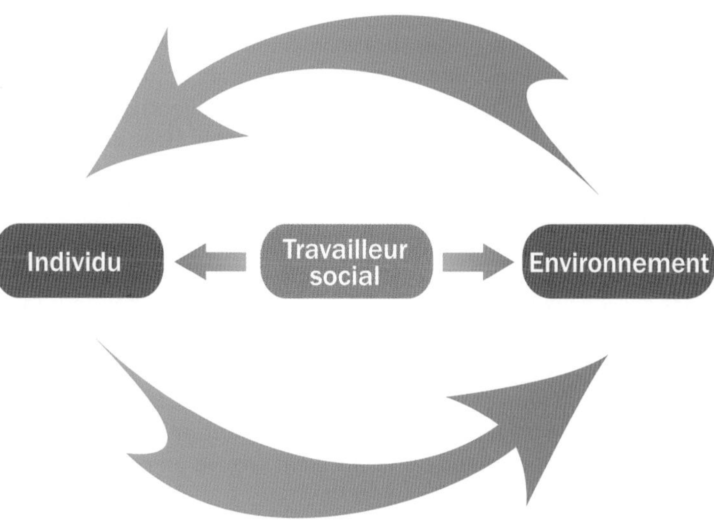

FIGURE 1.1.

Les objectifs du travail social

Le travail social vise à améliorer le bien-être général, à aider les individus à développer leurs potentialités et à prévenir les dysfonctionnements sociaux. Les travailleurs sociaux agissent donc dans un rôle préventif et curatif :

- **Rôle préventif** : c'est une fonction souvent oubliée et pourtant essentielle.

SUR LE TERRAIN

Dans les quartiers, **un éducateur spécialisé (ES)** va à la rencontre des jeunes pour échanger avec eux, les informer de leurs droits, les aider à réaliser leurs projets, etc. Il lutte contre le désœuvrement qui peut engendrer des comportements délinquants. Il essaie de créer des liens avec les jeunes dans un contexte où ils n'ont pas de problème particulier afin d'être repéré comme un interlocuteur possible si une difficulté devait apparaître.
Un éducateur de jeunes enfants (EJE) qui travaille dans une crèche va accompagner les enfants dans leur développement en leur proposant un milieu riche de stimulations diverses. Son action lutte contre les inégalités sociales puisque, durant le temps de présence en collectivité, tous les enfants sont traités de la même façon, bénéficient de l'accès aux mêmes activités, quelles que soient les habitudes éducatives de leur famille.
Un assistant de service social (ASS) peut aider un individu à remplir un formulaire pour faire valoir ses droits sociaux, ce qui va lui permettre d'accéder aux prestations auxquelles il peut prétendre et ainsi améliorer ses conditions de vie.

- **Rôle curatif** : c'est la mission du travailleur social lorsqu'une difficulté est avérée.

SUR LE TERRAIN

Un EJE travaillant en SESSAD (*cf.* chapitre 5) peut animer un atelier mensuel « être parent d'un enfant en situation de handicap ». Il favorise, par ce temps de parole, la mutualisation des informations et la réflexion des familles sur leur rôle auprès de leur enfant différent.
Un ES accueille un adolescent qui vient d'être placé dans une MECS car il a été victime de carences éducatives. Il va pouvoir échanger avec lui sur le sens de ce placement et construire un projet avec le jeune pour que la période durant laquelle il sera éloigné de sa famille lui soit la plus utile possible.

Les fondements du travail social

Les principes

Les principes de la justice sociale et des droits de l'Homme sont fondamentaux pour les travailleurs sociaux. La justice sociale est une construction morale et politique qui définit la répartition équitable des droits sociaux et des devoirs au sein d'une collectivité.
Les droits de l'Homme sont les droits inaliénables de tous les êtres humains, quels que soient leur nationalité, lieu de résidence, sexe, origine ethnique ou nationale, couleur, religion, langue ou toute autre condition (*cf.* Déclaration universelle des droits de l'Homme du 10 décembre 1948).

Les valeurs

Les valeurs issues des idéaux humanitaires et démocratiques sous-tendent l'action des travailleurs sociaux. Par exemple, le respect est une valeur centrale. Cela inclut le respect de la personne, de son histoire, de ses difficultés, etc. C'est aussi le respect de l'égalité et de la dignité de tous.
L'autonomisation de l'individu est également au cœur des préoccupations des professionnels. L'objectif ultime du travail social est d'œuvrer à sa disparition, de faire que les individus n'aient plus besoin de cet accompagnement car ils auraient trouvé en eux-mêmes des ressources pour faire face à toute situation.

Par conséquent, le travailleur social ne doit pas chercher à répondre à la place de la personne mais à la soutenir dans sa recherche de solution. Il doit éviter de se substituer à elle et l'accompagner vers un « faire ensemble », avec comme but ultime de la « laisser faire seule ».

SUR LE TERRAIN

Un EJE va donner à manger une compote à un bébé de 10 mois qui n'est pas capable de se nourrir seul mais il mettra à sa disposition une deuxième petite cuillère. Un jour, l'enfant va s'en saisir et essayer de porter la compote à sa bouche. Il risque de tâtonner, d'en renverser, de mettre ses doigts dedans mais c'est une phase d'entraînement indispensable avant qu'il puisse parvenir à manger seul sa compote. Durant toute la mise en place de cette compétence, l'EJE l'aura accompagné en l'encourageant verbalement, en lui montrant comment mieux saisir sa cuillère, en acceptant que l'enfant se salisse...

Les théories

Durant leur formation, les travailleurs sociaux vont développer des connaissances approfondies dans de nombreuses disciplines : psychologie, sociologie, droit, pédagogie, santé, etc. (*Cf.* chapitre 4) Ce socle de connaissances doit leur permettre de mieux appréhender la complexité de l'être humain. Cependant, dans le champ du travail social, il n'existe pas de solutions pertinentes *a priori*. Les professionnels doivent donc sans cesse se référer à leurs connaissances théoriques et les compléter de connaissances empiriques, c'est-à-dire fondées sur l'observation et l'expérience, pour comprendre les situations vécues par l'usager et personnaliser l'accompagnement éducatif.

Ainsi, les travailleurs sociaux réalisent une action individualisée basée sur la demande et les besoins de la personne, mais ils s'appuient pour ce faire sur des outils et des méthodes éprouvés.

Les pratiques

Les travailleurs sociaux maîtrisent différentes pratiques professionnelles : l'entretien d'aide, l'activité éducative, le travail en partenariat... pour servir leurs objectifs (*cf.* chapitre 3).

L'une de ces pratiques a une place particulière : la pratique réflexive.

La pratique réflexive est fondamentale car un travailleur social ne peut se contenter de poser des actes, comme sanctionner un enfant qui a enfreint le règlement de l'établissement ou interdire à une jeune mère de garder son bébé avec elle dans son lit la nuit...

Il se doit, et il doit aux publics avec lesquels il travaille, de se questionner sur ses actes, de les expliquer à la personne accompagnée et à ses collègues de travail. Cette pratique lutte contre le risque de pouvoir sur autrui (notamment quand l'usager est une personne mineure ou fragile) et contre le risque de routine. Lorsque les actes se répètent, le professionnel qui les réalise peut perdre de vue leur sens; par conséquent, la remise en question et l'adaptation des pratiques à l'usager doivent être au cœur du travail quotidien.

Les travailleurs sociaux sont des acteurs de terrain, ils sont dans le « faire » ; toutefois, une réflexion importante et des connaissances solides sont indispensables à ces professionnels.

Les évolutions actuelles

Le travail social évolue avec les changements que connaît la société : la crise économique, l'évolution des structures familiales, l'allongement de l'espérance de vie, etc. Chaque élément rencontré par les individus vient modifier et diversifier l'action sociale. De nouvelles aides apparaissent, de nouvelles structures s'ouvrent et les travailleurs sociaux doivent modifier leurs pratiques et actualiser leur savoir pour poursuivre leur lourde tâche d'aide aux individus.

Basé sur la société, les individus et leurs besoins respectifs, le travail social ne cesse d'évoluer. Dernièrement, on a vu apparaître plusieurs orientations :

- **Un décloisonnement des métiers du travail social** : si les formations et les intitulés des diplômes restent distincts, on constate que de plus en plus de cours sont organisés en commun dans les écoles qui forment aux métiers du social. De plus, durant leur carrière, les professionnels peuvent être affectés à des postes qui n'ont plus tout à fait de spécificités particulières.
- **Une déqualification des intervenants sociaux au contact direct du public** : les éducateurs et assistants de service social sont amenés à prendre de plus en plus de responsabilités dans les structures éducatives. On leur confie de nombreuses tâches de gestion administrative et de conception de projet ; le temps passé à rédiger des rapports et à participer à des réunions est très important et il augmente, contrairement au temps passé sur le terrain auprès des publics accueillis. Cette partie du travail étant confiée à des personnes ayant suivi des formations plus courtes (auxiliaires de puériculture, moniteurs-éducateurs, accompagnants éducatifs et sociaux, etc.).

Les métiers du travail social

Les travailleurs sociaux assurent « une présence sur le terrain aux côtés des populations qui, confrontées à des difficultés de tout ordre, ont besoin d'une aide ponctuelle ou durable pour recouvrer ou préserver leur autonomie. » (*Le Répertoire des métiers du social*, édition 2004).
Accompagnement, animation, suivi, orientation, assistance, aide au quotidien, etc. : le travail social déploie un large spectre de métiers, aux objectifs parfois communs mais aux pratiques largement différentes. On a coutume de distinguer quatre familles de professions :

Les professions d'aide et d'assistance

Elles ont pour objet d'améliorer les conditions de vie sur le plan social, économique, culturel et alimentaire en assurant le suivi ou l'orientation des personnes en difficulté.
Quelques métiers : assistant de service social, conseiller en économie sociale et familiale, conseiller conjugal, médiateur familial, etc.

Les professions éducatives

Elles interviennent auprès de tous publics et visent à la prise en charge de personnes en vue de leur développement et de leur insertion.
Quelques métiers : éducateur de jeunes enfants, éducateur spécialisé, moniteur-éducateur, accompagnant éducatif et social, éducateur technique spécialisé, etc.

Les professions de l'animation

L'intervention des animateurs se situe autant sur des aspects éducatifs et culturels que sociaux. Ils cherchent surtout à dynamiser un public ou un territoire en vue d'une insertion culturelle ou sociale.
Quelques métiers : animateur social, animateurs coordinateurs de projets, etc.

Les professions du travail à domicile

Elles correspondent au travail qui est fait à son propre domicile ou au domicile du bénéficiaire. Ces professionnels ont pour mission de veiller au bien-être de la personne dans sa vie quotidienne.
Quelques métiers : auxiliaire de vie sociale, assistant maternel, assistant familial, etc.

CHAPITRE 2

Le cadre législatif

Le travail social est régi par de nombreux textes publiés au fur et à mesure des évolutions de la société et des besoins des individus. Au cours des deux dernières décennies, trois textes majeurs ont modifié les pratiques professionnelles.

La loi du 2 janvier 2002 rénovant l'action sociale et médicosociale

Origine de la loi

Le travail social a évolué au fil du temps et les pratiques ont été régulièrement revues. Trop longtemps, les institutions éducatives ont formaté les usagers par un accompagnement standardisé, appliqué à chacun sans distinction. La personne devait s'adapter au projet de la structure. La loi du 2 janvier 2002 a rendu cela impossible en exigeant des structures qu'elles répondent au besoin de la personne. Depuis la publication de ce texte majeur, on cherche à mettre l'usager au cœur des préoccupations. En effet, il est impératif de veiller au respect de la personne et de lui laisser la plus grande liberté possible pour choisir l'accompagnement qu'elle désire. Le regard posé sur le bénéficiaire d'un accompagnement éducatif et social a changé : il n'est plus vu comme une personne fragile qu'il faut protéger mais comme un citoyen en difficulté qu'il faut aider.

Objectifs du texte

Il vise à prévenir les maltraitances institutionnelles et à rendre les usagers acteurs de leur prise en charge. Dès lors, la relation d'aide s'appuie véritablement sur l'accompagnement, c'est-à-dire sur « le faire ensemble » et non plus sur « le faire pour autrui ».
Puisque l'usager participe à sa prise en charge, il est en partie responsable de son bon déroulement et de son efficacité. Cette nouvelle posture permet de lutter contre le sentiment de dette que peut ressentir l'usager envers les professionnels, sentiment négatif qui le met dans une position de dépendance ou de rejet vis-à-vis de l'institution. Cette loi a eu plusieurs effets.

La rénovation des missions et principes de l'action sociale et médicosociale

Les missions et principes de l'action sociale et médicosociale, tels qu'ils sont définis par la loi de 2002, constituent un socle de valeurs ayant pour dénominateur commun la promotion des droits des personnes (art. 2 de la loi). Ils ont clairement établi (article 2 de la loi) :

- l'autonomie et la protection des personnes ;
- la cohésion sociale ;
- l'exercice de la citoyenneté ;
- la prévention des exclusions et la correction de ses effets.

L'action sociale et médicosociale repose sur le principe du respect de l'égale dignité de tous les êtres humains avec l'objectif de répondre de façon adaptée aux besoins de chacun d'entre eux et en leur garantissant un accès équitable sur l'ensemble du territoire (article 3).

La définition des sept droits de l'usager

L'article 7 de la loi 2002-02 définit sept droits garantis à toute personne prise en charge :

- Le respect de sa dignité, de son intégrité, de sa vie privée, de son intimité et de sa sécurité. Chaque usager doit avoir un espace personnel. Le personnel doit veiller au respect de l'intimité, notamment lors des actes de soins corporels en recouvrant l'individu dès que possible.
- Sous réserve des pouvoirs reconnus à l'autorité judiciaire et des nécessités liées à la protection des mineurs en danger, le libre choix entre les prestations adaptées qui lui sont offertes, soit dans le cadre d'un service à son domicile, soit dans le cadre d'une admission au sein d'un établissement spécialisé.
- Cependant, ce libre choix est encore peu applicable car on sait que les structures pour personnes âgées ou handicapées ne sont pas assez nombreuses, ce qui induit des maintiens à domicile non souhaités ou des placements dans des institutions éloignées du lieu de vie d'origine.
- Une prise en charge et un accompagnement individualisé de qualité favorisant son développement, son autonomie et son insertion, adaptés à son âge et à ses besoins, respectant son consentement éclairé qui doit systématiquement être recherché lorsque la personne est apte à exprimer sa volonté et à participer à la décision. À défaut, le consentement de son représentant légal doit être recherché.
- L'usager doit donner son accord concernant sa prise en charge et il peut revenir sur celui-ci à tout moment.
- La confidentialité des données la concernant. Hormis les assistants de service social, les autres travailleurs sociaux ne sont pas soumis au secret professionnel. Ils doivent cependant être vigilants sur les informations qui circulent concernant l'usager.
- L'accès à toute information ou document relatif à sa prise en charge, sauf dispositions législatives contraires. La personne peut à tout moment demander à consulter les écrits réalisés sur sa situation. Cette possibilité doit amener le professionnel à être très vigilant dans le choix des mots utilisés et doit favoriser la relation de confiance puisque la personne sait que ce qui est écrit sur elle ne lui sera pas caché.
- Une information sur ses droits fondamentaux et les protections particulières légales et contractuelles dont elle bénéficie, ainsi que sur les voies de recours à sa disposition. Les professionnels doivent donc aider la personne à comprendre ces informations pour lui permettre de faire valoir ses droits.
- La participation directe ou avec l'aide de son représentant légal à la conception et à la mise en œuvre du projet d'accueil et d'accompagnement qui la concerne. La personne va donc être consultée et associée aux décisions qui la concernent, pourra assister aux réunions quand sa situation est évoquée et on lui demandera de signer ses objectifs de prise en charge et les rapports établis par les travailleurs sociaux.

L'instauration d'outils pour que les usagers fassent valoir leurs droits

Le livret d'accueil

C'est un document synthétique qui présente l'établissement et le service. Il doit être obligatoirement donné à toute personne prise en charge. Son contenu sera le plus adapté possible aux spécificités du public accueilli, tant dans la forme que dans le fond.

La loi de 2002 demande d'y annexer le règlement de fonctionnement qui définit les droits et les devoirs de la personne accueillie au sein de l'établissement et la charte des droits et libertés de la personne accueillie qui réaffirme les principes de non-discrimination, droit à l'information, à la protection, à l'autonomie, etc.

Le projet individuel de prise en charge

La loi de 2002 n'a pas créé cet outil, mais elle l'a rendu obligatoire. Ce contrat écrit, établi entre l'usager et la structure, définit un contenu de travail. Il mentionne :

- les objectifs de la prise en charge ;
- les prestations les plus adaptées qui peuvent être mises en œuvre ;
- les mesures et décisions administratives, judiciaires, médicales, thérapeutiques ou d'orientation prises par les instances compétentes ;
- en annexe, les tarifs et les conditions de facturation des prestations.

Cet outil doit être élaboré en trois temps :

- un document initial est rédigé dans les 15 jours qui suivent l'admission ;
- un avenant est rédigé dans un délai maximum de 6 mois pour préciser les objectifs et les prestations adaptées à la personne ;
- une réactualisation annuelle des objectifs et des prestations est réalisée.

Le conseil de la vie sociale

Il doit être mis en place afin d'associer les usagers au fonctionnement et à l'organisation de l'établissement. Il peut se réaliser de différentes manières : groupe d'expression, enquête de satisfaction ou toute autre modalité pertinente pour consulter les usagers. Cette instance doit être obligatoirement consultée sur l'élaboration et la modification du règlement de fonctionnement et du projet d'établissement.

Le projet d'établissement

Il doit favoriser l'implication des usagers à la vie de l'établissement. Il a une périodicité de 5 ans et il définit, sur cette période, des objectifs de progrès.

Le soutien dans la résolution des conflits

Pour résoudre un conflit individuel ou collectif ou faire valoir ses droits en tant qu'usager d'un établissement, toute personne prise en charge, ou son représentant légal, peut faire appel à une « personne qualifiée ». L'usager choisit ce médiateur sur une liste établie conjointement par le préfet et le président du conseil général.

La loi du 11 février 2005 pour l'égalité des droits et des chances, la participation et la citoyenneté des personnes handicapées

La loi du 11 février 2005 est l'une des principales lois sur les droits des personnes handicapées, depuis la loi de 1975. Elle commence par rappeler les droits des personnes handicapées et par définir la notion de handicap : « Constitue un handicap, au sens de la présente loi, toute limitation d'activité ou restriction de participation à la vie en société subie dans son environnement par une personne en raison d'une altération substantielle, durable ou définitive d'une ou plusieurs fonctions physiques, sensorielles, mentales, cognitives ou psychiques, d'un polyhandicap ou d'un trouble de santé invalidant. »

Cette loi comporte de très nombreux articles et ses implications touchent l'ensemble de la vie quotidienne de la personne handicapée. Parmi les modifications qu'elle apporte, on trouve des avancées concernant notamment plusieurs sujets.

L'accueil des personnes handicapées

La loi crée les Maisons départementales des personnes handicapées (MDPH) comme un lieu-ressource pour toute personne handicapée et sa famille.

Dans les MDPH siège la commission des droits et de l'autonomie des personnes handicapées (CDAPH) qui prend les décisions relatives à l'ensemble des droits de la personne handicapée, notamment en matière de prestations et d'orientations.
La mission de la MDPH concerne également toute la population sans distinction puisqu'elle est chargée de contribuer à une meilleure connaissance du handicap.

Le droit à compensation

C'est une avancée fondamentale de cette loi. La personne handicapée a droit à la compensation des conséquences de son handicap quelles que soient l'origine et la nature de sa déficience, son âge ou son mode de vie. C'est la prestation de compensation. Cette aide personnalisée est destinée à financer les besoins liés à la perte d'autonomie. Ces besoins doivent être inscrits dans un plan personnalisé défini par l'équipe pluridisciplinaire de la MDPH, sur la base du projet de vie exprimé par la personne. Elle permet de financer les besoins en aides humaines et techniques, voire animalières, l'aménagement du logement, du véhicule, etc.
Cette loi modifie également les allocations et les revenus des personnes handicapées.

La scolarité

La loi affirme la nécessité de rechercher prioritairement à intégrer les enfants handicapés en milieu scolaire ordinaire. En parallèle, ils peuvent bénéficier d'un suivi dans un autre établissement, en fonction de leur projet personnalisé de scolarisation.

L'emploi

La loi prend des mesures pour favoriser l'accès à la vie professionnelle en milieu ordinaire ou protégé : sanctions plus sévères pour les employeurs privés et publics qui n'emploient pas au moins 6 % de travailleurs handicapés, majoration de pension, abaissement de l'âge de la retraite, etc.

L'accessibilité

La loi énonce la volonté de rendre accessibles tous les lieux publics à toute personne quel que soit son handicap. Chacun doit désormais pouvoir se rendre dans les établissements recevant du public et prendre aisément les transports collectifs.

La loi du 5 mars 2007 réformant la protection de l'enfance

Pour s'adapter au mieux aux difficultés rencontrées par les familles et pallier certaines carences du dispositif existant, la protection de l'enfance a été réformée en 2007. Cette loi a modifié les pratiques pour, notamment :

Renforcer la prévention

Les services de la Protection maternelle et infantile (PMI) voient leur rôle amplifié. Par exemple, la femme en début de grossesse se voit proposer un entretien dont le but est de prévenir le plus en amont possible les risques pour l'enfant à naître. De plus, des bilans de santé pour les enfants scolarisés à l'école maternelle sont renforcés.

Revoir la transmission et le traitement des informations préoccupantes

Une cellule départementale de recueil, traitement et évaluation des informations préoccupantes et un observatoire départemental de la protection de l'enfance sont instaurés.

Diversifier les actions et les modes de prise en charge des enfants

De nouveaux dispositifs de prise en charge apparaissent pour s'adapter le mieux possibles à chacune des situations individuelles concernant l'accueil du mineur (accueil de 72 h, accueil de jour, accueil périodique, etc.) et les droits de visite et d'hébergement. De plus, un accompagnement social et budgétaire des familles est rendu possible.

Associer les parents et l'enfant au travail réalisé

Dorénavant, les mesures d'aide à l'enfance donnent lieu à la rédaction d'un « projet pour l'enfant » détaillant les actions menées, leurs objectifs, le rôle des professionnels et des parents. La loi met également davantage l'enfant au cœur du dispositif : sa parole est entendue, les informations le concernant sont portées à sa connaissance, etc.

CHAPITRE 3

Quelques concepts clés pour mieux comprendre les bases du travail social

La référence éducative

Dans les établissements accueillant ponctuellement ou quotidiennement des usagers, on trouve de nombreux travailleurs sociaux qui interviennent, en fonction de leur spécificité professionnelle, auprès de la personne. Cette dernière va donc être suivie par plusieurs intervenants. Néanmoins, le plus souvent, l'un d'entre eux sera nommé référent de la situation.

Définition de la référence

La référence éducative est un outil du travail social qui consiste à établir un lien privilégié entre un usager et un professionnel en admettant la valeur des relations individuelles comme fondatrices de l'action éducative.

Pourquoi instaurer une référence éducative ?

Pour le travailleur social, exercer cette fonction signifie devoir veiller à la continuité et à la cohérence de l'accompagnement entrepris par ses collègues et lui-même. Le référent est le garant du projet individuel de prise en charge. Il participe aux bilans, aux synthèses, rédige les rapports et centralise les informations, ce qui fait de lui une personne-ressource pour l'usager, sa famille et les intervenants qui le côtoient.
Cette fonction permet d'éviter qu'une action ne soit pas exécutée ou qu'elle le soit à plusieurs reprises ; cela oriente le travail des professionnels dans le sens d'une plus grande efficacité : le référent possède les informations, sait où en est le dossier et ce qu'il reste à accomplir... Il a donc un rôle de coordinateur.

Les différentes formes d'écoute

Le travail social s'appuie sur des échanges verbaux, mis en place pour comprendre une demande individuelle. Les travailleurs sociaux réalisent fréquemment des entretiens individuels. Ainsi, savoir écouter l'autre est une compétence incontournable. Nous pensons fréquemment que l'écoute est instinctive puisque chaque jour nous écoutons nos proches, nous entrons en interaction avec différentes personnes... Cependant, ce terme, lorsqu'il est utilisé dans le cadre du travail social et qu'il a pour finalité la relation d'aide, prend une tout autre ampleur.

Définition de l'écoute

On nomme « écoute active » l'action qui consiste à être totalement disponible à la parole de l'autre, à chercher à le comprendre à travers les mots qu'il emploie. Il ne suffit pas d'être en face de lui et de le laisser parler pour prétendre qu'on l'a écouté ; cela nécessite d'avoir un esprit sans œillère, une curiosité pour les paroles d'autrui et une réflexion sur ce qui nous est dit. Un même événement ne sera pas vécu de la même façon par deux personnes et ce qui intéresse le travailleur social, ce n'est pas ce que lui-même ressentirait ou ferait dans une telle situation, mais ce que ressent et vit l'usager qu'il accompagne.
Pour celui qui s'exprime, bénéficier d'une écoute active permet de se sentir accepté tel qu'il est et de mettre des mots sur son vécu, donc d'avoir le recul nécessaire à la prise de conscience de ses besoins, de ses attentes... afin de mieux s'assumer.
Lorsqu'on est un travailleur social, il ne suffit pas d'écouter et de collecter des propos. Ce n'est pas la finalité de l'action éducative. Ces paroles vont servir à orienter le travail, l'action et la réflexion, il va donc falloir réagir, s'exprimer sur ce qui vient d'être dit.
Dans une conversation habituelle avec un proche, vous réagissez spontanément à ses paroles et intervenez de multiples manières. Lors d'un entretien, lorsque vous serez en situation professionnelle, il vous faudra choisir avec soin la réaction que vous allez avoir car cela va influencer la relation établie. L'écoute est un outil dont il faut maîtriser les effets.
Exemple : vous êtes un travailleur social et lors d'un entretien avec un couple, le monsieur vous dit : « On vient d'apprendre que notre fils a une maladie génétique rare. C'est terrible, cela va tout changer, on ne s'attendait vraiment pas à cela. C'est dur à accepter. » Plusieurs possibilités de réponses s'offrent à vous et vos mots vous influencer la suite de l'échange avec ce couple.

L'observation

L'entretien éducatif et les échanges verbaux avec les usagers sont incontournables dans une démarche de travail social, mais ils ne suffisent pas. En effet, certaines personnes ne peuvent pas (enfants très jeunes, personnes atteintes de handicaps, etc.) ou ne veulent pas communiquer (personnes refusant d'avoir une prise en charge, etc.). De plus, l'observation permet d'aller au-delà des paroles car les gestes sont aussi des outils de communication qui nous aident à mieux comprendre notre interlocuteur.

Pour mieux connaître l'individu

Pour le travailleur social, observer l'usager lui permet de donner du sens à ce qui n'est pas dit et fait l'objet de prise de notes, de réflexion et d'échanges avec l'équipe au même titre que les entretiens.

SUR LE TERRAIN

Un EJE utilisera les temps de jeux libres dans la structure pour observer plus particulièrement un ou deux enfants : vont-ils facilement vers les autres ? Sollicitent-ils souvent les adultes ? Comment réagissent-ils s'ils ne parviennent pas à réaliser un acte ? Comment gèrent-ils un conflit avec un autre enfant ? Où en sont-ils dans leur développement moteur ?

Pour ajuster ses propositions professionnelles

Connaître les façons d'agir est important car cela peut permettre de personnaliser les propositions qui sont faites à l'usager par l'équipe, même si le travail s'effectue dans le cadre d'une collectivité.

SUR LE TERRAIN

Un ASS aura pu observer qu'un des adultes porteurs d'un handicap mental accueilli dans le foyer occupationnel où il exerce est particulièrement insécurisé lorsqu'il part en week-end chez des proches. Cela se manifeste par des attitudes corporelles : tête baissée, épaules repliées, visage crispé, etc. Il adaptera alors son attitude en étant le plus rassurant possible à travers ses mots et ses actes, il se proposera de lui réexpliquer à plusieurs reprises l'organisation prévue pour le week-end, pourra écrire les informations et les illustrer. À l'inverse, la nouvelle d'un week-end hors de l'institution réjouira un autre résident. Il ne sera donc pas accompagné de la même manière dans les heures précédant le départ.

Pour orienter vers d'autres professionnels si besoin

Par leurs observations, les travailleurs sociaux vont être en mesure d'évaluer l'ampleur des difficultés rencontrées par un individu et de lui proposer un soutien spécifique si besoin (psychologue, orthophoniste, psychomotricien, ergothérapeute, kinésithérapeute, etc.).

SUR LE TERRAIN

Un ES travaillant dans un centre maternel pourra relever une anxiété très forte chez une jeune femme enceinte qui s'apprête à recevoir sa propre mère pour une visite. Il constate que la femme nettoie frénétiquement son logement, en oublie de se nourrir, etc. Son angoisse pourra être évoquée et, selon les propos tenus par la femme, l'ES pourra lui conseiller de rencontrer un psychologue et de travailler sur sa propre histoire avec sa mère afin d'avoir peut-être plus de facilité à créer un lien avec sa fille à naître.

Pour conserver une trace de l'évolution des attitudes dans le temps

Lorsqu'une personne débute une prise en charge, les professionnels sont particulièrement attentifs à ses réactions et multiplient les temps d'observation la concernant. Cela donne généralement lieu à la rédaction d'écrits qui permettront de souligner les évolutions d'un individu dans le temps. En effet, reprendre ces écrits quelques mois plus tard offre la possibilité de comparer les attitudes de la personne dans le temps et de mieux remarquer des changements qui, lorsqu'ils s'opèrent lentement, pourraient sans cela passer inaperçus.

SUR LE TERRAIN

Un ES travaillant en MECS a relevé la grande difficulté à supporter la frustration d'un enfant de 8 ans qui cherchait systématiquement à donner des coups et à mordre quand il était contrarié. Quelques mois plus tard, l'éducateur refuse à cet enfant d'entamer une tablette de chocolat 15 min avant le repas ; l'enfant exprime fortement sa colère verbalement mais n'a pas de gestes inadaptés envers le professionnel. Ce progrès dans la capacité à gérer l'insatisfaction sera relevé dans son dossier de suivi.

Le travail en équipe et en partenariat

Tout d'abord, il ne faut pas confondre travail en équipe et travail en partenariat, même si ces deux notions viennent nous rappeler que deux ou plusieurs personnes produisent ensemble davantage que la somme de ce qu'elles auraient pu produire séparément. Ce qui peut se résumer par : 1 + 1 = 3. Le travail en partenariat regroupe des salariés de structures différentes qui se réunissent autour d'une action commune qui peut être ponctuelle ou durable. On parle aussi de travail en réseau et cette modalité a été encouragée par la loi du 2 janvier 2002 afin d'ouvrir les institutions du travail social sur l'extérieur.

SUR LE TERRAIN

L'EJE et l'ensemble des professionnels d'un multi-accueil peuvent travailler en partenariat avec la bibliothèque municipale. Ainsi, chaque mois, un groupe d'enfants se rend à la bibliothèque pour écouter des histoires et choisir des livres à ramener dans la structure. Cette sortie fait l'objet d'un projet avec des objectifs pédagogiques identifiés.

Le travail en équipe, quant à lui, regroupe des salariés d'une même institution qui mutualisent leurs savoirs et leur savoir-faire pour atteindre un objectif commun.
On peut visualiser le travail en équipe comme une chaîne dont chaque maillon serait constitué par un professionnel. Tous sont indispensables au bon fonctionnement du système mais aucun n'est, à lui seul, suffisant. Ils sont liés les uns aux autres et avancent dans le même sens pour atteindre l'objectif commun.

SUR LE TERRAIN

Un ASS travaillant en polyvalence de secteur pour le Conseil général va travailler en équipe avec la puéricultrice de la PMI, structure également gérée par le Conseil général, pour lui faire part des questions d'une mère de famille inquiète vis-à-vis de l'alimentation de son bébé.

Pourquoi le travail social se réalise-t-il au sein d'une équipe ?

La multiplication des professionnels et des textes juridiques, ainsi que l'obligation de considérer la personne accompagnée dans sa globalité ont rendu nécessaires les instances de concertation et d'élaboration d'une réflexion commune pour le bien-être de l'individu.
Le travail social peut se réaliser au sein d'une équipe monodisciplinaire mais, le plus souvent, c'est une équipe pluridisciplinaire qui sera recrutée pour sa capacité à faire face à des situations variées, même si tous les membres de l'équipe ne sont pas amenés à travailler avec tous les bénéficiaires.
Concrètement, sur le terrain, les travailleurs sociaux participent à des réunions d'équipe fréquentes qui leur permettent de faire le point sur l'avancée des prises en charge et de définir les orientations à venir. Les journées sont ponctuées de temps de travail plus ou moins formels avec les collègues.
Savoir travailler en équipe est donc une compétence indispensable à un travailleur social. Elle est développée durant la formation par les nombreux travaux de groupe à réaliser et par les temps de stage.

SUR LE TERRAIN

Un adolescent accueilli en ITEP souffre de troubles importants d'ordre psychologique qui relèvent de la psychiatrie. Puisque ces troubles ont pour conséquence de devenir handicapants et de perturber la socialisation du jeune, les soins médicaux doivent être associés à un travail éducatif prenant en compte les interactions avec l'environnement familial, social et scolaire. **Psychiatre et éducateurs** vont alors œuvrer chacun dans leur champ de compétence tout en mutualisant leur travail respectif auprès du jeune.

Travailler en équipe signifie échanger et se concerter, mais cela peut également susciter des tensions entre les membres puisque chacun a sa vision de la situation et il n'est pas toujours possible de parvenir à un consensus. En cas de désaccord persistant, il revient au chef de service de trancher, mais cela peut engendrer des frustrations pour les professionnels dont l'avis n'a pas été suivi.

SUR LE TERRAIN

Dans un centre maternel, **l'EJE** peut souhaiter qu'une mère qui a un bébé de quelques mois crée des liens forts avec son nouveau-né, qu'elle apprenne à s'en occuper seule, ce qui nécessite de passer beaucoup de temps auprès de lui. À l'opposé, **l'ES** et **l'ASS** peuvent être favorables à une entrée en formation rapidement afin que cette mère obtienne les qualifications nécessaires à une insertion professionnelle stable qui lui permettra de répondre aux besoins matériels de son enfant, même si cela induit de devoir inscrire le bébé en crèche.

Ainsi, le travail en équipe engendre quelques difficultés. Pour le faciliter, des réunions de supervision sont de plus en plus proposées. Réalisées en présence d'un professionnel qui ne côtoie pas les usagers (un psychologue le plus souvent), elles permettent un regard extérieur sur le fonctionnement institutionnel.

Les activités éducatives

Les travailleurs sociaux réalisent leur action non seulement par des observations et des échanges verbaux dans le cadre de rendez-vous ou d'entretiens, mais aussi par de nombreuses activités susceptibles de développer un ensemble de potentialités.

Le sens des activités éducatives est parfois mal compris par le grand public qui se pose des questions : « Pourquoi emmener ces jeunes qui vivent en foyer à la patinoire ? », « Faut-il vraiment avoir fait trois années d'études pour organiser un temps de peinture en crèche ? », « Comment se fait-il qu'un éducateur soit payé pour aller au cinéma avec quelques personnes ? »...

Il faut comprendre que le travail éducatif se réalise dans et par le quotidien ; c'est dans l'accompagnement individualisé, le « faire ensemble » que l'éducateur va favoriser une modification des pratiques de l'usager. En effet, à travers ce vécu partagé (durant des mois, voire des années), l'éducateur endosse un rôle de modèle possible. L'usager va s'identifier partiellement au professionnel et s'inspirer de ses valeurs et de ses actes pour faire évoluer sa personnalité. L'éducateur doit donc être suffisamment significatif dans la vie de l'usager pour initier le changement, mais aussi suffisamment discret pour ne pas imposer sa direction.

D'autre part, en étant témoin des obstacles rencontrés par la personne, l'éducateur va pouvoir comprendre, et l'aider à comprendre, la source de ses difficultés. Il va également devoir réagir dans l'immédiateté d'une situation et faire face à l'inattendu avec professionnalisme. Pour toutes ces raisons, un travail d'équipe important se réalise en parallèle, pour permettre à l'éducateur de penser l'action éducative et d'avoir du recul sur son vécu professionnel.

Le travail social est composé de nombreux actes de la vie quotidienne dont la portée éducative n'apparaît pas spontanément. Ce sont des gestes que nous faisons tous habituellement. Mais l'acte éducatif réside dans les sens qu'ils prennent pour l'usager.

SUR LE TERRAIN

Si une mère de famille entame une partie de Monopoly avec ses trois adolescents, elle le fait dans le but de passer un moment agréable avec eux. Le même support (un jeu de Monopoly pour trois adolescents) peut être choisi par un éducateur. Dans ce cas, une véritable réflexion sous-tendra l'acte et de nombreuses possibilités seront méticuleusement étudiées par le professionnel, qui ne laissera rien au hasard.

En proposant ce jeu, il a un but : occuper trois jeunes qu'il sent désœuvrés, ou encourager les liens entre trois jeunes distants les uns envers les autres, ou encore se rapprocher de ces jeunes avec lesquels il trouve que la communication est difficile...

Les adolescents auxquels il propose l'activité ne sont pas choisis au hasard et le professionnel va volontairement opter pour un jeu qui occupe durant un long moment.

Durant la partie, l'éducateur va choisir de jouer, ou d'être présent sans participer directement au jeu, ou bien de s'effacer en vaquant à d'autres tâches. Là encore, le choix qu'il fera sera réfléchi en fonction de ce qu'il veut provoquer :

- jouer pour animer la partie, pour être sûr que les adolescents ne vont pas arrêter après quelques minutes, ou bien pour montrer un autre visage aux jeunes, un éducateur proche d'eux qui sait s'amuser et plaisanter s'il sent ces trois jeunes distants avec lui ;
- être présent pour pouvoir observer les interactions, les réactions de celui qui gagne ou de celui qui perd, leurs façons de s'exprimer afin de mieux les connaître ou de mesurer les progrès réalisés en termes de sociabilité ;
- partir pour les laisser être autonomes pour respecter les règles et donc se respecter mutuellement en tant qu'individus ou pour se rapprocher les uns des autres et se parler en toute liberté en dehors de la présence du professionnel.

Voici donc ce qui fait la professionnalité du travailleur social : savoir utiliser des supports, des activités pour avancer vers les objectifs de prise en charge de l'individu. Vue de l'extérieur, l'activité éducative peut sembler très simple à mener, mais elle ne prendra véritablement de sens qu'en s'intégrant à une réflexion permanente sur la finalité du travail.

L'empathie

L'empathie est un concept de base dans le travail social et plus généralement dans tous les métiers de l'aide à l'autre.

Comment définir l'empathie ?

Selon Carl Rogers, « le fait d'être empathique consiste à percevoir le cadre de référence interne d'une autre personne avec exactitude et avec les composantes émotionnelles et les significations qui s'y attachent. Comme si l'on était l'autre personne mais sans perdre la condition "comme si"... Si la qualité de "comme si" se perd, alors il s'agit d'identification. »
Cependant, l'empathie absolue est une illusion car on ne peut jamais parvenir à une compréhension totale d'autrui.

À quoi sert l'empathie ?

Lorsque l'usager est confronté à des problèmes et à des souffrances, l'empathie qu'il peut percevoir chez le travailleur social lui donne à la fois le sentiment d'être compris et la sensation que sa douleur est partagée, donc allégée.

Quelles sont les difficultés engendrées par cette attitude ?

Être empathique, se mettre à la place de l'autre, nécessite de laisser une place à l'affectivité. En parallèle, on attend du professionnel du travail social qu'il sache garder ses distances, qu'il ne s'implique pas trop dans la relation pour se préserver et garder le recul nécessaire à l'analyse.
Ainsi, chaque professionnel doit trouver la juste distance et l'empathie est le résultat d'un long travail durant la pratique professionnelle.

CHAPITRE 4

Présentation des métiers et des études

ASSISTANT DE SERVICE SOCIAL

L'ASS réalise différentes actions auprès de personnes confrontées à des difficultés économiques, d'insertion, familiales, de santé ou de logement. Il contribue à renforcer les liens sociaux et les solidarités et effectue pour cela un important travail de terrain. Son activité se réalise le plus souvent en lien avec un réseau éducatif, sanitaire ou judiciaire.
L'ASS est le seul professionnel du travail social soumis au secret professionnel. Il doit également respecter un Code de déontologie établi par l'Anas (Association nationale des assistants sociaux) en 1949. Ce Code s'impose à tout assistant de service social ainsi qu'aux étudiants qui suivent cette formation.

Référentiel fonctions/activités

Six grandes fonctions orientent le travail de l'ASS :

Fonction 1 : accueil/évaluation/information/orientation

- Entrer en relation/se mettre à disposition d'une personne et recueillir des éléments de connaissance permettant la compréhension de sa demande.
- Évaluer la situation en tenant compte des potentialités de la personne et de son environnement.
- Informer la personne sur les procédures, les différents acteurs, l'accès aux droits, à la santé.
- Orienter la personne soit vers un service interne, soit vers l'extérieur, en fonction du diagnostic posé.

Fonction 2 : accompagnement social

- Apporter une aide à la personne en favorisant ses propres ressources et celles de son environnement (famille, milieu de travail, etc.).
- Co-élaborer un plan d'action avec la personne en coordonnant les différentes démarches, en tenant compte de ses ressources, de son environnement, des moyens de l'institution.
- Négocier un contrat d'action avec la personne et en organiser le suivi.
- Rechercher et mobiliser les moyens, coordonner, articuler le travail d'accompagnement en lien avec différents acteurs.
- Évaluer avec la personne l'impact des actions et les ajuster en conséquence.
- Rédiger des écrits professionnels, organiser, classer, transmettre dans le respect du droit et de la réglementation en vigueur.

Fonction 3 : médiation

- Participer à la régulation sociale ou familiale de situations de tension ou de dysfonctionnement.
- Négocier pour les personnes auprès des associations, des institutions, des services publics.
- Assurer un rôle d'interface entre la personne et les institutions intégrant les logiques institutionnelles ou individuelles.

Fonction 4 : veille sociale/expertise/formation

- Assurer la veille documentaire.
- Recueillir/classer/synthétiser/analyser des données sociales sur un secteur d'intervention.
- Rédiger des rapports d'activité.
- Faire des propositions et participer à la mise en œuvre de la politique d'action sociale de l'organisme employeur.
- Apporter un éclairage social et donner un avis d'expert à l'autorité de décision.
- Contribuer à l'élaboration de documents à destination des partenaires sur les effets constatés concernant l'application des dispositifs, les pratiques administratives ou l'émergence de nouveaux phénomènes.
- Participer à la recherche.
- Contribuer à la professionnalisation des étudiants en formation.
- Actualiser ses connaissances et développer des compétences dans le cadre de la formation continue.

Fonction 5 : conduite de projets/travail avec les groupes

- Mettre en place des actions de prévention des risques sanitaires et sociaux.
- Repérer les besoins et/ou intérêts communs de plusieurs personnes et les mobiliser sur une problématique commune.
- Impulser, mettre en œuvre des projets d'intérêt collectif dans lesquels les usagers sont au cœur du partenariat.
- Analyser/évaluer les effets de ces actions.
- Contribuer au soutien de groupes dans le cadre d'une démarche de développement social local.

Fonction 6 : travail en réseau

- Apporter un appui spécifique à des professionnels du champ éducatif/social ou médicosocial.
- Participer à des instances de concertation, de décision et de planification en matière d'hébergement, de logement, d'insertion sociale et professionnelle, de santé et de lutte contre les exclusions et de toute problématique concernant le champ social. Établir des relations et mettre en relation l'ensemble des intervenants de l'environnement des groupes sociaux.
- Coordonner des travaux avec les institutions et les professionnels et/ou contribuer à un diagnostic partagé avec les partenaires. Représenter par délégation son institution auprès de partenaires.

Objectifs

L'assistant de service social a pour objectif de développer chez les personnes, les groupes ou les familles avec lesquels il travaille les conditions favorables à :

- l'autonomie et à l'intégration. L'ASS contribue à les rendre acteurs de leur développement en maintenant ou en restaurant leur autonomie. Il renforce les liens sociaux et les solidarités dans leurs lieux de vie ;
- l'amélioration de leurs conditions de vie. L'ASS mène une approche globale qui prend en compte les conditions sociales, sanitaires, familiales, économiques, culturelles et professionnelles d'un individu.

De plus, le travail de l'ASS a un rôle préventif afin de réaliser toute action susceptible d'éviter aux usagers la survenue de difficultés.

Lieux et conditions de travail

Il existe trois profils d'ASS :

- l'ASS polyvalent de secteur, employé par une collectivité territoriale pour répondre à la demande de l'ensemble de la population d'un territoire défini, ce qui l'amène à devoir répondre à des demandes très diverses. C'est le type de poste le plus fréquent;
- l'ASS polyvalent de catégorie, qui travaille avec une population spécifique et répond à ses différentes demandes (dans une entreprise donnée, à la caisse d'allocations familiales, à la SNCF, etc.);
- l'assistant spécialisé, qui intervient pour des difficultés propres à une population (à l'hôpital, en milieu scolaire, etc.).

Principales qualités pour être ASS

Il n'existe pas un profil type d'ASS mais au quotidien, les exigences du métier rendent nécessaire de posséder certaines qualités.

Comme l'ensemble des travailleurs sociaux, l'assistant de service social base principalement son travail sur l'écoute et le dialogue. Il rencontre des publics variés qu'il doit être capable de mettre à l'aise pour parvenir à instaurer une relation de confiance.

De plus, une part importante de son travail consiste à orienter l'usager vers les lieux les plus adaptés à sa demande. L'ASS doit donc bien connaître les institutions, services, structures existant dans la commune où il exerce et il est fréquemment en contact avec eux.

Enfin, l'action de l'ASS s'ancre dans la réalité économique et sociale du moment. Les problèmes rencontrés par les personnes qu'il accompagne varient en fonction de la conjoncture. Il doit, par conséquent, chercher à bien connaître les problèmes sociaux et se tenir informé des évolutions législatives concernant les aides auxquelles chaque groupe social peut faire appel.

Salaire

Salaire brut dans la fonction publique : entre 1 626 euros et 2 727 euros hors prime.

Quelques métiers à ne pas confondre

Comparaison avec le métier d'éducateur spécialisé.

	ASS	ES
Similitudes	Trois années d'études.	
	Salaire identique.	
	Peuvent travailler ensemble et sans distinction pour mener des enquêtes sociales, dans des associations d'aide aux victimes, etc.	
	Travail en équipe et en partenariat très présent.	
Différences	Travaille plus souvent dans un bureau.	Travaille plus souvent sur le terrain.
	Accompagne les individus dans leurs démarches administratives.	Utilise les activités comme support à la relation éducative.
	Souvent employé par le conseil départemental pour faire face à tout type de problèmes rencontrés par une population donnée.	Travaille souvent en internat, pour des associations avec une mission et un public défini.
	Accompagnement individualisé.	Accompagne un groupe et les individus qui le composent.

Comparaison avec le métier de conseiller en économie sociale et familiale.

	ASS	CESF
Similitudes	Trois années d'études.	
	Peuvent accompagner conjointement les mêmes individus pour prévenir le risque d'exclusion sociale.	
	Travaillent en équipe et en partenariat.	
Différences	Travaille auprès de toutes les tranches d'âge.	Travaille auprès des adultes.
	Travaille beaucoup par entretien individuel.	S'appuie sur les tâches domestiques pour faire passer un message éducatif.
	Les actions collectives sont très rares.	Met en place des actions collectives.

Témoignage

Pauline D.

« Être assistante de service social est pour moi un métier-passion. J'exerce en polyvalence de secteur et c'est très prenant, faire des horaires de bureau est souvent difficile à respecter et quand on rentre chez soi, il faut parvenir à couper avec sa journée de travail et ce n'est pas toujours simple. Pour toutes ces raisons, je pense qu'il faut être équilibré et savoir se détendre.

Un autre aspect qui me paraît essentiel, c'est de savoir être persévérant. Lorsque je démarre l'étude d'un dossier, je ne sais pas quelle solution je vais pouvoir proposer, je regarde la situation et puis après je commence à réfléchir, avec la personne, à ce qui pourrait lui convenir. Une fois qu'il y a des pistes qui se dessinent, il faut activer le réseau, passer beaucoup d'appels téléphoniques et souvent attendre des réponses avant de pouvoir envisager une solution. Le partenariat est indispensable dans ce métier. Il peut s'agir d'aider une personne à entrer en maison de retraite, d'aider une famille à payer des dettes, d'orienter une mère de famille en difficulté avec son adolescent ou bien une femme victime de maltraitance de la part de son conjoint. Les situations sont très différentes les unes des autres, on ne sait pas à l'avance ce que nous réserve le rendez-vous suivant. Il faut donc être prête à tout entendre et savoir faire face à des situations diversifiées qui appellent des réponses toujours individualisées. La maturité est indispensable puisqu'on a affaire à des personnes fragiles, il faut savoir les rassurer et canaliser ses émotions.

J'invite les étudiants qui voudraient devenir assistant de service social à rencontrer des professionnels pour qu'ils puissent leur présenter leur métier qui va être assez différent selon qu'on exerce dans une grande entreprise, à l'hôpital, à l'aide sociale à l'enfance ou, comme moi, dans un centre départemental d'action sociale. Il n'est pas facile de trouver des stages car les ASS sont soumis au secret professionnel, mais je sais que beaucoup de mes collègues tout comme moi-même acceptons de recevoir et d'informer des personnes qui se questionnent sur leur orientation. »

Études pour devenir assistant de service social

Le concours

Pour se présenter au concours, il faut être âgé au minimum de 18 ans à la date d'entrée en formation, et être titulaire soit :

- d'un baccalauréat ou d'un titre admis en dispense du baccalauréat ou du diplôme d'accès aux études universitaires (DAEU). Les élèves de terminale peuvent se présenter, l'admission définitive étant subordonnée à la réussite du baccalauréat ;
- d'un diplôme du secteur paramédical ou social au moins égal au niveau IV.

Soit avoir subi avec succès l'examen de niveau organisé par la Direction régionale des affaires sanitaires et sociales.

La formation

Le diplôme d'État d'assistant de service social se prépare en 3 ans. C'est un diplôme de niveau III. La formation compte 1 740 h d'enseignements théoriques et 12 mois de stages, soit 1 680 h.

Les enseignements théoriques contribuent à l'acquisition de quatre domaines de compétence :
- domaine de compétence 1 : intervention professionnelle en travail social ;
- domaine de compétence 2 : expertise sociale ;
- domaine de compétence 3 : communication professionnelle ;
- domaine de compétence 4 : implication dans les dynamiques partenariales, institutionnelles et interinstitutionnelles.

Présentation non exhaustive des contenus de la formation

Unité de formation contributive, UF1 Théorie et pratique de l'intervention en service social – 460 h.

Introduction à la discipline	Contributions de la discipline au service social
L'intervention professionnelle en service social	– Les fondements de l'intervention en service social. – Les spécificités de l'intervention sociale d'aide à la personne. – Les spécificités de l'intervention sociale d'intérêt collectif (ISIC).
L'expertise sociale	– Les spécificités de l'expertise et ses singularités. – Méthodologie de recherche en travail social appliquée à une problématique de territoire ou d'une population. – Méthodologie de diagnostic social : étude de milieu.
Communication professionnelle en service social	– Spécificités de la communication professionnelle. – Communication par écrit dans le respect des règles d'éthique et de la réglementation du droit des personnes. – Relation professionnelle, la relation d'aide en service social. – Communication orale.
Implication dans les dynamiques partenariales, institutionnelles et interinstitutionnelles	– Spécificités de l'implication. – Notion de partenaire. – Médiation en travail social. – Travail en équipe : fonctionnement.

Unité de formation contributive, UF2 Philosophie de l'action, éthique – 120 h.

Les références	Questions éthiques en lien avec l'intervention du service social
– Sources philosophiques de l'intervention en service social. – Société, citoyenneté, démocratie, État. – Altérité. – Conscience de soi, conscience de l'autre. – Initiation à l'histoire des religions.	– Secret professionnel, responsabilité professionnelle. – Déontologie professionnelle. – Informatique et respect des libertés individuelles. – Approche philosophique et éthique de la communication.

Unité de formation contributive, UF3 Droit – 120 h.

Introduction à la discipline	Contributions de la discipline au travailleur social
– Droit et ses différentes branches. – Sources du droit. – Sujets de droit. – Juridictions. – Droit : public, privé, civil, pénal, du travail.	– Contrat. – Enquête sociale. – Mandat. – Secret professionnel. – Droit des usagers.

Unité de formation contributive, UF4 Législation et politiques sociales – 160 h.

Introduction à la discipline	Contributions de la discipline au service social
– Cadres juridiques et institutionnels de la politique sanitaire et sociale. – Aide et action sociale. – Protection sociale en France. – Protection sociale en Europe (initiation). – Politique de la ville. – Politiques sociales territorialisées. – Politique de la famille.	– Politiques sociales en matière d'insertion, de logement, de la ville. – Politique d'intégration des populations immigrées. – Dispositifs sociaux à destination des publics spécifiques (jeunes, demandeurs d'emploi, personnes âgées).

Unité de formation contributive, UF5 Sociologie, anthropologie, ethnologie – 120 h.

Introduction à la discipline	Contributions de la discipline au service social
– Sociologie de la famille, urbaine et rurale, des organisations, du travail, des professions, appliquée à la famille, à l'éducation, au travail. – Anthropologie, ethnologie. – Interculturalité.	– Réseaux sociaux. – Norme, déviance, délinquance. – École et éducation. – Cadre de vie.

Unité de formation contributive, UF6 Psychologie, science de l'éducation, science de l'information, communication – 120 h.

Introduction à la discipline	Contributions de la discipline au service social
Psychologie clinique et psychologie sociale	– Développement de la personne aux différents âges de la vie. – Famille. – Sciences de l'éducation. – Sciences de l'information.

Unité de formation contributive, UF7 Économie, démographie – 120 h.

Introduction à la discipline	Contributions de la discipline au service social
– Notions d'économie générale. – Économie sociale et solidaire. – Économie d'un territoire. – Insertion économique.	– Budget des ménages. – Surendettement. – Notion de budget prévisionnel. – Démographie. – Statistiques. – Données comptables, initiation à la gestion. – Financement de l'action sociale.

Unité de formation contributive, UF8 Santé – 120 h.

Introduction à la discipline	Contributions de la discipline au service social
– Législation, économie de la santé, cadre institutionnel. – Anatomie, physiologie. – Incidences des pathologies physiologiques et mentales sur la personne. – Déterminants de santé. – Santé publique. – Santé communautaire.	– Données régionales et locales de santé. – Maladies à retentissement social. – Dépendances. – Prévention. – Éducation sanitaire.

À travers tous ces contenus de formation, l'étudiant doit développer différentes compétences, comme :

- évaluer une situation ;
- évaluer et mettre en œuvre un plan d'aide négocié ;
- apprécier les résultats de l'intervention ;
- concevoir et mener des actions avec des groupes ;
- impulser et accompagner des actions collectives ;
- contribuer au développement de projets territoriaux ;
- observer, analyser, exploiter les éléments qui caractérisent une situation individuelle, un territoire d'intervention ou des populations et anticiper leurs évolutions ;
- pratiquer la veille professionnelle : s'informer et se former pour faire évoluer ses pratiques ;
- développer et transférer ses connaissances professionnelles ;
- élaborer, gérer et transmettre de l'information ;
- établir une relation professionnelle ;
- développer des actions en partenariat et en réseau ;
- assurer une fonction de médiation ;
- s'inscrire dans un travail d'équipe.

Les stages

La formation pratique est basée sur 12 mois de stages, réalisés sur deux ou trois sites qualifiants. Les stages doivent porter pour une durée équivalente sur l'intervention individuelle et l'intervention collective. Un premier stage de 4 à 6 semaines doit obligatoirement avoir lieu durant la 1re année de formation.

Le diplôme

Le candidat au diplôme d'État d'ASS valide sa formation par un examen qui comprend quatre épreuves, dont la réalisation d'un dossier de communication évalué par le centre de formation. À l'issue de sa formation, le candidat passera les trois dernières épreuves :

- présentation et soutenance d'un mémoire d'initiation à la recherche dans le champ professionnel ;
- épreuve de connaissance des politiques sociales ;
- présentation et soutenance d'un dossier de pratiques professionnelles.

Chaque domaine est validé séparément sans possibilité de compensation, il faut donc valider les quatre domaines de formation pour obtenir le diplôme.

Le coût de la formation

Les tarifs varient selon les centres de formation entre 400 euros et 800 euros par année.

Témoignage

Marion B.

« Je suis actuellement en 2e année de formation d'assistant de service social. Avant d'entrer en formation, j'avais suivi une classe préparatoire durant 7 mois où l'on travaillait beaucoup sous forme d'ateliers, alors au début de la formation, j'ai été surprise par le nombre de cours magistraux. Je pensais que les cours seraient plus concrets. En fait, la 1re année est très théorique. Lorsqu'on démarre la formation, on ne comprend pas toujours à quoi servent les cours. Par exemple, j'ai eu un cours sur le développement de l'enfant en 1re année et j'en voyais peu l'intérêt. Mais aujourd'hui, avec du recul et mes expériences de terrain, je me rends compte de l'importance de cette culture générale dans la profession. Concernant les stages, il y a une grande différence entre la 1re année et les deux suivantes. Le stage de 1re année est un stage court d'observation. Il dure 6 semaines et il a pour but de valider le projet professionnel, tandis que les stages suivants durent environ 6 mois et permettent de se professionnaliser. Ainsi, j'apprécie davantage le

> stage que je fais cette année, il a lieu dans un service de pédopsychiatrie et je peux m'investir davantage puisque je commence à suivre des familles. C'est maintenant que je me rends compte de l'intérêt de la théorie et des liens que je peux faire entre la pratique et les cours.
> Au fur et à mesure des mois, je me rends compte que la formation s'intensifie mais elle devient aussi de plus en plus intéressante en termes de réflexion et d'apprentissages. En 1re année, j'avais peu d'évaluations et elles portaient surtout sur des travaux de groupe ou des écrits à faire chez soi. Désormais, j'ai de nombreuses évaluations sur table (notes de synthèse, politiques sociales, etc.) et des oraux individuels. On commence déjà à se préparer pour les épreuves du diplôme d'État. Par conséquent, je conseillerais à ceux qui entrent en formation de profiter de la 1re année pour lire de nombreux ouvrages et effectuer des fiches de lecture critiques. Cela permet de s'entraîner à l'écrit pour être à l'aise les années suivantes et si on ne lit pas dès l'entrée en formation, on prend un retard qui sera difficile à rattraper car après, le temps manque. »

Éducateur spécialisé

L'éducateur spécialisé concourt à l'éducation d'enfants et d'adolescents ou au soutien d'adultes présentant un handicap, des troubles du comportement ou qui ont des difficultés d'insertion. Par le soutien qu'il apporte et par les projets qu'il élabore, il aide les personnes en difficulté à restaurer ou préserver leur autonomie, à développer leurs capacités de socialisation, d'intégration et d'insertion. Il favorise également les actions de prévention. Son intervention se situe aussi bien dans le champ du handicap, de la protection de l'enfance, de l'insertion sociale et professionnelle, de la prévention spécialisée. Il est également de plus en plus appelé à intervenir dans le cadre de projets de développement local.

Référentiel fonctions/activités

Quatre grandes fonctions orientent le travail de l'ES :

Fonction 1 : établissement d'une relation, diagnostic éducatif

- S'approprier et analyser les informations concernant la commande sociale et la situation de la personne ou du groupe.
- Établir une relation éducative avec la personne, la famille ou le groupe.
- Élaborer un diagnostic éducatif, une hypothèse d'intervention socioéducative et préfigurer un projet individuel adapté à la situation de la personne (ou du groupe) et en cohérence avec le projet institutionnel ou le mandat.

Fonction 2 : accompagnement éducatif de la personne ou du groupe

- Mobiliser les ressources de l'environnement de la personne ou du groupe.
- Mobiliser les ressources de la personne ou du groupe et développer ses capacités.
- Exercer une fonction symbolique permettant la distinction des rôles et des places dans une société ; rappeler les lois et règles sociales permettant à la personne ou au groupe de s'y inscrire en tant que citoyen.
- Accompagner la personne ou le groupe dans la construction de son identité et de sa singularité dans le respect le plus large possible de ses choix et de son intimité.

Fonction 3 : conception et conduite d'une action socioéducative au sein d'une équipe

- Co-construire une intervention adaptée aux attentes et/ou aux besoins de la personne (ou du groupe) en cohérence avec la commande sociale et le projet institutionnel.
- Réaliser et ajuster les projets sociaux et éducatifs dans un système d'acteurs multiples.
- Intervenir en qualité de « référent » de la personne ou du groupe vis-à-vis de l'institution dans un rôle de régulation.

- Contribuer à la mise en œuvre du projet : gestion logistique et financière d'activités ou de séquences collectives, de nature socioéducative.
- Évaluer les actions menées dans le cadre du projet social ou éducatif, ou des mesures individuelles assurées.

Fonction 4 : construction d'un cadre d'analyse et d'une expertise des pratiques éducatives et sociales

- S'impliquer dans une structure sociale ou au sein d'une équipe éducative et dans un travail pluridisciplinaire et coopératif de personnes relevant de professionnalités différentes.
- Échanger les informations nécessaires aux besoins d'un milieu professionnel au sein duquel la communication est à la fois institutionnelle et informelle.
- Prêter une attention permanente à l'évolution des connaissances techniques et théoriques du champ social ou éducatif afin de maintenir une pratique adaptée à ces évolutions.
- Capitaliser de manière permanente les acquis de l'expérience individuelle et collective par une formalisation de ceux-ci, en vue de faire progresser et de partager son propre savoir professionnel.

Objectifs

L'action de l'éducateur spécialisé s'inscrit dans le cadre des politiques partenariales de prévention, de protection et d'insertion. Il a pour objectif de développer chez les personnes, les groupes ou les familles bénéficiaires d'un suivi, et en fonction de leur histoire et de leurs possibilités, leurs capacités :

- de socialisation. L'ES va progressivement accompagner autrui dans une intériorisation et une meilleure compréhension des normes, des valeurs et de la culture de la société afin que son comportement soit socialement acceptable ;
- d'autonomie. L'ES favorise chez l'individu la faculté d'agir par lui-même, il lui offre les moyens d'être acteur de son développement et il veille à son épanouissement ;
- d'intégration et d'insertion. L'ES lutte contre l'exclusion en suscitant chez la personne accompagnée un sentiment d'appartenance à la société. Il cherche à favoriser l'accès au logement, à l'emploi, aux soins, aux loisirs, etc. Il contribue à renforcer les liens sociaux et les solidarités dans le milieu de vie de la personne.

Lieux et conditions de travail

L'éducateur spécialisé intervient selon des modalités diverses. Quand il travaille en internat, il partage le quotidien du groupe dont il s'occupe. En prévention spécialisée dans un quartier, il accompagne les habitants d'un territoire dans leurs difficultés diverses. En milieu ouvert, il peut travailler en faveur de la protection de l'enfance et du soutien à la parentalité.

Il est souvent salarié d'une association à but non lucratif, mais peut aussi être employé par les collectivités territoriales, la fonction publique et des structures privées.

L'ES peut exercer dans de multiples structures :

- auprès d'enfants en situation de handicap : en institut médicopédagogique, dans un service d'éducation et de soins à domicile, en établissement pour enfants et adolescents déficients sensoriels, etc.
- auprès d'adultes en situation de handicap : en établissement et services d'aide par le travail, en hôpital de jour, en foyer occupationnel, etc.
- dans le secteur de la protection de l'enfance : en pouponnière, dans un centre départemental de l'enfance, dans une maison d'enfants à caractère social, dans un service d'action éducative à domicile, etc.
- auprès d'adultes en difficultés sociales : en centre d'hébergement et de réinsertion sociale, dans un centre d'accueil pour toxicomanes, en centre maternel, en foyer de jeunes travailleurs, etc.

Après quelques années d'ancienneté, un ES peut devenir chef de service éducatif. Dans la fonction publique, il peut accéder au grade de cadre ou conseiller socioéducatif.

Principales qualités pour être éducateur spécialisé

Il n'existe pas un profil type d'ES mais, au quotidien, les exigences du métier rendent nécessaire de posséder certaines qualités.
Le travail de l'ES est basé sur l'échange, la parole et l'écoute. Il faut savoir être attentif à autrui, lui accorder du temps et entendre ses demandes afin de l'assurer de sa valeur et d'établir une relation de confiance.
D'autre part, il faut savoir que même le travail social est soumis à des impératifs de rentabilité et il faut rendre des comptes aux financeurs et aux familles des usagers. Cette tâche revient le plus souvent à l'ES qui est donc amené à réaliser de nombreux écrits professionnels : projet individuel de prise en charge, rapport éducatif, etc. Cela requiert une véritable aisance rédactionnelle.
Enfin, l'ES travaille le plus souvent au sein d'une équipe composée de différents professionnels et il s'inscrit au sein d'un réseau de partenaires. Au quotidien, les capacités à transmettre les informations, à orienter l'usager tout en affirmant ses spécificités professionnelles sont primordiales pour la cohérence de la prise en charge.

Salaire

Salaire brut dans la fonction publique : entre 1 626 euros et 2 727 euros hors prime.

Quelques métiers à ne pas confondre

Comparaison avec le métier de moniteur-éducateur (ME).

	ES	ME
Similitudes	Peuvent travailler dans les mêmes endroits en réalisant parfois les mêmes missions.	
Différences	Davantage de postes auprès des publics en difficultés sociales.	Davantage de postes auprès des publics en situation de handicap.
	Trois années d'études.	Deux années d'études.
	Peut monter dans la hiérarchie, devenir chef de service, etc.	Allégements de formation pour devenir éducateur spécialisé.
	Rédige les rapports éducatifs et les présente aux partenaires sociaux.	Aide l'ES dans la rédaction des écrits professionnels.

Comparaison avec le métier d'éducateur de la protection judiciaire de la jeunesse (PJJ).

	ES	Éducateur PJJ
Similitude	Réalisent un travail à visée éducative auprès des adolescents.	
Différences	Travaille auprès de toute personne en situation de handicap ou en difficulté sociale.	Travaille auprès des mineurs qui sont en difficulté ou qui ont commis des délits.
	Le plus souvent employé par une association.	Fonctionnaire du ministère de la Justice.
	Trois ans de formation après le baccalauréat.	Deux ans de formation après un diplôme de niveau Bac + 2.

Témoignage

Frédéric D.

« Si j'ai voulu devenir éducateur spécialisé, c'est avant tout pour la diversité des postes que ce métier offre : travail en internat ou en externat, avec des personnes handicapées ou en difficultés sociales, auprès d'enfants, d'adolescents ou d'adultes, etc. Je savais que je ne pourrais pas m'ennuyer durant ma carrière car j'ai toujours craint la routine professionnelle.

Cela fait maintenant près de 20 ans que j'exerce et je ne m'en lasse pas. J'ai commencé en travaillant dans une association qui accompagne des personnes en lourdes difficultés sociales dans la reprise d'un logement. Les personnes étaient sans logement car elles avaient été expulsées pour défaut de paiement du loyer ou parce qu'elles avaient dégradé le logement précédent ou bien encore elles sortaient de prison ou vivaient dans la rue. On les accompagnait au quotidien en leur prêtant un logement jusqu'à ce qu'on les sente prêtes à ce que cela devienne leur logement et alors le bail passait à leur nom. Ensuite, j'ai accompagné des hommes ayant été toxicomanes dans un centre postcure, c'était un poste éprouvant, on vivait tous ensemble dans une grande résidence éloignée de tout et surtout des tentations de reprendre des drogues et on les aidait à se reconstruire et à penser à leur avenir.

Après ces deux expériences auprès d'adultes en difficultés, je me suis tourné vers les enfants et je travaille depuis bientôt 10 ans dans un IME. J'aime beaucoup mon poste actuel, les enfants passent de nombreuses années dans la structure, alors on les connaît bien et même si les progrès possibles sont limités pour certains, l'objectif premier est de leur offrir une enfance heureuse. Il faut beaucoup de créativité, d'imagination pour adapter les activités à leurs capacités. Ce sont des enfants très spontanés, ils vont faire des colères énormes et parfois chercher à se blesser s'ils sont contrariés, si ce qu'on leur propose ne leur convient pas, mais à l'opposé, ils débordent d'amour et se montrent très affectueux dans les bons moments. Tous ne parlent pas et cela surprend souvent au début les stagiaires que j'accueille mais moi qui les connais bien, cela ne me pose plus de problème, je communique avec tous, même si ce n'est pas avec des mots. »

Études pour devenir éducateur spécialisé

Le concours

Pour se présenter au concours, il faut être âgé au minimum de 18 ans à la date d'entrée en formation, et être titulaire soit :

- d'un baccalauréat ou d'un titre admis en dispense du baccalauréat ou du diplôme d'accès aux études universitaires (DAEU). Les élèves de terminale peuvent se présenter, l'admission définitive étant subordonnée à la réussite du baccalauréat ;
- d'un diplôme, certificat ou titre homologué ou inscrit au répertoire national des certifications professionnelles au moins au niveau IV ;
- du certificat d'aptitude aux fonctions d'aide médicopsychologique ou d'accompagnant éducatif et social et avoir exercé 5 ans dans l'emploi correspondant ;
- du diplôme d'État d'auxiliaire de vie sociale et avoir exercé 5 ans dans l'emploi correspondant.

Soit avoir subi avec succès l'examen de niveau organisé par la Direction régionale des affaires sanitaires et sociales.

La formation

Le diplôme d'État d'éducateur spécialisé se prépare en 3 ans. C'est un diplôme de niveau III.
La formation compte 1 450 h d'enseignements théoriques répartis en quatre domaines de formation (DF) et 60 semaines de stages, soit 2 100 h.

Présentation non exhaustive des contenus de la formation

Pour chaque domaine de formation, l'étudiant bénéficie, au-delà des savoirs dispensés, d'un accompagnement de l'élaboration de sa posture et de sa méthodologie professionnelles *via* des temps d'analyse de pratique, des explications méthodologiques, des temps de recherches, etc.

Domaine de formation, DF1. Accompagnement social et éducatif spécialisé – 450 h.

Introduction à la discipline	Contributions de la discipline au service social
Personne de la naissance à la fin de vie	– Approche pluridisciplinaire. – Processus de développement de la personne, la construction identitaire.
Conditions de la participation à la vie sociale et ses freins	Approche des processus et des freins au processus de socialisation, d'insertion et d'intégration
Fonctionnement collectif et place de la personne	– Rapport dialectique entre les contraintes collectives et le respect des individus. – Vie en groupe, approche des phénomènes de groupe, gestion des conflits, organisation de la vie collective.
Action éducative	– Fondements : approche historique, pluridisciplinaire, notions fondamentales de pédagogie, etc. – Supports : l'entretien, méthodes d'observation, approche pédagogique du quotidien, médiations éducatives, etc.

À travers ce domaine de formation, l'étudiant doit développer différentes compétences telles que :
- instaurer une relation ;
- favoriser la construction de l'identité et le développement des capacités ;
- assurer une fonction de repère et d'étayage dans une démarche éthique ;
- organiser une intervention socioéducative individuelle ou collective ;
- animer la vie quotidienne.

Domaine de formation, DF2. 1re partie. Participation à l'élaboration et à la conduite du projet éducatif spécialisé – 300 h.

Introduction à la discipline	Contributions de la discipline au service social
Approche globale de la notion de projet, la construction des différents projets	– Projets institutionnel, éducatif, pédagogique, etc. – Projet personnalisé et la notion de référent. – Approche des processus d'évaluation.
Accompagnement du projet éducatif de l'usager	– Place de la personne dans la construction de son projet. – Gestion du projet (temporalité, moyens, réglementation, évaluation).
Supports et cadres de l'action éducative	– Techniques éducatives. – Quotidien et son organisation. – Analyse de situations.
Place des familles dans l'action éducative	

À travers ce domaine de formation, l'étudiant doit développer différentes compétences telles que :
- observer, rendre compte et analyser les situations éducatives ;
- participer à la mise en œuvre d'un projet éducatif.

Domaine de formation, DF2. 2e partie. Conception du projet éducatif spécialisé – 200 h.

Introduction à la discipline	Contributions de la discipline au service social
Méthodologie de recueil, d'analyse et d'exploitation de données relative à une situation d'un individu ou d'un groupe	

Introduction à la discipline	Contributions de la discipline au service social
Dynamique du projet individualisé dans une approche territorialisée	Méthode et outils d'analyse d'un territoire et de construction d'un diagnostic socioéducatif
Notions sur l'évaluation	Place et approche des méthodes d'évaluation dans les projets éducatifs
Méthodologie de recherche en travail social	

À travers ce domaine de formation, l'étudiant doit développer différentes compétences telles que :
- établir un diagnostic socioéducatif ;
- concevoir un projet éducatif ;
- évaluer le projet éducatif.

Domaine de formation, DF3. 1re partie. Travail en équipe pluriprofessionnelle – 125 h.

Introduction à la discipline	Contributions de la discipline au service social
Compréhension de l'organisation des établissements et services sociaux et médicosociaux	– Analyse des organisations, compréhension des dysfonctionnements institutionnels. – Équipe et ses différents modes de fonctionnement.
Enjeux de la communication au sein de l'institution	– Les différents vecteurs de transmission de l'information. – Circulation et partage de l'information : traitement de l'information dans une approche déontologique en tenant compte du contexte juridique.

À travers ce domaine de formation, l'étudiant doit développer différentes compétences telles que :
- s'inscrire dans un travail d'équipe ;
- élaborer, gérer et transmettre de l'information.

Domaine de formation DF3. 2e partie. Coordination – 125 h.

Introduction à la discipline	Contributions de la discipline au service social
Travail en équipe	– Cohérence fonctionnelle et rapports hiérarchiques. – Communication informelle.
Écrits professionnels : méthodologie et élaboration	L'écrit dans l'accompagnement éducatif et/ou social : commande sociale, droit des usagers, éthique
Réunions	– Analyse et fonctionnement des différents types de réunions. – Méthodes d'animation, outils de régulation.

À travers ce domaine de formation, l'étudiant doit développer différentes compétences telles que :
- élaborer des documents communicables à des tiers ;
- assurer en équipe la cohérence de l'action socioéducative.

Domaine de formation, DF4. 1re partie. Implication dans les dynamiques institutionnelles – 125 h.

Introduction à la discipline	Contributions de la discipline au service social
Cadre institutionnel, administratif, juridique et politique relatif à l'éducation spécialisée	– Organisation administrative et politique de la France et de l'Europe. – Différents dispositifs, établissements et services de l'action éducative, sociale et médicosociale.

Introduction à la discipline	Contributions de la discipline au service social
Approches des politiques sociales, médicosociales, éducatives et d'insertion professionnelle	
Approche des cadres juridiques	– Notions de droit civil, pénal, du travail. – Code de l'action sociale et des familles.

À travers ce domaine de formation, l'étudiant doit développer différentes compétences telles que :
- situer son action dans le cadre des missions de l'institution et de son projet ;
- veille professionnelle : s'informer et se former pour faire évoluer ses pratiques.

Domaine de formation, DF4. 2e partie. Travail en partenariat et en réseau – 125 h.

Introduction à la discipline	Contributions de la discipline au service social
Construction de projets ou de dynamiques multipartenariaux	– Notions de partenariat et de réseaux, partage et mutualisation. – Différentes cultures professionnelles et institutionnelles.
Observation et analyse d'une dynamique territoriale	
Action éducative et territoire	– Coopération et médiation en travail social. – Approche des pratiques de développement social local et du travail social dans d'autres contextes culturels.

À travers ce domaine de formation, l'étudiant doit développer différentes compétences telles que :
- établir une relation professionnelle avec les partenaires ;
- développer des actions en partenariat et en réseau et contribuer à des pratiques de développement social territorialisé ;
- développer et transférer ses connaissances professionnelles.

Les stages

La formation pratique est basée sur un stage d'une durée de 28 à 36 semaines (980 à 1 260 h) et au moins deux stages d'une durée minimale de 8 semaines (280 h). Ces stages doivent permettre à l'étudiant de découvrir des modalités de travail et des publics différents. L'un des stages s'effectue obligatoirement dans un établissement proposant un accueil en internat aux usagers.

Le diplôme

Le candidat au diplôme d'État d'éducateur spécialisé est évalué par un contrôle continu portant sur les trois derniers domaines de formation, et il termine sa formation par un examen qui comprend quatre épreuves (une pour chacun des domaines de formation) :
- un entretien sur les pratiques professionnelles basé sur un dossier élaboré au cours des stages ;
- la présentation et la soutenance d'un mémoire professionnel d'environ 50 pages ;
- un entretien à partir d'un journal d'étude clinique ;
- une épreuve écrite sur les dynamiques institutionnelles.

Chaque domaine est validé séparément sans possibilité de compensation, il faut donc valider les quatre domaines de formation pour obtenir le diplôme.

Le coût de la formation

Les tarifs varient selon les centres de formation entre 300 euros et 800 euros par année.

Témoignage

Solène G.

« Je suis en 3e année de formation d'éducateur spécialisé. Dans l'ensemble, cette formation a bien répondu à mes attentes même si, à quelques mois de devenir professionnelle, j'ai encore des questions, des moments d'incompréhension face aux situations que je vois en stage, et je suis consciente qu'il y a une différence importante entre mes compétences et celles des éducateurs spécialisés qui ont plusieurs années d'expérience. Je constate que la formation donne les bases pour démarrer dans le métier, mais ce n'est pas une fin en soi, je sais que je continuerai d'apprendre chaque jour à travers les rencontres que je ferai et en fonction des lieux de travail que je choisirai. J'ai fait quatre stages durant les études, j'apprécie le fait qu'ils aient été suffisamment longs pour me permettre de prendre peu à peu des responsabilités, de bien comprendre l'institution dans laquelle je me trouvais et d'instaurer un lien de confiance tant avec l'équipe qu'avec les usagers, mais la contrepartie de tout cela c'est que je n'ai vu qu'une très petite partie des terrains professionnels possibles. Nous avons bien sûr des échanges avec les étudiants qui font des stages dans d'autres secteurs, mais ce n'est pas la même chose que d'être allé soi-même vivre une expérience de stage. En ce moment, je pense beaucoup à mon avenir après la formation : est-ce que je vais postuler dans les structures qui m'ont accueillie en stage ou bien est-ce que je souhaite continuer à découvrir des lieux différents ? Je ne sais pas trop encore. Ce qui est sûr, c'est qu'il faut être très stratégique dans sa recherche de stage et garder l'endroit qui nous attire le plus pour le dernier stage, puisque c'est celui qui dure le plus longtemps. Il arrive souvent qu'on soit embauché, au moins pour des remplacements d'été, suite à ce dernier stage et il aura une place importante sur le CV et dans les premiers entretiens d'embauche. D'autre part, je conseillerais aux futurs étudiants de commencer très tôt leur recherche de stage, dès qu'ils obtiennent les résultats du concours. Il ne faut surtout pas attendre la rentrée car les structures sont très sollicitées et elles prennent les stagiaires, le plus souvent, dans l'ordre des demandes qui leur parviennent donc si on ne veut pas commencer sa formation par un stage qui nous intéresse peu, il faut s'y prendre tôt. »

Éducateur de jeunes enfants

L'EJE est, parmi les travailleurs sociaux, le spécialiste de la petite enfance de la naissance à 7 ans. Son objectif est le développement harmonieux de l'enfant en tenant compte de ses potentialités et de son histoire familiale.

Il assure des fonctions d'éducation, de prévention et de coordination dans le cadre d'un travail en équipe et en partenariat.

Référentiel fonctions/activités

Quatre grandes fonctions orientent le travail de l'éducateur de jeunes enfants :

Fonction 1 : établissement d'une relation, l'élaboration et mise en œuvre du projet éducatif en direction du jeune enfant

- Favoriser le développement global de l'enfant et viser l'insertion sociale et scolaire de tous les enfants.
- Développer des pratiques d'accueil et d'accompagnement.
- Se positionner dans une démarche de prévention précoce.

Fonction 2 : établissement d'une relation, élaboration et mise en œuvre du projet éducatif en coopération avec les parents

- Accueillir les familles dans leurs singularités, travailler les liens et les relais avec les parents.
- Reconnaître et faciliter au quotidien la place et la responsabilité des parents. Valoriser ou soutenir les compétences parentales.

Fonction 3 : conception et conduite de l'action éducative au sein d'une équipe pluriprofessionnelle

- Inscrire l'action éducative dans les réalités et les contraintes de l'établissement ou du service.
- Assurer avec l'équipe la cohérence de l'action éducative auprès des jeunes enfants, en coopération avec les parents.
- Concevoir et mettre en œuvre des actions de prévention sur les questions d'éducation et de santé.

Fonction 4 : élaboration de l'action éducative et sociale en lien avec les cadres institutionnels, partenariaux et les politiques de la famille et de l'enfance

- Inscrire l'active éducative dans les réalités et les exigences propres aux problématiques des structures et des services de l'enfance.
- Participer à l'action sociale territorialisée et à la synergie des compétences des différents acteurs.
- Exercer une fonction d'expertise socioéducative « petite enfance » en tant qu'acteur des politiques sociales.

Objectifs

L'éducateur de jeunes enfants a pour objectif de développer chez les enfants, qu'ils soient seuls ou en groupe et en concertation avec leur famille, leurs capacités :

- d'apprentissage. Pour cela, l'EJE peut proposer, après avoir évalué les capacités et les besoins de chacun, des activités socioéducatives qui vont aider les enfants à franchir les grandes étapes de la croissance (langage, marche, éveil au monde, etc.) en stimulant leurs potentialités intellectuelles, affectives et artistiques ;
- d'autonomie. L'EJE favorise chez l'enfant la faculté d'agir par lui-même. Grâce à un environnement et des règles de vie adaptés, il lui offre les moyens d'être acteur de son développement et il veille à son épanouissement ;
- de socialisation. L'EJE aide l'enfant à trouver sa place dans un groupe et veille à la stabilité et à la qualité de ces premiers liens qui, sources d'une socialisation satisfaisante, faciliteront la construction d'autres liens.

D'autre part, son action vise à dépister les situations à problèmes. En effet, la prévention précoce est une mission importante de l'EJE qui doit savoir repérer les difficultés, troubles ou dysfonctionnements chez les enfants dont il a la responsabilité. Lorsqu'il discerne des retards psychomoteurs ou des comportements anormaux, il oriente les parents vers des professionnels ou avertit directement les services compétents.

Lieux et conditions de travail

L'éducateur de jeunes enfants peut exercer dans de nombreuses structures. Tous les lieux d'accueil du jeune enfant de la naissance à 7 ans sont susceptibles d'offrir des postes :

- les lieux d'accueil collectif de la petite enfance : crèche, halte-garderie, multi-accueil, jardin d'enfant, etc.
- les structures à caractère social : maison d'enfants à caractère social, centre maternel, pouponnière, etc.
- le milieu hospitalier : service de pédiatrie, service de chirurgie infantile, etc.
- auprès d'enfants handicapés : institut médicoéducatif, centre de rééducation fonctionnelle, etc.

Principales qualités pour être éducateur de jeunes enfants

Il n'existe pas un profil type d'EJE mais au quotidien, les exigences du métier rendent nécessaire de posséder certaines qualités.
L'EJE est le plus souvent en situation de gérer un groupe d'enfants. Cependant, cette réalité du travail ne doit pas faire oublier que chaque enfant est unique, qu'il a une histoire, des goûts, une façon de s'exprimer qui lui sont propres. L'EJE doit y faire attention afin de respecter la personnalité de chacun des enfants accueillis et de s'adapter à ses besoins spécifiques. De plus, même si l'EJE peut travailler avec les enfants de la naissance à 7 ans, c'est surtout auprès des 0-3 ans qu'il exerce. À cet âge, le langage verbal n'en est qu'à ses prémices, il faut donc recourir à l'observation pour comprendre les besoins de l'enfant.
D'autre part, l'EJE doit faire preuve d'imagination et de créativité pour proposer chaque jour des activités variées et adaptées aux capacités des enfants qu'il accueille, et puisqu'il travaille dans un environnement souvent bruyant et fatigant, il doit posséder de bonnes capacités physiques. En effet, s'occuper de jeunes enfants signifie notamment devoir sans cesse les porter, se mettre à leur hauteur pour les accompagner dans leurs activités, etc.
Enfin, l'EJE n'est pas le seul adulte dans la structure, il doit être capable de travailler avec ses collègues et de respecter les spécificités professionnelles de chacun. Lorsqu'il est responsable d'une équipe, il doit souvent animer les réunions et coordonner le travail des différents professionnels. De même, il doit être à l'aise dans les relations avec les familles des enfants, que ce soit pour parler de la journée ou pour aborder un problème dans le développement de l'enfant.

Salaire

Salaire brut dans la fonction publique : entre 1 626 euros et 2 727 euros hors prime.

Quelques métiers à ne pas confondre

Comparaison avec le métier d'auxiliaire de puériculture.

	EJE	Auxiliaire de puériculture
Similitudes	Peuvent travailler dans tous les lieux d'accueil collectif de la petite enfance : crèche collective ou parentale, halte-garderie, etc.	
	Travaillent auprès d'enfants en situation de handicap ou en difficultés sociales.	
Différences	Formation de 3 ans accessible après le bac.	Formation de 10 mois accessible à partir de 16 ans.
	Peut travailler en point-rencontre, en crèche familiale, en ludothèque, en classe-passerelle, etc.	Peut travailler en maternité, en néonatologie, etc.
	Métier orienté vers l'éducation et l'éveil des enfants.	Métier orienté vers les soins et le maternage des enfants.
	Peut devenir directeur, responsable d'une structure.	Allégements de formation pour devenir aide-soignant.

Comparaison avec le métier de puériculteur.

	EJE	Puériculteur
Similitude	Peuvent diriger une crèche et sur ce type de postes, leurs rôles seront très similaires.	

	EJE	Puériculteur
Différences	Trois années d'études consacrées à la petite enfance.	A réalisé une formation d'infirmier durant 3 ans avant de se spécialiser durant une année d'études supplémentaire consacrée à la petite enfance.
	Durant la formation, beaucoup de stages ont lieu dans les structures d'accueil en collectivité.	Durant la formation, beaucoup de stages ont lieu à l'hôpital.
	Connaissances principalement axées sur l'éveil de l'enfant et sa psychologie.	Connaissances principalement axées sur les soins médicaux.

Comparaison avec le métier de professeur des écoles.

	EJE	Professeur des écoles
Similitudes	Peuvent travailler auprès des enfants de 2 à 7 ans.	
	Aident l'enfant à grandir et à développer des potentialités.	
Différences	Travaille auprès d'un groupe d'environ huit enfants.	Travaille auprès d'une classe d'une trentaine d'élèves.
	Accueille les parents matin et soir.	Voit occasionnellement les parents s'ils travaillent.
	Agit librement en fonction des besoins repérés pour chaque enfant.	Suit le programme établi par le ministère de l'Éducation nationale.
	Travaille en équipe.	Est souvent seul dans sa classe.

Témoignage

Sandrine L.

« Historiquement, on trouve des EJE dans les crèches, haltes-garderies, etc. ; cependant, il y a aussi de plus en plus de postes à pourvoir auprès d'enfants handicapés ou en difficultés sociales. Pour ma part, j'exerce en centre maternel, nous accueillons des femmes mineures qui attendent leur premier enfant, elles ont souvent entre 16 et 18 ans mais certaines arrivent beaucoup plus jeunes. Elles restent dans ce lieu entre 6 mois et 3 ans. Mon travail à leur côté consiste à les aider à devenir progressivement à l'aise avec leur nouveau rôle de mère. Je suis là pour les aider à comprendre les besoins de leur enfant et à y répondre d'une façon adaptée.

Avant d'avoir ce poste, j'étais responsable d'une halte-garderie, c'est un poste plus fréquent quand on est EJE. Je devais proposer des activités d'éveil aux enfants de 3 mois à 5 ans qui venaient y jouer de façon ponctuelle. C'est une bonne façon pour l'enfant de s'ouvrir aux autres, d'apprendre à se séparer de ses parents et de découvrir la collectivité avant d'aller à l'école. En tant qu'EJE responsable de structure, j'avais diverses tâches au-delà de l'accueil des enfants et de leur famille comme superviser les actions des stagiaires, faire les achats de jeux, participer à des réunions avec le centre social du quartier ou la PMI pour construire des projets et des partenariats… C'est un travail varié qui demande une bonne capacité d'adaptation et c'est ce qui distingue le rôle de l'éducatrice de jeunes enfants de celui des personnes titulaire d'un CAP petite enfance ou des auxiliaires de puéricultures qui peuvent travailler dans les mêmes lieux.

Ainsi, il faut que les candidats au concours d'EJE aient une vision bien précise du travail de l'EJE dans ses différentes facettes car dire qu'on veut devenir EJE parce qu'on aime les enfants et qu'on veut s'en occuper pour les aider à s'éveiller ne suffit pas. Différents métiers permettent de réaliser cet objectif et les autres métiers ne requièrent pas 3 années de formation. Il faut donc que les futurs candidats aient bien à l'esprit tout ce qui compose le travail de l'EJE et sachent expliquer pourquoi, parmi les métiers de la petite enfance, c'est bien celui-là qui répond le mieux à leurs attentes. »

Études pour devenir éducateur de jeunes enfants

Le concours

Pour se présenter au concours, il faut être âgé au minimum de 18 ans à la date d'entrée en formation et, être titulaire soit :

- d'un baccalauréat ou d'un titre admis en dispense du baccalauréat ou du diplôme d'accès aux études universitaires (DAEU). Les élèves de terminale peuvent se présenter, l'admission définitive étant subordonnée à la réussite du baccalauréat ;
- d'un diplôme d'État de travail social ou paramédical sanctionnant une formation professionnelle de 2 ans ;
- du certificat d'auxiliaire de puériculture et avoir exercé pendant 3 ans dans un emploi correspondant.

Soit avoir subi avec succès l'examen de niveau organisé par la Direction régionale des affaires sanitaires et sociales.

La formation

Le diplôme d'État d'éducateur de jeunes enfants se prépare en 3 ans. C'est un diplôme de niveau III.
La formation compte 1500 h d'enseignements théoriques réparties en quatre domaines de formation et 15 mois de stages (soit 2100 h) en lien avec chacun des domaines de formation.

Présentation non exhaustive des contenus de la formation

Pour chaque domaine de formation, l'étudiant bénéficie, au-delà des savoirs dispensés, d'un accompagnement de l'élaboration de sa posture et de sa méthodologie professionnelles *via* des temps d'analyse de pratique, des explications méthodologiques, des temps de recherche, etc.

Domaine de formation, DF1. Accueil et accompagnement du jeune enfant et de sa famille – 400 h.

Connaissance du jeune enfant et de son environnement	– Développement de la personne tout au long de la vie. – Expression et processus de créativité. – Influence de l'environnement sur le développement du jeune enfant. – Approche sociohistorique de la place du jeune enfant, de ses modes d'accueil et de la profession. – Projets et dispositifs d'accueil : collectifs et individuels. – Théories et méthodologies de l'observation.
Accompagnement des familles	– Approches pluridisciplinaires de la famille. – Fonctions parentales et compréhension des relations parents-enfants et enfants-fratrie. – Place des parents dans les institutions éducatives, accompagnement et soutien de la fonction parentale. – Élaboration de projets d'accueil avec les familles.

À travers ce domaine de formation, l'étudiant doit développer différentes compétences telles que :

- développer des pratiques adaptées d'accueil et d'accompagnement du jeune enfant et de sa famille ;
- reconnaître et faciliter au quotidien la fonction parentale ;
- contribuer à une démarche de prévention précoce autour des premiers liens d'attachements.

Domaine de formation, DF2. Action éducative en direction du jeune enfant – 600 h.

Connaissance du jeune enfant et accompagnement dans son développement	– Connaissance et accompagnement du développement de l'enfant. – Approches des handicaps et des déficiences, des psychopathologies et des dysfonctionnements. – Notions de pédiatrie. – Médiation éducative.
Conception et mise en place d'un projet éducatif	– Suivi et évolutions du projet d'accueil individualisé. – Courants pédagogiques, philosophie de l'éducation, théories des apprentissages. – Éthique professionnelle, éthique de l'intervention, responsabilité. – Démarche d'observation et d'analyse des situations éducatives. – Projet éducatif et évaluation. – Pratiques d'animation en groupe.
Prévention et intervention	– Réglementation et normes d'hygiène, de santé et de sécurité. – Pratiques de puériculture. – Pratique des gestes d'urgence. – Processus et situations d'exclusion sociale. – Liens d'attachement et prévention précoce. – Phénomènes de maltraitance et de violence.

À travers ce domaine de formation, l'étudiant doit développer différentes compétences telles que :

- favoriser le développement global de l'enfant et viser son insertion sociale dans ses différents milieux de vie (famille, école, loisirs, etc.) ;
- concevoir et mettre en œuvre des actions de prévention sur les questions d'éducation, de santé et d'exclusion sociale.

Domaine de formation, DF3. Communication professionnelle – 250 h.

Dynamique de l'organisation	– Sociologie des organisations, des associations. – Institutions et organisations dans le champ de la petite enfance. – Le projet d'établissement et de service. – Droit du travail et conventions collectives. – Initiation à la gestion comptable et budgétaire.
Dynamique de la communication avec les familles, l'équipe, les partenaires (sociaux, éducatifs et économiques)	– Théories, méthodes et éthique de la communication. – Communication appropriée à des situations sociales, psychologiques ou médicales complexes. – Approches des sciences humaines appliquées à la compréhension des relations interindividuelles et de groupe. – Outils et techniques de l'information et de la transmission.
Dynamique participative	– Animation d'équipe et de réunion ; conduite d'entretien. – Phénomènes de groupe et positionnement professionnel ; dynamique d'équipe. – Courants d'analyse de la pratique. – Initiation aux outils et techniques propres aux fonctions d'encadrement.

À travers ce domaine de formation, l'étudiant doit développer différentes compétences telles que :

- contribuer à l'élaboration et à la conduite du projet socioéducatif au sein d'une équipe pluriprofessionnelle de l'établissement ou du service ;
- assurer en équipe la cohérence de l'action socioéducative auprès des jeunes enfants en coopération avec les parents.

Domaine de formation, DF4. Dynamiques institutionnelles, interinstitutionnelles et partenariales – 250 h.

Connaissance des institutions et acteurs concourant à l'accueil et a la prise en charge du jeune enfant et des familles	– Histoire, compétences, missions, fonctionnement. – Réponses institutionnelles au niveau international. – Cadre juridique de l'intervention socioéducative. – Dynamique partenariale et travail en réseau. – Déontologie professionnelle. – Dynamique de l'économie sociale et solidaire, les ONG, l'engagement associatif.
Organisation administrative en France et en Europe	– Notion de service public. – Droit privé, droit public. – Europe, État, région, territoire : compétences, évolutions et dispositifs. – Organisations des systèmes de santé et de protection sociale.
Politiques familiales, et en direction de la petite enfance	– Politiques publiques. – Approche des problématiques socioéconomiques.

À travers ce domaine de formation, l'étudiant doit développer différentes compétences telles que :

- inscrire les projets et interventions socioéducatives dans les réalités propres aux institutions et aux politiques de la petite enfance ;
- participer à l'action sociale territorialisée et à la synergie des compétences des différents acteurs.

Les stages

La formation pratique est basée sur des stages rattachés à chacun des quatre domaines de formation :

- les enseignements du DF1 sont complétés par un stage d'une durée de 24 à 32 semaines, c'est souvent le dernier stage de la formation réalisé durant la dernière année ;
- les enseignements du DF2 sont complétés par un stage de 16 semaines ou par deux stages de 8 semaines chacun ;
- les enseignements du DF3 sont complétés par un stage de 10 semaines ;
- les enseignements du DF4 sont complétés par un stage de 6 semaines qui se réalise auprès d'un partenaire institutionnel tel que la Caisse d'allocations familiales, le service petite enfance d'une mairie, une école maternelle, etc.

Le diplôme

Le candidat au diplôme d'État d'EJE est évalué par un contrôle continu durant les 3 années et termine sa formation par un examen qui comprend quatre épreuves (une pour chacun des domaines de formation) :

- DF1 : la présentation et la soutenance d'un mémoire professionnel (40 à 50 pages) ;
- DF2 : un oral sur la démarche éducative en lien avec les stages et les travaux réalisés ;

- DF3 : un écrit portant sur la communication professionnelle et les cadres de l'intervention socioéducative ;
- DF4 : une note de synthèse.

Chaque domaine est validé séparément sans possibilité de compensation, il faut donc valider les quatre domaines de formation pour obtenir le diplôme.

Coût de la formation

Les tarifs varient selon les centres de formation entre 500 euros et 1 000 euros par année.

Témoignage

Élodie H.

« Je suis en 3e année de formation d'éducateur de jeunes enfants. Je suis ravie de ma formation, même si tous les contenus ne m'ont pas passionnée. J'ai beaucoup aimé ces 3 années car la formation est concrète. L'exercice professionnel au quotidien est omniprésent : même dans des cours très théoriques comme ceux de droit, les intervenants choisissent des exemples issus de situation professionnelle de l'EJE. Avant d'obtenir le concours, j'étais allée 2 ans à l'université et je voulais vraiment changer de mode d'apprentissage. Quelques semaines après l'entrée en formation, j'ai démarré mon premier stage et ensuite période de cours et période de stage alternent durant 3 ans. Mon seul regret est que depuis le début, je souhaite travailler en tant qu'EJE dans la protection de l'enfance et il aura fallu que j'attende cette dernière année de formation pour pouvoir aller en stage dans une MECS (Maison d'enfants à caractère social). En effet, certains terrains ne prennent que les étudiants de 3e année, c'est le cas de beaucoup d'IME, centres maternels, centres départementaux de l'enfance, etc. Donc quel que soit notre projet professionnel, il faudra en 1re année et 2e année aller en stage dans les lieux d'accueil collectifs traditionnels (multi-accueil, halte-garderie, etc.).

Ce que j'ai beaucoup aimé également, c'est le fait d'être dans une école multifilière, c'est-à-dire un centre de formation qui accueille aussi des élèves éducateurs spécialisés et assistants de service social. De ce fait, on assiste à des cours communs, surtout en 1re année, et certains des travaux qu'on doit rendre sont à réaliser par des groupes mixtes : EJE, ES et ASS. Ce n'est pas toujours facile de s'organiser pour se voir et travailler ensemble car nos dates de stages ne sont pas les mêmes mais je trouve cela vraiment enrichissant de voir comment on se complète. D'ailleurs, quand nous serons professionnels, ce sera la même chose, donc je trouve cela bien de commencer à apprendre à travailler ensemble et à concilier nos visions différentes du social. »

CHAPITRE 5

Présentation des lieux de travail

Les lieux d'accueil de la petite enfance

L'accueil collectif

Cette appellation regroupe différents types de lieux qui ont pour point commun de réunir des jeunes enfants sous la responsabilité de professionnels dans des locaux spécifiquement aménagés à cet effet.

Les crèches

Ce sont des établissements qui proposent un accueil régulier à des enfants de moins de 4 ans. Les crèches sont destinées aux enfants dont les parents travaillent à temps plein mais aussi à ceux dont les parents suivent une formation, recherchent un emploi, rencontrent des difficultés sociales, etc. En général, les enfants sont présents du matin au soir, 4 ou 5 jours par semaine. Toutefois, certaines fonctionnent avec des horaires atypiques et/ou 7 jours sur 7.

Les effectifs sont variables : les crèches parentales et les microcrèches accueillent souvent entre 12 et 20 enfants tandis que certaines crèches collectives accueillent plus de 100 enfants. Ceux-ci sont alors répartis en petites unités d'âge homogène ou non. Les crèches sont le plus souvent dirigées par des puériculteurs ou des éducateurs de jeunes enfants expérimentés. Parmi les différents types de crèches, on trouve :

- **Les crèches collectives**. Elles sont gérées par une collectivité territoriale (municipalité, communauté de communes, etc.) ou une association. Elles emploient divers professionnels : auxiliaires de puériculture, personnes titulaires du CAP petite enfance, éducateurs de jeunes enfants, puériculteurs, etc., et plus ponctuellement pédiatres, psychomotriciens, psychologues, etc.
- **Les crèches parentales**. Elles ont la particularité d'être gérées par une association de parents utilisateurs de la structure. C'est un type de structure alternatif apparu au début des années 1980 afin de répondre à l'envie de certaines familles de s'impliquer dans l'organisation de l'accueil de leur enfant. Les parents se réunissent pour réfléchir ensemble aux modalités de fonctionnement du lieu et au projet éducatif. Ils s'impliquent également dans le quotidien de la structure en participant, à raison de quelques heures par mois, à la prise en charge des enfants aux côtés des professionnels permanents et diplômés et ils se voient confier des missions variées : faire les courses, entretenir le linge, réaliser le ménage, effectuer des travaux d'entretien, recruter le personnel, etc. La responsabilité technique du lieu est souvent assurée par un éducateur de jeunes enfants.
- **Les crèches familiales**. Ces structures emploient et rémunèrent des assistantes maternelles qui accueillent les enfants à leur domicile. Le directeur (puériculteur ou éducateur de jeunes enfants) assure les liens entre parents et assistantes maternelles, organise des temps de formation pour les assistantes maternelles, propose des activités aux enfants par petits groupes, se déplace chez les assistantes maternelles, etc. Ces lieux sont intéressants pour les assistantes maternelles car ils leur offrent une rémunération fixe et contribuent à lutter contre leur

isolement professionnel, mais également pour les familles car l'assistante maternelle sera remplacée en cas d'absence et les parents n'ont pas besoin de réaliser les bulletins de salaire.

- **Les crèches d'entreprise ou interentreprises.** Elles fonctionnent sur les mêmes principes qu'une crèche collective, parentale ou familiale mais elles réservent leurs places aux enfants du personnel. Elles s'adaptent donc aux besoins particuliers en termes d'horaires et de jours d'ouverture.

Les haltes-garderies

Ce lieu, qui peut être collectif ou parental, parfois même itinérant, a pour vocation de proposer un accueil ponctuel aux enfants de moins de 6 ans. Certaines haltes-garderies vont accueillir les enfants à la demi-journée sur réservation tandis que d'autres accepteront les enfants pour une durée variable à tout moment de la journée, permettant ainsi à un parent qui ne travaille pas d'aller à un rendez-vous ou de faire du sport.

Pour les enfants non scolarisés, la halte-garderie est aussi un lieu de rencontres avec d'autres enfants, ce qui favorise la socialisation et prépare à l'entrée à l'école.

Les multi-accueils

Aujourd'hui, 75 % des structures d'accueil collectif sont des multi-accueils, et sont devenues ces dernières années des lieux incontournables de la petite enfance tandis que, dans le même temps, le nombre de places dans les crèches et les haltes-garderies ne cessait de diminuer.

Le multi-accueil se définit comme une structure destinée aux enfants de moins de 6 ans qui regroupe différentes possibilités d'accueil, souvent une halte-garderie et une crèche (collective, familiale ou parentale), ce qui permet d'accueillir des enfants aux besoins variés. Par exemple, le même enfant pourra fréquenter ponctuellement la halte-garderie durant le congé parental de sa mère, puis intégrer la crèche familiale lorsqu'elle reprendra son activité à temps plein.

Cette souplesse permet de mieux répondre aux aléas du marché de l'emploi que connaissent les familles et d'obtenir un taux d'occupation des places important.

Les jardins d'enfants

Ils accueillent les enfants de 2 à 6 ans et peuvent fonctionner en accueil périscolaire et durant les vacances scolaires ou être ouverts en permanence, ils sont alors conçus comme une alternative à l'école maternelle.

Leur fonctionnement est proche de celui d'une crèche, ils ouvrent tôt le matin et ferment assez tard, ils établissent un projet d'accueil, le personnel petite enfance qui y travaille stimule les capacités physiques et intellectuelles des enfants et répond à leurs besoins affectifs. Les éducateurs de jeunes enfants dirigent ces lieux.

Ils se démarquent de l'école maternelle par l'absence de programme national. Les activités sont plus individualisées, chaque enfant réalise des apprentissages à son rythme et en fonction de ses centres d'intérêt.

L'accueil chez une assistante maternelle

Au-delà de l'accueil en crèche familiale, les assistantes maternelles peuvent accueillir les enfants chez elles et être rémunérées directement par leurs parents. Ce mode de garde est le plus fréquent.

Le principal avantage de cette formule est la souplesse : les jours, les horaires d'accueil et le salaire sont librement convenus entre les parties (dans le respect de la légalité) et il y a une négociation directe qui se réalise entre le projet des parents et l'offre de l'assistante maternelle.

Après concertation, un contrat est établi pour fixer par écrit toutes les modalités matérielles, administratives et financières.

La garde à domicile

Les parents peuvent opter pour une garde à domicile en faisant appel à la personne de leur choix. C'est un mode de garde onéreux et donc peu fréquent mais pour en diminuer le coût, certaines familles optent pour la garde à domicile partagée en confiant deux enfants à la personne retenue.

Cette formule est intéressante pour sa grande souplesse au niveau des horaires et pour la possibilité qu'elle offre à l'enfant de rester dans son environnement. Ainsi, son rythme est parfaitement respecté puisqu'il peut finir ses nuits tranquillement dans son lit et il est moins sujet aux maladies contagieuses très fréquentes durant la petite enfance quand les enfants vont en collectivité.

La garde au sein de la famille

Malgré l'existence des nombreux modes de garde décrits ci-dessus, beaucoup d'enfants d'âge préscolaire sont pris en charge par un membre de leur famille. La garde au sein de la famille est principalement réalisée par la mère, que celle-ci soit mère au foyer ou qu'elle choisisse de bénéficier d'un congé parental pour pouvoir être disponible pour ses enfants.

Les grands-parents sont également très sollicités. En effet, c'est une solution économique (souvent gratuite) qui répond parfaitement aux besoins en termes de jours et d'horaires, mais c'est aussi une situation qui renforce les liens familiaux et rassure certains parents qui peuvent éprouver des difficultés à tisser un lien de confiance avec une personne inconnue.

Tableau récapitulatif des principaux modes de garde en dehors du domicile.

	Crèche collective	**Crèche parentale**	**Crèche familiale**	**Halte-garderie**	**Assistante maternelle**
Âge des enfants	2 mois à 3 ans.	2 mois à 3 ans.	2 mois à 3 ans.	2 mois à 6 ans.	2 mois à 6 ans.
Personnes présentes auprès des enfants	Auxiliaire de puériculture, EJE, puériculteur, CAP petite enfance, psychologue. Partenariat avec un pédiatre.	EJE, auxiliaire de puériculture, CAP petite enfance, Parents.	Assistante maternelle.	EJE, auxiliaire de puériculture, CAP petite enfance.	Assistante maternelle.
Horaire	Strictes, ouverture 5 jours par semaine le plus souvent.	Fixés par l'association des parents.	Négociables et adaptés aux besoins des familles.	Stricte. Présence limitée.	Négociables et adaptés aux besoins des familles.
Avantages	Locaux parfaitement adaptés, personnels professionnels.	Les parents participent au quotidien.	Garde dans un environnement familial mais formations et activités régulières à la crèche. Pas de formalités administratives pour les parents.	Souplesse dans l'utilisation, tarifs fixés à l'heure de présence.	Possibilité pour le parent de choisir ce que fait l'enfant, ce qu'il mange, etc.

▶

▶

	Crèche collective	Crèche parentale	Crèche familiale	Halte-garderie	Assistante maternelle
Inconvénients	Environnement bruyant, beaucoup de maladies.	Moyens financiers limités, locaux parfois peu adaptés.	Pas de choix direct de l'assistante maternelle par les parents.	Présence limitée dans la semaine.	Rapport employeur/employés dans lequel les parents peuvent être peu à l'aise, formalités administratives à accomplir chaque mois.

Les autres lieux de travail de l'EJE

En dehors du travail dans les différents lieux d'accueil collectif de la petite enfance, l'EJE peut aussi exercer dans d'autres structures.

Les lieux d'informations sur la petite enfance

Les personnes qui s'occupent au quotidien d'un enfant le font en général avec beaucoup de bienveillance et de dévouement, mais c'est une activité fatigante physiquement et psychologiquement ; il est donc important de lutter contre l'isolement des adultes qui sont au quotidien auprès des jeunes enfants. Si dans les collectivités, le travail d'équipe et les réunions permettent la mise en mots et la réflexion sur les problèmes rencontrés, les mères au foyer, les assistantes maternelles et toutes les personnes qui gardent des enfants chez elles n'ont pas cette opportunité. Pour pallier ce manque, différents dispositifs existent et font appel notamment aux compétences des EJE pour informer et soutenir ces adultes, afin qu'ils soient le plus épanoui possible dans leur mission, pour leur bien-être et celui des enfants.

Le relais d'assistantes maternelles (RAM)

C'est un lieu-ressource pour les parents à la recherche d'un mode de garde et les assistantes maternelles. Lors des permanences téléphoniques ou sur les temps de rendez-vous, ils y trouvent toutes les informations utiles pour répondre à leurs questions, que celles-ci soient d'ordre administratif ou éducatif. L'EJE qui y travaille organise des soirées thématiques ouvertes à tous et des temps de formation continue destinée aux assistantes maternelles. Il peut aussi intervenir en tant que médiateur en cas de litige entre une famille et l'assistante maternelle qu'elle emploie. L'EJE organise fréquemment des temps d'atelier destinés aux enfants accompagnés de leur assistante maternelle afin de lutter contre l'isolement professionnel et d'élargir la gamme des activités pratiquées par les enfants.

L'espace-jeux/le point-rencontre

C'est un lieu ouvert souvent à temps partiel dans des locaux mis à disposition par les communes afin que toute personne s'occupant d'un jeune enfant (parent, grand-parent, assistante maternelle, garde d'enfants à domicile, etc.) puisse rencontrer d'autres personnes dans la même situation.

L'enfant et la personne qui s'en occupe peuvent venir passer un moment convivial, utiliser de nouveaux jeux, faire une activité ou des jeux libres, ce qui favorise les rencontres tant pour l'enfant que pour son responsable et permet d'encourager la mutualisation des expériences par les dialogues qui vont se nouer, entre les parents d'enfants de même âge par exemple.

L'EJE a pour rôle de proposer des activités et de mettre à profit son expertise en participant aux discussions.

La Protection maternelle et infantile (PMI)

Le service de PMI est mis en place par le département afin d'organiser des actions médico-sociales préventives et de suivi en faveur des femmes enceintes et des enfants de moins de 6 ans. Les rencontres peuvent avoir lieu à domicile ou dans les locaux spécifiques.
Lorsqu'un EJE travaille en PMI, il a principalement pour rôle d'animer la salle d'attente par la mise à disposition de jouets adaptés et la proposition d'activités d'éveil. Il peut ainsi observer la relation parents-enfants, soutenir la parentalité et valoriser les compétences du tout-petit aux yeux de son parent.

Le travail à l'hôpital

Ouvrir les portes de l'hôpital aux EJE est assez récent et actuellement tous les hôpitaux ayant des services pédiatriques n'ont pas encore de poste de ce type. À l'hôpital, l'EJE accompagne les enfants de la naissance à 18 ans à de multiples occasions : par exemple, il va proposer des jeux et des activités collectives dans un espace spécifique aménagé pour permettre à l'enfant de quitter sa chambre et de se faire des amis, jouer avec l'enfant dans sa chambre s'il ne peut ou ne veut en sortir, le soutenir durant un soin douloureux ou angoissant si ses parents ne peuvent être présents, etc.
Le patient mineur a des besoins spécifiques liés à son âge que l'EJE doit tenter de satisfaire. Le changement de cadre est angoissant pour les enfants qui se trouvent privés de repères, ils ne comprennent pas toujours la finalité des soins qu'on leur prodigue, ils peuvent avoir mal, etc. L'EJE doit savoir observer ces signes de mal-être et favoriser la détente de l'enfant en le distrayant et en lui permettant de s'échapper, par le jeu, des contraintes de l'hospitalisation. Il doit aussi être capable d'adapter les activités aux capacités de l'enfant, capacités liées à son âge, comme pour tout enfant, mais aussi à son état de santé : évaluer sa mobilité, sa fatigabilité, sa contagiosité, etc. Il travaille pour cela avec l'ensemble de l'équipe soignante avec laquelle il partage la mission de veiller au bon déroulement du séjour de chaque patient.

Les lieux de travail destinés aux enfants et employant différents travailleurs sociaux

Les établissements et services pour les familles et les enfants en difficultés sociales

Le centre maternel

C'est un établissement financé par le Conseil général qui propose un hébergement ou un suivi plus ponctuel aux femmes enceintes d'au moins 7 mois et aux mères ayant au moins un enfant de moins de 3 ans connaissant des difficultés d'ordre psychologique, social et/ou matériel. Ces femmes peuvent être majeures ou mineures. Le suivi est réalisé durant une période pouvant aller de quelques jours (accueil d'urgence) à 3 ans. En moyenne, les femmes passent une année en centre maternel.
La mère et son enfant sont accompagnés par une équipe pluridisciplinaire au sein de laquelle on trouve le plus souvent :

- des ES qui vont notamment réfléchir avec la jeune femme sur son parcours jusqu'à présent et son projet de vie après la naissance (travail, formation, etc.). Ils travaillent souvent avec des horaires d'internat pour aider ces femmes à avoir un rythme de vie compatible avec la prise en charge d'un bébé (sortie dans des lieux et avec des horaires adaptés si l'enfant les accompagne, par exemple) ;

- des EJE qui peuvent aider la jeune mère à comprendre et à satisfaire les besoins physiques et relationnels du nouveau-né. Ils vont réfléchir avec elle à la place du père de l'enfant dans l'éducation de celui-ci. Ils peuvent aussi proposer des temps de prise en charge des enfants dans un lieu de type crèche ou halte-garderie afin que la mère puisse suivre une formation, prendre du temps pour elle, etc. ;
- des ASS ou des conseillers en économie sociale et familiale qui vont accompagner la femme dans ses démarches pour ouvrir ses droits sociaux et accéder aux dispositifs de droits communs, rechercher un logement et pouvoir s'y installer confortablement, gérer son budget mensuel, etc. Ils travaillent beaucoup en partenariat avec diverses associations et des organismes comme la Caisse d'allocations familiales ou la Caisse primaire d'Assurance-Maladie ;
- un puériculteur ou un pédiatre qui vont orienter la femme enceinte dans son suivi médical et vérifier le bon développement du nouveau-né.

Durant son suivi en centre maternel, la jeune femme doit progressivement devenir autonome et pouvoir répondre à ses besoins et à ceux de son enfant.

La pouponnière à caractère social

Généralement rattachée à un centre départemental de l'enfance (DE), la pouponnière à caractère social est un lieu d'accueil permanent (jour et nuit) pour les enfants de la naissance à 3 ans qui ne peuvent être maintenus dans leur famille. La pouponnière accueille :

- les enfants nés sous X en attente d'une famille adoptive ;
- les enfants placés sur décisions judiciaires (carences éducatives ou affectives, enfants en risque de maltraitance, maltraitance avérée, etc.) ;
- les enfants confiés par leur famille qui ne peut s'en occuper provisoirement (problèmes psychologiques, nécessité d'une hospitalisation, conditions de vie trop précaires, etc.).

Dans la mesure du possible, la durée du séjour en pouponnière est limitée à quelques mois car la vie permanente en collectivité ne peut répondre aux besoins de sécurité et d'affection d'un tout-petit. Les enfants retournent ensuite dans leur famille ou sont confiés à un assistant familial (qu'on appelle couramment famille d'accueil) si les difficultés ayant engendré leur arrivée à la pouponnière sont longues à se solutionner.

Les EJE et les ES prennent en charge ces enfants au sein d'une équipe qui peut également être composée d'auxiliaires de puériculture, de psychologues, de pédiatres, de puériculteurs, etc. Leur rôle est de veiller au bien-être de l'enfant malgré la séparation afin qu'il puisse poursuivre son développement de façon harmonieuse.

Les travailleurs sociaux ont aussi une mission auprès des familles qui évoluent selon la situation de l'enfant.

- Si celui-ci est sur le point d'être adopté, les éducateurs vont accompagner les parents adoptifs dans la découverte de l'enfant, leur expliquer comment s'en occuper, quelles sont ses habitudes, etc. Ils vont rassurer et accompagner durant quelques jours ces familles avant qu'elles rentrent chez elles avec le nouveau-né.
- Dans le cas d'un placement ordonné par un juge des enfants, ils doivent évaluer la capacité de la famille à modifier ses comportements pour pouvoir vivre de nouveau avec l'enfant. Pour cela, ils organisent des rencontres entre l'enfant et ses parents et y assistent si nécessaire.

Pour les enfants confiés par leur famille, les travailleurs sociaux vont tenter de maintenir au maximum les liens parents/enfants et s'assurer, lorsque le retour est demandé par la famille, que celui-ci peut effectivement se réaliser dans de bonnes conditions.

La maison d'enfants à caractère social (MECS) ou le foyer de l'enfance

Ces deux structures sont très proches, elles accueillent toutes deux les enfants de 3 à 21 ans qui sont séparés de leur famille et confiés à l'aide sociale à l'enfance pour diverses raisons :

maltraitance, carences, pupilles de l'État, mineurs étrangers isolés, enfants confiés à la demande de leurs parents, etc.

Ces lieux sont ouverts toute l'année et les enfants peuvent y vivre en internat même si les retours ponctuels dans la famille sont encouragés lorsque la situation le permet.

Le foyer de l'enfance est davantage tourné vers l'accueil d'urgence. Il n'y en a qu'un par département (au sein du Centre départemental de l'enfance) et les travailleurs sociaux qui y exercent doivent réaliser une évaluation et une orientation de l'enfant et de ses besoins. La durée de l'accueil est le plus souvent limitée à quelques mois.

La MECS emploie les mêmes travailleurs sociaux mais elle peut accueillir les jeunes durant des années.

Au quotidien, les travailleurs sociaux accompagnent les jeunes dans la vie de tous les jours : loisirs, scolarité, repas, en concertation avec les familles. Ils construisent également avec chacun un projet individuel de prise en charge, fixant des objectifs à atteindre durant la durée de son accompagnement. Ces objectifs peuvent concerner tant la relation entre le jeune et sa famille que l'autonomisation du jeune si ses proches ne sont pas en mesure de lui apporter leur soutien. Il s'agira dès lors de l'aider dans son orientation professionnelle et de lui permettre d'acquérir des ressources et un logement qu'il saura gérer seul à sa majorité.

Le service d'action éducative à domicile

L'action éducative à domicile (AED) est une prestation de l'aide sociale à l'enfance réalisée, en accord avec la famille ou à sa demande, le plus souvent par des EJE, ES ou ASS. Toute personne ayant un enfant mineur (ou un jeune de moins de 21 ans) à charge peut demander à en bénéficier. Le travailleur social se rend alors au domicile pour réaliser des entretiens et des observations concernant le développement de l'enfant et les relations qu'il entretient avec sa famille.

Cette action peut précéder un placement lorsqu'une situation familiale paraît à risque, il s'agit alors d'une évaluation qui donnera lieu à un rapport. L'AED peut aussi être instaurée dans le cadre de la prévention pour qu'une famille potentiellement fragile puisse se sentir soutenue dans sa parentalité par des professionnels qui vont apporter au mineur et à son entourage une aide psychologique, éducative, voire matérielle.

L'AED peut être demandée par un juge des enfants comme une condition permettant à un jeune qui a été placé de retourner dans sa famille. Il s'agit alors pour les travailleurs sociaux de continuer à suivre la situation de cette famille pour que les éléments qui avaient conduit au placement de l'enfant ne réapparaissent pas.

La prévention spécialisée

Principalement réalisée par des ES, la prévention spécialisée vise à aller à la rencontre de jeunes en risques d'inadaptation sociale (difficultés sociales ou familiales, déscolarisation, marginalisation, délinquance, conduites à risques, etc.) pour rompre leur isolement et restaurer des liens sociaux.

Les équipes de la prévention spécialisée sillonnent un territoire et vont à la rencontre des jeunes là où ils se trouvent, d'où l'appellation parfois utilisée « d'éducateurs de rue ». Le jeune est libre d'adhérer ou non à la proposition d'accompagnement qui lui est faite et il peut y mettre fin à tout moment. En fonction des besoins qu'il aura exprimés, l'équipe de prévention spécialisée pourra se mettre en contact avec son établissement scolaire, sa famille, etc. pour intervenir en tant que médiatrice dans les difficultés. Toutefois, si le jeune le souhaite, il peut bénéficier d'un accompagnement de façon anonyme. La mission d'orientation vers les partenaires sociaux est également primordiale, les équipes de prévention spécialisée ont alors un rôle de personnes-ressources et pour ce faire, travaillent en partenariat avec de nombreuses structures : maison de quartier, planning familial, centre d'information et d'orientation, etc.

Les activités éducatives peuvent aussi être utilisées pour instaurer la relation de confiance nécessaire à cette pratique professionnelle.

Les établissements et services pour enfants atteints de handicaps ou de troubles

L'institut médicoéducatif (IME)

C'est un établissement médicoéducatif, souvent à gestion associative, qui accueille des enfants âgés de 3 à 20 ans atteints de déficience intellectuelle. Ce lieu propose différentes formules d'accueil (internat ou demi-pension) et fonctionne selon le rythme scolaire. Du lundi ou vendredi, des apprentissages sont organisés par groupes de niveau tandis que les week-ends et les vacances scolaires sont consacrés aux sorties et autres loisirs.
Une équipe éducative prend en charge les enfants et répond aux questions des familles :

- Les EJE et les ES cherchent à développer la personnalité de l'enfant, à le socialiser en l'aidant à développer ses modes de communication. Ils l'accompagnent dans sa réflexion sur son orientation professionnelle et lui proposent des situations éducatives variées qui sollicitent ses capacités.
- Les ASS font vivre le service social de l'IME qui permet d'apporter un soutien technique aux familles qui ont besoin d'être accompagnées ou orientées dans les démarches qu'elles doivent réaliser pour obtenir des aides matérielles et financières en lien avec le handicap de l'enfant. Ils travaillent en partenariat avec la MDPH pour faire renouveler les orientations ou les allocations, ils réalisent les dossiers pour les jeunes adultes qui doivent quitter l'IME, etc.
- Les enseignants spécialisés veillent à soutenir chaque enfant dans ses apprentissages intellectuels afin de lui permettre d'accéder à un niveau de connaissances optimal. Ils assurent aussi une formation professionnelle aux jeunes de plus de 14 ans afin de préparer leur orientation vers, par exemple, un établissement et service d'aide par le travail (ESAT).
- On trouve également des professionnels du secteur médical et paramédical (psychiatre, infirmier, orthophoniste, psychomotricien, kinésithérapeute, etc.) qui prennent en charge les soins et la rééducation en fonction des besoins de chaque enfant.

Cette prise en charge par une équipe pluridisciplinaire s'appuie sur un projet pédagogique, éducatif et thérapeutique individualisé et rédigé en concertation avec la famille. L'accueil en IME doit favoriser l'épanouissement de l'enfant et stimuler ses capacités intellectuelles et physiques. L'autonomisation de l'enfant est au cœur du projet afin qu'il puisse se prendre en charge au maximum dans les actes de la vie quotidienne, qu'il puisse développer des relations sociales et, si possible, construire un projet professionnel adapté à son handicap.

L'institut thérapeutique éducatif et pédagogique (ITEP)

C'est un lieu qui dispense (en internat ou en demi-pension) des soins, des rééducations et un accompagnement personnalisé aux enfants et aux adolescents présentant, en l'absence de pathologie psychotique et de déficience intellectuelle, des troubles du comportement tels que cela perturbe gravement leur accès aux apprentissages et leur socialisation.
L'objectif de la prise en charge est de restaurer les compétences et potentialités des jeunes en leur permettant de prendre conscience de leurs ressources, de leurs difficultés et de se mobiliser pour aller vers leur autonomie. L'équipe pluridisciplinaire va favoriser la formation générale et professionnelle et le maintien des liens avec le milieu familial et social.
Les ES et les EJE vont veiller au développement de la personnalité et à la socialisation des usagers en les suivant dans leur vie quotidienne et dans la réalisation de leur projet personnalisé d'accompagnement, à l'intérieur comme à l'extérieur de l'établissement. Ils encadrent l'internat et réalisent, en journée, des activités éducatives, des ateliers créatifs, etc.
L'ASS fait le lien entre le jeune pris en charge par l'ITEP et l'extérieur : échanges avec la famille et aide dans ses démarches administratives, législatives et financières, liens avec la MDPH qui valide l'orientation en ITEP, veille sociale, réflexion sur l'orientation après l'ITEP, etc.

L'équipe thérapeutique composée de psychothérapeutes, de pédopsychiatres, etc. accompagne le jeune dans un travail sur lui-même pour l'aider à mieux comprendre ses difficultés. Elle réalise des thérapies individuelles ou groupales.
L'équipe enseignante est composée d'instituteurs spécialisés qui instaurent une pédagogie adaptée auprès d'un groupe d'enfants à l'effectif très réduit.

Les établissements pour enfants et adolescents polyhandicapés (EEAP)

Ils accueillent à temps plein ou à la journée les enfants et les adolescents polyhandicapés, c'est-à-dire atteints d'une déficience motrice grave et d'une déficience intellectuelle sévère ou profonde entraînant une restriction extrême de leur autonomie. Ils bénéficient dans ce lieu d'une prise en charge éducative, rééducative et médicale en fonction de leur projet individuel.
La journée est composée de temps consacrés aux soins et à la rééducation assurés par l'équipe médicale et paramédicale (psychiatre, psychologue, orthophoniste, kinésithérapeute, ergothérapeute, psychomotricien, infirmier, etc.) et d'activités éducatives collectives ou individuelles réalisées par des éducateurs pour permettre aux jeunes de développer leurs moyens de communication (souvent non verbaux) et de stimuler leurs capacités d'éveil sensorimoteur. Pour cela, ils pourront leur proposer des activités sensorielles, de la musicothérapie, de la balnéothérapie, des arts plastiques, des sorties, etc.
L'ASS de ce lieu va orienter sa pratique vers le travail avec les familles pour faciliter leurs démarches administratives et financières et avec un réseau de partenaires pour assurer le lien avec les différents organismes spécialisés concernés par l'orientation de ces mineurs. Lors de sa participation à des réunions partenariales concernant la situation d'un enfant accueilli dans la structure, il assure la représentation institutionnelle et présente les possibilités de réponses en interne.

Le suivi ambulatoire pour les enfants

Différentes structures existent afin de répondre aux besoins des enfants qui présentent un trouble ou un handicap et de leur permettre de bénéficier d'un suivi éducatif et thérapeutique tout en évoluant dans un milieu de vie ordinaire. Les enfants profitent alors d'un suivi ambulatoire, c'est-à-dire qu'ils viennent dans le lieu pour quelques heures, voire quelques demi-journées hebdomadaires tout en fréquentant le reste du temps des lieux ouverts à tous (crèche ou école) et en retrouvant leur famille chaque soir.
Les équipes peuvent aussi venir à la rencontre de l'enfant en se déplaçant au domicile ou à l'école pour travailler dans son cadre habituel car le changement d'environnement peut être perturbant pour certains.

Le centre d'action médicosociale précoce (CAMSP)

Cette structure accueille les enfants de la naissance à 6 ans handicapés ou susceptibles d'être atteints d'un retard mental, moteur ou d'un déficit sensoriel (par exemple pour les enfants nés grands prématurés).
L'équipe, composée de personnels soignants et de personnels éducatifs, réalise un travail de prévention, de dépistage et de rééducation lors de consultations. Elle accompagne aussi la famille et les lieux de vie de l'enfant (crèche, école, etc.) pour favoriser son intégration en participant à des réunions pédagogiques le concernant, en réalisant des temps d'observation lorsqu'il est en collectivité ou encore en accompagnant les professionnels face aux difficultés que pose l'accueil de cet enfant dans un groupe hétérogène.
Les EJE ou les ES vont travailler avec les tout-petits sous forme d'ateliers individuels. Ils peuvent aussi faire des animations en petits groupes regroupant quatre à cinq enfants. Leur travail concerne également les familles qu'ils accompagnent et rassurent dans leur capacité à prendre en charge cet enfant différent. Ils peuvent les accompagner dans la recherche d'un mode de

garde adapté aux besoins de l'enfant et animer des temps d'échanges entre les familles bénéficiant des services du CAMSP pour les aider à accepter le handicap de l'enfant et leur permettre de mutualiser leur quotidien afin de ne pas se sentir isolées.
L'ASS est particulièrement à l'écoute des parents, il intervient pour les informer et les accompagner dans les démarches administratives nécessaires pour faire reconnaître le handicap de leur enfant et percevoir les allocations spécifiques. De plus, il travaille en partenariat avec de multiples structures pour préparer la fin de la prise en charge par le CAMSP en orientant l'enfant vers le lieu le plus adapté à ses besoins.

Le service d'éducation spécialisée et de soins à domicile (SESSAD)

Il existe différents types de SESSAD puisque ce service est spécialisé par nature de handicap : déficience intellectuelle, motrice, visuelle, auditive, polyhandicap, etc. Le SESSAD accompagne l'enfant de la naissance à 20 ans dans ses différents lieux de vie et d'activité : domicile, crèche, école, et parfois dans les locaux du service. Son action est orientée par l'âge de l'enfant :

- avant 6 ans, c'est une prise en charge précoce afin d'approfondir le diagnostic, de préparer les orientations ultérieures, de conseiller et d'accompagner la famille pour qu'elle stimule le développement de l'enfant ;
- de 6 à 20 ans, la mission principale est l'aide à l'intégration scolaire et à l'acquisition de l'autonomie, ce qui nécessite la mise en place des moyens médicaux, paramédicaux, psychosociaux, éducatifs et pédagogiques adaptés.

Le rôle des travailleurs sociaux qui y sont employés est très proche de celui qu'ils ont dans un CAMSP, mais les EJE et les ES sont plus mobiles en allant à la rencontre de l'enfant là où il passe ses journées.

Le centre médico-psycho-pédagogique (CMPP)

Il accueille des personnes de la naissance à 20 ans présentant des troubles du comportement ou neuropsychologiques afin de réaliser un diagnostic, des consultations et des soins.
Les parents s'adressent librement au CMPP pour évoquer diverses difficultés telles que des problèmes psychologiques, relationnels, psychosomatiques, scolaires, de communication ou de comportement, éducatifs ou d'apprentissage (langage oral, écrit, maîtrise corporelle, etc.).
Après évaluation des besoins, une prise en charge, souvent hebdomadaire, peut être proposée.
Les objectifs principaux de celle-ci seront d'éviter une dégradation de la situation et de restaurer la confiance familiale. Pour cela, un travail au sein d'une équipe pluridisciplinaire pouvant compter des éducateurs est réalisé.

Les lieux accueillant des enfants souffrant de déficience sensorielle ou physique

Les travailleurs sociaux peuvent bien évidemment travailler auprès d'enfants ou d'adultes souffrant de déficience intellectuelle, mais ils sont aussi recherchés pour leurs compétences à accompagner les personnes atteintes de déficience sensorielle ou physique. Leur rôle principal sera alors de chercher à préserver ou à accroître l'autonomie de l'individu par le biais d'un accompagnement individuel ou collectif.
Différentes actions peuvent être mises en place pour cela, par exemple :

- apprendre à se servir des équipements spéciaux liés à la déficience ;
- réfléchir aux possibilités d'insertion professionnelle ;
- aider l'entourage à accepter la déficience ;
- permettre l'accès à des loisirs et à des activités adaptées ;
- être en lien avec les différentes structures qui peuvent accueillir la personne.

De nombreuses structures existent pour accueillir ces enfants, parmi lesquelles on pourra retenir :

- les instituts d'éducation motrice (IEM) ;
- les instituts d'éducation sensorielle pour enfants atteints de déficiences auditives ;
- les établissements pour jeunes amblyopes et déficients visuels ;
- les centres de rééducation fonctionnelle ;
- les services d'accompagnement familial et d'éducation précoce (SAFEP) pour les enfants déficients sensoriels de la naissance à 3 ans.

Les lieux de travail destinés aux adultes et employant différents travailleurs sociaux

L'accompagnement pour adultes en difficulté sociale

Le centre d'hébergement et de réinsertion sociale (CHRS)

C'est une structure destinée aux adultes et aux familles qui connaissent de graves difficultés sociales et qui ont besoin d'un soutien matériel et éducatif pour quelques jours (lieux d'accueil d'urgence) ou plusieurs mois, voire des années. Les CHRS proposent un lieu de vie (collectif ou en appartements) et un suivi individualisé.

Ils peuvent être spécialisés pour un certain public : personnes sortant de prison, femmes victimes de violences conjugales, personnes sans domicile fixe, etc.

L'équipe de travailleurs sociaux réalise différentes missions visant la réinsertion professionnelle et sociale, ce qui passe par l'accompagnement dans les démarches pour obtenir un logement, la mise en place des droits sociaux, l'accès aux soins, l'accompagnement vers l'emploi ou l'entrée en formation professionnelle, le soutien dans les épreuves qui jalonnent le quotidien, etc.

Le foyer de jeunes travailleurs (FJT)

Il accueille, à leur demande, des personnes âgées de 16 à 30 ans dans le but de favoriser leur insertion sociale et professionnelle. Ces jeunes, aux ressources souvent fluctuantes et limitées peuvent, grâce au FJT, bénéficier d'une étape intermédiaire entre la vie familiale et le logement autonome.

En fonction du profil des jeunes accueillis, on peut trouver des animateurs, des ES, des ASS et/ou des conseillers en économie sociale et familiale pour assurer le fonctionnement du lieu. L'accès au logement et à un emploi stable sera l'axe de travail prioritaire. Il pourra être complété d'actions de prévention concernant la santé, de propositions de sorties éducatives et culturelles, etc.

Les jeunes accueillis dans un FJT ne ressentent pas l'angoisse de la solitude car ils y trouvent de nombreux espaces de vie collectifs, mais peuvent progressivement accéder à l'autonomie en gérant leur budget, en confectionnant leur repas, en prenant en charge la gestion de leur linge, etc.

Le centre de postcure

Il accueille, dans un environnement protégé et après leur sevrage, des personnes ayant connu une dépendance qui ressentent le besoin de consolider leur abstinence durant quelques mois.

Les travailleurs sociaux (principalement des ES et des ASS) vont avoir plusieurs missions, notamment :

- aider la personne à se réinsérer professionnellement, mais aussi socialement sans renouer avec des fréquentations qui pourraient remettre en cause les bénéfices de la cure ;
- accompagner les difficultés psychologiques et les angoisses liées à une rechute par des entretiens individualisés de soutien, des groupes de paroles et des activités thérapeutiques permettant de restaurer la confiance en soi et l'estime de soi.

Pour parvenir à atteindre ces objectifs, l'équipe éducative travaille en lien avec le personnel soignant, des psychologues, des intervenants (artiste, sophrologue, etc.).

L'accompagnement pour adultes en situation de handicap

Le service d'accompagnement à la vie sociale (SAVS)

Ce service médicosocial destiné aux adultes en situation de handicap ou souffrant de troubles psychiques leur permet de vivre en milieu ordinaire tout en bénéficiant d'un accompagnement pour certaines tâches et de sollicitations pour sortir de l'isolement et accéder à l'ensemble des services offerts par la collectivité.

Les éducateurs font des visites à domicile selon les besoins et l'autonomie de chacun afin de les stimuler et les aider dans les moments clés du quotidien : préparation d'un repas, papier administratif, gestion du budget, rendez-vous extérieur, etc.

Ils peuvent aussi organiser des actions collectives qui contribuent à la socialisation et au développement personnel ou, si le SAVS ne dispose pas des locaux adaptés, travailler avec les partenaires extérieurs : centres sociaux, maison de quartier, etc.

Le Foyer d'hébergement pour travailleurs handicapés

Il accueille en hébergement collectif ou au sein d'un réseau d'appartements des adultes handicapés qui exercent une activité professionnelle à temps plein ou à temps partiel et ceci en milieu ordinaire, dans un établissement et service d'aide par le travail (ESAT) ou dans une entreprise adaptée, mais qui ne sont pas suffisamment autonomes pour vivre seuls.

Les éducateurs sont en lien avec les lieux de travail et les familles des résidents. Ils ont aussi en charge :

- l'animation du foyer en dehors des temps de travail : sorties, activités, organisation des soirées ;
- l'accompagnement de la vie quotidienne matin et soir : veiller à ce que chaque travailleur soit prêt à l'heure, accompagner la préparation des repas, aller faire des courses, etc.

Un ASS ou un conseiller en économie sociale et familiale peut aussi intervenir auprès des résidents afin de les accompagner dans la gestion de leurs ressources, de les aider à avoir une alimentation équilibrée, à personnaliser leur logement, etc.

Le foyer occupationnel ou foyer de vie

Destiné aux adultes reconnus inaptes à toute activité professionnelle mais disposant d'une certaine autonomie, ce lieu propose un accueil avec hébergement à temps complet ou une présence à la journée afin de soulager les familles des adultes en situation de handicap.

Les ES, souvent secondés par des moniteurs-éducateurs et des accompagnants éducatifs et sociaux, organisent des activités visant à maintenir et à développer les potentialités tout en favorisant la socialisation. Ils sont aussi les interlocuteurs privilégiés des familles avec lesquelles ils échangent sur l'évolution de l'usager.

Le travail de cette équipe éducative est complété par celui du personnel soignant tel l'infirmier qui distribue les médicaments, tient à jour le dossier médical, veille à la bonne santé de chacun, organise les rendez-vous médicaux, etc.

La maison d'accueil spécialisé (MAS) et le foyer d'accueil médicalisé (FAM)

Ces deux structures accueillent un public similaire ; leur différence principale tient à leur niveau de financement. Elles sont destinées à accueillir à temps plein et en internat des adultes lourdement handicapés qui ne peuvent effectuer seuls les actes essentiels de la vie et dont l'état nécessite une surveillance et des soins constants.

Ces lieux emploient fréquemment des accompagnants éducatifs et sociaux, des aides-soignants et des moniteurs-éducateurs pour réaliser les soins de nursing (visant l'hygiène et le confort), qui occupent une place centrale dans le déroulement de la journée.

Lorsque cela est possible, des activités occupationnelles et des stimulations sensorielles sont proposées afin de préserver les acquis. Les ES peuvent être chef de service dans ces lieux, il leur faut alors construire les projets de prise en charge des résidents et veiller à leur mise en œuvre.

Les lieux et modalités de travail spécifiques aux assistants de service social

Au-delà des structures du secteur sanitaire et social qui ont été précédemment présentées, cette profession bénéficie également de débouchés qui lui sont propres, tant dans le secteur public que dans le secteur privé.

La polyvalence de secteur

Cette appellation ne désigne pas une structure mais est utilisée pour nommer le travail réalisé par un ASS employé le plus souvent par un Conseil général pour répondre à la demande de l'ensemble de la population d'un secteur géographique donné (3 500 à 5 000 habitants). La polyvalence de secteur est la modalité de travail historique des ASS, instaurée dès l'entre-deux-guerres. Aujourd'hui encore, c'est le type de poste le plus fréquent.

En polyvalence de secteur, l'ASS a une approche globale des difficultés des familles et des individus qui peuvent s'adresser à lui pour des problèmes sanitaires, sociaux, économiques, psychologiques, administratifs, etc. La gestion de ces demandes hétéroclites exige de sa part de bien connaître les partenaires présents sur le territoire pour réaliser au mieux un travail d'orientation du demandeur vers l'organisme le plus à même de solutionner son problème s'il ne peut être directement traité.

Le travail se réalise lors de permanences et de visites à domicile. Il n'est pas limité dans le temps puisqu'il s'appuie sur la libre adhésion de l'usager au service. La finalité de l'action de l'ASS sera de rendre l'usager autonome durablement.

Quelques exemples de demandes qui peuvent être adressés à un ASS polyvalent de secteur :

- une aide pour remplir un formulaire de demande du RSA ;
- des conseils pour faire cesser ou pour fuir la violence conjugale ;
- un secours financier pour faire face à une dépense imprévue ;
- une information sur les lieux d'accueil pour personnes âgées et les modalités pour y être admis ;
- un échange sur les difficultés rencontrées par un parent face à son adolescent agressif ;
- une demande pour constituer un dossier de surendettement.

Le service social polyvalent de catégorie

Il répond aux diverses demandes d'une population faisant partie d'un secteur d'activité particulier : salariés d'une grande entreprise, d'une banque, personnel du ministère de la Défense, de la SNCF, de la MSA, etc. Le point commun des demandeurs sera leur employeur.

Le travail se rapproche de celui réalisé en polyvalence de secteur car l'ASS traite toutes sortes de problématiques : familiale, budgétaire, sanitaire, sociale, etc., pour l'agent ou le salarié, mais aussi parfois pour ses ayants droit et les retraités de l'entreprise.

Le service social spécialisé

L'ASS intervient auprès des individus pour des difficultés propres à un domaine spécifique. Le point commun des demandeurs sera leur problématique (la scolarité, la maladie, le handicap, etc.). Il existe de nombreux services sociaux spécialisés où les ASS exercent aux côtés des autres travailleurs sociaux (dans une institution pour enfants handicapés, dans une association venant en aide aux femmes victimes de violences, au sein de l'aide sociale à l'enfance, etc.). Il existe également des services où l'ASS est le seul travailleur social présent. Parmi ceux-ci, on trouve les lieux suivants.

Le service social scolaire

Depuis la fin des années 1980, le service social scolaire concerne l'ensemble des jeunes scolarisés, que ce soit dans des établissements publics ou privés sous contrat, et s'adresse en priorité aux lycées professionnels, collèges et lycées situés en ZEP, établissements avec internat et établissements régionaux d'enseignement adapté. Au sein de ce service et sous l'autorité hiérarchique de l'inspecteur d'académie, chaque ASS se voit confier plusieurs établissements scolaires (on compte environ un ASS pour 2 800 élèves), où il va réaliser des interventions dans un but préventif et curatif auprès d'un élève ou d'un groupe. Par exemple :

- l'ASS peut rencontrer les élèves absentéistes ou ayant des conduites à risque pour mieux comprendre leur vécu, les causes de ces comportements et les orienter dans une recherche de solution ;
- il contribue à l'intégration scolaire des élèves handicapés en lien avec les infirmiers scolaires et les autres acteurs de la prise en charge thérapeutique et éducative du jeune ;
- il réalise des permanences dans les établissements scolaires où il est à la disposition des élèves, mais aussi de leur famille et des équipes enseignantes ;
- il réalise des visites à domicile, des enquêtes et des évaluations sociales pour les enfants en difficultés scolaires et ceux en risques de maltraitance, ou pour alimenter une réflexion concernant l'orientation d'un jeune ;
- il peut instaurer une médiation entre l'élève et l'école ou entre l'école et la famille ;
- il peut réaliser des actions devant un groupe d'élèves en réponse à des problèmes spécifiques recensés ou pour une information dans un but de prévention.

Le service social à l'hôpital

L'ASS peut exercer ses fonctions dans différents services :

- auprès de personnes âgées hospitalisées. Il peut avoir un rôle d'information sur les lieux pouvant les accueillir à l'issue de l'hospitalisation si le retour à domicile n'est pas envisageable, sur leur coût et leurs modalités d'admission. Il peut les aider à réaliser les démarches en vue d'obtenir l'allocation personnalisée d'autonomie (APA), une aide attribuée pour faire face aux frais engendrés par leur perte d'autonomie, etc.
- auprès des personnes handicapées suite à un accident. L'ASS va les orienter dans les démarches administratives à entreprendre pour faire reconnaître leur handicap et mettre en place les droits sociaux qu'ils peuvent demander. Il peut les aider à lister leurs besoins en termes de matériel et d'aménagement du domicile et contacter des ergothérapeutes qui pourront visiter le lieu de vie de la personne pour envisager avec elle des modifications...
- auprès d'une personne qui s'apprête à quitter le service hospitalier. L'ASS peut l'aider à organiser son retour et à contacter les organismes d'aide à domicile si besoin ;
- d'une manière générale, l'ASS échange avec les patients sur les conséquences financières de leur séjour à l'hôpital, vérifie que les droits sociaux, comme la CMU, sont mis en place pour ceux qui peuvent en bénéficier.

Au quotidien, il travaille en lien étroit avec l'équipe soignante de l'hôpital, mais aussi les infirmiers libéraux, les services d'aide ménagère, la CPAM, les structures d'accueil pour personnes âgées, etc.

Les services sociaux spécialisés dans le suivi de certains bénéficiaires de prestations ou d'allocation (RSA, allocation personnalisée d'autonomie, etc.)

Les ASS informent les bénéficiaires sur leurs droits sociaux et les accompagnent dans leurs démarches administratives pour les mettre en place et les renouveler. Ils veillent à ce que les conditions d'obtention de l'aide soient respectées, sont en lien avec les différents services intervenant auprès du bénéficiaire et contrôlent la bonne utilisation de la prestation versée.

Tableau récapitulatif des lieux de travail principaux des travailleurs sociaux.

	Tout enfant de 0 à 7 ans	Enfants et familles en difficultés sociales	Enfants atteints de handicap ou de troubles	Adultes en difficultés sociales	Adultes atteints de handicap
Accueil quotidien ou structure d'accueil permanent	Crèche collective. Crèche parentale. Crèche d'entreprise. Crèche familiale. Multi-accueil. Jardin d'enfants.	Centre maternel Pouponnière à caractère social. Maison d'enfant à caractère social.	Institut médicoéducatif. Institut thérapeutique éducatif et psychologique. Établissement pour enfants et adolescents polyhandicapés.	Centre d'hébergement et de réinsertion sociale. Foyer de jeunes travailleurs. Centre de postcure.	Foyer d'hébergement pour travailleurs handicapés. Foyer occupationnel. Maison d'accueil spécialisé. Foyer d'accueil médicalisé.
Accueil ponctuel	Halte-garderie.	Service d'action éducative à domicile.	Centre d'action médicosociale précoce.	Service de polyvalence de secteur.	Service d'accompagnement à la vie sociale.
	Relais assistante maternelle.	Service de prévention spécialisée.	Service d'éducation spécialisée et de soins à domicile.	Service social à l'hôpital.	
	Espace jeux/point-rencontre.	Service social scolaire.	Centre médico-psycho-pédagogique.		
	PMI.				

CHAPITRE 6

Comment choisir son centre de formation ?

La France compte un grand nombre de centres de formation préparant aux métiers du travail social. Lorsque vous vous inscrivez à des concours, il vous faut donc faire des choix (*cf.* liste des écoles, chapitre 7). De nombreux candidats passent trois à six concours et choisissent ensuite le lieu où ils feront leurs études selon différents critères (le premier restant, on s'en doute, la réussite à au moins l'un d'entre eux !). Pour vous renseigner, différents moyens s'offrent à vous :

- si le lieu est proche de votre domicile, n'hésitez pas à vous rendre au centre de formation et à entrer en contact avec des étudiants à la fin de la journée (généralement vers 16 h 30/17 h 30), ils pourront vous faire part de leur vécu et auront sûrement de bons conseils à vous donner pour le concours. Étant actuellement en formation, ils sont extrêmement bien placés pour savoir quels sont les atouts de ce lieu et comment s'y organise concrètement la formation ;
- si vous ne pouvez pas vous déplacer, les forums sur Internet offrent des possibilités d'échanges intéressants avec des étudiants qui suivent un cursus en travail social dans toute la France. Cela vous aidera à cibler les différences qui existent d'un centre de formation à l'autre (*cf.* liste des sites Internet en fin d'ouvrage).

Quel que soit le moyen de vous procurer des informations pour faire votre choix, certains critères importants peuvent être retenus.

Les effectifs de la promotion

Selon les centres de formation et les filières, les classes peuvent réunir de 15 à 120 étudiants. L'écart est donc important et cela modifie les relations tant avec les autres étudiants qu'avec les formateurs. Dans une promotion de 15 personnes, tout le monde se connaît très vite, il est facile de prendre la parole durant un cours... Les avantages sont nombreux, mais au bout de trois années, on peut aussi ressentir un sentiment d'étouffement à côtoyer toujours les mêmes têtes, cela offre peu de diversité dans les débats. Et lors de la sélection, il n'est pas facile de faire partie des 15 heureux élus.

À l'inverse, les grandes promotions sont plus anonymes, des sous-groupes se créent notamment pour les cours en atelier et on peut être amené, en 3e année, à réaliser un travail de recherche avec un étudiant avec lequel on n'avait jamais parlé jusqu'alors.

Sur ce point, tout dépend de l'effectif qui vous semble souhaitable pour vous épanouir.

Les centres de formation mono- ou multifilières

Certains centres de formation ne préparent qu'à un seul diplôme (par exemple des lieux pour les EJE qui préparent au diplôme d'État et qui font de la formation continue pour des EJE déjà en poste), d'autres sont bifilières (ils préparent par exemple au diplôme d'État de moniteur-éducateur et d'éducateur spécialisé), d'autres enfin préparent à de nombreux diplômes d'État (c'est par exemple le cas des IRTS).

Il n'y a pas de bon ou de mauvais système, mais les conséquences sont différentes.

Dans un centre monofilière, les enseignements sont très spécialisés vers le métier qui vous intéresse. Les formateurs sont souvent issus du métier, les intervenants aussi et ils choisissent des exemples issus du quotidien de ce travailleur social précisément. Ce sont généralement des lieux assez petits et conviviaux.

Dans des centres multifilières, certains cours regroupent les ES, les EJE, les ASS et parfois d'autres filières encore. Ils sont réalisés par des spécialistes de la matière et non d'un métier du travail social. Les exemples sont parfois moins concrets mais cela offre l'avantage de mieux connaître les métiers de ceux qui seront vos collègues dans quelques années. Le travail social se réalise en équipe pluridisciplinaire et côtoyer les autres métiers dès sa formation peut être intéressant. Dans ce type de centre de formation, on vous demande souvent de faire des dossiers avec des étudiants issus des autres filières et de confronter votre point de vue sur un même thème, ce qui aide à comprendre les priorités et l'état d'esprit de ceux qui seront demain vos confrères.

Le choix des terrains de stage

Il y a des centres de formation où vous serez libres de construire votre parcours de stage. Dans d'autres, il faudra vous inscrire sur une liste de terrains possibles préétablie, ou alors on vous attribuera votre stage. Chaque fonctionnement a des avantages et des inconvénients.

- Devoir trouver vos stages vous oblige à réaliser des démarches personnelles pour dénicher les structures acceptant de vous accueillir. Cette longue démarche ne permet pas toujours de trouver un stage intéressant : pris par le temps, certains étudiants en viennent à accepter n'importe quel stage et se retrouvent déçus. Mais cela présente l'avantage de vous laisser la liberté de construire votre parcours de formation en gardant, par exemple, le stage qui vous intéresse le plus pour la fin de formation, quand le stage dure longtemps et que vos responsabilités sont les plus importantes. D'autre part, cette recherche de stage est aussi un exercice pour s'entraîner à la recherche d'un emploi après la formation puisqu'il faut convaincre la structure qu'elle peut vous faire confiance.
- Lorsque les centres de formation ont constitué une liste, ils ont choisi pour vous les terrains qui leur semblent intéressants. Normalement, vous éviterez donc les stages où vous êtes livré à vous-même sans accompagnement et ceux où les équipes, trop débordées pour vous accorder du temps, vous demandent de regarder en silence. En revanche, cela entraîne une certaine rivalité avec vos collègues de promotion pour des stages plus recherchés que d'autres : qui va céder ? Qui renoncera à son projet pour satisfaire celui d'autrui ? Cette négociation peut être source de tensions.
- Enfin, si le centre de formation vous attribue vos stages, cela peut vous ouvrir à des terrains que vous n'auriez pas envisagé d'explorer. On peut avoir des *a priori* sur un type de structures et puis, après avoir passé plusieurs semaines à la découvrir, se sentir très intéressé par le travail qui y est effectué. Mais cela peut aussi confirmer votre peu d'engouement pour un lieu d'exercice et vous obliger à y passer tout de même plusieurs semaines, voire plusieurs mois.

La disponibilité des formateurs

Certains centres de formation choisissent de salarier beaucoup de formateurs qui vont donc animer des cours fréquemment durant vos années d'études. Cela vous permet de bien les connaître et inversement, ils vous voient évoluer au fil des mois, peuvent vous conseiller dans votre travail et répondre à vos questions si vous avez des difficultés à comprendre un cours.

D'autres préfèrent déléguer les contenus d'apprentissage à des professionnels spécialistes de la question. Ainsi, durant les cours, votre interlocuteur sera très compétent et tout à fait à l'aise pour répondre à vos questions. Dans une telle organisation, les formateurs permanents sont peu nombreux et ils réalisent le suivi de stage, les temps d'analyse de pratique ou de méthodologie concernant les travaux à rendre…

Ainsi, il y a des différences entre les centres de formation. Au-delà des critères de choix présentés, sachez que chacun a également une pédagogie qui lui est propre et un courant de pensée dominant dans la façon d'aborder les contenus (orientation psychanalytique, systémique, etc.), ce qui va avoir des conséquences sur votre vécu en formation. Pensez également à vous renseigner sur les épreuves présentes au concours afin de vous inscrire à ceux qui vous offrent le plus de chances de réussite.

Pour conclure, choisir les concours auxquels vous allez vous inscrire est une étape importante puisque vous allez passer plusieurs années à réaliser votre formation et qu'il est difficilement envisageable de changer de lieu en cours de cursus.

CHAPITRE 7

Présentation des écoles

LISTE DES ÉCOLES CLASSÉES PAR DÉPARTEMENT

Toutes ces informations ont été obtenues auprès des centres de formation ou grâce aux documentations qu'ils fournissent. Les renseignements qui suivent vous sont donnés à titre d'indication et sous réserve de modification par les établissements. Nous vous conseillons donc de prendre contact avec eux pour vous assurer des formations qu'ils proposent et vous informer sur les modalités des sélections qu'ils organisent.

Dépt	Établissement	Formations proposées		
		ASS	*ES*	*EJE*
01	ADEA formation à Bourg-en-Bresse www.adea-formation.com		❑	
01	IREIS de l'Ain à Bourg-en-Bresse www.ireis.org	❑	❑	❑
03	IRFSS Auvergne à Moulins www.irfss-auvergne-rhone-alpes.croix-rouge.fr	❑		
06	IESTS à Nice www.iests.com	❑	❑	❑
11	CPFP La rouatière à Souilhanels www.larouatiere.com		❑	
12	Institut Saint-Simon à Rodez www.institutsaintsimon.com		❑	
13	IRTS de PACA-Corse à Marseille www.irts-pacacorse.com	❑	❑	❑
13	IMF à Marseille www.imf.asso.fr	❑	❑	❑
14	IRTS Normandie-Caen à Hérouville-Saint-Clair www.irtsnormandiecaen.fr	❑	❑	
20	IFRTS Corse www.ifrtscorse.eu	❑	❑	❑
21	IRTESS de Bourgogne à Dijon www.irtess.fr	❑	❑	❑
22	ASKORIA à Saint-Brieuc www.askoria.eu	❑	❑	❑
24	CEF fondation John-Bost à Bergerac www.johnbost.org		❑	
25	IRTS de Franche-Comté à Besançon www.irts-fc.fr	❑	❑	❑

▶

Dépt	Établissement	Formations proposées		
		ASS	*ES*	*EJE*
26	ESSSE à Valence www.essse.fr	❑	❑	❑
29	ITES à Brest www.ites-formation.com	❑	❑	
30	IFME à Nîmes www.ifme.fr	❑	❑	
31	Institut Saint-Simon à Toulouse www.institutsaintsimon.com		❑	❑
31	CRFMS Erasme à Toulouse www.erasme.fr		❑	
31	IFRASS à Toulouse www.ifrass.fr		❑	❑
31	ERASS du CHU de Toulouse www.chu-toulouse.fr	❑		
31	IRFSS à Toulouse www.irfss-midi-pyrenees.croix-rouge.fr	❑		
33	IRTS Nouvelle-Aquitaine à Talence www.irtsaquitaine.fr	❑	❑	❑
34	IRTS de Montpellier www.faire-ess.fr	❑	❑	❑
35	ASKORIA à Rennes/Bruz www.askoria.eu	❑	❑	❑
37	ITS à Tours www.its-tours.com		❑	❑
37	IRFSS du Centre à Tours www.irfss-centre.croix-rouge.fr	❑		
38	IFTS à Échirolles www.ifts-asso.com	❑	❑	❑
42	IREIS de la Loire à Firminy www.ireis.org	❑	❑	
44	ARIFTS à Rezé www.arifts.fr	❑	❑	❑
45	ERTS à Olivet www.erts-olivet.org	❑	❑	
47	ADES à Marmande www.adesformations.fr		❑	❑
48	ETES François Tosquelles à Marvejols www.etes.fr		❑	
49	ARIFTS à Angers www.arifts.fr	❑	❑	❑
51	IRTS de Champagne-Ardenne à Reims www.irtsca.fr	❑	❑	❑
54	IRTS de Lorraine à Nancy www.irts-lorraine.fr	❑	❑	❑

56	ASKORIA à Lorient www.askoria.eu	❑	❑	
57	IRTS de Lorraine à Metz www.irts-lorraine.fr	❑	❑	❑
59	CRFPE à Lille www.crfpe.fr			❑
59	EESTS à Lille et Maubeuge www.ecole-ests.fr		❑	
59	IRTS des Hauts-de-France à Loos, Grande-Synthe et Valenciennes www.irtshdf.fr	❑	❑	
59	Institut social à Lille www.institut-social-lille.fr	❑		
61	IRFSS de Normandie à Alençon www.irfss-normandie.croix-rouge.fr	❑		
62	AFERTES à Arras et à Avion www.afertes.org		❑	
62	IRTS des Hauts-de-France à Arras et Étaples www.irtshdf.fr	❑	❑	
62	EESTS à Avion et Saint-Omer www.ecole-ests.fr		❑	
63	ITSRA à Clermont-Ferrand www.itsra.net	❑	❑	❑
64	ITS Pierre Bourdieu à Pau www.its-pau.fr	❑	❑	
64	AFMR à Etcharry et Ustaritz www.etcharry-formation-developpement.fr		❑	
65	Institut Saint-Simon à Tarbes www.institutsaintsimon.com			❑
66	IRTS Perpignan www.faire-ess.fr	❑	❑	❑
67	EDIAC formation à Strasbourg www.ediacformation.com			❑
67	ESTES à Strasbourg www.estes.fr	❑	❑	
68	CFEJE à Mulhouse www.cfeje-mulhouse.fr			❑
68	ISS à Mulhouse www.issm.asso.fr	❑	❑	
69	ESSSE à Lyon www.essse.fr	❑		❑
69	ARFRIPS à Lyon www.arfrips.fr		❑	
69	IRFSS Auvergne-Rhône-Alpes à Lyon www.irfss-auvergne-rhone-alpes.croix-rouge.fr	❑		

▶

Dépt	Établissement	Formations proposées		
		ASS	*ES*	*EJE*
69	École Rockefeller à Lyon www.ecole-rockefeller.com	❑		
69	Institut Saint-Laurent à Écully www.institutsaintlaurent.org		❑	
74	IREIS de la Haute-Savoie à Annecy www.ireis.org	❑	❑	❑
75	IRTS Île-de-France à Paris www.irtsparisidf.asso.fr	❑	❑	❑
75	EFPP à Paris www.efpp.fr		❑	❑
75	ETSUP à Paris www.etsup.com	❑	❑	❑
75	ESS de la CRAMIF à Paris www.cramif.fr	❑		
75	ENS à Paris www.ensparis.fr	❑		
75	IFTS Annette Grumbach à Paris www.formation.aphp.fr	❑		
75	Centre de formation Saint-Honoré à Paris www.stho.org		❑	❑
75	Lycée Rabelais Paris www.lycee-rabelais-paris.fr	❑		
76	IDS à Canteleu www.irtsnormandie.ids.fr	❑	❑	
76	IFEN au Havre www.ifen-formation.com		❑	❑
77	IRTS d'Île-de-France à Melun www.irtsparisidf.asso.fr	❑	❑	❑
78	IFSY à Versailles www.ifsy.yvelines.fr	❑		
78	BUC Ressources à Buc www.buc-ressources.org		❑	❑
80	APRADIS à Amiens www.apradis.eu	❑	❑	❑
80	APRADIS à Beauvais et Laon www.apradis.eu	❑	❑	
81	Institut Saint-Simon à Albi Le Séquestre www.institutsaintsimon.com		❑	
81	IRFSS Midi-Pyrénées à Albi www.irfss-midi-pyrenees.croix-rouge.fr	❑		
83	IRFSS Provence-Alpes-Côte d'Azur Corse à Ollioules www.irfss-pacac.croix-rouge.fr	❑		

85	Sup social à La Roche-sur-Yon www.etablieres.fr	❑	❑	
86	IRTS Poitou-Charentes à Poitiers www.irts-nouvelle-aquitaine.org	❑	❑	❑
87	Polaris Formation à Isle www.polaris-formation.fr		❑	❑
87	IRFSS à Limoges www.irfss-limousin.croix-rouge.fr	❑		
91	IRFASE à Évry www.irfase.com	❑	❑	❑
92	Initiatives à Bourg-la-Reine www.initiatives.asso.fr		❑	
92	IRTS Île-de-France à Montrouge www.fondation-itsrs.org	❑	❑	❑
92	IRIS formation à Asnières www.institut-iris.fr			❑
92	L'Horizon à Malakoff www.cfhorizon.fr			❑
93	IRTS Île-de-France à Neuilly-sur-Marne www.fondation-itsrs.org	❑	❑	❑
93	CERPE à Aubervilliers www.cerpe.info			❑
93	CFPES-CEMEA Île-de-France à Aubervilliers www.cemea-idf.org		❑	
94	INFA à Nogent-sur-Marne www.infa-formation.com		❑	❑
95	EPSS à Cergy-Pontoise www.epss-edu.com	❑	❑	❑
97	IRDTS à Cayenne en Guyane *Pas de site Internet*	❑	❑	❑
97	IFMES à Saint-Joseph en Martinique www.urass-ifmes.com	❑	❑	❑
97	IRTS à Saint-Benoît à la Réunion www.irtsreunion.asso.fr	❑	❑	❑
97	Form'Action école de travail social Les Abymes en Guadeloupe www.formaction.org	❑		
97	CFTS-AGFTS Les Abymes en Guadeloupe www.cfts-formation.fr		❑	❑

PARTIE

2 Les épreuves écrites

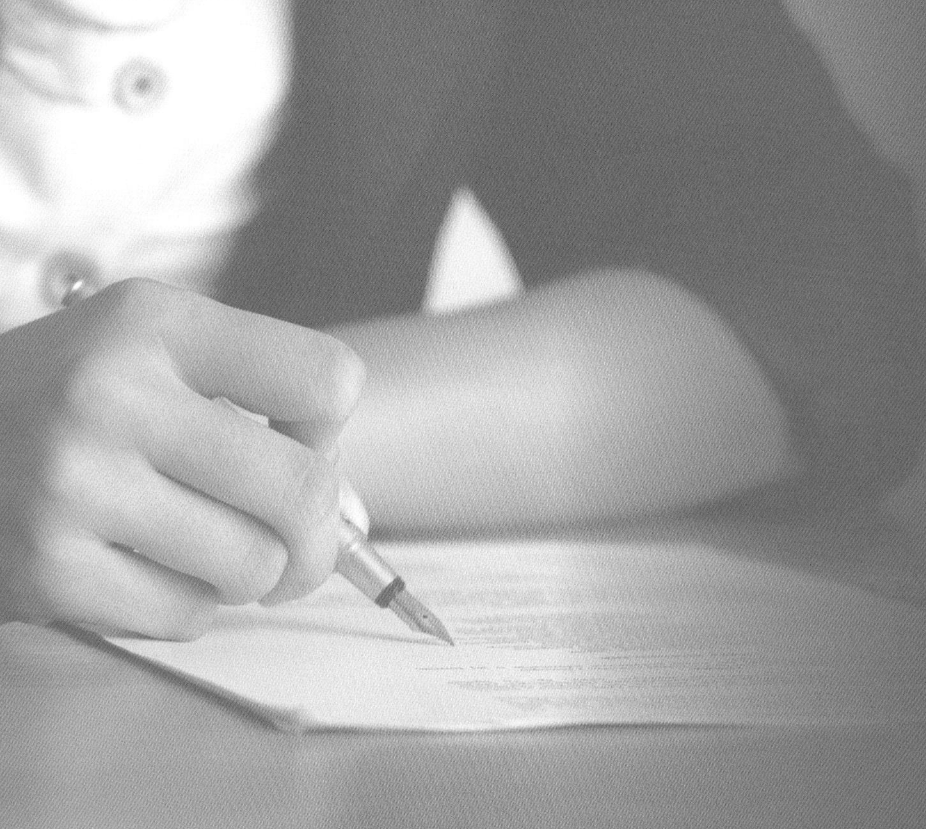

Le candidat qui se prépare aux concours sociaux sera de prime abord surpris par la diversité des épreuves sur lesquelles il peut être amené à « plancher » : dissertation, résumé, analyse et commentaire de texte, QCM de culture générale, questionnaires d'actualité, tests psychotechniques, etc. La liste des exercices, souvent particuliers et différents d'une école à l'autre, est longue, et il convient de maîtriser toutes les méthodes. Cette variété requiert de solides capacités d'adaptation et un entraînement poussé à l'ensemble des configurations d'épreuves auxquelles le candidat sera confronté.

Avant de s'entraîner sur les spécificités de chacune de ces épreuves, une révision intensive des éléments de culture générale et des actualités sociales s'impose.

CHAPITRE 8

Descriptif des épreuves écrites dans les concours sociaux

Tous les écrits proposés dans les écoles de travail social ont en commun d'imposer au candidat de s'exprimer sur l'actualité sociale. Si certaines épreuves sont relativement formatées (on pense aux épreuves proposées pour l'examen de niveau de la DRJSCS), d'autres sont plus « ouvertes » et offrent aux candidats en lice un grand éventail de sujets possibles.

Les écrits des examens de niveau organisés par la DRJSCS (Direction régionale de la jeunesse, des sports et de la cohésion sociale)

Les candidats aux métiers d'ASS, d'ES ou d'EJE qui ne remplissent pas les conditions d'admission aux épreuves de sélection peuvent se présenter à l'examen de niveau organisé chaque année par la DRJSCS. Cette épreuve vise à apprécier le niveau de formation générale des candidats aux sélections des centres de formation. Cet examen de niveau n'est pas reconnu comme équivalent au baccalauréat.

Conditions d'accès

- Soit être âgé de 24 ans.
- Soit être âgé de 20 ans au moins et justifier de 24 mois d'activité professionnelle effective. Sont assimilés à une activité professionnelle : le service national pour ceux qui l'ont effectué avant 1996, les périodes consacrées à l'éducation d'un enfant, l'inscription à Pôle Emploi, la participation à un dispositif de formation professionnelle.
- Être titulaire d'un diplôme étranger non homologué, habilitant à exercer la profession d'ASS dans le pays où il est délivré.

Les candidats ayant passé avec succès les épreuves de l'examen reçoivent une attestation de réussite d'une validité permanente et nationale.

Un examen conçu autour de trois épreuves distinctes

Un QCM de culture générale à réaliser en 1 h 30 (coefficient 1)

Le questionnaire porte sur des thèmes encyclopédiques et exige du candidat une culture vaste et solide. Les questions portent également sur l'actualité politique, économique et culturelle récente.

La rédaction d'un « exposé portant sur une question d'ordre général » (coefficient 2)

Autrement dit une dissertation en 3 h. Elle peut porter sur tous les thèmes possibles. En général, les grandes problématiques sociales sont mises à l'honneur dans cette épreuve.

L'étude d'un texte argumentatif en 4 h (coefficient 2)

Cette épreuve s'articule autour d'une étude de texte. Le candidat répond à trois ou quatre « questions exploratoires » sur le document avant de s'atteler à une dissertation sur tout ou partie des problématiques développées par le texte.

Les écrits des concours d'entrée en école d'ES, d'EJE ou d'ASS

Les possibilités d'épreuves sont multiples. Là encore, le candidat pourra plancher sur des synthèses, résumés, dissertations, commentaires, analyses de texte, questionnaires de culture générale, tests psychotechniques, etc. Les sujets sont extrêmement variables, tant dans leur contenu que dans le temps imparti pour les réaliser. Les thèmes abordés et les problématiques posées peuvent être de bonne factur intellectuelle et appeler des raisonnements philosophiques ou anthropologiques (sociologie, psychologie, etc.). Une connaissance fine de l'actualité et des enjeux sociaux est requise. Par ailleurs, le candidat est censé s'exprimer dans une syntaxe correcte et dénuée de fautes d'orthographe. Là encore, une attention toute particulière est portée à la forme.

CHAPITRE 9

La dissertation

Quel que soit le concours qu'il sera amené à passer, le candidat aura de très grandes chances de devoir disserter. Point de passage obligé des écrits, on retrouve en effet la dissertation quasiment partout. Cette épreuve a pour objectif de tester les capacités de compréhension (d'un énoncé), d'argumentation et de rédaction des candidats. Il leur est par ailleurs réclamé une solide culture générale, une connaissance approfondie des grands problèmes sociaux et un bon esprit critique.
Une fois n'est pas coutume, les intitulés peuvent prendre des formes diverses selon les écoles. Les temps impartis à la réalisation de cette épreuve varient du simple au double en fonction des concours.

Qu'est-ce qu'une dissertation ?

C'est, tout simplement, la réponse à une question. Le « sujet » proposé dans l'énoncé soulève un problème que le candidat doit pouvoir « résoudre » (il doit au moins en cerner les enjeux), dans un plan structuré et rigoureux afin de formuler une réponse.
Une dissertation se construit donc nécessairement autour de ce schéma :

INTRODUCTION

(comprend la question sous-jacente et pose le problème)

DÉVELOPPEMENT

(examine les enjeux de la question et tend vers la réponse avec des arguments)

CONCLUSION

(dresse le bilan de l'argumentation et formule nettement la réponse)

Comment aborder l'épreuve ?

Étape 1 : l'analyse du sujet

Il convient d'abord de lire correctement l'énoncé du sujet et d'en souligner les mots-clés. L'analyse correcte du sujet conditionne toute la suite du travail, elle ne doit donc pas être négligée.
Pour aller vite, disons qu'il existe deux grands types de sujets :

- Les sujets dialectiques, introduits par des questions de type : « Pensez-vous que... ? », « Estimez-vous que... ? ». Il s'agit ici de discuter une thèse.
- Les sujets analytiques, introduits par des questions de type : « Comment... ? », « Pourquoi... ? », « Quels sont... ? ». Il s'agit ici d'expliquer des phénomènes ou d'organiser des connaissances.

Commencez par repérer à quel type de sujet vous avez affaire : la suite du travail en dépendra largement.
Le second objectif est de dégager une problématique afin de reformuler avec vos propres mots l'énoncé et la question qui le sous-tend. La finalité de cette étape est double : il s'agit d'échafauder une question claire à laquelle votre travail tentera de répondre, mais aussi de montrer à votre correcteur que vous avez parfaitement cerné les enjeux du sujet. La reformulation est donc capitale. Trop de candidats la négligent et se contentent de recopier quasi *in extenso* l'énoncé du sujet.

ATTENTION

Élaborer une problématique, ce n'est pas reformuler le sujet à sa convenance. La problématique doit préciser les enjeux de l'énoncé. Certains adaptent le sujet à leurs connaissances au lieu d'adapter leurs connaissances aux enjeux véritables du sujet.

EXEMPLE

Sujet

« La publicité détourne l'homme de ses ressources intérieures pour le fixer sur les ressources matérielles, elle fait admettre la prédominance de l'avoir sur l'être. ». Que pensez-vous de cette assertion de François de Closets ?

CORRIGÉ

Commentaire

Le sujet est ici de type dialectique puisqu'il est demandé de discuter (« Qu'en pensez-vous »). Le thème concerne la publicité. Attention cependant : on ne vous demande pas de discuter le thème mais la thèse de de Closets. Il faut donc comprendre ce que pense l'auteur (thèse) du phénomène publicitaire (thème) pour commencer à organiser votre réflexion. C'est là que la recherche d'une problématique devient essentielle : vous devez reformuler le sujet pour trouver une question à poser.

Reformulation du sujet

François de Closets estime que la publicité, c'est-à-dire la promotion de biens et de services dans notre société de consommation de masse, privilégie l'appropriation des objets (l'avoir) au détriment de l'épanouissement spirituel du sujet (l'être).

Énoncé de la problématique

La publicité conduit-elle l'homme à privilégier son enrichissement matériel au détriment de son épanouissement personnel et spirituel, comme le pense François de Closets ?

S'ENTRAÎNER

Sujet

En 1897, dans *Les Nourritures terrestres*, André Gide lançait son célèbre : « Familles, je vous hais ! ». Cette apostrophe vous paraît-elle de mise aujourd'hui ?

QUESTION

Analysez et reformulez le sujet.

CORRIGÉ

ANALYSE ET REFORMULATION DU SUJET

Le sujet est dialectique et appelle du candidat une réponse par « oui » ou par « non » (avec, bien entendu, toutes les nuances requises).

La citation, extraite d'un recueil de poèmes, date de 1897 : elle constitue donc un témoignage historique. Son caractère outrancier, excessif peut être mis en lien avec la nécessité, parfois rhétorique pour un écrivain, de créer des formulations expressives. Elle peut aussi, plus sûrement, manifester la relation difficile qu'entretien un artiste avec une institution trop rigide.

Le mot « familles » est au pluriel, ce qui indique qu'André Gide entend fustiger la famille en général, et non la sienne en particulier. Il ne s'agit pas d'un règlement de compte personnel mais d'une attaque contre l'institution familiale. Quand on sait combien la famille constitue une valeur phare dans les milieux traditionnels, on comprend le caractère subversif d'un tel propos. Le verbe « haïr » marque, qui plus est, un rejet particulièrement violent de la part de l'écrivain. La famille traditionnelle du XIXe siècle et de la première moitié du XXe siècle constituait un carcan pour certains individus avides de liberté et d'émancipation. Gide a été élevé dans un milieu bourgeois avec lequel il semble avoir des comptes à régler. Mais la famille moderne, celle d'aujourd'hui, plus ouverte et moins régentée par la toute-puissance du père qu'elle ne l'était à son époque, ne mérite sûrement pas un si violent rejet. Les femmes sont plus libres, les mariages moins souvent arrangés, les enfants décident de leur vie affective et professionnelle. Les choses ont changé. À moins que d'autres raisons (violences, maltraitance, démission, etc.) concourent désormais à se montrer critique à l'égard d'une institution familiale loin d'être devenue idyllique.

ÉNONCÉ DE LA PROBLÉMATIQUE

L'auteur de *La Symphonie pastorale* interpelle l'institution familiale de son temps pour lui signifier toute la haine qu'il lui voue. Les rigidités du modèle patriarcal, à la fin du XIXe siècle, expliquent sûrement cette rancœur. Aurait-on des raisons, aujourd'hui encore, de manifester une telle exécration ?

Étape 2 : la recherche des éléments de réponses

Avec l'analyse des mots-clés, la reformulation et la construction de la problématique, on doit avoir dégagé une question suffisamment claire pour commencer à réfléchir à la réponse.

N'hésitez pas à jeter sur le papier toutes les idées qui vous passent par la tête : il peut s'agir d'un mot, d'un argument, d'un exemple, du souvenir d'un article, d'une émission, d'un film, etc. Cette étape s'apparente à une séance de *brainstorming*, littéralement un « remue-méninges ». Vous

devez vous « lâcher », vous désinhiber pour inventorier tout ce à quoi vous fait penser le sujet ; vous ferez le tri par la suite. Des arguments qui n'ont qu'un rapport *a priori* lointain peuvent très bien s'articuler quand on les organise dans un plan plus vaste.
La recherche des idées angoisse bon nombre de candidats qui se plaignent de n'avoir « rien à dire », de ne pas avoir d'idées, de manquer de culture, etc. Il est vrai que cette étape se prépare en amont, bien avant l'épreuve. Il faut suivre l'actualité, être capable de l'analyser et de porter un regard personnel sur les événements. Il est aussi utile de s'appuyer sur les analyses d'auteurs confirmés (ouvrages universitaires, essais, livres de sociologie, de psychologie, etc.). Les candidats auront de toute façon intérêt à se procurer des ouvrages de culture générale.
Après avoir épuisé toutes vos idées, relisez ce que vous avez écrit pour rayer les phrases totalement hors sujet, pour développer les ébauches d'arguments et leur attribuer les exemples (en les adaptant). Hiérarchisez les « idées » en leur conférant le bon statut : exemple, argument, jugement de valeur, etc. Ce moment plus « réfléchi » permet souvent de dégager de nouvelles idées sur la question. Quand vous estimez avoir fini, passez à l'organisation.

S'ENTRAÎNER

Sujet

Partisans et détracteurs d'une légalisation de l'euthanasie s'opposent autour de la question d'un « droit à la mort ». Comment comprenez-vous les termes de ce débat ?

QUESTION

Après avoir cerné les enjeux du sujet et la problématique qu'il sous-tend, recherchez des éléments de réponse.

CORRIGÉ

COMMENTAIRE

Le thème concerne le débat sur la légalisation de l'euthanasie.
Le sujet appelle du candidat qu'il cerne les enjeux du débat sur l'euthanasie, non qu'il donne son avis sur la question ! Il faut donc rechercher des arguments et exemples qui plaident en faveur d'un droit à la mort et contre ce droit, tout en cherchant ce qui est sous-jacent au débat (les valeurs, les grandes problématiques sociales).

« IDÉES » POSSIBLES SUR LA QUESTION

- L'euthanasie : qu'est-ce que c'est ? Définir le terme. Montrer qu'on distingue deux types d'euthanasies : l'euthanasie active (qui consiste à administrer la dose létale) et l'euthanasie passive (qui consiste à laisser mourir le patient).
- Pertinence et légitimité morale d'un texte de loi qui autoriserait les médecins à administrer la mort.
- Les médecins ont vocation à soigner : ne briseraient-ils pas la confiance que les patients placent en eux s'ils en venaient à ordonner la mise à mort ?

Notre société se doit de prendre en charge la souffrance, non de l'éliminer.
Les valeurs de solidarité qui sont promues dans la société entreraient en contradiction avec la normalisation de l'euthanasie.

- Au nom du droit à la liberté individuelle (du malade), peut-on contraindre un médecin à pratiquer ce que sa conscience, et donc sa liberté, lui interdit ?

Mais :

- Les défenseurs de l'euthanasie estiment légitime de conférer à l'individu la liberté de disposer de sa vie et de son corps. Cette autonomie est souveraine.
- Défense de l'euthanasie : primat donné à l'individuel sur le collectif : les instances sociales, qu'elles soient ou non d'accord, sont priées de satisfaire ces revendications.
- Individualisme rampant que sous-tendrait un droit à la mort : est-il légitime d'adapter les règles et lois aux exigences et diktats des seuls individus ? La société doit structurer des limites aux revendications individuelles pour préserver sa morale et ses valeurs.
- Les partisans d'un droit à la mort entendent mettre la loi au service de la personne et de ses « droits », considérés comme souverains. *A contrario*, les détracteurs de cette mesure voient dans la loi qui encadre et réglemente l'euthanasie une contrainte nécessaire pour endiguer les désirs et préserver l'éthique.
- Pourtant, le malade a le droit de mourir dans la dignité et donc d'éviter à ses proches la dernière image de la décrépitude. *Exemples* : les cas de Vincent Humbert (ce jeune tétraplégique qui écrivit au président Chirac pour lui demander le droit d'abréger ses souffrances), Chantal Sébire (cette femme de 53 ans défigurée par une tumeur incurable des sinus) ou Vincent Lambert (un homme plongé dans un état de conscience minimal, dit « pauci-relationnel », après un accident de la route) ont, ces dernières années, ému l'opinion et relancé les discussions sur un éventuel « droit à la mort ».
- Souvent, le maintien en vie n'est qu'un alibi pour utiliser le patient comme un cobaye.
- Le patient a le droit de disposer de sa vie et de son corps.
- Certains médecins disent que c'est un acte d'amour de ne pas laisser une personne souffrir et non une marque d'impuissance du corps médical.
- Le Comité national d'éthique lui-même s'est prononcé en faveur d'une euthanasie d'exception.
- Même parmi les médecins « laïques » (Bernard Kouchner, Axel Khan, etc.), la perspective d'une légalisation totale suscite les plus vives réticences.
- Il existe des solutions alternatives qui permettent d'éviter d'arriver à ce genre d'extrême, parce que généraliser l'euthanasie entraînerait le risque de glisser vers l'eugénisme.
- Ce serait banaliser la mort et en faire une solution médicale. Ce serait courir le risque de placer l'euthanasie dans une politique économique de réduction des coûts.
- Lorsque les malades ne souffrent plus, ils ne demandent plus la mort : les solutions médicales (morphine) sont possibles. Il existe aussi des structures : les centres de soins palliatifs, qui permettent d'accompagner les patients vers la mort dans la dignité.
- Quand le patient « demande » la mort, est-ce lui qui s'exprime ou sa souffrance ? Que signifie le « désir » ou la « volonté » de mourir quand la personne n'est plus en état de manifester son libre arbitre avec conscience et clairvoyance ?
- La loi Leonetti permet aux patients de refuser l'acharnement thérapeutique, d'interrompre le traitement, même si cette décision implique la mort. Le patient peut faire valoir un droit opposable aux soins palliatifs et au soulagement de la douleur, même si ces soins accélèrent le décès du patient.

Étape 3 : l'organisation de la réponse

Maintenant que les « idées » sont posées, il faut procéder au classement des éléments jetés sur le papier. L'organisation de la réponse dépend en premier lieu du type de sujet demandé (dialectique ou analytique). Les idées formulées doivent se déployer dans un plan détaillé.

Là encore, trop de candidats angoissés par le temps se contentent d'écrire quelques mots au brouillon pour passer le plus rapidement possible à la rédaction. C'est une erreur : détailler son plan jusqu'au bout permet de gagner du temps ; vous savez précisément où vous allez et ce que vous avez à dire. Ne reste donc que la manière de le formuler. Comme nous l'avons déjà dit, on distingue deux grands types de plans : analytique et dialectique.

Les plans analytiques

Ils répondent à des questions du type « Pourquoi ? », « Quel est... ? », « Comment ? », etc. Ces plans visent plus à faire comprendre qu'à discuter. Cette visée quasi pédagogique (expliquer) requiert une grande clarté dans l'organisation et une certaine exhaustivité dans les contenus. Les plans analytiques se déclinent sous plusieurs formes.

Plan chronologique

Le travail s'organise selon une progression temporelle (passé, présent, futur.) Ces développements ne sont simples qu'en apparence : non seulement parce qu'ils réclament une connaissance pointue de l'historique d'un problème, mais aussi parce que la troisième partie (l'avenir) peut rapidement tourner au scénario d'anticipation farfelu.

Plan didactique

Il s'agit d'un plan type « constat, causes, conséquences et solutions ». Les candidats en mal d'inspiration y trouveront de quoi étayer solidement le propos.

Plan antinomique

Les plans antinomiques se développent à travers deux parties parfaitement opposées. Il peut s'agir d'une dichotomie type « individuel/collectif » ou « qualitatif/quantitatif »... S'ils ont l'avantage de la clarté, les plans antinomiques ont aussi le défaut d'être schématiques et parfois simplistes.

Plan thématique

Chaque partie explique le problème sous un certain point de vue. Il peut s'agir d'un angle physiologique, historique, social, économique, religieux, etc. Dans ce cas, le phénomène est étudié à l'aune de plusieurs perspectives.

EXEMPLE

SUJET

Expliquer les raisons du malaise de l'adolescence.

CORRIGÉ

Vous pouvez segmenter votre réponse en quatre parties thématiques (rien ne l'interdit) :

- partie 1 : les causes physiologiques (puberté, acné, développement mammaire, pilosité, mue de la voix, etc.) ;
- partie 2 : les causes psychologiques (l'adolescence comme âge en porte-à-faux entre enfance et maturité, les conflits, la volonté d'émergence de la personne, etc.) ;

- partie 3 : les causes socioéconomiques (les familles éclatées, le rôle de l'école, la crise de l'emploi, etc.) ;
- partie 4 : les causes axiologiques (la crise morale, la perte des valeurs religieuses et politiques, l'individualisme, etc.).

Comme on le voit, la dernière partie est plus inattendue : elle requiert une réflexion plus profonde sur le rapport de l'adolescent aux valeurs spirituelles du monde dans lequel il évolue. Même dans un plan analytique, le travail doit progresser, partant des arguments les plus courants pour aller vers les idées les plus fortes ou subtiles.

Les plans dialectiques

Les plans dialectiques sont fondés sur la confrontation de plusieurs thèses. Il s'agit d'un « dialogue » dont l'enjeu consiste à faire ressortir la pensée du candidat. Les plans dialectiques répondent à la question « Qu'en pensez-vous ? ». Cette pensée est censée émerger au terme d'une réflexion vigoureuse mais jamais dogmatique. Il faut discuter les idées, non les réfuter sur de simples pétitions de principe. Une organisation type thèse/antithèse/synthèse aura dès lors le mérite de cerner les enjeux d'une question avec toutes les nuances requises.
Cependant, ces plans sont parfois difficiles à structurer, surtout en 1 ou 2 h. Aussi la synthèse peut-elle avantageusement faire l'objet d'une conclusion un peu plus étoffée.
Quoi qu'il en soit, le travail doit être dynamique. Dans un plan dialectique, votre réflexion ne doit pas s'organiser sur le modèle pour/contre, parce que vous ne pouvez pas vous contredire : expliquer que vous être favorable à une thèse pour énoncer quelques lignes plus loin que finalement vous y êtes opposé, c'est absurde ! Un plan dialectique est autrement plus subtil. Il doit avancer vers la réponse en examinant les différentes positions, en nuançant les points de vue pour faire émerger une perspective solide et bien étayée.

EXEMPLE

SUJET

Peut-on parler de « progrès » à propos du développement des techniques ?

CORRIGÉ

PARTIE 1

Vous pouvez commencer par expliquer en quoi et pourquoi les innovations ont pu fasciner les hommes durant tout le XXe siècle. Vous pouvez même souscrire à cette vision positive au vu des progrès objectifs réalisés.

PARTIE 2

Cependant, en deuxième partie, n'hésitez pas à tempérer les enthousiasmes en énumérant les différents problèmes (environnement, nucléaire, eugénisme, etc.) auxquels notre société est aujourd'hui confrontée. Énoncez combien la notion même de progrès semble vaciller sous le poids des angoisses de nos contemporains.

PARTIE 3

Dans une troisième partie, dites qu'il serait absurde de revenir en arrière : la technique fait partie de notre vie quotidienne. Elle est de plus fondamentale puisque, grâce à elle, nous avons des loisirs, la santé, le confort, etc. Reste à en maîtriser les effets néfastes : désarmement, législations draconiennes en matière d'environnement, internationalisation des comités de bioéthique. Reste également à en faire profiter les plus démunis de la planète.
Chaque étape de votre plan vous permet d'avancer dans la discussion jusqu'à proposer une réponse nuancée.

S'ENTRAÎNER

Sujet

On entend régulièrement dire que, dans notre société, « l'ascenseur social est panne »... Les inégalités se creusent et l'école, au lieu de redistribuer les cartes du jeu social, reproduit les injustices. Comment expliquez-vous cette situation ?

QUESTION

Après avoir cerné les enjeux du sujet et la problématique qu'il sous-tend, recherchez des éléments de réponse.

CORRIGÉ

COMMENTAIRE

L'énoncé pose comme axiome que les inégalités existent et que l'école ne parvient pas à les conjurer : cette situation « de fait » ne doit donc pas être discutée par le candidat. Le sujet est ici analytique. Il évoque, à propos de l'école, l'image d'un ascenseur social en panne. Cette métaphore renvoie à l'idée de mobilité sociale : dans la république « méritocratique » qui est la nôtre, c'est l'école, et non la naissance, qui est censée distribuer les « cartes du jeu social », elle élève les plus méritants (ceux qui ont du talent et qui travaillent) ou « déclasse » les moins assidus. Dans les faits ? Le système éducatif français ne permet plus d'assurer cette mobilité. Pire : il est devenu l'auxiliaire de la reproduction de classe... Comment faut-il comprendre cette situation ? Comment expliquer que l'école de Jules Ferry, pourtant gratuite, laïque, et républicaine, soit devenue le fossoyeur de la mobilité sociale ?

PLAN DE LA DISSERTATION

Le plan devait mettre en évidence ce hiatus entre le projet « initial » de l'école républicaine (l'idéal d'égalité et de démocratie) et ce qu'elle est devenue aujourd'hui. Un plan « historique » pouvait apporter les explications réclamées dans l'énoncé.

Partie 1 : l'école républicaine : des principes justes et équitables

- L'école de Jules Ferry. Depuis 1882, l'enseignement en France est obligatoire et gratuit au nom de la justice sociale et du droit au savoir pour tous.
- La démocratisation. Le nombre de bacheliers a considérablement augmenté pour former au moins 60 % d'une classe d'âge. Les catégories populaires ont pu s'élever dans l'échelle des catégories socioprofessionnelles grâce à cette ouverture que les générations précédentes ont moins connue.
- Le diplôme au mérite. Dans un contexte de travail sélectif, le diplôme devient capital pour intégrer le monde de l'entreprise. Or seule l'Éducation nationale est à même de délivrer ce sésame qui ne s'obtient qu'avec le travail et un certain talent.

Partie 2 : l'école républicaine : une mission détournée

- Démocratisation ou « démographication » ? Certes les études supérieures se sont ouvertes aux catégories populaires. Mais cette démocratisation agirait, selon certains analystes, comme un trompe-l'œil. La massification scolaire entraîne un fort taux d'échec à l'université pour ceux qui ne sont pas préparés, au plan social, à s'aventurer vers des études longues.
- L'élitisme. À côté d'une « école de masse » mal dotée et peu lisible, se perpétue en France une école élitiste, vouée aux meilleurs, qui capte les subventions et offre les vrais débouchés (HEC, Sciences Po, Polytechnique, Arts et métiers, etc.).
- La reproduction sociale. Comme l'avaient déjà montré Bourdieu et Passeron dans les années 1960, l'école dite « républicaine » ne corrige pas totalement, loin s'en faut, les inégalités. Elle aurait même tendance à les perpétuer (les familles disposant d'un bon capital culturel et financier ont en général une bonne connaissance des programmes et savent, quand il le faut, contourner les cartes scolaires « défavorables »).

Les bons élèves entourés socialement tirent toujours mieux leur épingle du jeu que les autres : ils maîtrisent les codes qui assurent le bon niveau scolaire et possèdent les bonnes clés pour entrer dans la vie active.

Comment rédiger son travail ?

Au terme du travail préparatoire, vous pouvez normalement rédiger.
Pour ce qui concerne le style, restez sobre et clair dans vos formulations : l'écriture est un exercice ardu qui suppose des qualités difficiles à déployer durant le temps trop court d'une épreuve de concours. Utilisez un style plutôt direct et contentez-vous de phrases courtes (une ou deux propositions au maximum).

ASTUCE

Un conseil (rarement suivi par les candidats, malheureusement) : rédigez d'abord votre introduction et votre conclusion. Si votre plan est détaillé correctement, vous devez savoir précisément où vous allez : vous serez plus serein si votre conclusion se trouve déjà sur un de vos brouillons. Il faut savoir que c'est la dernière chose que lira le correcteur... Trop souvent, par manque de temps ou de courage, les candidats bâclent cette ultime étape de leur travail, ce qui n'est guère stratégique.

Étape 1 : l'introduction

Elle s'organise en trois étapes, du plus général vers le plus particulier : on amène le sujet, on le reformule pour énoncer la problématique et on annonce son plan.

Cette structure traditionnelle est assez difficile à réussir correctement : ne cherchez pas les complications, restez simple et n'y passez pas trop de temps. On ne vous jugera pas sur votre aptitude à vous conformer avec brio aux règles de l'introduction.
Respectez néanmoins quelques principes : évitez de démarrer votre travail par des locutions ou phrases du type « depuis que l'homme est homme », « de tout temps », « l'homme est un loup pour l'homme »... Mieux vaut partir *ex abrupto*, dans le vif du sujet, plutôt que d'énerver le correcteur dès le début avec des banalités.
Quand vous annoncez votre plan, essayez de poser des questions. Il est en effet préférable de ne pas alourdir le propos avec des formulations rebattues du type « nous verrons dans une première partie ». Si vous éprouvez néanmoins des difficultés à annoncer votre plan, ne cherchez pas les complications : mieux vaut être clair dans un style peu élégant qu'incompréhensible avec une syntaxe inutilement prétentieuse (figure 9.1).

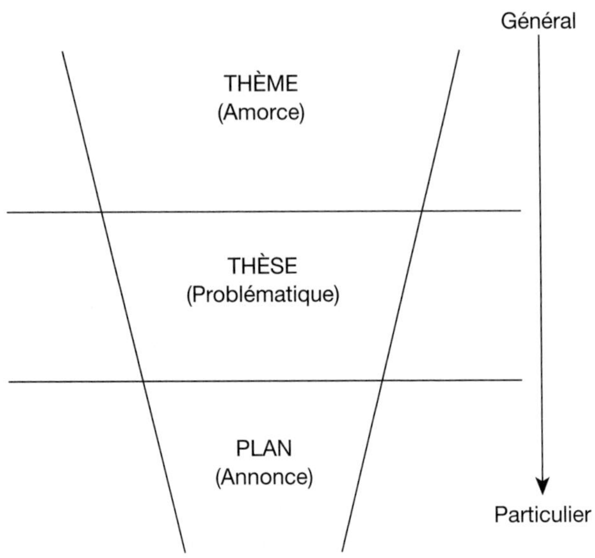

FIGURE 9.1. **Schéma d'une introduction.**

EXEMPLE

SUJET

Pour la question suivante, rédigez une introduction en désignant ses différentes articulations.
En 1897, dans *Les Nourritures terrestres*, André Gide lançait son célèbre : « Familles, je vous hais ! ». Cette apostrophe vous paraît-elle de mise aujourd'hui ?

CORRIGÉ

THÈME

Quelle que soit la forme sous laquelle elle se présente, la famille constitue la structure fondamentale des organisations humaines. Elle est néanmoins vécue de manière différente selon les époques et les sociétés.

THÈSE

Poète, écrivain engagé, André Gide fustige la famille traditionnelle du XIXe siècle dans une apostrophe restée célèbre : « Familles, je vous hais ! » Le propos, à son époque éminemment subversif, est-il toujours d'actualité ? Peut-on encore rejeter avec une pareille violence une institution familiale que beaucoup diagnostiquent en crise ?

ANNONCE DU PLAN

Sûrement un artiste comme Gide avait-il de sérieuses raisons pour rejeter un giron parental bourgeois et étouffant. Cependant les bouleversements de notre société, au cours du XXe siècle, n'ont-ils pas rendu ses propos caducs ? Si la famille reste toujours « critiquable », n'est-ce pas pour d'autres raisons que celles qui valaient au temps de notre écrivain ?

Étape 2 : le développement

Comme vous l'avez lu précédemment, votre développement doit être dynamique : le travail « avance » vers la réponse. N'hésitez pas à conclure au terme de chacune de vos parties pour ponctuer votre réflexion et en souligner les étapes. Le correcteur appréciera de comprendre immédiatement la logique de votre travail. Ces « conclusions intermédiaires » peuvent d'ailleurs servir de transitions pour amorcer les parties qui suivent.

QUELQUES CONSEILS POUR LA RÉDACTION

- Aérez votre copie et utilisez une mise en page homogène : allez à la ligne après chaque paragraphe, sautez au moins une ligne entre deux parties, etc. La « logique » de la dissertation doit apparaître clairement dans la copie. Mettez en évidence chaque étape de votre réflexion en passant des lignes.
- Les titres (de livre, de journaux, de films, etc.) doivent être soulignés et les citations mises entre guillemets.
- Le candidat doit écrire jusqu'au bout de la ligne et séparer les mots, si besoin est, à la syllabe. En cas de doublement consonantique, on place le trait d'union entre les deux lettres (par exemple « pil-ler »).

Étape 3 : la conclusion

Comme l'introduction, la conclusion est (normalement) organisée en trois étapes : on récapitule le développement de la réflexion, on répond clairement à la question posée et on ouvre sur une problématique connexe (ou on clôt le travail sur une « pointe », un bon mot, une citation).
Cette troisième étape doit être maniée avec une infinie précaution : il arrive que des candidats (souvent à court de temps) ouvrent sur une question... à laquelle ils viennent de répondre ! D'autres s'interrogent sur des thèmes totalement décalés par rapport au sujet qu'ils viennent de traiter. Là encore, mieux vaut s'abstenir plutôt que d'écrire des énormités, surtout qu'il s'agit des derniers mots lus par le correcteur (figure 9.2)...

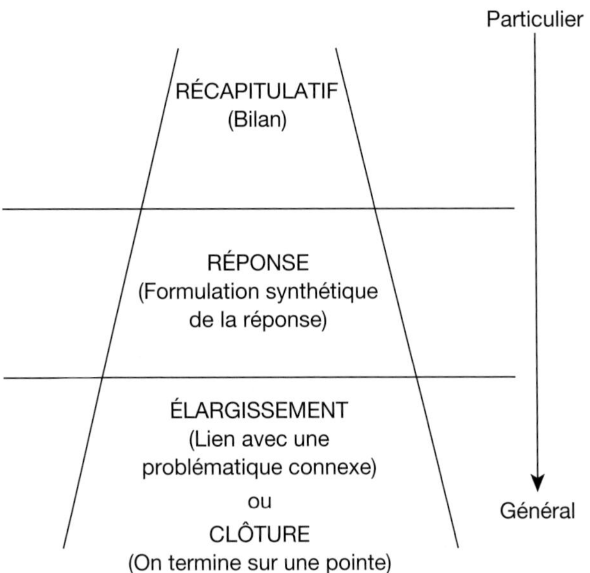

FIGURE 9.2. **Schéma d'une conclusion.**

EXEMPLE

Sujet

Pour la question suivante, rédigez une conclusion en désignant ses différentes articulations.
En 1897, dans *Les Nourritures terrestres*, André Gide lançait son célèbre : « Familles, je vous hais ! » Cette apostrophe vous paraît-elle de mise aujourd'hui ?

CORRIGÉ

RÉCAPITULATIF

On voit combien la famille a évolué depuis l'époque où André Gide écrivait ses *Nourritures terrestres*. Si l'écrivain pouvait, avec raison, fustiger un carcan parental étouffant, la situation a bien changé aujourd'hui. La structure familiale s'organise désormais à travers la volonté partagée de ses membres de s'unir. La conquête de cette liberté s'est sûrement payée au prix d'une relative instabilité et toutes les familles ne constituent pas un havre idyllique.

RÉPONSE

Mais qui peut honnêtement souhaiter un retour en arrière ? Le modèle patriarcal a vécu et il faut s'en féliciter. La famille d'aujourd'hui, plus précaire que jadis mais globalement « bien traitante », marque un indéniable progrès.

ÉLARGISSEMENT...

La structure familiale doit-elle, pour autant, continuer à s'adapter aux exigences individuelles ? Au nom de la liberté de chacun à fabriquer « son » modèle familial, fallait-il, par exemple, légaliser le mariage gay (loi Taubira de 2013), faciliter encore le divorce, permettre l'adoption homoparentale ou autoriser les organisations polygames ? La multiplication des types de familles, en ce début de XXIe siècle, ne manquera pas de susciter des débats autour de ces questions.

... OU CLÔTURE

Malgré tous les problèmes que les familles modernes continuent à susciter, peut-être est-il temps de lancer, pour parodier notre poète : « Familles, je vous aime. »

ENTRAÎNEMENT SUR UN SUJET COMPLET

À partir d'un sujet d'examen, vous allez pouvoir mettre en pratique la méthodologie développée au cours du chapitre. Les questions vous guideront à travers les différentes étapes de la réalisation.

Sujet (EJE, ES, ASS, Poitou-Charentes)

« Après la famille, le travail est pour les Français ce qu'il y a de plus important dans la vie. ».
Olivier Galla, sociologue. *Sciences humaines*, 1998.

QUESTION

Que pensez-vous de ce constat ? Argumentez votre point de vue par un raisonnement construit.

- Analysez le sujet et proposez une reformulation.
- Recherchez des éléments (argumentatifs et illustratifs) susceptibles d'organiser une réponse à la problématique.
- Organisez un plan à partir des idées formulées dans la deuxième réponse.
- Rédigez la dissertation en tenant compte des consignes du sujet.

CORRIGÉ ÉTAPE PAR ÉTAPE

ANALYSE DU SUJET ET FORMULATION DE LA PROBLÉMATIQUE

Le thème est ambigu : le sujet paraît appeler à la fois une réflexion sur la famille et sur le travail. En fait, la notion de famille n'intervient ici qu'à titre d'information, comme élément circonstanciel : le point le plus important dans la phrase, c'est que les Français considèrent le travail comme quelque chose d'important.

La notion de « travail » est également ambiguë : elle renvoie au métier, c'est-à-dire à l'emploi, le « job » qui confère statut et rôle social, mais aussi à la tâche, la pratique professionnelle, l'activité technique, etc. Le travail, c'est donc à la fois l'être (le métier) et le faire (la tâche).
L'adjectif « important » mérite, lui aussi, d'être interrogé : il peut prendre un sens quantitatif et signifier que le travail prend une grande place dans nos vies, ou encore un sens qualitatif s'il veut dire que le travail est vécu comme une valeur fondamentale par nos contemporains.
On voit que le problème se situe à ce niveau : quand ils disent que le travail est important pour eux, les Français veulent-ils dire qu'il leur est cher sur le plan affectif, moral... ou qu'il est nécessaire à la survie, comme un mal auquel on doit s'accommoder ?
La question « Que pensez-vous de ce constat ? » appelle par ailleurs une réflexion dialectique. Reformulation possible : « Le travail, compris comme activité sociale et technique, serait-il devenu l'une des valeurs phares de notre société ? »

RECHERCHE DES ÉLÉMENTS (ARGUMENTATIFS ET ILLUSTRATIFS) SUSCEPTIBLES D'ORGANISER UNE RÉPONSE À LA PROBLÉMATIQUE

Ici, chacun doit lancer sur le papier les arguments et les exemples qui viennent spontanément. Il n'existe pas de corrigé type : les candidats doivent utiliser leurs connaissances personnelles.
On pourra dégager quelques réflexions générales autour de la notion de « travail » :

- son étymologie, *tripalium*, qui renvoie à un instrument de torture ;
- son caractère ambigu : travailler consiste à effectuer une tâche (c'est l'*Homo faber*), mais aussi à structurer sa vie sociale (catégories socioprofessionnelles) et à gagner sa vie (c'est l'activité salariée qui fonde l'*Homo œconomicus*) ;
- l'histoire du travail : activité réservée aux esclaves chez les Anciens, le travail a été rejeté par la noblesse durant le Moyen Âge et sous l'Ancien Régime ;
- sa valeur bourgeoise : le travail devient une valeur sociale dès lors que le mérite et le talent sont reconnus dans la société ;
- la machine : un facteur d'aliénation ;
- le marxisme et le libéralisme.

On pourra dégager quelques réflexions plus conjoncturelles :

- le travail devient une denrée rare et convoitée dans nos sociétés modernes, d'où son importance ;
- le travail comme facteur d'exclusion sociale : le monde du travail était intégrateur, il est devenu sélectif ;
- les pays en développement dont on se sert pour faire du *dumping* social et du chantage aux délocalisations ;
- les RTT (libération ou aliénation ?).

Le travail suscite également des incidences (positives ou négatives) psychologiques :

- le travail comme facteur d'aliénation individuelle (harcèlement, destruction de soi) ;
- le travail comme épanouissement personnel, construction de soi ;
- le travail comme passion (sportif, artiste, etc.) ;
- le bénévolat (don de soi).

ORGANISATION DU PLAN

L'objectif, maintenant, consiste à développer les éléments ainsi notés pour les expliciter, à les relier pour leur donner une cohérence, à les illustrer pour leur donner plus de clarté.

I. Le travail comme contrainte

On pointera le paradoxe entre la réalité du monde du travail et le résultat de cette enquête.

- Le travail comme activité servile.
- Le travail comme ferment de la lutte des classes.
- Les brutalités modernes du monde du travail.

II. Le travail : fondateur d'un nouvel ordre social

- Le travail dans la société de consommation.
- Le travail comme élément de catégorisation dans les sociétés modernes.
- L'irruption du travail dans la sphère privée.

III. Le travail : un lieu d'épanouissement possible ?

- Le travail : au fondement de l'être, du faire et de l'avoir.
- Le travail comme lieu d'enrichissement personnel et social.
- Le travail comme passion et création de soi.

RÉDACTION

Après les grands mouvements sociaux et la contestation des années 1970, il semble que nous assistions à une résurgence des valeurs traditionnelles prônées par la bourgeoisie dans la société industrielle. C'est peut-être dans cette optique qu'il faut lire la remarque du sociologue Olivier Galland lorsqu'il énonce, dans la revue *Sciences humaines*, qu'« après la famille, le travail est pour les Français ce qu'il y a de plus important dans la vie ».

Le travail, compris comme activité sociale et technique, serait-il devenu à ce point « important » qu'il constituerait l'une des valeurs phares de notre société ?

Ce constat semble à première vue étonnant quand on sait combien la notion reste largement entachée de connotations péjoratives. Cependant le travail, vécu comme un besoin vital, reste un « mal nécessaire » qui prend une place de plus en plus importante dans la vie des individus. Mieux : pour certaines catégories sociales, il peut devenir un lieu d'épanouissement.

Le travail a longtemps été vécu comme une contrainte. On connaît d'ailleurs l'étymologie du mot, le latin tripalium, qui renvoie à un instrument de torture particulièrement cruel. Dès l'origine, le terme dénote l'idée de supplice, de calvaire. Il faut dire que de l'Antiquité au Moyen Âge, le travail reste considéré comme une activité servile réservée aux esclaves puis aux classes inférieures de la société. Durant des siècles, travailler fut perçu comme un acte vulgaire, méprisable et dégradant. Il faut attendre la société bourgeoise, et surtout la révolution industrielle, pour que la participation à une activité salariée devienne une valeur. La promotion sociale du mérite et la stigmatisation de toute forme d'oisiveté viennent en grande partie de là.

On comprend dès lors que le travail soit devenu le ferment de l'organisation sociale. L'activité, le commerce, l'emploi... structurent le monde et déterminent la nature des relations qu'entretiennent les individus. Le travail est dès lors largement à l'origine de la reproduction sociale (l'influence des fameuses catégories socioprofessionnelles) et des modes de domination qui construisent les rapports de classe.

Il devient même un monde sans pitié, où les brutalités et les violences psychologiques forment le quotidien de certains salariés. Sans même évoquer le scandale des entreprises qui asservissent dans le Tiers-Monde, il faut s'inquiéter de la recrudescence des accidents du travail et des maladies professionnelles, du chantage à l'emploi et de la précarité, du harcèlement moral et des vexations. Sous couvert de mondialisation et de nécessaire adaptation, des entreprises contraignent les salariés à vivre sur le mode du stress leur relation à l'activité et à l'emploi. La réduction du temps de travail dans certains pays occidentaux n'y a rien changé, et a peut-être même amplifié le phénomène.

Quoi qu'il en soit, on voit combien le fait qu'il soit « important » aux yeux des Français ne signifie pas que le travail constitue une valeur positive.
Il faut en effet remarquer que le travail est devenu une nécessité des sociétés de consommation modernes. Certes, il a toujours existé, et sous des formes variées. Mais il prend aujourd'hui une place plus importante dans la vie des individus, voire dans leur esprit.
Notre système économique et social y est certainement pour beaucoup. Articulé autour de la production et de la consommation, il impose une manière d'être qui rend le travail nécessaire : il s'agit de produire pour consommer, et de consommer pour produire. L'individu semble condamné à cette finalité circulaire, comme le rongeur encagé trotte sans relâche dans sa roue. Totalement privée d'autres dimensions eschatologiques, la personne se consume dans un système absurde entièrement fondé autour de l'appropriation de marchandises et de production de ces biens.
Le monde du travail devient dès lors constitutif de l'être : ceux qui sont privés d'emploi restent condamnés à l'exclusion, autrement dit à être considérés comme moins que rien dans la société. C'est tout le sens de la fracture sociale : le travail n'est plus intégrateur mais sélectif, c'est-à-dire qu'il refuse à ceux qui n'ont pas de qualifications et de diplômes de s'en sortir, même difficilement, pour exister. La pauvreté fait place à la misère et le monde se scinde entre inclus et exclus du système moderne. Le travail devient la condition *sine qua non* de notre existence. Sans lui, point d'identité ni de salut.
D'ailleurs, les salariés le reconnaissent et s'accrochent à leur emploi avec force. Ils sont prêts à sacrifier beaucoup d'eux-mêmes pour garder leur poste ou envisager une promotion. C'est sûrement ainsi qu'il faut comprendre l'immixtion croissante du « travail » dans la vie privée. La fameuse RTT laisserait du temps libre ? Il faut voir. On réclame désormais plus de flexibilité et de disponibilité : il s'agit d'être toujours prêt et toujours là (avec le téléphone portable, cette « laisse électronique »). Les salariés emportent leur travail à la maison (avec l'ordinateur portable) et peuvent, depuis leur lieu de vacances, envoyer *via* Internet les dossiers importants... Bref, l'employé moderne ne va plus au travail : il y est tout le temps. Faut-il s'étonner, au regard de cette omniprésence, que les Français considèrent que travailler reste à ce point « important » ?
L'importance dont il est ici question serait-elle donc exclusivement quantitative ? Ce point de vue est à nuancer : il reste en effet possible de s'épanouir dans son métier, de lui conférer une certaine importance qualitative. Trouver une plénitude dans son travail, c'est d'abord prendre plaisir à « faire », autrement dit outiller, œuvrer, créer quelque chose. Quand elle ne devient pas mécanique et rythmée par la machine, la réalisation technique d'une tâche peut s'avérer un facteur primordial dans la réalisation de soi. Travailler consiste aussi à « exister » dans la société, à obtenir un statut et un rôle. On sait combien le métier peut être un élément déterminant dans la construction de l'individu. L'identité et la responsabilité passent essentiellement, de nos jours, par la vie professionnelle.
Si le travail identifie, il contribue aussi à enrichir, au sens psychologique du terme, l'individu. Le travail peut se vivre comme une passion : que l'on songe aux sportifs ou aux artistes, prêts à tout risquer, se consumer, voire se détruire pour leur passion. Le travail les dévore, les investit totalement. N'en va-t-il pas de même pour toutes les formes de sacerdoce ? Le religieux, entre autres, n'existe et ne se réalise qu'à travers son implication dans son métier, qui est sa vie.
Il faut encore dire que le travail contribue à l'essor d'une société. La technologie, mais encore les savoirs liés à la recherche, sont souvent issus du monde professionnel. Les théories hégéliennes et marxistes ont montré combien le travail pouvait s'avérer fondamental dans la formation de l'histoire humaine. Le progrès correspond souvent à des mutations sociales ayant pour origine la transformation des activités professionnelles. De ce point de vue, le chômage n'est pas seulement préjudiciable à l'individu qui le subit, même s'il en est la première victime : le déficit d'activité pèse sur l'ensemble de la société.

Finalement, on comprend mieux pourquoi nos compatriotes confèrent au travail une telle importance. Devenu un élément clé des sociétés modernes (ce qui n'a pas toujours été le cas dans l'histoire, nous l'avons dit), il peut devenir un outil d'aliénation effrayant ou un formidable facteur d'épanouissement personnel. Cette ambivalence du travail, Albert Camus la formula dans l'une de ses assertions restées célèbres : « Sans travail, écrivit-il, toute vie pourrit ; mais sous un travail sans âme, la vie étouffe et meurt. »

CHAPITRE 10

L'analyse d'un texte

Nous parlerons d'analyses de texte, dénomination très générale, pour traiter d'épreuves parfois bien différentes les unes des autres. Le candidat peut être amené à éclairer certains passages du texte, à donner un titre au document, à cerner le circuit de l'argumentation, à définir des mots ou expressions, à repérer le système argumentatif, à cerner les différentes opinions qui s'opposent, à prolonger la discussion... Toutes les questions ont en commun la même finalité : tester les capacités du candidat à comprendre le texte. Cette compréhension peut porter sur la forme (rarement), le plus souvent sur le fond. Le travail d'analyse complet du ou des texte(s) vers un travail rédactionnel peut être appelé « commentaire ».

L'exercice est à la croisée de l'explication textuelle (il faut partir d'un document à expliciter) et de la dissertation (on s'éloigne dudit document pour fournir un prolongement argumentatif plus personnel).

Dans tous les cas, cette dénomination de « commentaire » renvoie à des réalités bien différentes selon l'école dans laquelle le candidat se présente. L'épreuve peut consister à analyser le texte puis à s'en abstraire pour donner son point de vue sur la problématique qu'il développe. On retrouve ce type d'épreuve Saint-Honoré (Île-de-France) : il s'agit de développer un travail structuré autour des idées contenues dans le texte. Ailleurs encore (ITS, Midi-Pyrénées), il s'agit plutôt de questions de compréhension posées sur certains passages du texte.

Difficile, dans ces conditions, d'établir une méthodologie qui puisse être utilisée partout de la même manière. Le candidat devra faire preuve d'une grande souplesse d'esprit pour s'adapter aux sujets qui lui seront proposés.

Étape 1 : travail préparatoire

Comme pour tous les autres exercices, il convient de lire scrupuleusement la consigne pour élaborer un travail conforme au sujet. Cette consigne peut être précise (« À partir des idées et arguments contenus dans ce texte, vous direz en quoi les nouvelles technologies de l'information recèlent autant de dangers que de progrès. ») ou très vague (« Commentez ce texte en proposant votre point de vue. »). Dans le premier cas, la recherche des éléments de réponse sera orientée par la question posée ; dans le second, le candidat devra trouver, à travers le relevé du thème, de la thèse et des arguments, des axes de lecture pour fournir une problématique au travail.

Un commentaire ne se résume pas à une simple analyse linéaire des idées du texte : c'est une réappropriation de ces idées dans un travail élaboré et structuré.

Un examen rapide du « paratexte » (de tout ce qui entoure le corps du texte, autrement dit le titre, les sous-titres, l'auteur, la date de parution, le genre éditorial, etc.) renseigne d'abord sur les caractéristiques de l'écrit à commenter. S'agit-il d'un article ou d'un extrait d'ouvrage ? Le texte est-il récent ou déjà daté ? Quel est le degré de notoriété de l'auteur ?

Étape 2 : relevé des idées et prolongement argumentatif

Après une première lecture qui fournit la problématique et la tonalité du document, le candidat peut en rechercher le plan pour cerner le circuit logique de l'argumentation. L'originalité du commentaire commence par la reformulation des idées essentielles et leur explication, voire leur illustration. Une lecture linéaire s'avère nécessaire pour cet exercice. L'analyse consiste dès lors à prolonger les idées dégagées, à mieux les comprendre à travers une série de questions : les arguments sont-ils assumés par l'auteur ? Fait-il de l'ironie ? Quelle est la tonalité du texte ? Grave ? Léger ? Humoristique ? Polémique ? Didactique ? Sur quelle idéologie ou valeur s'appuient les propos de l'auteur ? Quelles en sont les causes et les conséquences ? Comment peut-on relier ces idées à une problématique actuelle ? Quels sont les enjeux sous-jacents à ces arguments ? Il ne faut pas paraphraser le texte (autrement dit se contenter de répéter ce qu'il formule dans des termes à peu près identiques) mais lui trouver des prolongements intéressants. Il ne faut pas non plus s'en éloigner trop rapidement et risquer une extrapolation ou un hors sujet. Une fois les idées dégagées et « prolongées » (autrement dit « commentées »), le candidat peut passer à l'organisation.

S'ENTRAÎNER

Sujet (Normandie, EJE)

« Vous dites, c'est épuisant de s'occuper d'enfants. Vous avez raison. Vous ajoutez, parce que nous devons nous abaisser à leur niveau. Nous baisser, nous pencher, nous courber, nous rapetisser. Vous vous trompez. Ce n'est pas tant cela qui nous fatigue que le fait d'être obligé de nous élever à la hauteur de leurs sentiments. Nous élever, nous étirer, nous mettre sur la pointe des pieds pour ne pas les blesser. On devrait écrire ça dans tous les lieux d'accueil pour les petits enfants. »

Propos tenus par Janus Korczak, pédiatre et pédagogue.

QUESTIONS

- **Questions de repérage** : quel est le thème de ce texte ? Quelle en est la problématique ?
- **Questions posées dans l'épreuve** : quelles sont les idées essentielles développées dans ce texte ? Comment comprenez-vous ce qu'a voulu dire l'auteur de ce texte ?

CORRIGÉS

- Le texte traite de l'éducation et de la prise en charge des enfants. Pour l'auteur, l'éducation est difficile à cause de la complexité, de la subtilité des enfants.
- L'auteur formule, de manière métaphorique, que la difficulté dans la prise en charge des enfants tient moins à l'imperfection, l'incomplétude, la faiblesse prétendue de cet âge qu'à sa complexité (il faut être à la « hauteur » des petits).

Le texte est construit sur une dichotomie, un distinguo dont la charnière se trouve formulée dans la proposition « Vous vous trompez ». Janus Korczak est d'accord pour affirmer que « s'occuper d'enfants » (les prendre en charge, les assumer, les éduquer, etc.) peut s'avérer « épuisant », autrement dit éreintant au plan physique et moral. Mais cette difficulté inhérente à l'éducation n'est pas liée à l'incomplétude de l'enfance, à son caractère inachevé (le fait que l'enfant ne soit pas autonome, que ses sentiments et pensées puissent sembler rudimentaires) : elle est au contraire la conséquence d'une insondable complexité des petits. Nous n'avons pas à nous « baisser » au niveau de l'enfant (cela voudrait dire que nous sommes supérieurs) ; il nous faut plutôt « élever » notre savoir-faire et nos sentiments à la hauteur de leurs exigences. La difficulté d'un parent ou d'un éducateur tient dans cette résistance à laquelle l'enfant le soumet. Fragile, subtil, complexe... L'enfant (à quelque moment que nous le prenions dans son développement) appelle, de la part de ses éducateurs et tuteurs, un indéniable effort, de réels talents, pour le faire « progresser ». À partir de principes généraux liés aux étapes du développement de l'enfant, tout est affaire de tact, de mise en lien du petit et de ses « dispositions » avec l'environnement dans lequel il évolue. L'éducation est une affaire complexe parce que l'enfant est lui-même un être complexe. C'est pour cela qu'aucun précis ou manuel ne pourra jamais totalement formaliser l'éducation.

Étape 3 : élaboration de la problématique et du plan

Dans la mesure où aucune directive précise n'est imposée, il est nécessaire d'élaborer une problématique, autrement dit une question permettant d'organiser le commentaire selon un certain axe de lecture. Cette étape n'est pas anodine car elle permet au candidat de ne pas partir en tous sens. À partir du moment où la question est posée, il suffit de structurer un plan qui y réponde. Cette organisation reprendra en détail les grands enjeux du texte. Il faut inventer un plan original et ne pas récupérer celui du texte pour l'utiliser tel quel dans le commentaire... Cette démarche n'est pas bonne car le candidat aura très vite tendance à paraphraser les idées au lieu de les développer. La méthodologie qui valait pour la dissertation vaut aussi pour le commentaire.

Étape 4 : rédaction

Un commentaire se rédige comme une dissertation classique. L'objectif étant de composer un travail structuré pour montrer au correcteur que vous avez compris le texte et ses enjeux.
Dans l'introduction, on commence par citer le document et son auteur avant de formuler le thème du texte, la problématique puis l'annonce du plan. Il est inconcevable d'oublier la présentation du document qui sert de support à l'ensemble du travail. Le développement s'organise comme une dissertation. On prendra garde aux lourdeurs de style en évitant, par exemple, des locutions du type « L'auteur montre que... ». La conclusion récapitule très succinctement les idées du texte avant de donner des réponses à la problématique.
En ce sens, la méthodologie rédactionnelle du commentaire ne diffère guère des principes requis pour la synthèse ou la discussion.

S'ENTRAÎNER

Sujet complet étape par étape – 3 h (ASS, ES, EJE, Picardie)

À partir de ce texte, pensez-vous qu'on travaille pour être reconnu ? Argumentez votre point de vue, et illustrez avec un ou deux exemples (deux copies maximum).

La reconnaissance au travail

L'être humain aurait un besoin fondamental de reconnaissance. Quelle forme prend-il dans le travail ?

La première question qui se pose est : pourquoi les gens se mobilisent-ils dans leur travail ? Parce qu'en échange de ce que j'appelle la contribution, ils espèrent une rétribution. Et celle-ci prend une forme très claire. Contrairement à ce que l'on croit, la rétribution principale est symbolique ou morale : la reconnaissance. Il y a bien sûr des formes matérielles de rétribution, comme le salaire ou les primes. Mais l'efficacité de l'argent dépend de la dimension symbolique. Certains touchent des salaires extraordinaires et travaillent pourtant sans enthousiasme. Je rencontre dans mon cabinet des ingénieurs avec un salaire aux alentours de 10000 euros par mois et qui se sentent démotivés parce que, par exemple, un de leurs collègues bénéficie d'une position de prestige telle qu'ils se sentent floués. À l'inverse, les infirmières, dont le salaire est bas, mais qui bénéficient d'une forte reconnaissance sociale, sont capables de s'investir dans leur travail de façon illimitée.

Mais la reconnaissance ne s'exprime pas n'importe comment. Il ne suffit pas d'une bonne tape dans le dos. Elle passe par deux grandes formes de jugement.

- Le premier est le jugement d'utilité (économique, technique ou sociale) sur le service rendu par un opérateur. Qui peut juger de l'utilité de quelqu'un ? Ce sont ses supérieurs hiérarchiques, bien sûr, mais aussi ses subordonnés. Ceux-ci portent un jugement sévère sur l'utilité de leur chef. Les gens sont très attachés à ce jugement d'utilité. C'est pourquoi la mise au placard est si douloureuse. Lorsque des travailleurs ne sont plus reconnus comme utiles, malgré leur salaire, ils tombent malades.
- Le deuxième jugement est celui de beauté. Il confirme que le travail accompli respecte les règles, que les solutions trouvées sont simples, dépouillées. Ce jugement de beauté contient lui-même deux niveaux. Tout d'abord, le niveau de conformité. Face à un tableau électrique, un électricien peut s'exclamer : « Ça, c'est du beau boulot ! » Cette appréciation signifie généralement que le tableau est lisible, clair, qu'il va pouvoir intervenir dessus sans risque d'électrocution, en un mot, qu'il respecte les règles de l'art. C'est justement parce qu'il faut connaître les règles de l'art que le jugement de conformité est porté par les pairs, ceux qui partagent le même savoir. Ce jugement confère alors à celui qui le reçoit l'appartenance à un métier, à un collectif de travail. S'il respecte les règles de travail, il est admis dans le cercle. Cela permet de conjurer la solitude. Lorsque le jugement de conformité est acquis, on peut espérer accéder au deuxième jugement de beauté : l'originalité. Ce qui fait qu'on reconnaît le style de quelqu'un, le « plus ». On accède alors à l'identité, ce par quoi je ne suis à nul autre pareil.

On voit donc que dans le travail, la reconnaissance porte sur le faire. Ce n'est qu'après que l'on peut rapatrier ce jugement sur le faire dans le registre de l'être.

La reconnaissance au travail. Rencontre avec Christophe Dejours, propos recueillis par Gaëtane Chapelle, extraits de la revue *Sciences humaines n° 131*, octobre 2002.

Questions

QUESTION 1

Que nous apprend le paratexte ? Quelles informations peut-on retirer de ces éléments périphériques ?

QUESTION 2

Quel est le thème du texte ? Quelle en est la thèse ?

QUESTION 3

Quel est le plan du texte ?

QUESTION 4

Établissez une analyse linéaire du texte en prolongeant les idées qu'il contient par des arguments et des exemples.

QUESTION 5

Quelle problématique peut-on dégager au terme de cette analyse linéaire ?

QUESTION 6

Faites le plan de votre travail.

QUESTION 7

Rédigez.

CORRIGÉS

QUESTION 1

Le texte est extrait de la revue *Sciences humaines* : on peut s'attendre, d'entrée de jeu, à une analyse de fond et à un travail conceptuel sur le thème. Toujours pédagogiques mais souvent exigeants, les articles de la revue peuvent être de bonne facture intellectuelle et requérir une attention particulière. Le texte est ici abordable. Il se présente sous la forme d'une interview : le chapeau (sous-titre en typographie) expose d'ailleurs la question et la problématique sans ambiguïté. Le fait que l'article soit la transcription écrite d'une réponse orale peut laisser supposer que le texte aura une visée didactique.

QUESTION 2

L'auteur, Christophe Desjours, est bien connu des lecteurs assidus de journaux. Ce psychiatre spécialisé dans la psychodynamique du travail (particulièrement la souffrance et le burn-out) est un habitué des médias qui le sollicitent quand la thématique du travail fait l'actualité.

Le thème du texte est tout entier contenu dans le titre et son chapeau : il s'agit de la reconnaissance au travail.

Christophe Desjours montre que cette reconnaissance passe, mais sous certaines conditions, par autre chose que le salaire.

QUESTION 3

Le texte est construit en deux parties :

- Paragraphes 1 et 2 : les deux modes de rétributions : sociales et symboliques.
  L'auteur met en évidence que la « rétribution » d'un travail (d'une « contribution ») va au-delà du salaire pour prendre la forme d'une « reconnaissance ». Cette reconnaissance n'a de valeur aux yeux du salarié qui la « perçoit » qu'à deux conditions :
- Paragraphes 3, 4 et 5 : le sentiment d'utilité et la satisfaction du travail bien fait.
  Pour que la reconnaissance soit efficiente, la personne doit se sentir utile et être fière du travail qu'elle réalise.

QUESTION 4

Texte	Analyse
La première question qui se pose est : pourquoi les gens se mobilisent-ils dans leur travail ? Parce qu'en échange de ce que j'appelle la contribution, ils espèrent une rétribution. Et celle-ci prend une forme très claire. Contrairement à ce que l'on croit, la rétribution principale est symbolique ou morale : la reconnaissance. Il y a bien sûr des formes matérielles de rétribution, comme le salaire ou les primes. Mais l'efficacité de l'argent dépend de la dimension symbolique. Certains touchent des salaires extraordinaires et travaillent pourtant sans enthousiasme. Je rencontre dans mon cabinet des ingénieurs avec un salaire aux alentours de 10000 euros par mois et qui se sentent démotivés parce que, par exemple, un de leurs collègues bénéficie d'une position de prestige telle qu'ils se sentent floués. À l'inverse, les infirmières, dont le salaire est bas, mais qui bénéficient d'une forte reconnaissance sociale, sont capables de s'investir dans leur travail de façon illimitée.	**Reformulation/compréhension** Selon Christophe Desjours, si les salariés consentent à travailler (c'est leur « contribution »), c'est qu'ils en attendent une « rétribution ». Cette rétribution se présente sous deux formes : – l'une, matérielle, distribuée en salaire ou en prime ; – l'autre, symbolique, prend la forme d'une reconnaissance. Ces deux rétributions sont différentes. Christophe Desjours prend l'exemple d'un ingénieur grassement rémunéré mais démobilisé à cause d'une gratification morale insuffisante ; *a contrario*, une infirmière, qu'on sait mal payée, pourra vivre un épanouissement professionnel si elle est gratifiée de reconnaissance morale. **Prolongement** Les travailleurs sociaux vivent des situations identiques. Rémunérés selon des grilles qui évoluent peu, ils tirent aussi, et surtout, satisfaction des publics dont ils ont la charge et des progrès qu'ils constatent chez les personnes qu'ils prennent en main.
Mais la reconnaissance ne s'exprime pas n'importe comment. Il ne suffit pas d'une bonne tape dans le dos. Elle passe par deux grandes formes de jugement. Le premier est le jugement d'utilité (économique, technique ou sociale) sur le service rendu par un opérateur. Qui peut juger de l'utilité de quelqu'un ? Ce sont ses supérieurs hiérarchiques, bien sûr, mais aussi ses subordonnés. Ceux-ci portent un jugement sévère sur l'utilité de leur chef. Les gens sont très attachés à ce jugement d'utilité. C'est pourquoi la mise au placard est si douloureuse. Lorsque des travailleurs ne sont plus reconnus comme utiles, malgré leur salaire, ils tombent malades.	**Reformulation/compréhension** La reconnaissance ne consiste pas à formuler quelques compliments. Il faut en outre conférer au salarié un sentiment d'utilité et le sentiment du travail bien accompli. **Prolongement** Le sentiment d'être utile se repère dans l'efficacité et l'efficience du service (on a servi à quelque chose et ce « service » a « changé » un peu du monde). Le travailleur « utile » a sa place, tient un rôle et donc possède une existence et une valeur sociales. « Ceux qui sont mis au placard » : l'auteur désigne ici les individus victimes de harcèlement moral qui sont exclus des activités stratégiques de l'entreprise, relégués à des postes subalternes jusqu'à ce qu'ils « craquent ». Les employeurs se dispensent de payer des indemnités de licenciement en utilisant cette pratique honteuse.

Texte	Analyse
Le deuxième jugement est celui de beauté. Il confirme que le travail accompli respecte les règles, que les solutions trouvées sont simples, dépouillées. Ce jugement de beauté contient lui-même deux niveaux. Tout d'abord, le niveau de conformité. Face à un tableau électrique, un électricien peut s'exclamer « ça, c'est du beau boulot ! » Cette appréciation signifie généralement que le tableau est lisible, clair, qu'il va pouvoir intervenir dessus sans risque d'électrocution, en un mot, qu'il respecte les règles de l'art. C'est justement parce qu'il faut connaître les règles de l'art que le jugement de conformité est porté par les pairs, ceux qui partagent le même savoir. Ce jugement confère alors à celui qui le reçoit l'appartenanceà un métier, à un collectif de travail. S'il respecte les règles de travail, il est admis dans le cercle. Cela permet de conjurer la solitude. Lorsque le jugement de conformité est acquis, on peut espérer accéder au deuxième jugement de beauté : l'originalité. Ce qui fait qu'on reconnaît le style de quelqu'un, le « plus ». On accède alors à l'identité, ce par quoi, je ne suis à nul autre pareil. On voit donc que dans le travail, la reconnaissance porte sur le faire. Ce n'est qu'après que l'on peut rapatrier ce jugement sur le faire dans le registre de l'être.	**Reformulation/compréhension** Le salarié doit savoir que son activité et sa compétence ont une valeur. Car le travail, dès lors qu'il n'est pas mécanique, apporte à celui qui l'exerce satisfaction personnelle et accomplissement de soi. L'auteur appelle « jugement de beauté » le fait de complimenter le salarié pour la tâche qu'il exécute, de remarquer le talent qu'il a investi dans la conception d'un objet, la résolution d'un problème, une réussite commerciale, etc. Avec ce « jugement de beauté », on passe du « faire » à « l'être », autrement dit de la technique et/ou de la pratique à l'identité. Identité dans la mesure où on se sent appartenir à un groupe de « pairs » (on est reconnu par les siens, ceux qui « sont » de la partie) et où on pose sa « griffe » sur son ouvrage (qui est « original »). **Prolongement** En « accomplissant » une tâche, le salarié « s'accomplit », et donc s'épanouit dans le métier qu'il s'est choisi. La tâche prend alors une dimension sociale : elle apporte à celui qui l'exécute une identité (un statut) et une responsabilité (un pouvoir). On comprend que le travail à la chaîne, au contraire, « déshumanise » parce qu'il ne permet pas ce prolongement du faire vers l'être. L'ouvrier, tel Charlie Chaplin dans *Les Temps modernes*, devient un élément de l'outil de travail, une « pièce » du dispositif (qu'on se souvienne de Charlot intégré dans les rouages, totalement « avalé » par l'outil de production et dépossédé, du même coup, de lui-même).

QUESTION 5

Le texte va à l'encontre d'une idée reçue solidement ancrée : l'auteur démontre que nous ne travaillons pas seulement pour un salaire, pour gagner notre vie. La problématique doit donc investiguer autour de cette question et peut dès lors se formuler comme suit : à quelles conditions le travail peut-il dépasser la seule gratification salariale pour devenir un objet de satisfaction et de valorisation de soi ? Comment l'activité salariée, loin de simplement apporter des ressources pécuniaires, permet-elle aux individus de se construire socialement ?

QUESTION 6

Le texte de Christophe Desjours est structuré autour de distinguos conceptuels assez clairs et bien définis (contribution/rétribution, salaire/reconnaissance, jugement d'utilité/de beauté). Un examen approfondi de ces notions et leur prolongement original dans une dernière partie peuvent apporter au texte un éclairage pertinent.

■ 1. Contribution et rétribution
- Contribution contre rétribution matérielle
- Les rétributions symboliques

- 2. Le sentiment d'utilité et la satisfaction du travail accompli
  - Le sentiment d'utilité
  - Satisfaction et valorisation de soi
- 3. Identité et responsabilité
  - Le travail : un marqueur identitaire
  - La responsabilité par la délégation du pouvoir

QUESTION 7

Introduction

À la question « pourquoi travaillez-vous ? », nombreux sont ceux qui, spontanément, répondront : « pour gagner ma vie »... Si la rémunération peut constituer une motivation forte, elle n'est pas, loin s'en faut, la seule, voire la principale finalité d'une activité laborieuse. Le psychiatre et spécialiste du travail Christophe Desjours va même plus loin dans ce texte extrait de la revue *Sciences humaines* : il formule que la reconnaissance (la « rétribution symbolique ») peut constituer chez le salarié un motif de gratification plus important que sa fiche de paie. Comment comprendre cet apparent paradoxe ? À quelles conditions le travail peut-il devenir un objet de satisfaction et de valorisation de soi ? Comment l'activité salariée, loin de simplement apporter des ressources pécuniaires, permet-elle aux individus de se construire socialement ?

1. Contribution et rétribution

1.1. Contribution contre rétribution matérielle

Selon Christophe Desjours, si les individus consentent à travailler, autrement dit à fournir leur force, leur talent et leur temps à un employeur (il appelle cela la « contribution » du salariat), c'est qu'ils en attendent une rétribution. Cette rétribution présente deux caractéristiques possibles : l'une, matérielle, est distribuée en salaire ou en primes ; l'autre, symbolique, se présente sous la forme d'une reconnaissance. Il va sans dire qu'un salarié dont la fiche de paie serait insuffisante pourrait, à bon droit, se sentir frustré, quand bien même serait-il par ailleurs largement valorisé. La rétribution doit être en rapport avec l'effort consenti et le talent déployé. Sauf en cas de bénévolat, une gratification salariale correcte, juste, adaptée reste la condition nécessaire du bien-être d'un salarié. Condition nécessaire, certes, mais non suffisante.

1.2. Les rétributions symboliques

L'investissement des salariés (ce qu'on peut appeler la « motivation ») n'est pas toujours proportionnel, loin s'en faut, à la hauteur des rémunérations en numéraires qu'ils encaissent en retour. L'auteur prend pour exemple une infirmière dont le salaire, assez faible, n'obère pourtant pas la détermination, le volontarisme, la totale implication dans la tâche. Les travailleurs sociaux ont aussi à s'investir dans l'humain pour une rétribution matérielle plafonnée et souvent peu élevée. Les gratifications qu'un éducateur retire de son exercice ne sont pas, fort heureusement, seulement liées à la fiche de paie... D'autres « satisfactions » concourent à mobiliser chaque jour un travailleur social : le progrès des personnes dont il a la charge sur le plan de l'autonomie et de l'intégration ; la gratitude exprimée par les publics ou leur entourage... La reconnaissance ne consiste pas simplement, pourtant, à formuler quelques compliments. « Il ne suffit pas, écrit l'auteur, d'une bonne tape dans le dos. » Aux félicitations d'usage, il faut ajouter ce que Christophe Desjours appelle un « jugement d'utilité » et un « jugement de beauté » : autrement dit un sentiment d'utilité et la satisfaction du travail (bien) accompli.

2. Le sentiment d'utilité et la satisfaction du travail accompli

Pour se sentir vraiment reconnu, il faut autre chose que des flatteries condescendantes. Le salarié doit savoir que son activité et sa compétence ont une valeur : le travail apporte à celui qui l'exerce, en étant reconnu, une satisfaction personnelle est un accomplissement de soi.

2.1. Le sentiment d'utilité

La reconnaissance confère d'abord aux salariés le sentiment d'être utiles. L'utilité désigne l'efficacité et l'efficience du service rendu. Le travailleur sait que sa contribution sert à quelque chose, transforme le monde ; il peut dès lors se prévaloir de tenir un rôle, plus ou moins important, dans la société. *A contrario*, exécuter une tâche inutile ou ne rien faire dans son « exercice » n'apporte aucune satisfaction. Pire : certains vivent sur le mode de la déprime, voire de la dépression, l'absence d'activité et d'efficience dans leur emploi. Christophe Desjours évoque les (trop) fameuses « mises au placard » subies par les salariés dans leur entreprise. On sait que, durant les années 1990, des responsables des ressources humaines peu scrupuleux ont utilisé cette « stratégie » de « management » pour faire partir des employés ; ainsi se dispensaient-ils de verser des indemnités de licenciement trop élevées. La recette ? Commencer, par exemple, par ne plus convier le salarié aux réunions, lui supprimer ses outils de travail (téléphone portable, ordinateurs, etc.), ne plus lui confier de missions importantes, puis plus de mission du tout, etc. Malgré le salaire qu'il continue de percevoir, le travailleur ainsi mis sur la touche se sent exclu, rejeté, nié dans son être et dans sa compétence. Quelle alternative lui reste-t-il ? Tenir le coup ? Difficile sans craquer... Dès lors, soit le salarié à cran démissionne, soit il tombe malade... Dans tous les cas, l'employeur immoral a réussi son coup : faire démissionner sans avoir à licencier. Heureusement la justice repère désormais ces pratiques et les caractérise sous la dénomination de « harcèlement psychologique ». Mais la mise au placard fait la preuve que le salaire sans la fonction ne permet pas aux travailleurs de s'épanouir. « Lorsque les travailleurs ne sont plus reconnus comme utiles, malgré leurs salaires, ils tombent malades », écrit l'auteur de l'article.

2.2. Satisfaction et valorisation de soi

Le deuxième type de reconnaissance dont le salarié a besoin pour vivre bien son travail, c'est l'approbation de ses pairs, l'encouragement sincère et la valorisation de soi. Christophe Desjours appelle « jugement de beauté » ces gratifications. Il s'agit de complimenter le salarié pour la tâche réalisée, de remarquer le talent investi dans la conception d'un objet, la résolution d'un problème, une réussite commerciale... En bref, de louer le salarié pour ses qualités personnelles dans la fonction qui lui a été attribuée (adresse, ingéniosité, savoir-faire, sens tactique, virtuosité, etc.).

On voit qu'ici, comme le formule l'auteur, grâce à la reconnaissance, « on peut rapatrier [le] jugement sur le faire dans le registre de l'être ». Car le travail n'est pas seulement affaire de technique ou d'efforts. Les suicides chez Orange ont largement montré que le malaise dans l'entreprise pouvait être lié, entre autres, à une atteinte profonde des salariés dans leur « être » : mépris, dévalorisation, déclassement, etc. Le travail, d'une certaine manière, nous travaille. Il nous affecte dans notre personne et notre sociabilité.

3. Identité et responsabilité

Le travail construit les hommes au plan social. Il leur confère un statut (une identité) ainsi que du pouvoir (des responsabilités).

3.1. Le travail : un marqueur identitaire

Le métier fonctionne, au moins dans les sociétés dites « développées », comme marqueur identitaire : il classe et catégorise les personnes, construit les représentations sociales et les distinctions symboliques. Les fameuses CSP (catégorie socioprofessionnelle) constituent un facteur déterminant pour les analyses sociologiques des comportements humains. Les individus se définissent et se jaugent les uns les autres en fonction, surtout, de ce paramètre. Pour mieux connaître une personne, la première chose que nous sommes enclins à lui demander est : « Quelle profession exercez-vous ? ». Rien n'empêcherait d'interroger ce même individu sur d'autres caractéristiques, d'autres facteurs définitoires de son être : les goûts culturels et le style, mais aussi les passions et les marottes, etc. Mais c'est le métier qui, dans notre société au moins, catégorise en premier lieu, permet de savoir « à qui on a affaire ». On comprend mieux, dès lors, le profond malaise qui peut gagner le chômeur, ou le sentiment de « déclassement » qui affecte les salariés décidant de quitter un métier valorisé pour un autre plus déprécié. La reconnaissance se situe aussi à ce niveau social, et il faut beaucoup de force mentale et morale pour en faire totalement abstraction.

3.2. La responsabilité par la délégation du pouvoir

Outre l'identité, l'insertion professionnelle apporte la responsabilité, le pouvoir. Travailler, c'est se voir déléguer des missions, autrement dit recevoir la confiance d'un tiers qui refuse d'exécuter lui-même la tâche qu'il confie. Nous déléguons le soin de faire notre pain au boulanger, de prendre en charge nos enfants aux éducateurs, de soigner aux médecins, etc. À tous les niveaux, nous sollicitons des personnes que nous estimons compétentes pour exécuter les tâches que nous ne pouvons ou ne voulons pas réaliser. Cette délégation constitue pour celui qui l'endosse une responsabilité importante. Elle confère à ce titre une certaine utilité sociale. Mais la délégation d'une tâche apporte aussi un sentiment « d'importance », non au sens de l'orgueil ou de la vanité, mais dans la reconnaissance des qualités dont une personne dispose pour remplir les devoirs de sa charge. Quand l'autre me fait confiance pour « faire » à sa place, il me responsabilise et me considère. On comprend le mépris dont se sentent affectés les ouvriers à la chaîne à qui on répète qu'ils sont « interchangeables », aisément remplaçables. Les salariés ainsi dépréciés vivent leur travail sur un mode strictement alimentaire. Cette absence de reconnaissance, plus peut-être que la pénibilité des tâches, contribue à les aliéner.

Conclusion

Le travail ne saurait se vivre comme un simple moyen de subvenir à ses besoins. La nécessaire et juste rémunération doit s'accompagner d'une « rétribution symbolique » qui encourage le salarié. Le travail constitue une part importante de notre existence et son exercice contribue largement à notre épanouissement. D'une certaine manière, nous nous faisons en faisant... L'activité ouvrée construit et socialise les hommes : en ceci elle se révèle essentielle à nos existences. « Je n'aime pas le travail, nul ne l'aime, écrit Joseph Conrad dans *Au cœur des ténèbres* ; mais j'aime ce qui est dans le travail l'occasion de se découvrir soi-même. ». Encore faut-il que le salarié ne soit ni exploité, ni méprisé, ni aliéné...

CHAPITRE 11

Le résumé de texte

Le résumé reste assurément l'épreuve phare des concours sociaux. On la recense dans de très nombreuses écoles, mais selon des modalités différentes en fonction des concours et des régions. La longueur des textes peut considérablement varier, de même que le temps imparti pour les reformuler. Les articles ou les extraits d'ouvrage proposés sont souvent très longs et portent sur des sujets variés (actualité, politique, sociologie, psychologie, etc.). On peut requérir du candidat qu'il les résume en un nombre de mots donnés, mais aussi en un nombre approximatif de lignes, voire en une seule phrase. Toutes les configurations sont possibles. Les candidats doivent acquérir un solide esprit de synthèse pour se sentir à l'aise dans chaque épreuve, quelle qu'en soit la forme.

Qu'est-ce qu'un résumé ?

Le résumé a pour finalité de restituer les grandes idées d'un texte dans une formulation simple et concise. Il vise deux objectifs : le premier concerne la capacité du candidat à lire, comprendre et synthétiser un texte ; le second, à tester ses facultés d'écriture et de reformulation.
Les finalités, les prescriptions mais aussi les proscriptions de l'épreuve ne font l'objet d'aucune directive officielle à laquelle les écoles devraient se conformer. Il est donc difficile de cerner précisément ce qu'attendent les correcteurs dans chaque établissement qui propose cette épreuve au concours : on ne trouve aucun document (comme il en existe pour les examens nationaux) qui énonce avec clarté ce que doit être un résumé. Le candidat devra néanmoins se conformer à huit principes fondamentaux.

Quels principes doivent être respectés pour produire un bon résumé ?

Principe 1 : exhaustivité

Toutes les idées importantes doivent être recensées et seulement celles-là. **Défaut majeur** : l'omission et/ou le commentaire.
Donner une version « condensée », c'est réduire le texte suivant des proportions qui sont variables d'un concours à l'autre, voire d'une école à l'autre. Cette réduction doit le moins possible appauvrir les propositions de l'auteur : les idées phares sont conservées au même titre que les arguments qui servent à les étayer. Les exemples, redites, précisions, digressions et certains commentaires inutiles à l'ossature de l'argumentaire sont en revanche supprimés. Le candidat doit faire siennes les idées de l'auteur ; il ne doit pas ajouter d'éléments en commentant le texte. Il se dispense donc d'écrire « l'auteur dit que... », « l'auteur montre que... ».

Principe 2 : pertinence

Les idées doivent être correctement comprises. **Défaut majeur** : le contresens.

Rester « fidèle » au texte suppose d'en respecter le sens, c'est-à-dire de comprendre parfaitement les distinctions conceptuelles et les arguments cardinaux. Attention à ne pas extrapoler et inventer des idées que l'auteur n'a jamais formulées.

Principe 3 : précision

Les idées sont fidèlement restituées. **Défaut majeur** : l'approximation.
Sous prétexte que le résumé ne dit pas tout ce que le texte contient (par définition), il faut se garder de noyer les idées dans des généralités ou de les appauvrir en ne soulignant pas la finesse des propositions qui les contient. Les marques de l'hypothèse, du doute, de la concession doivent, autant que possible, être rendues pour traduire, sans la dénaturer ou la dévoyer, la pensée de l'auteur.

Principe 4 : reformulation

Le résumé est un écrit original qui n'emprunte au texte-source ni ses mots, ni ses tournures syntaxiques. **Défaut majeur** : la paraphrase.
La reformulation est au cœur de la difficulté du résumé : il s'agit d'exprimer les idées (parfois complexes !) de l'auteur avec le plus de précision et de fidélité possible mais en moins de mots que ceux utilisés dans le texte. Il ne faut pas paraphraser, c'est-à-dire trouver quelques synonymes en restituant la même structure syntaxique que l'auteur, mais véritablement énoncer dans son propre langage les idées exprimées : on ne résume jamais des mots mais des idées.
Le candidat s'interdit tout montage de citations ; il exprime dans son propre langage les assertions du texte. Le résumé n'est pas une suite d'extraits récupérés dans le texte. Cela ne veut pas dire qu'il est interdit de récupérer les mots du texte : il vaut mieux reprendre un ou plusieurs mots (surtout s'il s'agit de termes génériques qui renvoient à la thématique du texte, comme par exemple « adolescence », « bioéthique », « environnement », etc.), plutôt que de rechercher des synonymes plus ou moins équivalents. Il n'y a pas besoin de guillemets dans ce cas. Par ailleurs, certains auteurs articulent des concepts précis, créent des néologismes, inventent une expression astucieuse qui résume déjà à elle seule un paragraphe : il serait absurde de les développer pour n'avoir pas à les récupérer ! Ce n'est pas l'esprit du résumé. Mieux vaut les citer entre guillemets. Ces cas sont cependant très rares.

Principe 5 : cohérence

Les liens logiques et la structure sont rendus dans le même ordre que celui du texte. **Défaut majeur** : l'illogisme et l'inconséquence.
Le résumé suit le fil du développement, respecte l'ordre des idées qui sont articulées dans le texte et s'interdit toute disposition différente. Les textes qui sont donnés ne sont pas choisis au hasard : les idées qui sont développées ne sont pas seulement juxtaposées mais surtout combinées suivant une argumentation logique et dynamique. C'est cet ordre qu'il faut retrouver et respecter. Retrouver le plan du texte est une étape essentielle pour organiser un résumé correct.

Principe 6 : cohésion

Le résumé se présente comme un texte homogène. **Défaut majeur** : l'empilement des idées.
Un résumé ne doit être ni décousu dans son continuum argumentatif ni « haché » dans sa formulation. Il s'agit d'un texte à part entière dont la lecture doit rester « fluide » et se dérouler sans qu'il soit besoin de s'interroger sur le lien qui unit une phrase à la précédente.

Principe 7 : clarté

Le résumé est rédigé dans un style simple, direct et immédiatement compréhensible. **Défaut majeur** : le style ampoulé et inadéquat.
Un résumé doit être compréhensible par lui-même. Il est rédigé avec des mots simples et précis. Le candidat doit éviter les synonymes pompeux, les équivalents approximatifs ou les métaphores censées « traduire » une proposition. Le style sera direct, formulé dans des phrases ne comportant pas plus d'une ou deux subordonnées.
Le système de l'énonciation sera respecté : il s'agit des marques qui inscrivent le texte dans une réalité (il est écrit par quelqu'un, quelque part et dans un certain temps). L'énonciation se repère dans les pronoms, certains adverbes, le temps des verbes, etc. Ces marques doivent être reprises : si l'auteur s'exprime à la première personne (je), le candidat gardera ce système d'énonciation.

Principe 8 : conformité

Le candidat respecte rigoureusement toutes les consignes formulées dans l'énoncé. Défaut majeur : le hors sujet.
L'énoncé doit être scrupuleusement respecté. Si le sujet impose de s'exprimer en un nombre donné de mots ou un nombre de lignes déterminé, le candidat se plie à cette exigence. Le manquement à la consigne est sévèrement sanctionné et peut même s'avérer rédhibitoire. Pour le cas où aucune prescription précise n'est formulée (« synthétisez ce texte », par exemple), il convient de se fixer une reformulation au quart du texte initial.

Comment aborder l'épreuve ?

Étape 1 : lecture de l'énoncé du sujet

Il faut bien entendu commencer par lire l'énoncé du sujet : savoir en combien de mots (ou de lignes, de phrases, voire de pages) le texte devra être résumé influencera la manière d'aborder le travail préparatoire à la rédaction. Le candidat sera plus ou moins synthétique en fonction de la consigne.

EXEMPLES DE CONSIGNES

- Résumez le texte en 250 mots (une marge de 10 % en + ou en – est admise) (ASS, EJE et ES, Languedoc-Roussillon).
- Résumez le texte en 7 lignes (ASS, EJE et ES, Poitiers).
- Faites une synthèse de ce texte en résumant les idées essentielles (IRTS Paris, Île-de-France).
- Faites une synthèse des idées essentielles de ce texte (EJE, L'Horizon, Île-de-France).
- Dégagez en 10 ou 12 lignes les idées développées dans ce texte sous forme de phrases rédigées (et non en simple énumération) (ASS et ES, Rhône-Alpes).
- Donnez les idées essentielles de ce texte (ASS, EJE et ES, Aquitaine).
- Présentez en 30 lignes la pensée de l'auteur en faisant ressortir le jeu d'opposition (ASS, Basse-Normandie).

On voit que, pour un même exercice, les formulations peuvent considérablement changer d'une école à l'autre. Il ne faut surtout pas paniquer face à cette diversité seulement apparente : la finalité de l'exercice reste toujours la même, à savoir synthétiser objectivement, précisément et dans un langage clair les idées du texte.

Étape 2 : lecture(s) du texte

Lire correctement le texte est une étape essentielle trop souvent négligée par les candidats angoissés à l'idée de ne pas terminer à temps. Pourtant, une bonne lecture permet d'éviter bien des déconvenues. Cela permet d'abord de cerner le sens global du texte et de répondre à la question simple mais fondamentale : où l'auteur veut-il en venir ? Quelle est sa thèse ? On évite ainsi de commettre un contresens général sur le texte et on comprend mieux le « fil rouge », l'idée principale ou directrice, qui articule l'ensemble du propos de l'auteur. Savoir où l'on va évite de rédiger par la suite un résumé décousu.

Une bonne première lecture permet ensuite de commencer à saisir les étapes de l'argumentation : sans retrouver un plan détaillé, on peut déjà au crayon indiquer les endroits où le texte « bascule », autrement dit où l'auteur change d'idée. Cette étape peut même être cruciale si vous avez très peu de temps pour faire votre résumé.

Il est même possible à ce moment de rayer les passages où sont développés les exemples, où les idées sont redondantes, etc. Ceci contribuera à « aérer » le texte, surtout s'il est long.

Étape 3 : repérage du plan du texte

Si le texte a été bien compris, il n'est pas nécessaire de le relire en détail : à partir du moment où le candidat a compris la thèse de l'auteur, une seconde lecture en diagonale est souvent suffisante pour retrouver l'articulation des arguments qui permettent d'étayer cette thèse. Il faut à ce moment séparer chaque argument en retrouvant le lien logique qui l'introduit. Attention : le plan que vous retrouvez dans le texte ne correspond pas toujours aux paragraphes qui sont découpés. Il n'est pas rare qu'un auteur aille à la ligne pour développer un exemple ou approfondir une idée. Le plan que vous déciderez de retenir correspondra à votre compréhension du texte.

Cette étape, encore une fois, est fondamentale : à son terme, vous devez déjà être capable de résumer tout le texte en deux ou trois phrases. À ce moment, le texte doit commencer à être « apprivoisé » : vous pouvez le récapituler dans les grandes lignes et il ne reste plus qu'à entrer dans le détail pour une reformulation plus précise. Pour un texte très long à résumer en peu de mots, correctement formuler le plan peut s'avérer suffisant.

S'ENTRAÎNER

Sujet (Pays-de-Loire)

Travail social et droits de l'homme

Le travailleur social ne serait-il [...] qu'une chimère : à la fois curé (par son souci du souci d'autrui), technicien (par son utilisation des connaissances en sciences humaines) et militant (par son désir de transformer le monde) ? Les uns s'identifieront à l'une ou l'autre de ces figures, d'autres voudront s'en détacher. Écartons tout de suite les protestations des mécréants désireux de ne pas être confondus avec les croyants. Si la religion peut inspirer certains travailleurs sociaux à vouloir faire le bien de leur prochain, l'altruisme et le profond sentiment de solidarité motivent d'autres à agir pour ne laisser personne sur le bord du chemin. On retrouve là l'équivalent laïque de la morale chrétienne, tel que l'exprimait Léon Bourgeois dans sa théorie sur le solidarisme qu'il définissait comme ce « lien

fraternel qui oblige tous les êtres humains les uns envers les autres, nous faisant un devoir d'assister ceux de nos semblables qui sont dans l'infortune ».
Revenons, à présent, à notre interrogation première : y a-t-il des valeurs qui transcenderaient chacune de ces représentations et dans lesquelles tout un chacun pourrait se retrouver ? Ces références fédératrices existent : ce sont les droits de l'homme. Considérer comme vecteur universel un certain nombre de droits inaliénables s'appuie sur une conception de l'être humain qui traverse les coutumes, les cultures et les spécificités locales. Cela revient à établir un principe éthique qui s'impose en tout temps, en tous lieux et en toutes circonstances. Ce qui n'est pas sans irriter les pourfendeurs d'une pensée globale accusée d'agir tel un rouleau compresseur, en venant araser les spécificités ethnoculturelles et les appartenances collectives.
Peut-on néanmoins faire le pari que le travail social trouve dans les Droits de l'hommele fondement de son action quotidienne ? Si l'on s'inspire de l'enseignement des religions qui valorisent la fraternité et l'égalité entre les hommes (même si les pires discriminations s'opèrent en leur nom), l'on sera en conformité avec cette hypothèse. Si l'on se réfère à l'influence scientifique, beaucoup de chercheurs ne conçoivent pas leur prospection sans de solides bases éthiques : « science sans conscience n'est que ruine de l'âme », affirmait déjà Rabelais au XVIe siècle (même s'il y en aura toujours qui ne s'en embarrasseront guère). Là aussi, la proposition des Droits de l'homme semble cohérente. Quant au militantisme qui s'inscrit dans une lutte pour un monde plus juste, il se réfère au principe d'équité et de respect dû à tous comme à chacun (même si, là aussi, les meilleures causes ont trop souvent justifié les plus inacceptables exactions).
Les trois mamelles qui ont nourri le travail social (et qui continuent à le faire) sont donc en cohérence avec ce paradigme qui peut constituer leur point de rencontre et de synthèse : la recherche de la dignité humaine comme finalité première et ultime. Chaque individu a une valeur en lui-même, qui transcende les différences physiques et les couleurs de peau. Sa légitimité n'est pas dans l'appartenance à une communauté ou une religion. Elle tient dans sa structure biologique, au simple fait d'appartenir à l'espèce humaine, au partage d'une même nature universelle. La dignité d'autrui s'impose à moi, quelque valeur que je lui confère, tout simplement parce qu'il est Homme. Et rien ne peut mieux garantir le respect qui nous est dû que de respecter autrui.

Jacques Tremintin. Travail social et droits de l'homme, *Lien social*, n° 909, décembre 2008. http://www.lien-social.com

Questions

QUESTION 1

Quel est le thème de ce texte ?

QUESTION 2

Quelle est la problématique (thèse) développée par l'auteur (en une phrase) ?

QUESTION 3

Retrouvez le plan du texte.

CORRIGÉS

QUESTION 1

Les valeurs qui sont en jeu dans le travail social.

QUESTION 2

Bien que soumis à différentes obédiences, les travailleurs sociaux sont unis par l'idée que les Droits de l'homme sont universels et que le principe de dignité vaut pour tous les humains.

QUESTION 3

- Le travail social : au carrefour du religieux, de la science et de la politique, du début à «...dans l'infortune ».
- Les Droits de l'homme comme valeur fédératrice, de « Revenons, à présent, à notre interrogation première... » à «...les appartenances collectives ».
- L'éthique au cœur du religieux, de la science et de la politique, de « Peut-on néanmoins faire le pari... » à «...les plus inacceptables exactions ».
- La dignité humaine comme principe universel, de « Les trois mamelles qui ont nourri... » à la fin.

Étape 4 : reformulation des idées

Après avoir découpé le texte, vous devez reprendre chaque partie segmentée et vous poser, pour chacune, cette question simple mais essentielle : quelles sont les différentes idées contenues dans cette partie ? Vous pouvez alors les lister une à une en commençant à les reformuler : n'essayez pas, à ce moment, de rédiger le résumé ! Formulez une phrase par idée. Cette phrase doit être simple, claire, construite à la voix active. Peu importent les répétitions et la beauté des enchaînements. Pour le moment, il faut seulement avoir reformulé dans un langage sobre mais précis chaque idée. Il ne faut pas résumer des mots : vous devez, après avoir correctement lu la partie segmentée, vous détacher du texte pour énoncer dans vos propres mots les éléments qui vous semblent importants. Vous refaites la même chose pour chaque partie puis vous ajoutez, en les reformulant, les liens logiques qui les articulent.
Prenez déjà la « distance focale » nécessaire : si le texte est à résumer au quart, votre reformulation sera plus précise que si vous devez le résumer à 10 %.
Si ce travail a été correctement effectué, vous n'avez plus besoin du texte. Si vous y revenez à la rédaction finale, c'est que cette étape a été bâclée...

S'ENTRAÎNER

Sujet

QUESTION

Reformulez, dans l'objectif d'un résumé en 160 mots et d'un autre résumé en 80 mots, chacune des idées du texte de Jacques Tremintin extrait de *Lien social*.

CORRIGÉS

	Reformulation pour un résumé en 160 mots (quart et +/–10 %)	**Reformulation pour un résuméen 80 mots (+/–10 %)**
Partie 1 Le travail social : au carrefour du religieux, de la science et de la politique Le travailleur social ne serait-il [...] qu'une chimère : à la fois curé (par son souci du souci d'autrui), technicien (par son utilisation des connaissances en sciences humaines) et militant (par son désir de transformer le monde) ? Les uns s'identifieront à l'une ou l'autre de ces figures, d'autres voudront s'en détacher. Écartons tout de suite les protestations des mécréants désireux de ne pas être confondus avec les croyants. Si la religion peut inspirer certains travailleurs sociaux à vouloir faire le bien de leur prochain, l'altruisme et le profond sentiment de solidarité motivent d'autres à agir pour ne pas laisser personne sur le bord du chemin. On retrouve là l'équivalent laïc de la morale chrétienne, tel que l'exprimait Léon Bourgeois dans sa théorie sur le solidarisme qu'il définissait comme ce « lien fraternel qui oblige tous les êtres humains les uns envers les autres, nous faisant un devoir d'assister ceux de nos semblables qui sont dans l'infortune ».	Le travail social se situe au confluent de la religion, de la science et de la politique. Les travailleurs sociaux se sentent plutôt proches de l'un ou l'autre de ces domaines selon leur sensibilité. Même ceux qui se déclarent hostiles à la religion ont des liens avec la morale chrétienne qui impose d'assister les humains en danger.	Les travailleurs sociaux peuvent se sentir plus ou moins proches du religieux, du scientifique ou du politique. Même les plus antireligieux gardent une morale chrétienne.
Partie 2 Les Droits de l'homme comme valeur fédératrice Revenons, à présent, à notre interrogation première : y a-t-il des valeurs qui transcenderaient chacune de ces représentations et dans lesquelles tout un chacun pourrait se retrouver ? Ces références fédératrices existent : ce sont les droits de l'homme. Considérer comme vecteur universel un certain nombre de droits inaliénables s'appuie sur une conception de l'être humain qui traverse les coutumes, les cultures et les spécificités locales. Cela revient à établir un principe éthique qui s'impose en tout temps, en tous lieux et en toutes circonstances. Ce qui n'est pas sans irriter les pourfendeurs d'une pensée globale accusée d'agir tel un rouleau compresseur, en venant araser les spécificités ethnoculturelles et les appartenances collectives.	Une valeur au moins réunit tous les travailleurs sociaux : les Droits de l'homme. Ce principe dépasse les différences pour accorder à tous les humains un droit moral universel. Certains reprochent néanmoins aux Droits de l'homme de gommer les spécificités culturelles.	Les travailleurs sociaux restent unis par l'idée que les Droits de l'homme sont universels. Certains ne sont pas d'accord avec cette conception.

	Reformulation pour un résumé en 160 mots (quart et +/–10 %)	Reformulation pour un résuméen 80 mots (+/–10 %)
Partie 3 L'éthique au cœur du religieux, de la science et de la politique Peut-on néanmoins faire le pari que le travail social trouve dans les Droits de l'homme le fondement de son action quotidienne ? Si l'on s'inspire de l'enseignement des religions qui valorisent la fraternité et l'égalité entre les hommes (même si les pires discriminations s'opèrent en leur nom), l'on sera en conformité avec cette hypothèse. Si l'on se réfère à l'influence scientifique, beaucoup de chercheurs ne conçoivent pas leur prospection, sans de solides bases éthiques : « science sans conscience n'est que ruine de l'âme », affirmait déjà Rabelais au XVIe siècle (même s'il y en aura toujours qui ne s'en embarrasseront guère). Là aussi, la proposition des Droits de l'homme semble cohérente. Quant au militantisme qui s'inscrit dans une lutte pour un monde plus juste, il se réfère au principe d'équité et de respect dû à tous comme à chacun (même si, là aussi, les meilleures causes ont trop souvent justifié les plus inacceptables exactions).	Les droits de l'homme sont repérables dans les trois domaines cités plus haut. La religion prône la solidarité entre tous les hommes. La science ne se développe plus sans principes éthiques pour conduire la recherche. La politique milite pour un droit moral et la justice pour tous dans le monde.	Les droits de l'homme sont d'ailleurs présents dans la religion, la science et la politique.
Partie 4 La dignité humaine comme principe universel Les trois mamelles qui ont nourri le travail social (et qui continuent à le faire) sont donc en cohérence avec ce paradigme qui peut constituer leur point de rencontre et de synthèse : la recherche de la dignité humaine comme finalité première et ultime. Chaque individu a une valeur en lui-même, qui transcende les différences physiques et les couleurs de peau. Sa légitimité n'est pas dans l'appartenance à une communauté ou une religion. Elle tient dans sa structure biologique, au simple fait d'appartenir à l'espèce humaine, au partage d'une même nature universelle. La dignité d'autrui s'impose à moi, quelque valeur que je lui confère, tout simplement parce qu'il est Homme. Et rien ne peut mieux garantir le respect qui nous est dû que de respecter autrui.	Le travail social unit tous les professionnels autour d'un modèle qui accorde à chaque être humain une dignité. Tous les hommes, quels qu'ils soient, sont dépositaires de cette dignité. Le seul fait qu'ils vivent confère aux hommes le droit d'exister. Respecter le principe de la dignité chez l'autre permet de garantir que l'autre le respectera pour soi.	Tous les professionnels du social accordent aux humains une égale dignité qui légitime le droit de chaque homme à vivre. Respecter la dignité de l'autre, c'est se garantir que l'autre la respectera chez soi.

Étape 5 : rédaction

Il vous suffit maintenant de relier chaque idée dans des phrases en prenant garde à leur enchaînement et à la fluidité du style : il convient en effet d'éviter le style « haché » qui nuit à la compréhension de l'ensemble.
Vous pouvez normalement directement rédiger sur votre copie. Certains élèves moins entraînés auront intérêt à passer, au début, par une prérédaction au brouillon : très vite cependant, cette étape ne devra plus être nécessaire. Les candidats ont peu de temps au concours...
La rédaction permet de réajuster la « taille » du résumé pour la conformer exactement aux prescriptions formulées dans l'énoncé.

S'ENTRAÎNER

Sujet

QUESTION

Résumez, en 160 mots et 80 mots, le texte de Jacques Tremintin extrait de *Lien social* à partir des idées qui ont été préalablement extraites.

CORRIGÉS

RÉSUMÉ EN 160 MOTS

Le travail social se situe au confluent de la religion, de la science et de la politique. Les professionnels se sentent plutôt proches de l'un ou l'autre de ces domaines selon leur sensibilité. Même les plus hostiles à la religion gardent des liens avec la morale chrétienne.
Une valeur, au moins, réunit tous les travailleurs sociaux : les droits de l'homme. Ce principe, auquel certains reprochent de gommer les spécificités culturelles, dépasse les différences pour constituer un droit moral universel.
D'ailleurs, les droits de l'homme sont repérables dans la religion, qui prône la solidarité entre tous les hommes ; la science, qui conduit la recherche autour de principes éthiques ; la politique, qui milite pour le droit moral et la justice.
Les professionnels du social ont en commun d'accorder aux humains, quels qu'ils soient, une égale dignité. Chaque individu est dépositaire de cette valeur du seul fait qu'il existe. La respecter chez l'autre, c'est la garantir pour soi.

RÉSUMÉ EN 80 MOTS

Les travailleurs sociaux peuvent, selon leur sensibilité, se sentir plutôt proches du religieux, du scientifique ou du politique. Même les plus anti-curés gardent une morale chrétienne.
Les professionnels du social restent unis, malgré quelques oppositions, par l'idée que les droits de l'homme, dont la morale est présente dans la religion, la science et la politique, sont universels. Ils accordent aux humains une égale dignité qui légitime le droit de chaque homme à vivre. Respecter ce droit chez l'autre, c'est le garantir pour soi.

Les résumés atypiques

Certaines écoles proposent des épreuves de résumé qui diffèrent (parfois seulement en apparence...) des exercices les plus couramment proposés dans les concours. Le candidat pourra se trouver confronté à des énoncés singuliers. Il ne faut surtout pas paniquer face aux énoncés de prime abord singuliers : la finalité de l'exercice reste toujours la même, à savoir synthétiser les idées du texte objectivement, précisément et dans un langage clair. Le candidat devra appliquer les principes du résumé en respectant scrupuleusement les consignes formulées dans l'énoncé.

Exemple de résumé atypique : le résumé sur texte lu (ou prise de notes de conférence)

Dans certains établissements, un texte d'une page et demie, portant sur un thème d'actualité, est lu une seule fois aux candidats. On leur demande de retranscrire les idées essentielles du texte. L'objectif de cette épreuve se rapproche autant de la synthèse que du résumé. Le candidat doit en effet structurer une prise de notes de conférence et montrer au jury des facultés à capter l'information, la comprendre et la reformuler dans un délai très court.

Il va sans dire qu'une concentration extrême, et sans relâche, est requise durant cette épreuve. Le moindre moment d'inattention peut faire perdre le fil du texte et en brouiller la logique interne.

Il faut respecter quelques principes :

- déterminer quelle est l'idée directrice du texte, autrement dit son thème et sa (ses) thèse(s) ;
- retrouver les grandes articulations à travers les liens logiques (« d'abord, ensuite, mais, en effet... ») ;
- repérer les mots-clés, les concepts, les idées, et ne pas noter les exemples, digressions, commentaires... L'important reste de retrouver les grandes lignes de l'argumentation sans faire de contresens. Nul besoin, donc, de chercher à tout dire.

CHAPITRE 12

La synthèse de documents

Sans être systématiquement proposée, la synthèse reste une épreuve souvent présentée dans les concours sociaux. On la retrouve surtout (mais pas uniquement) dans les tests d'entrée en école d'ASS. Les examinateurs sélectionnent ainsi des candidats qui, dans leur future pratique professionnelle, seront amenés à compulser de nombreux documents (souvent de nature juridique) afin d'en établir un compte rendu clair et succinct.
Encore une fois les candidats ne doivent pas se fixer sur un seul type de synthèse : il n'existe aucune instruction officielle pour encadrer les objectifs et contenus de cette épreuve. Chaque école reste libre du nombre de textes contenus dans le dossier, de leur nature, du temps imparti pour les compulser et des limites de la rédaction.

Qu'est-ce qu'une synthèse de documents ?

La synthèse de documents (on parle encore de « note de synthèse ») vise à regrouper en un seul texte plusieurs documents formant un dossier de synthèse. Outre des textes de longueur variable, on peut trouver dans ce dossier des images (photographies ou dessins), des tableaux statistiques, des schémas, etc. Ce corpus de documents hétérogènes doit retrouver une cohérence dans la copie du candidat. La longueur requise pour ce travail est généralement fixée dans l'énoncé : il peut s'agir d'un nombre de pages ou de lignes, voire, moins fréquemment, d'un certain quota de mots.
Les qualités requises pour ce travail sont diverses. Le candidat devra montrer de fortes capacités d'analyse afin de mettre en évidence les idées du texte. Il lui faudra encore un esprit clair et structuré pour repérer dans ces idées celles qui s'opposent, celles qui se complètent ou celles qui se répètent. Enfin, des aptitudes rédactionnelles permettront au candidat de présenter clairement au correcteur les idées essentielles du dossier dans sa note de synthèse.

Comment aborder l'épreuve ?

La synthèse se range parmi les épreuves techniques (elle ne fait que fort peu appel à la culture ou à l'imagination des candidats). Il est dès lors nécessaire de s'astreindre à une méthodologie précise et rigoureuse.

Étape 1 : lecture de l'énoncé du sujet et du « paratexte »

Dans un premier temps, le candidat doit lire attentivement l'énoncé du sujet. Cette étape est essentielle, car elle évite les contresens et permet de mieux planifier son épreuve.
L'intitulé du sujet peut être soit précis (« À partir des documents ci-joints, vous expliquerez le rôle que joue la télévision dans le développement des enfants »), soit nébuleux (« Vous réaliserez une note de synthèse à partir des documents ci-joints »). Dans le premier cas, la question est claire et il faudra rechercher directement dans le dossier les éléments susceptibles d'y répondre. Dans le second cas, le candidat devra construire la question, autrement dit la problématique, au terme de l'analyse.

Exemples de consignes

- En vous appuyant exclusivement sur les textes joints, vous poserez une synthèse en faisant émerger les éléments positifs et négatifs qui caractérisent les informations circulant sur les nouveaux supports de communication et les questions qu'elles suscitent. Votre synthèse comportera 4 pages maximum. (ES, Rennes).
- En une note de synthèse objective, concise et ordonnée (4 pages maximum), vous rendrez compte des documents ci-joints qui abordent la question suivante : que sont nos familles devenues ? (ASS, Tours).
- Vous rédigerez en un maximum de 300 mots (comptez environ 10 mots par ligne) un résumé des idées essentielles des documents ci-joints. (EJE, IRTS Lorraine).
- La circulaire du 29 octobre 2006 interdit de fumer dans les lieux à usage collectif. À partir des documents et en vous appuyant sur vos connaissances et expériences du sujet, vous poserez un questionnement et développerez une argumentation. (ASS, La Roche-sur-Yon).

Dans un deuxième temps, on cherchera à savoir quelles sont les limites de la rédaction (nombre de mots ou de pages requis), ce qui renseigne sur le degré de précision avec lequel on doit prélever les informations dans les textes. En effet, une note d'une page pour un dossier qui en comprend 30 ne s'aborde pas de la même manière qu'une synthèse d'une copie double retirée de cinq ou six courts textes. On se demandera également si certaines recommandations spécifiques sont ajoutées à la consigne (donner son avis dans la conclusion, noter le nombre de mots en face de chaque ligne, etc.).

Le candidat fera encore attention au temps imparti pour l'épreuve, surtout quand une discussion suit la synthèse. Il est important de connaître le nombre de points imputés à chaque exercice pour déterminer un ordre de priorité et gérer le temps en conséquence.

Dans un troisième temps, le candidat doit prendre connaissance de son dossier à travers un rapide repérage des documents. Cette identification a pour but de se familiariser avec les textes, les images ou les graphiques. Le candidat peut cerner quelques thèmes récurrents et sonder la nature des documents à travers le « paratexte », autrement dit les titres, les intertitres, le nom des auteurs, etc. Il pourra ainsi effectuer un préclassement afin de lire en priorité les textes généralistes (ceux qui paraissent traiter plus globalement du problème) et garder pour la fin ceux qui semblent plutôt anecdotiques.

S'ENTRAÎNER

Sujet

DOCUMENT 1

Internet et mobile : ne cherchez plus les nouvelles stars des jeunes

Outre le Web, la téléphonie mobile est également un élément très important dans la vie des jeunes (voir tableau ci-dessous) : 92 % d'entre eux n'imaginent plus le monde sans portable et 64 % disposent d'un téléphone mobile. Encore une fois, l'âge aidant, le taux de détention d'un téléphone mobile se fait croissant. De 25 % de détenteurs chez les 11–12 ans, on atteint 88 % chez les 17–19 ans. On notera à ce sujet une différence marquée entre les garçons et les filles. Globalement, les filles sont équipées 10 % de plus que les garçons.

En matière d'utilisation du mobile, 52 % des jeunes déclarent utiliser leur téléphone portable tous les jours. 76 % envoient ou reçoivent quotidiennement un ou plusieurs SMS (contre 65 % en 2001 pour les 11–18 ans). L'étude Médiamétrie souligne également l'engouement des jeunes pour les différents services de personnalisation des mobiles : 64 % des 11–19 ans ont déjà téléchargé une sonnerie, 54 % un logo et 40 % un message de répondeur personnalisé. Enfin, 40 % d'entre eux ont doté leur portable d'une nouvelle façade.

Téléphonie mobile : les jeunes et le téléchargement.

Classe d'âge	Possession	Sonnerie	Façade	Logo	Répondeur
11–12 ans	25 %	ns	ns	ns	ns
13–14 ans	53 %	65 %	46 %	61 %	43 %
15–16 ans	77 %	69 %	44 %	59 %	38 %
17–19 ans	88 %	59 %	33 %	47 %	42 %
Ensemble 11–19	64 %	64 %	40 %	54 %	40 %

ns = non significatif

NB : L'évolution des équipements, des usages et des comportements rendent les résultats présentés dans ce tableau aujourd'hui obsolètes; ils ne peuvent par conséquent pas appuyer une argumentation.
Médiamétrie publie régulièrement des études sur les comportements digitaux du public, et notamment des jeunes.

Florence Santrot, Journal du Net, 28 juillet 2003, Baromètre Jeunes (Médiamétrie), 5e vague, décembre 2002.

DOCUMENT 2

La parole à distance

Quelle différence y a-t-il entre une conversation téléphonique et un échange écrit ? Des études montrent que ce n'est pas leur contenu qui diffère, mais le degré d'engagement des personnes.

Qu'est-ce qui distingue fondamentalement un échange écrit et un échange oral ?

On peut le comprendre d'autant mieux aujourd'hui que les limites de l'oral et de l'écrit sont assez facilement brouillées par la technique. Par exemple, avec les messageries informatiques, vous pouvez obtenir des vitesses d'échange qui se rapprochent de celle d'une conversation. Du coup, les énoncés eux-mêmes se transforment et sont aussi allusifs et imprécis que peuvent l'être des phrases dites à l'oral. Si vous ralentissez le rythme des échanges, comme avec le courriel, alors vous vous retrouvez avec le style correspondance écrite, quand même plus formel. On pense donc que le facteur temps est essentiel : c'est celui qui permet ou non de maintenir l'idée d'un contexte stable, d'une coprésence partagée par les deux interlocuteurs. Dès que la continuité temporelle se brise, alors le contexte aussi, et il faut avoir recours à un style plus écrit, une suite d'engagements et de désengagements qui sont indiqués par des mots d'ouverture (« bonjour ») et de congé (« cordialement », « bisou », etc.).

Est-ce à dire que l'écrit est définitivement dépassé ?

Pas forcément. De manière inattendue, c'est aussi dans la population d'usagers les plus consommateurs de téléphone qu'on observe un retour de l'écrit, sous la forme du SMS. Toute communication quotidienne peut dévier facilement vers le texte, pour des raisons d'économie mais aussi pour d'autres, plus intéressantes. Le phénomène est fondamentalement lié à la vitesse de transmission des messages : l'écrit devenant aussi rapide que l'oral, il peut le remplacer. Les jeunes ont trouvé que le SMS était beaucoup moins coûteux que les conversations téléphoniques, donc ils l'utilisent beaucoup. Mais on a découvert aussi d'autres raisons de le préférer : par exemple, dans une étude sur les SMS récente où un couple de jeunes qui ne s'entendaient pas bien s'envoyait des textes assez méchants. Puis, après une période de brouille, ils se sont réconciliés. Et ils se félicitaient de ne pas s'être parlé au téléphone, car la brouille aurait été irréversible... Dans ce contexte, il s'avère que la parole pèse plus lourd que l'écrit. De son côté, une recherche norvégienne a montré que l'absence de face-à-face peut devenir souhaitable. Dans des milieux de jeunes qui se rencontrent dans des fêtes et échangent les numéros de mobiles, il est fréquent que les garçons fassent la première relance par SMS, parce que c'est moins risqué.

Quel est l'avenir de la conversation téléphonique ?

Pour ce qui est des relations longue distance, elle restera. Mais elle est destinée à se transformer sous l'influence des technologies informatiques. La question va se poser avec la troisième génération de mobiles, qui associent une caméra au téléphone. La conjonction du téléphone par Internet et de la webcam amène également la conversation à s'effacer devant une sorte de téléprésence continue. Mais il faut voir tout de même avec quelles personnes on peut se permettre ce genre d'échanges : c'est très gênant d'être vu en permanence par l'autre. Les expériences de visiophonie faites en France et ailleurs ont montré que le geste d'ouvrir ou de fermer le canal de l'image avait un enjeu crucial. Soit on se laisse voir, soit on se méfie, et l'interlocuteur en est informé : pourquoi ne se laisse-t-il (ou elle) pas voir ? C'est pourquoi la conversation vocale a encore de l'avenir : elle permet de dissimuler une partie du contexte présent à l'interlocuteur.

Les usages de l'image seront-ils les mêmes que celui de la conversation ?

Pour l'instant, on n'envisage pas d'utilisation véritable au-delà du cercle des intimes, ou bien pour des applications quasi professionnelles. Mais personne n'imagine d'allumer sa caméra quand un inconnu l'appelle, ce serait comme si un interphone donnait la vue sur votre appartement à quiconque se trouvant à la porte de votre immeuble... La barrière de ce type d'interaction globale, proche du face-à-face, c'est son acceptabilité par les gens. Dans certains cadres professionnels, la visiophonie est très bien utilisée : par exemple, dans les visioconférences, ou encore pour des usages de surveillance. Aux États-Unis, il existe des crèches qui offrent aux parents un service de webcam. Mais ce sont des cadres bien délimités. **Dans le contexte privé, cela devient plus compliqué.**

Parfois, je préférerais ne pas allumer ma webcam pour la même raison que je préfère envoyer un texte plutôt qu'appeler au téléphone. Un courriel, par exemple, sert souvent à demander la permission d'appeler. Toute demande de communication visuelle en direct est encore plus intensive et contraignante qu'un simple appel téléphonique, qui lui-même est plus embarrassant qu'un message écrit. En moyenne, les gens ne savent pas très bien refuser les interactions directes, ils n'osent pas. Un SMS ou un courrier, si on n'a pas le temps, on ne le voit pas. Il existe à peine...

Entretien avec Zbigniew Smoreda, *Sciences humaines*, n° 159, avril 2005.

DOCUMENT 3

Les Français et leurs portables : une histoire intime

Les Français tiennent un discours ambivalent sur leur téléphone mobile dont ils disent se méfier et qu'ils critiquent volontiers, mais se révèlent bien plus « proches » qu'ils ne l'avouent de cet objet qui a investi leur vie quotidienne, selon une étude réalisée à la demande de l'Association française des opérateurs mobiles (Afom).

De prime abord, ils déclarent le portable bien utile pour le travail ou pour joindre rapidement un interlocuteur mais que c'est un objet contraignant, asservissant, voire angoissant, selon cette étude réalisée par dix chercheurs pour le Groupe de recherche interdisciplinaire sur les processus d'information et de communication (Gripic).

Or, ce discours est contredit dans la réalité. Les utilisateurs de portable révèlent une relation bien plus intime qu'ils ne veulent l'admettre avec cet appareil mais aussi une maîtrise de ses possibilités et de ses contraintes, affirment ces chercheurs dans un rapport que l'Afom doit diffuser au mois de mai.

« Chacun se souvient de quand il a acheté son premier portable, quand il l'a perdu ou quand on le lui a volé. On le manipule sans cesse même quand on ne téléphone pas. Personne ne jette son vieux portable, qui est remisé dans un tiroir ou donné aux enfants pour qu'ils jouent avec », affirme Joëlle Menrath, chercheuse en sciences de l'information et de la communication. « Et surtout, ajoute-t-elle, personne ne le prête, même chez les adolescents, car c'est un outil qu'on peut entièrement configurer : on y met ses contacts, les SMS intimes qu'on n'arrive pas à effacer, la photo de son enfant pour illustrer l'écran... ».

Les gens critiquent volontiers la fonction appel, dont ils disent qu'elle détruit le lien social car chacun est dans sa bulle, l'oreille collée à son mobile et pas à l'écoute de son entourage, qu'elle gêne les autres (dans les transports en commun ou au restaurant, par exemple), qu'elle crée agacement et tension.

Tolérance généralisée

Or, affirme cette étude, sur le terrain, ces scènes d'agacement sont inexistantes, notamment parce que près de 80 % de la population a un portable et que chacun se met à la place de celui qui téléphone ou reçoit un appel. « L'observation montre une harmonie sociale, une tolérance généralisée. Celui qui appelle développe aussi des gestes "réparateurs" : il parle bas et le dit à son interlocuteur pour que son voisin l'entende, il fait des clins d'œil, des sourires, etc. Autant de gestes qui constituent des liens avec son entourage, des liens qui n'existaient pas forcément auparavant », juge Mme Menrath.

Le téléphone, comme la cigarette à une époque, permet aussi de prendre la pose, d'assumer son apparence, de signifier « je ne suis pas seul, j'ai des amis », ajoute la chercheuse.

Enfin, pour ce qui est d'être aliénant (être sans cesse joignable, notamment par son employeur), les utilisateurs de mobile ont su développer des stratégies pour être joignables seulement quand ils le souhaitent et pour que le téléphone ne leur dicte pas sa loi. « On négocie avec soi ou les autres notre temps, nos priorités. On devient arbitre de sa propre liberté, ce qui peut être très douloureux », explique Mme Menrath, qui admet que tout le monde n'a pas cette possibilité de refuser d'être joignable à certains moments.

Cette étude a été menée pendant 6 mois à Paris et en Bretagne. Elle est constituée d'entretiens, mais aussi d'observation sur le terrain (gares, trains, bus, restaurants, bars, etc.) par le panel de dix chercheurs de Gripic, dont un en philosophie et un autre en ethnologie.

Les Français et leurs portables : une histoire intime. *LeMonde.fr*, 22 avril 2005.

DOCUMENT 4

Comment une nouveauté devient-elle un bien de consommation de masse ? L'exemple du téléphone portable en France

Renforcement des liens affectifs, usage fonctionnel ou encore rite de passage... Quelles sont les raisons profondes qui justifient le succès du téléphone portable ? Pour tous, c'est un prolongement de soi qui permet d'être ensemble, sans témoin et libre. Puis chacun, selon l'étape de vie qu'il traverse, en découvre un usage spécifique. Le téléphone mobile se définit avant tout comme un objet personnel.

L'appropriation permet à l'innovation d'exister. Lui donnant sens et efficacité, elle est le mécanisme grâce auquel une nouveauté devient une marque d'appartenance à la société ou à un groupe social. Dans la théorisation mise en œuvre par N. Alter (2000), l'appropriation succède à une incitation provenant de la direction d'une entreprise ou d'acteurs économiques. Il s'ensuit une institutionnalisation, toujours régressive, des pratiques conçues dans son sillage. Ces pratiques ne coïncident que rarement avec le sens indiqué à l'origine : ce qui est proposé est interprété et/ou approprié selon une logique déviante, s'imposant comme la nouvelle façon de faire.

Ces phases, dégagées à partir de l'observation du monde de l'entreprise, sont également pertinentes pour l'examen des biens que les firmes mettent sur le marché. En effet, l'appropriation passe par une rencontre réussie entre une offre et des consommateurs. L'exemple du téléphone mobile en France servira de pivot à l'approfondissement de ce constat. Objet le plus rapidement et le plus massivement diffusé depuis la Seconde Guerre mondiale dans notre pays, le « portable » soulève la question suivante : comment s'est effectuée la transformation d'une nouveauté proposée sur le marché en un objet banal, que de nombreux individus ont fait leur ? Pour reprendre les termes de D. Boullier (2001, p. 370), un déchiffrage s'impose de la « naturalisation » et de la « socialisation » à une technique complexe, occasionnées par le téléphone mobile. [...]

Le lien unissant l'individu à l'objet est à envisager le long d'une trajectoire qui dépasse le strict achat du bien. Dans notre cas, il convient donc d'énumérer les raisons pour lesquelles un individu garde son mobile et l'utilise encore bien après l'avoir acquis. Trois explications seront mobilisées pour le comprendre. Bien que non exhaustives, elles favorisent le processus d'appropriation, en se combinant.

Tout d'abord, l'objet est affecté à un seul individu, *via* un numéro nominatif. Au plan domestique, le téléphone fixe était auparavant l'objet autour duquel s'organisait la sociabilité du ménage, sous la férule de l'épouse jouant le rôle de standardiste (a) et de gestionnaire (b) : comme elle répondait (a), elle gagnait en pouvoir de décision (b) (Claisse, 2000). Le téléphone mobile rompt avec cette logique en octroyant une personnalisation de la communication que, notamment pour J.-P. Heurtin (1998), soutient l'essor de son usage. Il entre ainsi en continuité avec d'autres biens de consommation comme le transistor, le magnétoscope ou le walkman, dont l'appropriation témoignait déjà de l'individualisation des rapports sociaux. L'emprise des groupes d'appartenance, sans disparaître, se reconfigure, et le rapport proximité/distance, qui caractérise tout lien social, se dose autrement, en particulier dans la famille : les individus sont toujours « ensemble » mais plus « libres » (de Singly, 2000). L'aspect secret des conversations via le mobile et des conditions d'utilisation « prêtant à la dissimulation » (Jauréguiberry, 2003, p. 28) renforcent cette évolution. Celle-ci fait également apparaître un premier effet structurant tout autant qu'imprévu : le téléphone portable vaut plus par son caractère personnel que par son caractère mobile.

Ensuite, un possesseur de mobile introduit de nombreux numéros de téléphone dans un répertoire intégré. Notre enquête montre un mouvement de substitution de ce répertoire aux supports traditionnels (carnets...). Le mobile nous lie à des réseaux sociaux et facilite l'accès à ces réseaux. Cela présente un avantage concret dans l'usage mais induit également une dépendance. En cas de perte, de vol ou simplement de manque de batterie, l'individu se trouve désemparé.

Enfin, le mobile est souvent considéré comme indispensable par ses possesseurs car il est constamment à portée de main. Dans le cas, à l'intérieur de la veste, il devient un prolongement de soi tellement évident que sa présence n'est plus interrogée. À ce facteur anthropologique s'ajoute un confort pratique dans son utilisation. Il sert ainsi à la coordination au quotidien et à l'ajustement aux contingences multiples émaillant la journée. L'habitude, souvent perçue comme un obstacle à l'innovation, assure ici la cristallisation de l'appropriation et constitue la troisième raison partagée. Comme dans la théorie des « besoins dérivés » (Malinowski) et par un mécanisme d'inversion, ce qui semblait hier coquetterie devient exigence : « Avant de l'avoir, je trouvais ça inutile, maintenant je ne peux plus m'en passer. »

Comment une nouveauté devient-elle un bien de consommation de masse ? L'exemple du téléphone portable en France. Gérald Gaglio. *Informations sociales* n° 116, 2004.

Questions

QUESTION 1

Identifiez les documents et leur nature.

QUESTION 2

Évaluez le temps imparti aux différentes étapes du travail en fonction de l'énoncé et des contraintes (temps et nombre de pages).

QUESTION 3

Quel est le thème des textes ?

QUESTION 4

Quelle thèse (ou idée directrice) peut-on tirer de cet ensemble de documents ?

CORRIGÉS

QUESTION 1

Ce corpus regroupe quatre documents extraits de sources assez diverses.
Le premier document est extrait du *Journal du Net*. À première vue, on a affaire à un document plutôt descriptif (*cf.* le tableau et les chiffres qui émaillent le texte).
Le deuxième document est extrait de la revue *Sciences humaines*. Il s'agit de l'interview d'un spécialiste de la communication. Le document répond à des questions de fond.
Le document 3 est un article extrait du journal *Le Monde*. Il s'agit du résumé d'une étude sur le portable. Cet article semble faire état des comportements de nos concitoyens sur le téléphone mobile.
Le document 4 est l'extrait d'un rapport établi par un sociologue pour un opérateur de téléphonie mobile. Texte de fond, là encore, sur les pratiques liées aux portables.
On remarque que trois documents sur les quatre sont des textes argumentatifs écrits par des chercheurs. Ce ne sont pas des textes polémiques, mais analytiques. La note de synthèse ne devrait pas engager d'opposition dialectique.

QUESTION 2

Le travail est à faire en 1 h 30. Il faut dégager une page des quatre documents : la reprise des idées devra donc rester assez succincte.
Comptez 10 min pour une prise en main des documents et une lecture globale, 30 min pour la reformulation des idées essentielles, 10 min pour la confrontation des idées et l'organisation du plan, 30 min pour la rédaction et 10 min de relecture.

QUESTION 3

Le thème est le succès croissant des nouvelles formes de communication.

QUESTION 4

Comment expliquer le succès des nouvelles formes de communication que sont le téléphone portable et Internet aujourd'hui ?

Étape 2 : lecture(s) des textes

Dernier moment : la lecture des documents. Cette étape s'organise différemment selon le temps accordé et le nombre de pages qui constitue l'ensemble de l'épreuve. Ainsi le candidat lira-t-il attentivement un court dossier mais pourra-t-il traverser en diagonale une épreuve comprenant de très nombreux documents.
Une lecture en « diagonale » peut s'effectuer de différentes manières : certains repèrent les liens logiques et les paragraphes ; d'autres, les mots-clés et les énoncés essentiels liés au thème. Dans tous les cas, nous sommes tous capables d'augmenter notre « vitesse » de lecture sans nécessairement perdre d'informations.

ASTUCE

Comment lire rapidement des documents ?

1. Le survol ou balayage

D'un coup d'œil, explorez la structure du texte pour repérer comment sont découpés les chapitres, titres, chapeaux, intertitres. Ce balayage à la verticale ou en diagonale vous permet d'écrémer l'information (comme vous le faites assez spontanément dans une recherche sur un annuaire ou un dictionnaire) pour ne retenir que ce vous intéresse (l'usage de surligneurs peut se révéler utile).

2. L'approfondissement

Il faut comprendre, lors de cette étape, que ce ne sont pas les yeux qui lisent, mais le cerveau. Le cerveau synthétise l'information « perçue » par la vue ; il analyse les éléments textuels comme des touts et ne décompose pas les lettres en mots puis les mots en syntagmes.

Pour s'en convaincre, il suffit de faire cette expérience, bien connue désormais, qui consiste à bouleverser l'ordre des lettres dans chaque mot d'une phrase. On repérera à ce moment que notre cerveau n'a besoin que de la première et dernière lettre de chacun des termes pour les « comprendre » :

Ctete eépxrceine a djéà été risaléée de neormusbes fios mias on est à cuhqae fios srupirs de cmorpnedre le snes de la psrhae mgralé ce drsérdoe apapernt.

L'information n'a pas besoin d'être « décomposée » par la voix. Il est inutile, donc, de « subvocaliser » les phrases en les « lisant à haute voix dans sa tête »... C'est la vue qui enregistre l'image durant la lecture, pas l'ouïe.

3. L'ancrage

Notre cerveau n'a pas besoin de lire les lettres, puis les syllabes, puis les mots comme on nous l'a pourtant appris durant le cycle primaire : il peut « capter » l'information par « bonds ». L'astuce, pour une lecture rapide, consiste dès lors à réaliser le moins de « bonds » possible. Il faut donc augmenter sa vision périphérique pour capter un groupe de mots plus large que ce dont nous avons l'habitude.

En règle générale, les lecteurs se répartissent ainsi :
- une vingtaine de points d'ancrage sur la ligne pour un lecteur niveau primaire ;
- cinq ou six points d'ancrage sur la ligne pour un lecteur niveau lycée et supérieur ;
- trois points d'ancrage sur la ligne pour un lecteur rapide.

Pour capter les informations efficacement, il est utile de contrôler le mouvement des yeux. Un œil en mouvement n'enregistre aucune image. Il doit fixer l'objet pour l'enregistrer et permettre au cerveau de le « décoder ». Plus on augmente les points d'ancrage, plus on perd de temps à « bouger » l'œil, plus on prend de temps à déchiffrer le contenu. Il faut s'entraîner à ne bouger son œil que trois ou quatre fois par ligne.
Entraînez-vous :

- à augmenter progressivement l'espace entre les points d'ancrage de votre lecture sur chaque ligne ;
- à ne pas revenir en arrière même si vous pensez n'avoir pas tout compris (faites confiance à votre cerveau pour reconstituer les éléments de votre lecture) ;
- à repérer le « circuit argumentatif » du texte en étant vigilant sur les liens logiques qui le structurent (connecteurs, prépositions, etc.) ;
- à intensifier l'attention sur le début des paragraphes pour en cerner le sens général.

Étape 3 : analyse des documents et reformulation des idées

Il s'agit maintenant de prendre des notes sur chaque texte. Cette étape est cruciale, car elle permet d'extraire les idées qui formeront le contenu sémantique de la note finale. Cette analyse est censée mettre en évidence les arguments et leur articulation.
Le candidat n'est pas obligé de commencer par le document 1. Il doit plutôt hiérarchiser sa liasse (*cf. supra*) afin d'établir un plan de travail. Les textes les plus « importants » seront analysés en premier. La lecture des documents permet d'établir ce tri. Si le candidat n'a pas suffisamment de temps pour lire l'ensemble des documents (ce qui arrive fréquemment quand, pour une liasse d'une quinzaine de pages, il dispose de moins de 3 h, discussion comprise !), il doit effectuer son tri à partir des indications fournies dans le paratexte. Les textes d'analyse feront l'objet d'une attention particulière ; le candidat extraira en revanche moins d'éléments des textes plus factuels ou narratifs. Une certaine familiarité avec la lecture (des journaux, hebdomadaires, mensuels, essais) facilitera grandement ce travail.
Comme nous l'avons vu pour le résumé, il faut reformuler les idées dans une syntaxe simple et claire. Le candidat utilisera donc un style direct pour synthétiser les unes après les autres les idées qui lui semblent essentielles. Là encore, il ne se contentera pas de prises de notes approximatives (sans verbe par exemple) car, neuf fois sur dix, il sera obligé de revenir au texte pour comprendre ce qu'il a noté... Les idées reformulées dans des phrases correctes et parfaitement compréhensibles peuvent être utilisées telles quelles (ou presque) dans la rédaction. La synthèse est un travail de rapidité et d'efficacité. Mieux vaut, dès lors, n'effectuer le travail qu'une seule fois.
Pour ce qui concerne les documents non verbaux (photographie, dessin, graphique, tableau), il sera important de rester le plus objectif et le plus succinct possible dans la description des idées qu'ils recèlent. Par exemple, dans un tableau statistique, il faut se contenter de dégager les grandes tendances sans s'arrêter aux simples fluctuations.

ASTUCE Mieux vaut passer une ligne entre chaque argument recensé et n'écrire qu'au recto du brouillon. Cette disposition permet d'obtenir un point de vue synoptique sur la totalité des idées retenues dans chaque document, ce qui facilite l'étude comparative.

S'ENTRAÎNER

Sujet

QUESTION

Relevez les idées essentielles contenues dans chacun des quatre documents proposés plus haut.

CORRIGÉS

Document 1

- Une étude met en évidence le succès croissant du téléphone portable chez les adolescents : environ deux tiers des 11–19 ans possèdent un téléphone.
- Les jeunes font un usage de plus en plus intensif du téléphone portable, qu'il s'agisse des conversations orales ou des SMS.
- Le portable se personnalise, notamment par l'intermédiaire des sonneries et des façades.

Document 2

- Aujourd'hui, grâce au chat, le temps du discours écrit, normalement différé, devient aussi instantané que l'oral.
- Les messages écrits peuvent être aussi peu formels que la communication orale.
- L'écrit n'est pas obsolète : les SMS ont beaucoup de succès. Pourquoi ?
- Les SMS plaisent parce qu'ils sont moins chers mais, surtout, parce qu'ils évitent le face-à-face trop direct d'une conversation.
- Le développement des webcams sur Internet incitera sûrement les interlocuteurs à revenir à des formes moins ostentatoires de communication. Pour l'instant, l'utilisation de l'image dans la communication reste confinée au monde professionnel, à travers les visioconférences.
- La conversation avec image est plus contraignante que l'oral, qui lui-même impose plus que l'écrit.

Document 3

- Les Français critiquent le téléphone portable, mais l'utilisent de plus en plus.
- Ils jugent le portable utile, mais dénoncent son caractère aliénant.
- Des études mettent en évidence l'attachement des Français à leur téléphone, objet précieux et intime qu'on ne jette ni ne prête.
- Les Français critiquent le caractère individualiste de cet outil, son côté gênant. Dans le même temps, on remarque une solidarité entre les utilisateurs.
- Le portable permet de manifester qu'on n'est pas seul.
- Les usagers ont aujourd'hui tendance, quand ils le peuvent, à filtrer les appels selon des codes assez stricts.

Document 4

- Un produit nouveau est lancé par les entreprises ou institutions.
- Le grand public s'approprie un produit innovant en l'utilisant de manière originale et différente de ce à quoi il était originellement destiné.
- Le portable n'échappe pas à cette règle car il fait l'objet d'une appropriation qui dépasse le strict cadre de son acquisition.

- Le numéro de portable est personnel.
- À la différence du fixe, objet collectif, le portable appartient à l'individu : il relie les êtres tout en les rendant plus libres.
- Il permet de centraliser l'ensemble des relations sociales dans un répertoire, ce qui peut devenir problématique en cas de perte du téléphone.
- Le portable a su se faire adopter et s'imposer comme un objet essentiel avant d'avoir été un besoin.
- Le portable est devenu une part importante de soi-même.

Étape 4 : étude comparative des textes

Maintenant que les arguments essentiels ont été dégagés, le candidat se trouve en présence d'éléments épars qu'il va devoir organiser. C'est le moment de la confrontation qui permet de distinguer les éléments communs (identiques ou complémentaires) des éléments disjoints (divergents ou marginaux) :

- les éléments identiques regroupent les mêmes idées sur une même thèse ;
- les éléments complémentaires concernent des idées différentes mais non opposées sur une même thèse ;
- les éléments divergents regroupent les idées en opposition sur une thèse. Il s'agit d'arguments contradictoires ;
- les éléments marginaux renvoient à des idées qui n'ont qu'un rapport secondaire avec la thèse.

Le plus simple, pour regrouper tous ces éléments, consiste à les surligner ou à les précéder d'un symbole avec un code de couleurs.

S'ENTRAÎNER

Sujet

QUESTION

Comment les idées relevées dans les documents peuvent-elles être regroupées ?

CORRIGÉ

On repère dans les textes plusieurs idées redondantes :

- le succès des portables et d'Internet (documents 1, 2, 3, 4) ;
- le caractère très personnel du mobile (documents 1, 3, 4) ;
- la difficulté à engager une conversation trop directe qui explique le succès de l'écrit ou des répondeurs (documents 2, 3) ;
- la critique des nouvelles formes de communication et des mobiles (documents 2, 3) ;
- les moyens de communication comme outils de socialisation (documents 3, 4) ;
- le portable comme objet essentiel, précieux (documents 3, 4).

Étape 5 : plan de la synthèse

Une fois confrontées, les idées sont structurées dans un plan. Il existe deux types de plan : les plans analytiques et les plans dialectiques.

Les plans analytiques

Ils répondent à des questions du type « pourquoi ? », « quel est... ? », « comment ? », etc. On ne discute pas de thèse mais on organise des connaissances pour mieux comprendre un problème. Les plans analytiques se déclinent sous plusieurs formes :

- chronologique (avant, aujourd'hui, demain) ;
- didactique (constat, causes, conséquences, solutions) ;
- antinomique (individuel *vs* collectif, qualitatif *vs* quantitatif, etc.) ;
- thématique (chaque partie explique le problème sous un certain angle).

Les plans dialectiques

Ils visent à discuter une thèse, à mettre en perspective les différents arguments ou points de vue qui s'articulent autour d'un problème. Les structures sont assez classiques : on organise les éléments conjoints (thèse), puis les éléments disjoints (antithèse) et pour finir les arguments qui permettent de sortir du clivage, autrement dit les ouvertures et perspectives nouvelles (synthèse).

On peut également mélanger plan didactique et analytique en discutant une thèse à l'aune de différentes perspectives.

Dans tous les cas, il faut une structure logique qui éclaire le dossier de manière exhaustive.

Quoi qu'il arrive on évitera de résumer les documents les uns derrière les autres voire d'utiliser la structure d'un texte pour « greffer » les autres autour de ce plan.

S'ENTRAÎNER

Sujet

QUESTION

Faites le plan de la note de synthèse à partir des documents proposés plus haut.

CORRIGÉ

La note peut se construire autour de trois parties :

- Constat : le succès des nouvelles formes de communication.
- Les nouvelles formes de communication : des outils destinés à relier les individus ou à les individualiser ?
- Comment le portable et Internet répondent-ils aux exigences nouvelles de liberté ?

Comment rédiger son travail ?

Il convient avant tout d'introduire la note en présentant les documents (s'ils ne sont pas nombreux), le thème du dossier, la problématique et l'annonce du plan.
Le candidat développera ensuite son propos dans un style sobre, simple, précis et concis. La synthèse n'est pas un exercice lyrique. Il faut aller à l'essentiel en ayant à l'esprit l'objectif de ce travail : permettre à quelqu'un qui n'aurait pas lu les textes d'avoir sur les problèmes qu'ils posent un aperçu clair et complet.
Il faudra éviter tout montage de citations (comme pour le résumé) et ne pas apparaître personnellement (j'estime, je pense, il me semble, etc.). Il est obligatoire de citer les auteurs (ou les documents) dans le cas d'un plan dialectique, car on oppose des points de vue. Quand il s'agit d'un plan analytique, la note prend un caractère informatif : il est donc possible de se dispenser de citer les sources.
Enfin, une conclusion s'avère nécessaire pour récapituler les grands enjeux du sujet. Sauf si l'énoncé le commande, on évitera de donner son point de vue à cet endroit. La synthèse doit rester neutre.
La méthode pour compter les mots est souvent indiquée dans l'énoncé du sujet. Si elle ne l'est pas, il faut se conformer à cette règle : tout espace (un blanc, un point, une apostrophe, un trait d'union) entre deux lettres forme un mot nouveau. Ainsi, la locution « c'est-à-dire » contient quatre mots, le sigle CD deux mots (bien qu'on trouve des positions divergentes sur la question selon les manuels…) et le terme « hypermarché » un seul.

Les synthèses atypiques

Selon les écoles ou les régions, les candidats être amenés à rencontrer différents énoncés pour cet exercice. La consigne doit être respectée et les grands principes de la note de synthèse adaptés aux exigences du sujet.

Exemples d'énoncés

- À partir des documents ci-joints, réalisez une synthèse qui ne dépassera pas 4 pages. (ASS, Bretagne).
- À partir du dossier ci-joint, rédigez en 4 pages maximum la synthèse des différents documents. (ES, EJE, ASS, Bourgogne).
- Suivant les auteurs, différents points de vue sont exprimés. Mettez-les en évidence. (ES, ASS, Haute-Normandie).
- Rédigez une synthèse à partir des idées essentielles des 3 documents proposés. Donnez un titre à votre écrit. Une copie maximum. (ASS, Nord-Pas-de-Calais).
- Faites une présentation synthétique de ces deux textes en 1 page maximum. (ES, ASS, Rhône-Alpes).

S'ENTRAÎNER

Sujet

QUESTION

Rédigez la note de synthèse à partir des documents proposés plus haut.

CORRIGÉ

Ces quatre textes, extraits de sources aussi différentes que des revues, rapports ou quotidiens, tentent de comprendre le succès des nouveaux moyens de communication. Comment expliquer le développement sans précédent des mobiles et d'Internet ?

Il faut tout d'abord remarquer que les Français, qui ont tendance à critiquer le téléphone portable, l'utilisent de plus en plus (document 3). Le portable a su se faire adopter et s'imposer comme un objet essentiel avant d'avoir été un besoin (document 4). Une étude met d'ailleurs en évidence le succès croissant du mobile chez les adolescents : environ deux tiers des 11–19 ans possèdent un téléphone (document 1). Les jeunes en font un usage de plus en plus intensif, à travers les conversations orales mais aussi les SMS (document 1).

Les Français critiquent le caractère individualiste de ces outils, leur côté gênant. Dans le même temps, on remarque une solidarité entre les utilisateurs (document 3). Le portable permet en effet de manifester qu'on n'est pas seul (document 3). À la différence du fixe, objet collectif, le portable appartient à l'individu : il relie les êtres tout en les rendant plus libres (document 4).

Les SMS plaisent parce qu'ils sont moins chers, certes, mais aussi parce qu'ils évitent le face-à-face trop direct d'une conversation (document 2). Le même processus explique l'engouement pour les *chats*. D'ailleurs, le développement des webcams sur Internet incitera sûrement les interlocuteurs à revenir à des formes moins ostentatoires de communication. Pour l'instant, l'utilisation de l'image dans la communication reste confinée au monde professionnel, à travers les visioconférences (document 2). La conversation avec image est plus contraignante que l'oral, qui lui-même indispose plus que l'écrit (document 2).

Les Français ont un usage très individualisé des outils de communication censés les relier. Ainsi, ils jugent le portable utile, mais ils dénoncent son caractère aliénant (document 3). Les usagers ont aujourd'hui tendance, quand ils le peuvent, à filtrer les appels selon des codes assez stricts (document 3). Des études mettent en évidence l'attachement des Français à leur téléphone, objet précieux et intime qu'on ne jette ni ne prête (document 3). On sait que le grand public s'approprie toujours un produit innovant en l'utilisant de manière originale et différente de ce à quoi il était originellement destiné (document 4). Le portable n'échappe pas à cette règle car il fait l'objet d'une appropriation qui dépasse le strict cadre de son acquisition (document 4). Il se personnalise, notamment par l'intermédiaire des sonneries et des façades (document 1). À la différence du numéro de fixe, celui du portable est personnel (document 4). Le mobile constitue donc pour l'individu une part importante de son identité (document 4).

Les quatre textes mettent en évidence l'ambiguïté de l'usage qui est fait des nouveaux moyens de communication. Les mobiles et Internet permettent à la fois de relier et d'individualiser leurs usagers.

CHAPITRE 13

Les questionnaires de culture générale

Les questions de culture générale peuvent se décliner sous diverses formes selon les écoles et les types de concours : on trouvera (séparément ou dans la même épreuve) des QCM, des questionnaires, des questions à réponses ouvertes, etc. Ces épreuves réclament du candidat une solide culture, tant généraliste (histoire, idées, institutions, géographie, langue, etc.) que contemporaine (actualité politique, culturelle, artistique, sportive, etc.).
Les candidats aux concours sociaux sont souvent confrontés à ce type d'épreuve : les écoles testent ainsi leur curiosité intellectuelle et leur implication dans le monde. Un travailleur social se doit de constamment s'intéresser à l'actualité, de bien connaître l'environnement politique et institutionnel qui l'entoure.
Les candidats qui préparent les examens de niveau sont particulièrement concernés pas ces épreuves. Les autres formations (assistant de service social, éducateur spécialisé ou éducateur de jeunes enfants) peuvent aussi y être confrontées, mais plus sporadiquement.

Comment aborder les questionnaires à choix multiple ?

Les fameux QCM de culture générale sont très variés et il est difficile, au regard de la diversité des questions, de s'y préparer parfaitement. Même les meilleurs candidats en lice à « Questions pour un champion » sont faillibles : la perfection reste donc, en la matière, un vœu pieux. On repère néanmoins des questions récurrentes, des domaines sur lesquels les examinateurs reviennent assez régulièrement : il est dès lors judicieux d'optimiser ses chances en constituant des fiches sur certains « grands secteurs » de la culture et de la connaissance. La préparation s'organisera donc autour des grands thèmes proposés ci-après. Une attention toute particulière sera portée à l'actualité dans ces différents domaines. N'hésitez pas à organiser des cahiers de révision dans lesquels seront reportées les informations nouvelles sur chacun des thèmes (prix Nobel de l'année, prix littéraires, grandes expositions, événements politiques et sociaux, etc.).

Comment aborder les questions courtes à réponse fermée ?

À la différence des QCM, les questionnaires de culture générale ne proposent pas de réponses. C'est au candidat de rédiger le renseignement attendu. Ce facteur complique quelque peu l'exercice : non seulement aucun indice ne met la puce à l'oreille, mais il faut de surcroît orthographier correctement les noms demandés. Une connaissance approximative, constituée de quelques rudiments de culture glanés ici et là, n'est alors d'aucun secours. Seule la lecture de quotidiens et d'ouvrages spécialisés permet de préparer efficacement cet exercice.

Comment aborder les questionnaires de culture générale à réponse ouverte ?

On parle de « réponse ouverte » parce qu'il n'existe pas de réponse type, clairement attendue. Le plus souvent, les questions portent sur l'actualité. Elles sont assez précises et requièrent des réponses claires et concises : inutile, dès lors, d'en rajouter et de risquer ainsi de perdre des points ! Si par exemple, on vous pose la question suivante : « Quels pays arabes se sont libérés de leur dictateur en janvier et février 2011 ? », il faudra répondre : « La Tunisie et L'Égypte ». Ne vous aventurez pas à expliquer les conditions de cette libération ! De la même manière, si on vous demande de citer trois métiers du secteur social, inutile d'en porter un quatrième à la connaissance du jury : cette réponse supplémentaire ne vous rapportera pas plus de points. Elle pourrait même vous en faire perdre !

S'ENTRAÎNER

Sujet (EJE, ES, ASS, Occitanie)

QCM SUR L'ACTUALITÉ

Vous traiterez les énoncés suivants en cochant la ou les cases de votre choix. Attention ! Plusieurs réponses sont parfois attendues : cochez alors les cases correspondantes.
Note : certaines questions ont été légèrement modifiées pour coller à l'actualité. À défaut de respecter l'épreuve à la lettre, elles en respectent l'esprit.

1. Quelle religion compte actuellement le plus d'adeptes dans le monde ?
☐ **a.** Le bouddhisme
☐ **b.** Le christianisme
☐ **c.** L'hindouisme
☐ **d.** L'islam

2. Le prix Goncourt 2017 a été attribué à :
☐ **a.** Emmanuelle Pireyre
☐ **b.** Philippe Djian
☐ **c.** Éric Vuillard

3. À la suite des attentats du 13 novembre 2015 à Paris, François Hollande a décidé…
☐ **a.** La mise en place de l'État d'urgence
☐ **b.** La mise en place du couvre-feu
☐ **c.** Des mesures d'exception en matière de restriction des libertés individuelles

4. Quelle élection importante est prévue à l'agenda politique français de 2019 ?
☐ **a.** Aucune échéance politique majeure n'est prévue en 2019
☐ **b.** Les élections municipales auront lieu en 2019
☐ **c.** Les élections européennes auront lieu en 2019
☐ **d.** Les élections législatives auront lieu en 2019

5. De qui Salvador Dali fut-il contemporain ?
☐ **a.** Paul Gauguin
☐ **b.** Francisco Goya
☐ **c.** Edward Hopper
☐ **d.** Pablo Picasso

6. Le Mondial de handball 2017 a eu lieu en France. On a coutume depuis 1992 de donner un surnom à l'équipe de France de handball. Parmi les surnoms suivants, cochez celui ou ceux qui ont été utilisés.

☐ **a.** Les « Bronzés »
☐ **b.** Les « Barjots »
☐ **c.** Les « Costauds »
☐ **d.** Les « Experts »

7. Qui est ministre de l'Intérieur dans le gouvernement d'Édouard Philippe ?

☐ **a.** Gérard Collomb
☐ **b.** Muriel Pénicaud
☐ **c.** Manuel Valls
☐ **d.** Bernard Cazeneuve

8. Qu'appelle-t-on État-providence ?

☐ **a.** L'État-providence est une conception de l'État où celui-ci étend son champ d'intervention et de régulation dans les domaines économiques et sociaux.

☐ **b.** L'État-providence est une théocratie : la providence désigne, selon la théologie, l'action de Dieu sur le monde. Le mot vient du latin *providentia*, « prévoyance ».

☐ **c.** L'État-providence fait référence à la IVe République, avant la constitution de 1958. Il était parfois très difficile, à cause du régime des partis politiques, de constituer un gouvernement providentiellement durable.

☐ **d.** L'État-providence est une conception de l'État qui fait de chaque individu le maître de sa destinée, sans assistance particulière. Les lois dites « sociales » ou de régulation des richesses sont quasiment inexistantes dans ce système-là.

9. Les genres musicaux de la liste suivante sont-ils bien représentés ? Cochez la ou les erreurs s'il y en a :

☐ **a.** La musique pop : Prince
☐ **b.** Le jazz : Richard Wagner
☐ **c.** Le punk : Sex Pistols
☐ **d.** Le reggae : Bob Marley

10. Cochez lorsque c'est vrai :

☐ **a.** À l'origine de Facebook : Mark Zuckerberg
☐ **b.** À l'origine de Twitter : Jack Dorsey
☐ **c.** À l'origine du mail : Harrow Baze
☐ **d.** À l'origine de Apple : Steve Jobs

11. Qui est le secrétaire général de l'ONU depuis janvier 2017 ?

☐ **a.** Christine Lagarde
☐ **b.** Antonio Guterres
☐ **c.** Ban Ki-moon

12. Cochez si l'affirmation est vraie :

☐ **a.** Maupassant est un auteur du XVIe siècle
☐ **b.** Molière est un auteur du XVIIe siècle
☐ **c.** Malraux est un auteur du XVIIIe siècle
☐ d. Montaigne est un auteur du XIXe siècle

13. En Europe : certains pays veulent rejoindre l'Union européenne alors que dans d'autres (parmi les 28 États membres actuels) les revendications identitaires et l'idée de séparatisme progressent. Dans quel(s) pays ?

☐ **a.** La Belgique avec les Flamands
☐ **b.** L'Espagne avec la Catalogne
☐ **c.** Le Royaume-Uni avec l'Écosse

14. On a beaucoup entendu parler de Bure dans l'actualité. Pourquoi ?
☐ **a.** À Bure, le projet de construction d'une usine agrochimique ne fait pas consensus au sein de la population
☐ **b.** À Bure, un projet d'enfouissement des déchets nucléaires entraîne des heurts avec les opposants
☐ **c.** À Bure, un projet de construction d'un Center Parcs provoque la colère des écologistes locaux
☐ **d.** À Bure, le projet de construction de l'Aéroport de Notre-Dame-des-Landes qui devait fusionner les aéroports de Nantes et de Rennes a été abandonné
15. « Si ce n'est toi, c'est donc ton frère ». Dans quelle fable de La Fontaine trouve-t-on ce vers célèbre, devenu adage ?
☐ **a.** « Le laboureur et ses enfants »
☐ **b.** « La mort et le bûcheron »
☐ **c.** « Les animaux malades de la peste »
☐ **d.** « Le loup et l'agneau »
16. Combien de départements composent la région dans laquelle vous passez cette sélection ?
☐ **a.** 8
☐ **b.** 10
☐ **c.** 11
☐ **d.** 13
17. À la fin du xxe siècle, la liste des arts a été stabilisée à neuf, à l'image du nombre des Muses antiques. Quels sont les derniers de la liste ?
☐ **a.** 7e art : le cinéma ; 8e art : les « arts médiatiques » ; 9e art : la bande dessinée
☐ **b.** 7e art : le cinéma ; 8e art : les « arts martiaux » ; 9e art : la bande dessinée
☐ **c.** 7e art : le cinéma ; 8e art : les « arts décoratifs » ; 9e art : la bande dessinée
18. Pour quelle raison Keith Richards, Charlie Watts, Ronnie Wood et Bill Wyman sont-ils connus ?
☐ **a.** Ces scientifiques du laboratoire Eugenia d'Atlanta ont reçu le prix Nobel 2012 de médecine pour leurs recherches sur la reprogrammation nucléaire (technique qui permet de transformer des cellules adultes en cellules-souches capables de créer tous types de tissus du corps humain)
☐ **b.** Ces alpinistes britanniques ont récemment gravi 8 000 mètres dans l'Himalaya, battant le record de l'équipe d'alpinistes français de Yannick Seigneur, en 1974
☐ **c.** Ces personnes, avec Mick Jagger, sont les membres historiques des Rolling Stones qui ont organisé (fin novembre dernier) un concert pour marquer leurs 50 ans de carrière
☐ **d.** Ces personnes ne sont pas connues par leurs vrais noms mais par leurs pseudonymes : Bob Dylan, Prince, Sting, David Bowie
19. Selon une étude de l'Insee, à combien le niveau de vie médian s'élève-t-il en 2017 ?
☐ **a.** 1 410 euros par mois
☐ **b.** 1 610 euros par mois
☐ **c.** 1 797 euros par mois
20. Cochez ce qui est vrai :
☐ **a.** Le quotidien le plus vendu en France est *Ouest-France* avec 768226 exemplaires en moyenne par jour
☐ **b.** L'hebdomadaire le plus lu en France est *TV Magazine* avec plus de 14 millions de lecteurs par semaine
☐ **c.** *Le Figaro* est un quotidien dont l'orientation politique est à droite
☐ **d.** *Libération* est un quotidien dont l'orientation politique est à gauche

CORRIGÉS

1. b ; **2.** c ; **3.** a ; **4.** c, d ; **5.** c, d ; **6.** a, b, c, d ; **7.** a ; **8.** a ; **9.** b ; **10.** a, b, d ; **11.** b ; **12.** b ; **13.** a, b, c ; **14.** b ; **15.** d ; **16.** d (Ariège, Aude, Aveyron, Gard, Haute-Garonne, Gers, Hérault, Lot, Lozère, Hautes-Pyrénées, Pyrénées-Orientales, Tarn, Tarn-et-Garonne) ; **17.** a ; **18.** c ; **19.** c ; **20.** a, b, c, d.

CHAPITRE 14

Les tests psychotechniques

Les tests ne sont pas systématiquement proposés aux épreuves des concours, loin s'en faut. S'ils représentent une large part des points dans la sélection de certaines écoles (IRTS de Lille et IRTS de Talence, par exemple), ils peuvent être totalement absents des épreuves ou seulement utilisés après l'admissibilité. Quoi qu'il en soit, les annales ne sortent pas des centres d'examen : les exemples et exercices présentés ici ne visent donc qu'à donner un aperçu des tests sur lesquels un candidat peut avoir à plancher. Ils sont construits sur la base des témoignages de candidats ayant passé les épreuves et restent donc, à ce titre, représentatifs de ce à quoi il faut s'attendre. Pour réussir les tests, il faut un peu de connaissances (les bases mathématiques et la langue française), une bonne dose de méthode et beaucoup d'entraînement. Les exercices présentés ici pourront avantageusement être complétés par les ouvrages présentés dans la bibliographie.

Le raisonnement logique

Les épreuves de logique visent à cerner les capacités de déduction du candidat. Il s'agit de mesurer si ce dernier est capable de trouver la relation qui unit une série d'éléments. Ces tests sont construits à partir d'une multitude de modèles.

Les suites numériques

Les suites classiques

Dans ce type d'exercice, on doit établir le rapport qui organise la suite de chiffre ou de nombres. Ce rapport peut être l'addition, la soustraction, la division ou la multiplication. Ces principes se mêlent en général dans les séries.

Exemple 1 : 4 – 7 – 5 – 8 – 6 – ?

Réponse : 9. Le principe est assez simple : 4 + 3 = 7 ; 7 – 2 = 5 ; 5 + 3 = 8 ; 8 – 2 = 6. Il faut donc ajouter + 3 pour continuer la suite.

Exemple 2 : 3 – 1 – 5 – 3 – 7 – ?

Réponse : 5. On alterne –2 et + 4.

On voit bien dans ces exemples que chaque élément de la suite n'a pas nécessairement de rapport avec celui (ou ceux !) qui le suit ou le précède. Dans ce cas, plusieurs principes distincts sont enchâssés et forment un principe organisateur supérieur. Il faut souvent aller assez loin dans la suite pour découvrir la logique de l'ensemble.

Exemple 3 : 20 – 25 – 50 – 54 – 162 – ? – 660

Réponse : 165. On additionne et on multiplie une fois sur deux. On soustrait 1 à l'addition et on additionne 1 à la multiplication.

Les éléments qui constituent la suite peuvent également servir de principe. Dans ce cas, il faut trouver les signes mathématiques qui les organisent.

Exemple 4 : 4 – 6 – 10 – 16 – 26 – ? – 68

Réponse : 42. (4 + 6 = 10, 10 + 6 = 16, 16 + 10 = 26, 26 + 16 = 42)

Le cas des séries numériques organisées en figures

Les séries numériques peuvent également se trouver dans des tableaux ou figures géométriques plus ou moins complexes. Il s'agit dès lors de retrouver l'élément manquant dans la série. Le système est organisé par le calcul (exemple 1) ou par un principe de symétrie (exemple 2).

Exemple 1 : quel est l'élément manquant dans la figure ?

4		6
	?	
8		6

Réponse : l'élément manquant est 2 (en diagonale, 4 + 2 = 6 et 6 + 2 = 8)

Exemple 2 : quel est l'élément manquant dans la série ?

6	8	12
8	8	8
?	8	6

Réponse : l'élément manquant est 12 pour obtenir un tableau symétrique. Il n'y a aucun calcul à effectuer : les chiffres ou nombres sont à considérer comme des « images ».

Les suites alphabétiques

Les suites alphabétiques jouent sur l'ordre des lettres et/ou leur valeur numérique en partant du début ou de la fin de l'alphabet. C'est pour cette raison que, sur ce type de test, il est conseillé de constituer rapidement au brouillon (si l'épreuve le permet) un tableau organisé comme celui-ci :

A	B	C	D	E	F	G	H	I	J	K	L	M	N	O	P	Q	R	S	T	U	V	W	X	Y	Z
1	2	3	4	5	6	7	8	9	10	11	12	13	14	15	16	17	18	19	20	21	22	23	24	25	26
Z	Y	X	W	V	U	T	S	R	Q	P	O	N	M	L	K	J	I	H	G	F	E	D	C	B	A
1	2	3	4	5	6	7	8	9	10	11	12	13	14	15	16	17	18	19	20	21	22	23	24	25	26

Ce petit tableau vous permettra de visualiser rapidement le principe organisateur de la suite.

Exemple 1 : A – C – E – G – I – K – ?

Réponse : la suite logique est ici M. Le principe organisateur est : 1 lettre sur 2.

Exemple 2 : A – B – E – F – I – J – M – N – Q – ?

Réponse : la suite logique est ici R. Le principe organisateur est : 2 lettres sur 4 : AB (CD) EF (GH)...

Exemple 3 : A – Z – B – Y – C – X – ?

Réponse : la suite logique est ici D. Le principe organisateur est : début et fin de l'alphabet.

Les suites alphanumériques

Elles regroupent les deux types de suites (alphabétiques et numériques) vues précédemment. Rien d'original, donc : il suffit d'appliquer les mêmes principes organisateurs.

Exemple 1 : A – 4 – B – 5 – C – 6 – D – 7 – ? – ?

Réponse : E et 8. Le principe est ici évident : on ajoute 1 lettre à l'alphabet et +1 aux chiffres. Mais les données peuvent se compliquer.

Exemple 2 : D – 8 – 6 – F – 9 – 5 – J – 10 – ? – ?
Réponse : 4 et P. On remarque que les valeurs numériques des lettres augmentent en fonction des sommes données par les chiffres. On commence par soustraire les deux premiers chiffres : 8 – 6 = 2. On sait que D vaut 4 (voir tableau) + 2 = 6. Donc F vaut 6.
Le second couple de chiffres correspond à 8 + 1 = 9 et à 6 – 1 = 5.
9 – 5 = 4. F (ou 6) + 4 = 10, c'est-à-dire J (en 10e position dans le tableau).
On reprend le même système que précédemment : 9 + 1 = 10 et 5 – 1 = 4. 10 – 4 = 6. Donc 10 + 6 = 16, c'est-à-dire P, en 16e position dans le tableau.

Les suites et séries iconographiques

Les exemples de séries iconographiques (c'est-à-dire organisées avec des images) sont multiples : tous les cas de figure sont envisageables. Nous vous présentons ici, sous formes d'exercices, différents types de tests qu'il est possible de rencontrer en concours.

Les tests à figures géométriques

Il faut comprendre le principe qui organise les différentes images pour découvrir celle qui suit logiquement.
Exemple 1 : quelle figure suit logiquement la série suivante (figure 14.1) ?

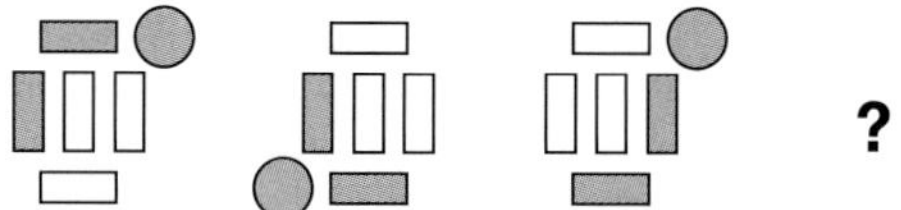

FIGURE 14.1.

Propositions (figure 14.2) :

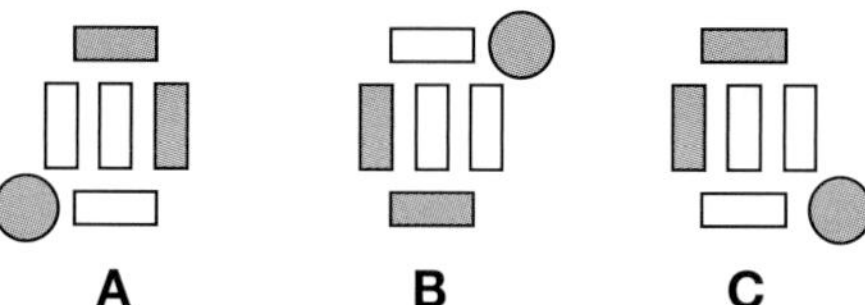

FIGURE 14.2.

Réponse : on remarque que les deux rectangles grisés se déplacent ensemble circulairement vers la droite en sautant à chaque fois 2 rectangles blancs (celui du milieu ne sert à rien...) pendant que le cercle tourne autour de la figure en sautant 1 côté. Si on applique ce principe à l'élément 3 de la série, on obtient A.
Sur ce type d'exercice, prenez en compte la rotation (le sens dans lequel les éléments circulent), la mutation (un élément se modifie quand le mouvement de rotation arrive à lui) et la permutation (l'élément permute avec un autre selon un principe logique).
Rotation (figure 14.3) :

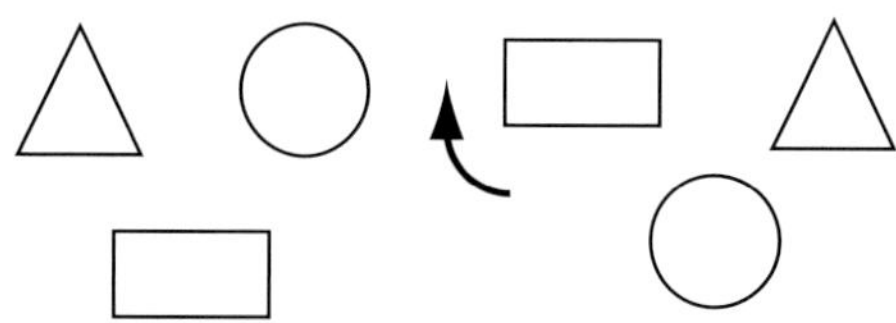

FIGURE 14.3.

Mutation (figure 14.4) :

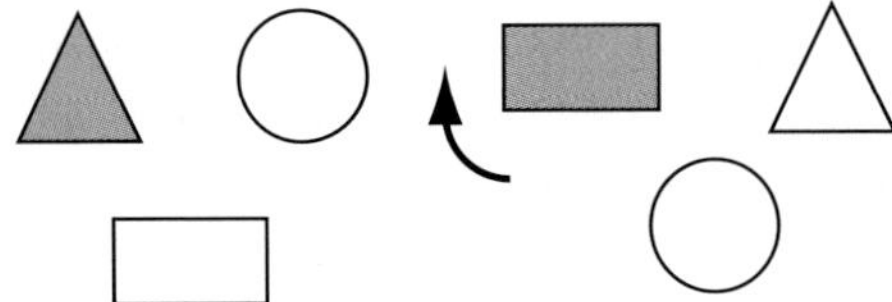

FIGURE 14.4.

Permutation (figure 14.5) :

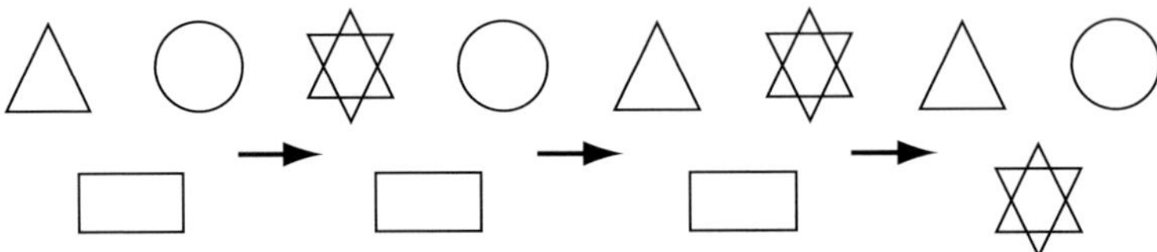

FIGURE 14.5.

Le test des cartes

Des cartes sont placées suivant un certain ordre ou une certaine configuration. Une ou plusieurs cartes sont retournées. Il s'agit de déterminer quelle en est la valeur.
Attention : en règle générale, l'as a pour valeur 1. Le valet, la dame et le roi n'ont pas de valeur numérique : ils se hiérarchisent en ordre de hauteur (valet < dame < roi).
Exemple 1 (figure 14.6) :

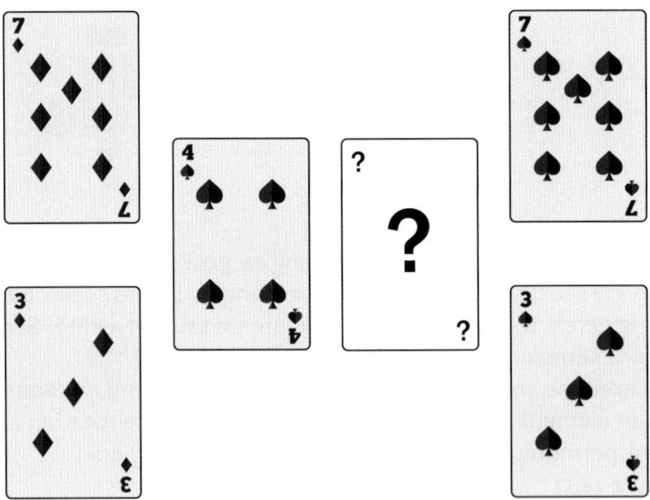

FIGURE 14.6.

Réponse : la carte retournée est le 4 de carreau ; il faut prendre en compte la couleur (alternance de carreaux et de piques) et la valeur sur chaque ligne dans cette série.
Ces critères peuvent s'organiser dans des configurations plus complexes :
Exemple 2 (figure 14.7) :

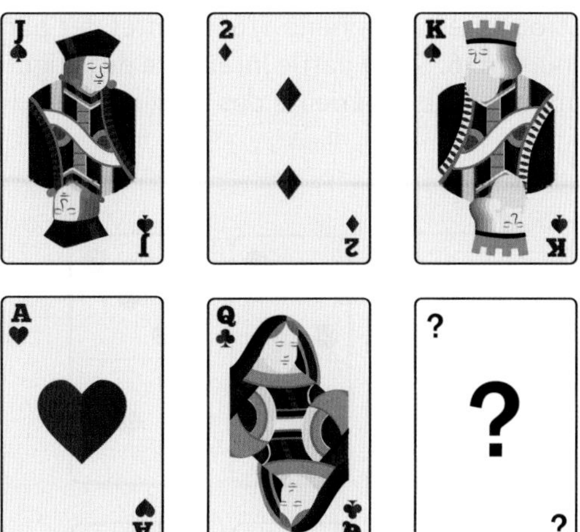

FIGURE 14.7.

Réponse : la carte retournée est le trois de cœur. Il faut raisonner à la fois sur les colonnes et sur les lignes. En zigzaguant sur ces deux axes, on obtient : valet, dame, roi et as (1), 2 et 3. Pique, trèfle, pique puis cœur, carreau et cœur.

Le test des dominos

Il s'agit de trouver la valeur d'un domino sachant qu'ils comportent deux parties numérotées de 0 à 6. On peut rencontrer plusieurs types de progressions :

- des suites ou des séries mathématiques ;
- des symétries ;
- des additions ou des soustractions sur des lignes ou des colonnes.

En règle générale, il faut toujours terminer par le domino à trouver. Ceci est surtout valable lorsque les dominos sont disposés en cercle.

Exemple 1 (figure 14.8) :

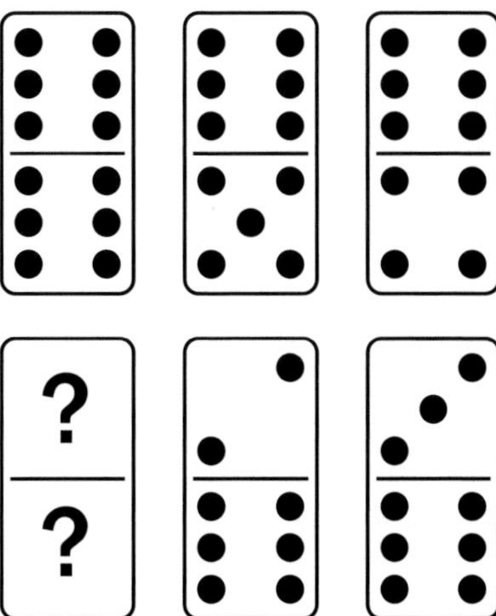

FIGURE 14.8.

Réponse : le domino à trouver est le domino 1/6. En effet, les parties extérieures des dominos portent uniquement le numéro 6. Sur la partie intérieure de la figure (partie inférieure des dominos de la ligne supérieure et partie supérieure des dominos de la ligne inférieure), on remarque une série 6 – 5 – 4 – 3 – 2 – 1.

Exemple 2 (figure 14.9) :

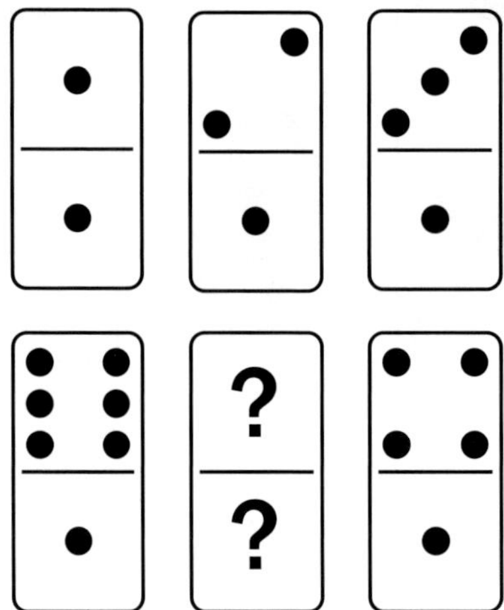

FIGURE 14.9.

Réponse : 1/5. Il faut « travailler » sur les diagonales.

S'ENTRAÎNER

EXERCICE 1

Retrouvez l'élément manquant (?) dans les suites ci-dessous.

1. 7 – 10 – 15 – 18 – 23 – ?
2. 47 – 29 – 36 – 18 – 25 – ?
3. 137 – 45 – 411 – 50 – 1 233 – 55 – 3 699 – ? – ?
4. 38 – 152 – 456 – 912 – 912 – 1 824 – ?
5. 20 – 17 – 51 – 47 – 188 – 183 – ?
6. 387 – 254 – 389 – 252 – 391 – ?
7. 19 – 3 – 57 – 4 – 228 – ? – 1 140
8. 784 – 676 – 576 – 484 – ?
9. 7 – 19 – 21 – 76 – 105 – ?
10. 1 – 2 – 8 – 128 – ?

EXERCICE 2

Retrouvez l'élément manquant (?) dans les suites ci-dessous.

1. A – D – G – J – M – ?
2. A – B – D – G – K – P – ?
3. Y – B – W – D – U – F – S – ?
4. M – A – N – Z – L – B – O – Y – K – C – P – ?
5. W – X – U – V – S - ? – Q
6. H – S – J – Q – M – N – Q – J – V – ?
7. W – F – S – J – O – N – ?

8. A – B – X – C – D – T – E – F – P – G – H – ?
9. B – N – X – T – Z – V – ?
10. Y – X – D – F – S – P – N – ?

EXERCICE 3

Retrouvez l'élément manquant (?) dans les suites ci-dessous.
1. P – 1 – O – 2 – M – 3 – J – 4 – ?
2. 2 – 4 – F – 8 – 10 – ? – 14 – 16 – R
3. Y – 8 – Q – 7 – X – 6 – R – ? – ?
4. 17 – H – 20 – B – 23 – E – 26 – H – 29 – K – 32 – ?

EXERCICE 4

Retrouvez l'élément manquant (?) dans les suites ci-dessous.
1. (figure 14.10) .

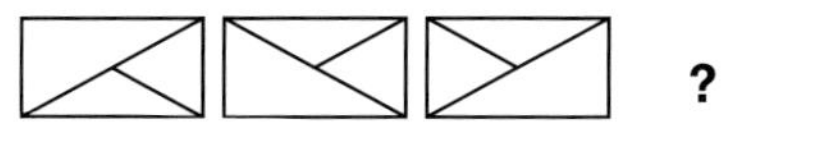

?

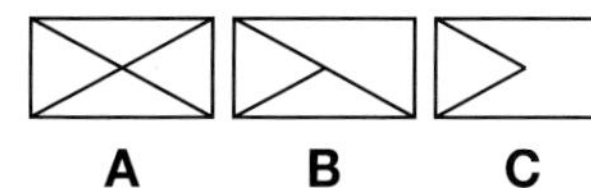

FIGURE 14.10.

2. (figure 14.11) .

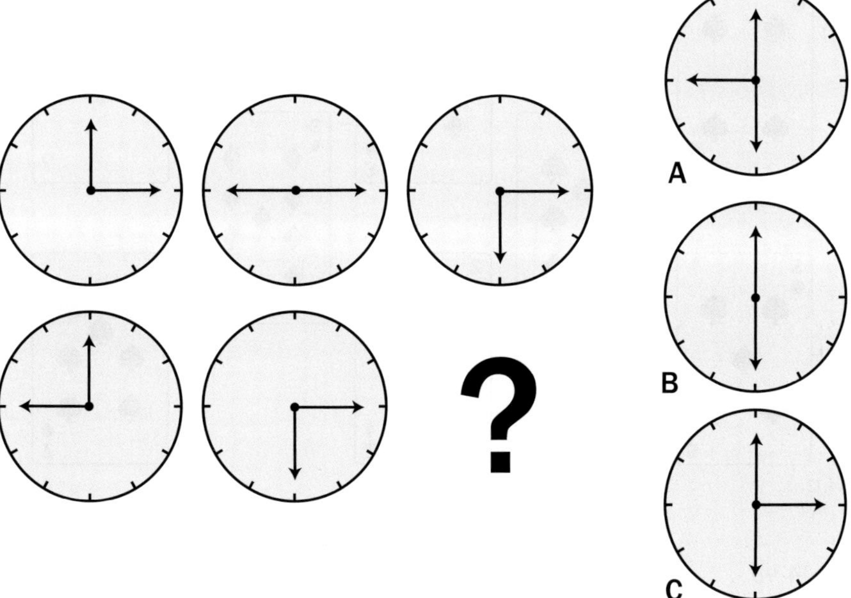

FIGURE 14.11.

3. (figure 14.12) .

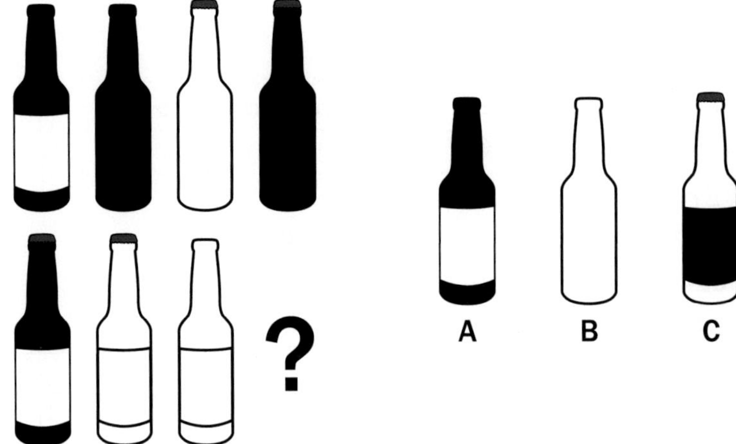

FIGURE 14.12.

4. (figure 14.13) .

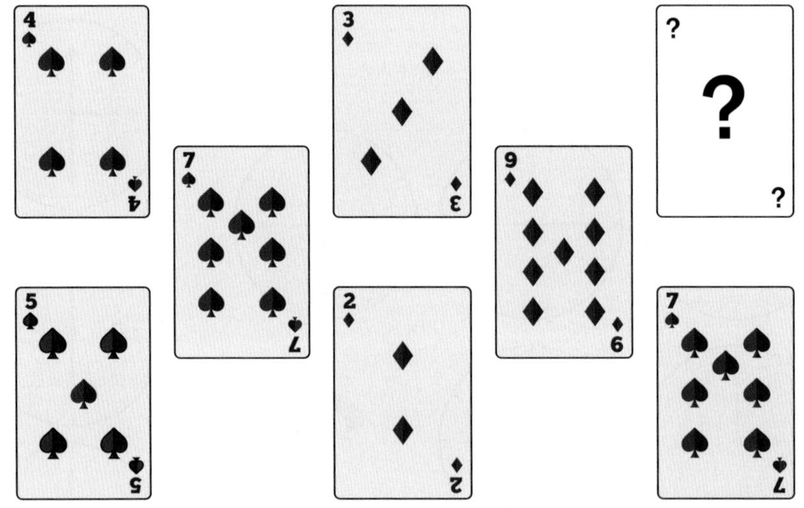

FIGURE 14.13.

5. (figure 14.14) .

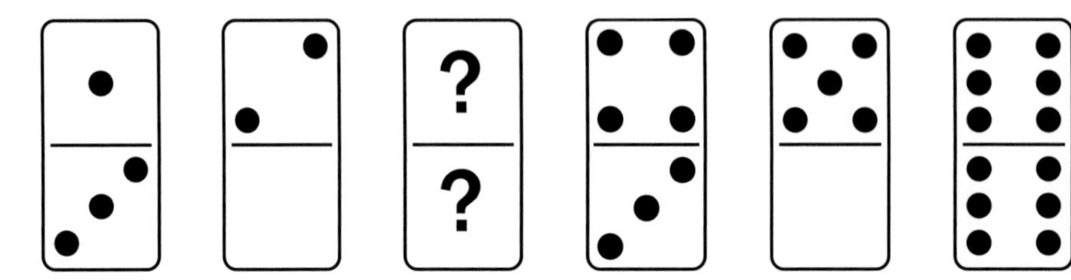

FIGURE 14.14.

CORRIGÉS

EXERCICE 1

1. 26. Le principe est + 3 puis + 5 puis + 3 puis + 5, etc.
2. 7. Le principe est – 18 puis + 7 puis – 18 puis + 7, etc.
3. 60 et 11 097. 137 x 3 = 411 ; 45 + 5 = 50 ; 411 x 3 = 1 233 ; 50 + 5 = 55, etc.
4. 5 472. 38 x 4 = 152 x 3 = 456 x 2 = 912 x 1 = 912 x 2 = 1 824 x 3 = 5 472.
5. 915. 20 – 3 = 17 x 3 = 51 – 4 = 47 x 4 = 188 – 5 = 183 x 5 = 915.
6. 250. Le principe est + 2 et – 2 en alternance.
7. 5. 19 x 3 = 57 x 4 = 228 x 5 = 1 140.
8. 400. 724 = 28^2 ; 676 = 26^2 ; 576 = 24^2 ; 484 = 22^2 ; 20^2 = 400.
9. 456. 7 x 3 = 21 ; 19 x 4 = 76 ; 21 x 5 = 105 ; 76 x 6 = 456.
10. 32 768. 1^2 x 2 = 2 ; 2^2 x 2 = 8 ; 8^2 x 2 = 128 ; 128^2 x 2 = 32 768.

EXERCICE 2

1. P. Le principe organisateur est : + 3.

A		D		G		J		M		P
1	+3	4	+3	7	+3	10	+3	13	+3	16

2. V. Le principe organisateur est : on augmente de + 1 à chaque fois.

A	+1	B	+2	D	+3	G	+4	K	+5	P	+6	V

3. H. Le principe organisateur est : séries de 2 lettres prises au début et à la fin de l'alphabet.

YB	WD	UF	SH
2	4	6	8

4. X. Le principe organisateur est : on part de la moitié de l'alphabet dans un sens puis dans l'autre : M vers A puis N vers Z, M – 1 = L vers A + 1 = B, N + 1 = O vers Z – 1 = Y, etc.
5. T. Le principe organisateur est : + 1 lettre puis - 3 lettres (W + 1 = X – 3 = U + 1 = V – 3 = S, etc.).
6. E. Le principe organisateur est : on prend les lettres par couple. H et S sont, chacune, en 8e position (S en partant de la fin), J et Q en 10e position (+ 2), M et N en 13e position (+ 3), Q et J en 17e position (+ 4). V est en 22e position, comme E (+ 5).
7. K. Le principe organisateur est : W = 4e position en partant de la fin, F = 6e position en partant du début, S = 8e position en partant de la fin, J = 10e position en partant du début, etc. On alterne fin/début et on ajoute + 2.
8. L. Le principe organisateur est : on prend les lettres par séries de 3. Pour les 2 premières, il faut partir du début (alphabet à l'endroit) : (A = 1 + B = 2) = (X = 3, alphabet à l'envers). On recommence : (C = 3 + D = 4) = (T = 7, alphabet à l'envers) etc. Donc (G = 7 + H = 8) = (L = 15, alphabet à l'envers).
9. X. Le principe organisateur est : B + 12 = 14 (donc N). N + 10 = 24 (donc X). X + 8 = on repart dans l'autre sens une fois arrivé à Z, donc 20, c'est-à-dire T. T + 6 = 26 (donc Z). Z + 4 = on repart encore dans l'autre sens, donc V (22). V + 2 = X.
10. R. Le principe organisateur est complexe puisqu'il faut prendre en compte les deux valeurs numériques de l'alphabet (en partant de la fin et du début) et considérer les lettres par couples :

Y	.	X	.	D	.	F	.	S	.	P	.	N	.	R
2 (fin)	+1=	3 (fin)	+1=	4 (début)	+2=	6(début)	+ 2=	8 (fin)	+ 3=	11 (fin)	+ 3=	14 (début)	+ 4	18 (début)

EXERCICE 3

1. F. Principe organisateur : P (vaut 16) – 1 = O (vaut 15) – 2 = M (vaut 13) – 3 = J (vaut 10) – 4 = 6, c'est-à-dire F.

2. L. Il suffisait de continuer la suite avec les valeurs numériques des lettres : 2, 4, 6 (F), 8, 10, 12 (donc L), etc.
3. 5 et W. Principe organisateur : Y (donc 25) – 8 = 17 (donc Q). 17 + 7 = 24 (donc X). 24 – 6 = 18 (donc R). 18 + 5 (on alterne le signe mathématique) = 23, donc W.
4. E. Ici, un petit piège, pour montrer combien les tests peuvent jouer de toutes les ressources possibles : 17 est à prendre comme deux chiffres : 1 + 7 = 8. C'est donc H qui suit. 20, c'est 2 + 0, donc vient le B, etc. 32, c'est 3 + 2 = 5. C'est donc E.

EXERCICE 4

1. B.
2. B.
3. B (principe : avec étiquette/sans étiquette ; avec bouchon/sans bouchon ; vide/plein. Ne manque dans la série que : vide/sans bouchon/sans étiquette).
4. 6 de pique. La carte du milieu est la somme des rangées qui l'entourent : 4 + 3 = 7 et 5 + 2 = 7. On applique le même principe du côté de la carte à découvrir : 2 + 7 = 9 et 3 + 6 = 9. Pour connaître la couleur, il suffit de repérer l'organisation par colonne : chacune ne contient qu'une couleur. Il s'agit donc du pique.
5. 3/6. Sur la ligne supérieure, on observe une suite numérique 1 – 2 – 3 – 4 – 5 – 6. Sur la ligne inférieure, on retrouve deux fois la série 3 – 0 – 6.

L'aptitude verbale

Les tests d'aptitude verbale reposent sur la connaissance du langage. Ils proposent des questions de grammaire (syntaxe, conjugaison ou orthographe), de vocabulaire ou de compréhension.

Le vocabulaire

Les tests de vocabulaire se présentent le plus souvent sous la forme de QCM : on vous demande de retrouver le synonyme ou l'antonyme (là encore, il faut bien lire les énoncés) d'un mot.
Exemple : trouver le mot qui exprime le mieux les idées suivantes :
1. Relatif au renard
a. Renardier ; b. Lycanthropique ; c. Vulpin ; d. Pithécanthrope
2. Qui concerne le siège d'une ville
a. Assujetti ; b. Obsidional ; c. Cataphorique ; d. Citadin
3. Exagérément poli
a. Valétudinaire ; b. Atavique ; c. Outrancier ; d. Obséquieux
Réponses : 1. Vulpin ; 2. Obsidional ; 3. Obséquieux
On peut encore vous demander de donner le mot qui correspond à la définition en ne vous donnant que quelques lettres de la réponse, voire sans vous donner de propositions.
Exemple : trouver le synonyme à partir des deux premières lettres qui vous sont données.
1. Exclusion : An_________
2. Avant avant-dernier : An_________
3. Qui change souvent d'humeur, lunatique : Cy_________
Réponses : 1. Anathème ; 2. Antépénultième ; 3. Cyclothymique
Vous pouvez également trouver des tests dans lesquels on vous demande de débusquer le mot (voire *les* mots…) qui n'existe pas.
Exemple : trouvez le mot qui n'existe pas dans chacune des listes suivantes :
1. Délinéer, Cothurne, Calmir, Colaphyser
2. Térébrant, Noologique, Sulphatumique, nycthémère
3. Homoncule, Valsifongique, Dulçaquicole, Généthliaque
Réponses : 1. Colaphyser ; 2. Sulphatumique ; 3. Valsifongique

La grammaire

L'orthographe

Il serait beaucoup trop long et fastidieux de donner ici un précis complet d'orthographe : il existe sur le sujet d'innombrables ouvrages fort bien faits qui détaillent les règles particulièrement ardues de notre langue. Les exercices qui suivent donnent un assez bon aperçu des difficultés le plus souvent rencontrées dans les tests d'orthographe.

Les QCM d'orthographe (et de langue française)

Tous les cas de figure sont possibles, car on peut vous demander aussi bien de repérer le(s) mot(s) fautif(s) que le(s) mot(s) correctement orthographié(s)... Lisez correctement l'énoncé pour être certain des consignes.

Exemple : trouvez le mot correctement orthographié dans chacun des trois items suivants.

1. a. Auturière ; b. Violassé ; c. Décrypter ; d. Goélan
2. a. Jeunotte ; b. Englouttir ; c. Occurrence ; d. Facécie
3. a. Hatrabilaire ; b. Cabottage ; c. Obsolescence ; d. Quintescence
Réponses : 1. Décrypter ; 2. Jeunotte ; 3. Obsolescence

Les phrases à corriger

Exemple : les phrases qui suivent sont soit correctes (C) soit incorrectes (I) du point de vue de la logique grammaticale, du bon usage de la langue ou de l'orthographe. Entourez la réponse qui convient.

1. La loi devrait, au dire des journalistes, bénéficier aux fonctionnaires.
Correct ou Incorrect
2. Quoique le président débutât la séance par un discours solennel, personne n'écouta.
Correct ou Incorrect
3. Il s'est perdu en conjonctures.
Correct ou Incorrect

Réponses :
1. Incorrect : on bénéficie de quelque chose, mais cela profite à quelqu'un.
2. Incorrect : débuter est un verbe intransitif : il n'accepte donc pas de COD (ici, « la séance »).
3. Incorrect : on se perd en conjectures (hypothèses).

La conjugaison

Nombreux sont les exercices qu'il est possible de concevoir sur ce type de test. Il convient bien entendu de connaître parfaitement ses tables...

Conjugaison des verbes suivant un modèle

Il s'agit tout simplement de décliner suivant le paradigme proposé.

Exemple : conjuguez les verbes qui suivent suivant le modèle proposé. Si la forme n'existe pas, notez-le d'une croix.

Mourir	Que nous mourussions	Vous mourûtes	Meurs	Il fût mort
Apprécier				
Naître				
Aller				
Pourvoir				
Faire				

Réponses :
Que nous mourussions : subjonctif imparfait ; Vous mourûtes : passé simple ; Meurs : impératif présent ; Il fût mort : conditionnel passé deuxième forme. Donc :

Apprécier : Que nous appréciassions, Vous appréciâtes, Apprécie, Il eût apprécié
Naître : Que nous naquissions, Vous naquîtes, Nais, Il fût né
Aller : Que nous allassions, Vous allâtes, Va, Il fût allé
Pourvoir : Que nous pourvussions, Vous pourvûtes, Pourvois, Il eût pourvu
Faire : Que nous fissions, Vous fîtes, Fais, Il eût fait

Concordance des temps

Il s'agit de trouver la bonne forme du verbe en fonction du contexte. On ne respecte plus guère la concordance des temps aujourd'hui, ce qui rend ce type d'exercice d'autant plus difficile. Sachez simplement qu'il existe une sorte de principe de symétrie entre les différents modes. Dans un énoncé comme « Il faut que vous veniez », le présent de l'indicatif dans la principale implique un présent du subjonctif dans la subordonnée. Si on transforme la phrase au passé, cela donne : « Il fallait (ou il fallut) que vous vinssiez » : le passé (imparfait de l'indicatif ou passé simple) dans la principale implique un passé (imparfait du subjonctif) dans la subordonnée.
Exemple : écrivez le verbe à la forme qui convient.
1. Quoi que je (dire) il fallut le supporter.
2. Je veux qu'il (rire) avec moi.
3. Je ne voulus pas partir sans que vous (prendre) ma défense.
Réponses : 1. disse ; 2. rie ; 3. prissiez

La compréhension verbale

C'est la faculté à saisir le sens d'un énoncé qui caractérise ces tests. Plusieurs types de « compréhension » sont possibles.
Exemple 1 : trouvez la formule qui a le même sens que l'énoncé proposé.
Vous n'êtes pas sans savoir :

a. Vous ignorez peut-être.	c. Vous n'êtes pas sans ignorer.
b. Vous n'ignorez pas.	d. Vous ne pouvez pas ne pas l'ignorer.

Réponse : b. Deux négations s'annulent : « vous n'êtes pas sans savoir » signifie que vous savez, donc que vous n'ignorez pas...
Exemple 2 : l'énoncé suivant donne lieu à plusieurs interprétations. Parmi les quatre propositions, trouvez celle qui est impossible (quelle qu'en soit la raison).
Son mari était notaire :
a. Elle n'était pas notaire.
b. Elle est veuve.
c. Elle a divorcé.
d. Son mari a changé de métier.
Réponse : a. Il est en effet impossible d'interpréter cette proposition à partir de « son mari était notaire ».
Exemple 3 : trouvez la proposition qui se rapporte le mieux à l'énoncé suivant.
« Tout ce qui est injuste nous blesse lorsqu'il ne nous profite pas directement. » (Vauvenargues) :
a. On n'aime pas la justice quand on ne sait pas en profiter.
b. C'est en profitant de l'injustice qu'on s'enrichit vraiment.
c. C'est quand elle n'apporte rien que l'injustice fait vraiment mal.
d. Il est difficile de profiter de l'injustice quand elle blesse.
Réponse : c. L'énoncé signifie tout simplement qu'on accepte mieux les injustices quand elles nous rapportent quelque chose.

Les jeux sur la langue

Les mots composés cachés

On peut vous demander de rechercher un mot à cheval sur deux noms composés. Cet exercice requiert une bonne connaissance du vocabulaire.
Exemple : quel mot doit-on inscrire entre parenthèses pour former deux noms composés ?
Garde (---------) marée
Réponse : chasse. Un garde-chasse et un chasse-marée.
Un autre exercice consiste à rechercher le nom à ajouter pour former des noms composés avec tous les termes proposés.
Exemple : quel nom doit-on ajouter à chacun des mots suivants pour former des noms composés ?

1.
...........-droit
...........-lacet
...........-plat
...........-passe
...........-montagne

2.
...........-boue
...........-chiourme
...........-feu
...........-pêche

3.
Contre-...........
Chausse-..........
Plain-............

Réponses : 1. passe ; 2. garde ; 3. pied

Les tests de similitude

Il s'agit de dégager le principe commun qui organise des séries de mots.

Le rapport peut être fondé sur le principe type/espèce

Exemple : fraise est à fruit ce que poireau est à...
a. Légume
b. Cucurbitacée
c. Verdure
d. Racine
Réponse : légume. C'est l'espèce à laquelle le type (poireau) appartient, comme dans l'énoncé.

Le rapport peut être fondé sur un principe d'antonymie

Exemple : noir est à blanc ce que clair est à...
a. Eau
b. Pur
c. Pollué
d. Foncé
Réponse : foncé. Comme noir est l'antonyme de blanc, clair est le contraire de foncé.
Il faut que les éléments aient un rapport exactement identique : il doit apparaître entre les quatre mots une véritable symétrie.

S'ENTRAÎNER

EXERCICE 1

Cochez la réponse dont la définition correspond au mot proposé.

1. Siccité
a. Maladie dégénérative
b. État de ce qui est sec
c. Le chiffre 6 dans la Kabbale
d. Mathématiques en base 6

2. Vidimer
a. Dire ce que l'on voit
b. Vaincre sans combattre
c. Certifier conforme
d. Nécroser (les tissus)

3. Ovoïde
a. En forme de soucoupe volante
b. Préfet polonais
c. Petite cellule sexuelle
d. En forme d'œuf

4. Vulpin
a. Plante tropicale
b. Outil de forgeron
c. Relatif au renard
d. Discourtois (au Moyen Âge)

5. Dauber
a. Cuisiner en quantité
b. Sentir mauvais
c. Sacrer un chevalier
d. Se moquer

6. Impécunieux
a. Irrespectueux
b. Qui manque d'argent
c. Vulgaire
d. Qui sort du commun

7. Infibulation
a. Excision
b. Tissage
c. Contorsion
d. Opération chirurgicale bénigne

8. Irréfragable
a. Boulimique
b. Irrécusable
c. Imprenable
d. Incoercible

9. Gourme
a. Impétigo
b. Prépuce

c. Pubis
d. Goitre
10. Essoriller
a. Écourter (les oreilles)
b. Essorer lentement
c. Essorer rapidement
d. Courroucer

EXERCICE 2

Indiquez si la forme verbale est correcte (C) ou incorrecte (I).
1. Il décrierait ce tableau avec force arguments.
2. Sa femme, il l'a inclue dans sa liste électorale.
3. Il a chu par terre et s'est relevé.
4. Vous avez maudi trop de gens.
5. Il fallut que je suivisse cette course.
6. Ils pouront venir demain si tout va bien.
7. Il serait bon que vous sursissiez à sa peine.
8. Ils errèrent par les chemins et fuyèrent ainsi leurs poursuivants.
9. Vaincs-les et ne crains plus rien.
10. Il s'en ait ensuivi une course folle.

EXERCICE 3

1. L'énoncé suivant donne lieu à plusieurs interprétations. Parmi les quatre propositions, trouvez celle qui est impossible (quelle qu'en soit la raison).
Je n'ai plus de machine à laver.
a. J'ai lavé toutes les machines.
b. J'ai eu une machine à laver.
c. Je dois maintenant laver mon linge à la main.
d. Je n'aime pas les machines à laver.
2. L'énoncé suivant donne lieu à plusieurs interprétations. Parmi les quatre propositions, trouvez celle qui est impossible (quelle qu'en soit la raison).
En seconde noce, il a épousé son ex-belle-sœur.
a. Il a épousé la veuve de son frère.
b. Il a épousé la sœur de sa veuve.
c. Il a épousé la sœur de son ex-femme.
d. Il a épousé l'ex-femme de son ex-beau-frère.
3. Trouvez la formule qui a le même sens que l'énoncé proposé.
Je ne doute pas qu'il ne s'interdise de s'en abstenir.
a. Je suis sûr qu'il le fera.
b. Je ne suis pas sûr qu'il le fera.
c. Je suis sûr qu'il ne le fera pas.
d. Je ne suis pas sûr qu'il se permettra de le faire.
4. Trouvez la formule qui a le même sens que l'énoncé proposé.
Je ne nie pas que ça ne s'est pas fait sans peine.
a. J'avoue que ce ne fut pas difficile.
b. J'ignore si ce fut facile.
c. Je nie que ce fut difficile.
d. J'avoue que ce fut difficile.
5. Trouvez la proposition qui se rapporte le mieux à l'énoncé suivant.
« Le cœur a ses raisons que la raison ne connaît point. » Pascal

a. Les amoureux ne sont pas sages.
b. La lucidité est le contraire de la passion.
c. Les mobiles de l'amour ne sont pas rationnels.
d. La raison ne connaît de l'amour que ce qui l'arrange.

EXERCICE 4

Choisissez le couple qui convient le mieux.

1. Valse est à danse ce que sonnet est à :
a. poème
b. vers
c. littérature
d. symphonie

2. Ombre est à lumière ce que concave est à :
a. troué
b. sombre
c. convexe
d. SICAV

3. Billet est à portefeuille ce que flèche est à :
a. fourreau
b. cible
c. direction
d. carquois

4. Pire est à meilleur ce que pis est à :
a. pendre
b. vache
c. mieux
d. moins bon

5. Heure est à montre ce que programme est à :
a. chaîne
b. ordinateur
c. film
d. télévision

6. Canard est à oiseau ce que dauphin est à :
a. mammifère
b. poisson
c. cétacé
d. batracien

7. Département est à région ce que canton est à :
a. village
b. circonscription
c. chef-lieu
d. département

8. Notaire est à étude ce que médecin est à :
a. collège
b. savoir
c. cabinet
d. faculté

9. Vin est à raisin ce que bière est à :
a. bouteille
b. malt

c. houblon
d. bulle
10. Arbre est à forêt ce qu'individu est à :
a. peuple
b. patrie
c. foule
d. liesse

CORRIGÉS

EXERCICE 1

1. b ; **2.** c ; **3.** d ; **4.** c ; **5.** d ; **6.** b ; **7.** a ; **8.** b ; **9.** a ; **10.** a

EXERCICE 2

1. C ; **2.** I (incluse) ; **3.** I (est chu) ; **4.** I (maudit) ; **5.** C ; **6.** I (pourront) ; **7.** C ; **8.** I (fuirent) ; **9.** C ; **10.** I (est ensuivit)

EXERCICE 3

1. d. L'énoncé jouait sur l'homonymie du nom « machine à laver » et de la proposition infinitive « machine [n'importe laquelle] à laver [devant être lavée] ».
2. b. S'il a une veuve, c'est qu'il est mort...
3. a. « Je ne doute pas » veut dire « je suis sûr », le « ne » qui suit est explétif, c'est-à-dire qu'il n'a pas de signification et « s'interdise de s'en abstenir » signifie qu'il ne s'abstiendra pas, donc qu'il le fera.
4. d. Il suffit de barrer les doubles négations.
5. c. Pascal joue sur la polysémie du mot « raison », qui signifie à la fois « mobile » et « sensé », « rationnel ».

EXERCICE 4

1. a. La valse est un type de danse, comme le sonnet est un type de poème.
2. c. Ombre et lumière ont un rapport d'antonymie, tout comme concave et convexe.
3. d. Le billet se range dans le portefeuille comme la flèche se range dans le carquois.
4. c. Pire est l'adjectif antonyme de l'adjectif meilleur comme pis est l'adverbe antonyme de l'adverbe mieux.
5. d. Tout comme la montre affiche ou donne l'heure, la télévision montre le programme.
6. a. Le canard appartient à la classe des oiseaux comme le dauphin appartient à la classe des mammifères. Certes, le dauphin est un cétacé, mais cette réponse n'était valide que si on avait eu : canard est à palmipède (un certain type d'oiseau, donc) ce que dauphin est à : cétacé (un certain type de mammifère). Il doit y avoir symétrie dans les ordres.
7. d. Le département est la subdivision administrative qui se trouve « sous » la région comme le canton se trouve « sous » le département.
8. c. Le notaire travaille dans une étude comme le médecin travaille dans un cabinet.
9. c. C'est avec le raisin que l'on fabrique le vin comme la bière se fait avec du houblon.
10. c. L'arbre est un élément constitutif de la forêt comme l'individu est l'élément constitutif d'une foule. Peuple ne convenait pas : il s'agit d'un concept, d'une idée, non d'une entité concrète.

L'aptitude numérique

Vous pouvez rencontrer différents types d'épreuves : le calcul mental ou de rapidité (racines carrées, les fractions, les puissances, les unités, etc.) mais aussi des problèmes, des proportionnalités, des partages, des calculs de TVA, des surfaces, volumes, vitesses, débits, probabilités, etc. On rencontre encore des tests logicomathématiques. Si, dans ce type d'épreuve, on peut faire appel à un raisonnement mathématique, l'application numérique n'est pas toujours nécessaire : seule la logique et le bon sens permettent parfois de répondre aux questions. C'est pourquoi il est nécessaire de lire l'énoncé avec attention.

S'ENTRAÎNER

EXERCICE 1

Un homme peut peindre une pièce en 4 h, tandis que son collègue arrive à peindre cette même pièce en 2 h seulement. Combien de temps vont-ils mettre pour peindre la pièce s'ils travaillent ensemble ?

a. 80 min
b. 90 min
c. 120 min
d. 180 min
e. 200 min

EXERCICE 2

Si avec 7 mégots de cigarettes, on peut se fabriquer une cigarette en récupérant le tabac, combien de cigarettes peut-on fumer avec 49 mégots ?

a. 6
b. 7
c. 8
d. 9

EXERCICE 3

Un artisan doit réaliser 100 plaques de rues numérotées de 1 à 100. Combien de fois devra-t-il écrire le chiffre 9 ?

a. 8
b. 9
c. 10
d. 11
e. 12
f. 20
g. 25
h. 30

EXERCICE 4

Dans une pièce, il y a 4 coins et dans chaque coin il y a 1 chaise et devant chaque chaise il y a 3 chaises. Combien y a-t-il de chaises ?

a. 4
b. 6

c. 12
d. 18
e. 24

EXERCICE 5

Une brique pèse 1 kg + une demi-brique. Combien pèse une brique ?
a. 1 kg
b. 1,25 kg
c. 1,5 kg
d. 1,75 kg
e. 2 kg

CORRIGÉS

EXERCICE 1

a. Sachant que le deuxième homme met 2 h, soit 120 min, pour peindre la pièce, on peut éliminer les propositions 120, 180 et 200 min. En effet, s'ils travaillent ensemble, ils mettront moins de 120 min. En 1 min, le premier homme peint 1/240e de la pièce alors que le deuxième homme peint 1/120e de la pièce. S'ils travaillent ensemble, en 1 min, ils peindront (1/240 + 1/120) = 3/240 = 1/80e de la pièce. Donc pour peindre la pièce entière, il leur faudra 80 min.

EXERCICE 2

c. Avec 49 mégots, on peut faire 49/7 = 7 cigarettes. Mais en fumant ces 7 cigarettes, on obtient à nouveau 7 mégots. On peut donc confectionner 1 nouvelle cigarette. Donc avec 49 mégots, on peut fumer 8 cigarettes.

EXERCICE 3

f. Il devra écrire 20 fois le chiffre 9 : 9 ; 19 ; 29 ; 39 ; 49 ; 59 ; 69 ; 79 ; 89 ; 90 ; 91 ; 92 ; 93 ; 94 ; 95 ; 96 ; 97 ; 98 ; 99.

EXERCICE 4

a. Chaque coin fait face aux trois autres coins, donc si dans chaque coin, il y a une chaise, on peut dire qu'il y a 4 chaises dans la pièce.

EXERCICE 5

e. Soit B, la brique. On peut écrire que : B = 1 + B/2, donc B/2 = 1 et B = 2 kg.

Les tests d'attention

Ces tests font appel à une grande capacité de concentration. Ils peuvent vous être proposés sur des durées très courtes et sous différentes formes : tableau de dessins, listes de mots, dessin avec de nombreux détails...
Les tests proposés ci-après correspondent à des épreuves sur papier. Elles peuvent aussi vous être proposées à partir d'un document audiovisuel. À Rennes, par exemple, les candidats regardent quelques minutes dans une salle de projection un extrait de film, de documentaire ou de dessin animé avant de se rendre dans la salle d'examen pour répondre à des questions objectives sur ce qu'ils viennent de voir.

Exemple

♎	♋	♋	☟	♋	☟
♍	♍	☟	☟	☟	♎
♋	♎	☟	☟	♋	♋
♍	☟	♋	♎	☟	☟
♋	♍	☟	♍	☟	☟
♋	♎	☟	☟	♎	♋

1. Combien de fois le signe ♎ apparaît-il dans ce tableau ?
a. 4 fois ; b. 5 fois ; c. 6 fois ; d. 7 fois
2. Combien de fois le signe ♋ apparaît-il dans ce tableau ?
a. 7 fois ; b. 8 fois ; c. 9 fois ; d. 10 fois
3. Combien de fois le signe ♍ apparaît-il dans ce tableau ?
a. 4 fois ; b. 5 fois ; c. 6 fois ; d. 7 fois

RÉPONSES

1. a ; **2.** a ; **3.** b

S'ENTRAÎNER

Exercice

♎	♋	♋	☟	♋	☟
♍	♍	☟	♌	☟	♎
♋	♎	♌	☟	♋	♋
♍	♌	♋	♎	☟	♌
♋	♍	☟	♍	☟	☟
♋	♎	♌	☟	♎	♋

1. Combien de fois le signe ♎ apparaît-il dans ce tableau ?
a. 5 fois ; b. 6 fois ; c. 7 fois ; d. 8 fois
2. Combien de fois le signe ♋ apparaît-il dans ce tableau ?
a. 7 fois ; b. 8 fois ; c. 9 fois ; d. 10 fois

3. Combien de fois le signe ♍ apparaît-il dans ce tableau ?
a. 5 fois ; b. 6 fois ; c. 7 fois ; d. 8 fois
4. Combien de fois le signe h apparaît-il dans ce tableau ?
a. 5 fois ; b. 6 fois ; c. 7 fois ; d. 8 fois
5. Combien de fois le signe h apparaît-il dans ce tableau ?
a. 5 fois ; b. 6 fois ; c. 7 fois ; d. 8 fois

CORRIGÉS

1. d ; **2.** d ; **3.** b ; **4.** a ; **5.** c

PARTIE

3 Culture sanitaire et sociale

Les « questions d'actualité » désignent certains des grands problèmes qui agitent notre société. Les chapitres qui suivent entendent apporter les connaissances requises pour mieux comprendre le monde dans lequel nous vivons, les enjeux qui traversent notre époque. Les éléments de culture générale proposés dans ces pages n'ont pas vocation à l'exhaustivité, à « l'encyclopédisme ». Ils visent à fournir des pistes et des sujets de réflexion pour aider les candidats aux concours sociaux à « nourrir » avantageusement leurs copies. Les auteurs n'ont pas voulu entrer dans des détails (historiques, juridiques, statistiques, etc.) qui auraient risqué de perdre le lecteur au lieu de le guider, de l'écraser sous une masse d'informations au lieu de l'éclairer. L'objectif des pages qui suivent ne consiste pas à fournir un bilan complet, précis et chiffré des données qui concernent chacun des thèmes abordés ; d'autres ouvrages, au demeurant fort bien conçus, proposent une vue systématique et complète des différents sujets ici abordés.

Le candidat qui prépare les concours d'entrée dans les écoles de travail social pourra puiser dans ce chapitre de quoi articuler d'intéressantes réflexions pour les dissertations et les commentaires. Les jurys reprochent souvent aux candidats de rester « descriptifs », d'énoncer des contenus de connaissance sans se donner les moyens de les interroger. C'est précisément cette lacune que ce manuel entend modestement combler : les phénomènes de société y sont interrogés à travers les grands enjeux qu'ils suscitent. Plus que des « connaissances » proprement dites (dont il ne s'agit pas de nier la nécessité), c'est surtout une forte capacité à soulever d'intéressantes et stimulantes problématiques qu'attendent les correcteurs des futurs travailleurs du social.

CHAPITRE 15

Les grands problèmes de société

La précarité et l'exclusion, ou la question des grandes pauvretés

Quelques définitions

- **Quart-monde** : ensemble des populations les plus pauvres vivant dans les pays riches ou « avancés ».
- **Pauvreté** : selon l'Insee, « un individu est considéré comme pauvre lorsqu'il vit dans un ménage dont le niveau de vie est inférieur au seuil de pauvreté ». Le seuil de pauvreté est déterminé par rapport au niveau de vie de l'ensemble de la population. Il est fixé à 50 % du niveau de vie médian, autrement dit « celui pour lequel la moitié des personnes ou des ménages gagne moins ».
- **Exclusion sociale** : selon Xavier Emmanuelli, il s'agit de « la perte de la surface d'échange ». L'exclu est celui qui ne peut plus s'inscrire dans les réseaux (affectifs, économiques, culturels, sociaux, etc.) et qui se replie sur lui-même. À la différence de la marginalité, qui s'inscrit dans un choix de vie (anticonformisme), l'exclusion est une mise à l'écart, un rejet sur des critères sociaux.

Quelques chiffres

- **3,6 millions**. C'est le nombre de personnes qui vivent sous le seuil de pauvreté selon les calculs de l'Insee. Certaines associations, qui critiquent le calcul restrictif des statisticiens, parlent du double, dont une partie parmi les travailleurs.
- **1,8 million**. Ce chiffre correspond au nombre de foyers bénéficiaires du revenu de solidarité active (RSA) en 2016.
- **49 ans**. Il s'agit de l'âge moyen auquel on meurt dans la rue. Selon une estimation du *Bulletin épidémiologique hebdomadaire* (BEH) publiée en 2015, 6 000 personnes meurent dans la rue chaque hiver.
- **4 millions.** C'est le nombre de personnes sans abri, mal logées ou sans logement personnel. Selon la Fondation Abbé Pierre, **12 millions de personnes sont touchées à des degrés divers par la crise du logement en 2017.**
- **39 %**. Il s'agit du pourcentage des sans domicile fixe ayant un emploi.
- **9 %**. Ce chiffre correspond aux personnes qui ont été scolarisées en France mais qui vivent en situation d'illettrisme. Ce chiffre s'élève à 18 % dans les zones urbaines sensibles.

La grande pauvreté constitue une problématique complexe à gérer : elle n'est plus seulement liée au dénuement et à la pénurie mais elle pousse vers la désocialisation, l'exclusion, et affecte l'individu dans son être profond, intime. Toute la difficulté, pour les associations, les travailleurs sociaux et autres dispositifs d'assistance, consiste à prendre en charge ces publics brisés, affectés dans l'estime d'eux-mêmes et incapables de se réinscrire, avant longtemps, dans un vrai projet de vie.

La pauvreté reste une question essentielle dans les pays avancés. Plutôt que de pauvreté, il faudrait sûrement plus parler, en cette occurrence, de « misère » : la notion rendrait mieux compte du degré extrême de dénuement, voire d'indigence dans lequel semblent cantonnés les exclus dans la société française d'aujourd'hui. C'est à partir des années 1980 et 1990 que de nouvelles formes de pauvreté sont apparues. Aux « clochards » quelque peu déviants des trente glorieuses

(1946–1976) ont succédé les sans-domicile-fixe (SDF) et les exclus. La fracture sociale a condamné des franges toujours plus importantes de la population. La crise qui secoue les nations dites « avancées » depuis 2008 précarise encore un peu plus ces populations déjà fragilisées.

Différentes formes d'exclusion

Exclusion de la consommation

Dans une société fondée sur le culte de la consommation, le fait de ne pas participer aux frénésies d'achat confine à la ségrégation. Les sollicitations sont tellement nombreuses et obscènes (publicités, hypermarchés, vitrines des grands magasins, etc.) que les plus démunis vivent leur manque de pouvoir d'achat comme une immense frustration.

Exclusion du logement

Le nombre de sans-abri en France ne cesse d'augmenter, tout comme celui des locataires habitant un logement précaire, c'est-à-dire insalubre, hors normes. La pénurie de logements sociaux oblige les familles socialement fragiles (souvent des immigrés et des sans-papiers) à accepter les taudis que des « marchands de sommeil » peu scrupuleux leur proposent.
Désormais, la loi reconnaît la précarité énergétique : il s'agit d'une difficulté, liée aux conditions d'habitat ou de ressource, à disposer de la fourniture d'énergie nécessaire à la satisfaction des besoins élémentaires. La famille doit choisir entre se chauffer et subir les conséquences du froid sur sa santé ; 3,5 millions de ménages déclarent souffrir du froid dans leur logement.

Exclusion du travail

Les métiers qui recrutent se répartissent en deux catégories : ceux qui ne réclament aucune compétence dans les services (travail précaire dans la restauration rapide, par exemple) et ceux qui demandent toujours plus de qualifications et de diplômes. Les premiers ne permettent pas de sortir de la pauvreté ; les seconds sont réservés aux catégories sociales qui ont pu faire des études.

Exclusion de la santé

Malgré un système de protection sociale fondé sur la solidarité (Sécurité sociale et la CMU), permettent aux plus démunis d'obtenir des soins décents, la prise en charge sanitaire fonctionne à deux vitesses dans notre société. Les exclus et les titulaires des minima sociaux ont une mortalité supérieure aux autres. À âge égal, les titulaires du RSA ont un taux de mortalité 1,5 fois supérieur à l'ensemble de la population. On trouve plusieurs raisons à cela :

- la mauvaise hygiène de vie (malnutrition, consommation de produits psychotropes, phénomènes d'addiction) ;
- le coût de la santé (la Sécurité sociale dérembourse de plus en plus de médicaments et de soins) ;
- la complexité du système sanitaire et du parcours de soin.

Exclusion de l'éducation

Bien qu'obligatoire et gratuit, le système éducatif est resté inégalitaire. L'ascenseur social que devait constituer l'école est en panne car le système scolaire reproduit les inégalités au lieu de les combler. Malgré un taux de scolarisation proche de 100 % en France, l'illettrisme continue à toucher les classes.

Causes de l'exclusion sociale

Évolution du travail et crise économique

La robotisation ou mécanisation de l'outil de production a détruit des emplois (non qualifiés) tout en créant de l'activité de pointe (il faut concevoir et programmer les machines) et des gains de productivité. Cette mutation a modifié la structure des emplois et condamné les moins qualifiés à se former.
La mondialisation, autrement dit l'évolution de la société vers la globalisation des échanges, a aussi joué un rôle dans cette mutation. Le marché s'est ouvert à l'échange international, créant un phénomène de concurrence et de dérégulation : la libéralisation des échanges s'est soldée par une disparition progressive des règles qui jusque-là organisaient le marché mondial (tarif douanier, droit du travail, délocalisation, etc.). La mondialisation a créé des richesses en favorisant le commerce. Mais elle a aussi détruit des emplois, surtout industriels (donc ouvriers), en accentuant les délocalisations.

Fin des dispositifs d'assistance et de la solidarité

Face à cette économie prédatrice, les dispositifs d'assistance (institutionnels ou sociaux) sont en recul :

- l'État providence se désengage de plus en plus en matière de prestations sociales ;
- l'école, ensuite, devient facteur d'exclusion alors même qu'elle a pour mission d'éduquer et de sociabiliser les futurs citoyens ;
- les institutions religieuses ne créent plus les conditions de la vie sociale et de la solidarité (5 % de la population française a une activité religieuse régulière, quel que soit le culte) ;
- les syndicats, avec à peine 10 % des salariés encartés, déclinent douloureusement. Or, les luttes sociales, forcément collectives, créent le lien que l'individualisme délite.

Facteurs individuels

Des trajectoires personnelles fragilisées que renforce souvent un environnement social ou familial peu solidaire peuvent conduire à l'exclusion : l'alcoolisme, un divorce, une longue maladie, des problèmes affectifs ou filiaux (par exemple une rupture amoureuse). Bien sûr, ces phénomènes ne sont pas nouveaux. Ce qui a changé, ce sont les liens sociaux (famille, communauté, etc.), désormais moins à même, du moins dans certains milieux, d'aider les plus démunis à amortir leurs difficultés.

Prise en charge de l'exclusion sociale

Prises en charge institutionnelles

Elles concernent la manière dont les pouvoirs publics décident de prendre en charge l'aide sociale. Les plans d'aide ou les dispositifs sont nombreux et en continuelle évolution : revenu de solidarité active, minima sociaux (minimum vieillesse, allocation veuvage, allocation parent isolé, minimum invalidité), aide alimentaire, aide au surendettement, aide au logement (dont la loi DALO), aide à la formation, aide à l'emploi, dispositifs d'urgence (Samu social, centre d'hébergement et réinsertion sociale, etc.).
Malgré toutes ces aides, l'exclusion ne cesse de progresser dans notre pays. Sont-elles insuffisantes ? Trop complexes ? Inadaptées ? Mal organisées ? Les avis divergent. Certains

(politiquement plutôt à droite) voient dans cette assistance une forme d'assistanat qui cantonne l'exclu dans sa condition et ne l'incite pas à reprendre un travail. Les personnes issues des classes moyennes critiquent également un système qui permet à ceux qui ne travaillent pas de disposer de revenus équivalents (grâce à la CMU, au RSA, aux aides au logement, etc.) à ceux des salariés smicards. D'autres (plutôt à gauche) ont une analyse différente : ils estiment qu'il serait inhumain de laisser se dégrader la situation des plus miséreux au nom de l'efficience économique. Selon eux, si les exclus ne travaillent pas, ce n'est pas pour profiter du système, mais parce qu'il n'y a pas suffisamment d'activité économique pour leur fournir un emploi ou parce qu'ils sont trop « détruits » pour en assumer un.

Prises en charge non gouvernementales

Les aides non gouvernementales prennent, pour la plupart, la forme d'associations humanitaires ou caritatives. Ce sont des structures religieuses (Armée du salut, Société de Saint-Vincent-de-Paul, Secours catholique, chiffonniers d'Emmaüs, ATD quart-monde) ou laïques (Secours populaire, Restos du cœur, Médecins sans frontières, Médecins du monde) dont la finalité reste de porter secours aux plus démunis en leur apportant les soins, la nourriture, les biens, le logement dont ils pourraient avoir besoin. Ces structures fonctionnent sur le « bon cœur », le dévouement des adhérents. Certaines se sont professionnalisées au point de devenir les partenaires incontournables de l'aide sociale publique (on les appelle des ONG-G, des organisations non gouvernementales... gouvernementales).

À ce propos, les plus critiques estiment que c'est une manière pour l'institution d'échapper à ses responsabilités en déléguant à de bonnes volontés (bénévoles) une prise en charge qui revient normalement aux pouvoirs publics. Des associations comme le DAL (Droit au logement) n'hésitent pas à organiser des opérations « coups-de-poing » pour alerter l'opinion sur le sort des sans-abri.

CHAPITRE 16

Les violences et les insécurités

Quelques définitions

- **Violence** : acte ayant des conséquences physiques ou morales sur une personne ou sur des biens.
- **Insécurité** : sentiment de danger que peut ressentir un individu ou une société.
- **Infraction** : terme qui regroupe l'ensemble des crimes, délits et contravention. C'est donc l'exécution d'un acte puni par la loi.
- **Contravention** : infraction relevant du tribunal de police sanctionnée par une amende maximale de 3 000 euros.
- **Délit** : infraction relevant du tribunal correctionnel punie d'une peine d'emprisonnement maximale de 10 ans.
- **Crime** : infraction relevant de la cour d'assises punie d'une peine de réclusion criminelle maximale de perpétuité.
- **Délinquance** : ensemble des infractions commises.

Quelques chiffres

- **69 596** personnes sont incarcérées en France au 1er février 2018. Après une baisse des incarcérations (loi Taubira), les chiffres sont repartis à la hausse.
- **15 %**. C'est le taux d'illettrisme de la population pénitentiaire, chiffre supérieur à la moyenne nationale (9 %).

Les termes « insécurité » et « violence » sont utilisés couramment tant par les médias que par les pouvoirs politiques sans qu'on ne sache plus très bien ce qu'ils recouvrent. Ce climat ambiant amène le citoyen à adhérer à une politique sécuritaire puisqu'il a le sentiment que l'insécurité progresse, que la violence est partout et donc que la société est en déliquescence. Mais les chiffres soutiennent-ils ces déclarations ?

Le droit à la sécurité est devenu primordial dans l'espace public et privé. Les sondages montrent que c'est une des préoccupations principales des Français. Les pouvoirs publics doivent donc se préoccuper des phénomènes de violence pour maintenir un sentiment de sécurité chez les citoyens. Pour cela, la lutte contre la délinquance s'accroît et le recours à l'incarcération se développe.

Délinquance et criminalité

La délinquance est-elle en augmentation ?

Ces quinze dernières années, le nombre de crimes et délits constatés reste stable, mais toutes les infractions ne sont pas signalées à la police. L'écart entre les actes de délinquance réalisés et ceux qui sont répertoriés constitue le « chiffre noir de la délinquance ». On estime que 25 000 infractions sont commises chaque jour. Quantitativement, la délinquance stagne, mais on constate :

- un rajeunissement des auteurs d'actes de délinquance ;
- une banalisation de la violence et des atteintes aux personnes ;
- une multiplication des atteintes à l'autorité et aux services publics.

Les infractions sont le plus souvent commises par des hommes âgés de 18 à 40 ans, mais il y a aussi des mineurs délinquants.

Facteurs de la délinquance

La délinquance trouve son origine dans de multiples causes ; certaines sont d'ordre psychologique, d'autres d'ordre social. Prise isolément, aucune ne suffit à expliquer pourquoi certaines personnes vont passer à l'acte alors que d'autres ne transgresseront pas les règles.

- Les difficultés sociales : les plus démunis sont les premières victimes de l'insécurité physique qui sévit dans les quartiers pauvres, mais ils en sont aussi souvent les auteurs. Le chômage et la précarité créent la convoitise, attisent la frustration et accroissent les tentations du marché parallèle. Les violences sont donc davantage présentes dans les milieux défavorisés. Néanmoins, les milieux plus aisés sont régulièrement poursuivis pour d'autres types d'infractions : détournement de fonds, corruption, etc.
- Les carences affectives ou éducatives.
- Les troubles mentaux : beaucoup de délinquants sont reconnus responsables de leurs actes mais souffrent de problèmes psychologiques et de dépendances multiples.
- La crise des valeurs de solidarité et d'entraide : on ne compte plus les agressions qui se déroulent dans les transports en commun aux heures de pointe sans qu'un seul passager n'ose s'interposer, ou les maisons cambriolées en pleine journée sous les yeux des voisins.
- La banalisation de la violence : le libre accès à Internet, aux jeux vidéo, à la pornographie banalise les scènes de violence et trouble les jeunes dans leur construction de normes et de valeurs.
- L'influence négative du groupe : beaucoup de passages à l'acte se font en groupe organisé. La bande amène aux individus qui la composent un sentiment de puissance qu'ils ne ressentiraient pas en restant isolés.

Lutte contre la délinquance

La médiatisation des faits de délinquance entraîne le développement d'un climat d'insécurité et une certaine pression de la population sur les pouvoirs publics pour renforcer la sécurité et accroître la répression. On considère alors le délinquant comme un individu nuisible pour la société qu'il convient de sanctionner, voire d'emprisonner pour lui apprendre la discipline et de nouvelles habitudes de vie.

On peut aussi considérer que la délinquance découle des problèmes de la société et que le fait d'amoindrir les difficultés sociales amènera une diminution des actes de délinquance. La violence, le vol s'expliquent souvent par le racisme et un sentiment d'inégalité. Reconstruire la démocratie locale peut permettre aux individus de se percevoir comme des citoyens égaux en droits et en devoirs, leur témoigner du respect et de l'attention les amènerait à respecter en retour la société. Prévenir la délinquance passe aussi par un renfort de la scolarisation des jeunes ; il faudrait parvenir à les amener à la réussite scolaire pour qu'ils se projettent dans l'avenir avec un métier, des rêves à réaliser grâce aux fruits de leur travail...

La lutte contre la délinquance doit donc s'intéresser aux enfants dès le plus jeune âge dans un souci de prévention, et pas seulement aux adultes qui ont déjà commis des infractions comme c'est trop souvent le cas actuellement.

Milieu carcéral. Présentation des différents établissements

La « prison » en soi n'existe pas. Il convient de distinguer la maison d'arrêt des établissements pour peine : le centre de détention et la maison centrale.

- La maison d'arrêt reçoit les prévenus (personnes qui attendent d'être jugées), les condamnés à de courtes peines et les condamnés en attente d'affectation dans un établissement pour peine. Certaines maisons d'arrêt disposent d'un quartier spécifique pour recevoir des mineurs, séparé de celui des adultes.

- Le centre de détention reçoit les condamnés qui présentent les perspectives de réinsertion les meilleures. Leur détention est orientée vers une resocialisation.
- La maison centrale reçoit les condamnés les plus difficiles et pour lesquels les mesures de sécurité doivent être maximales.

Certains établissements sont mixtes, c'est-à-dire qu'ils comprennent une maison d'arrêt et un centre de détention. On les appelle alors centres pénitentiaires.

L'univers carcéral en quelques chiffres

La population carcérale française connaît une inflation sans précédent : le nombre de détenus condamnés a augmenté de 43 % en 20 ans et les peines se sont allongées. Entre 1996 et 2006, le nombre de condamnés à des peines de 20 à 30 ans a été multiplié par 3,5. En moyenne, les établissements français affichent une densité de population carcérale de 128 %.

Au 1er février 2018, 69 596 personnes étaient incarcérées en France. Parmi elles, on relevait moins de 3 000 femmes et moins de 1 000 mineurs. Les femmes incarcérées le sont généralement pour des causes plus graves et des peines plus lourdes que les hommes.

- 12 000 personnes bénéficient d'un aménagement de peine tel que le port d'un bracelet électronique ou le régime de semi-liberté pour pouvoir travailler ou se former. Ce chiffre progresse régulièrement.
- 50 % des détenus ont moins de 30 ans.
- 20 % des détenus sont d'origine étrangère, chiffre en baisse constante depuis 1994.
- 60 % des détenus ont des troubles psychologiques ou psychiatriques : dépression, psychose, schizophrénie, etc.
- 50 % des détenus entrants ont au moins une maladie. Le taux de prévalence du sida est sept fois supérieur à celui de la population dans son ensemble, les hépatites B et C sont fréquentes.
- Le tiers des détenus entrants sont toxicomanes.

Encore en 2016, 1 000 détenus dormaient sur un matelas posé à même le sol. Cinq établissements avaient une densité supérieure à 200 % de la capacité d'accueil ! Cette détérioration des conditions de détention est contraire à la loi du 15 juin 2000 sur la présomption d'innocence qui stipule le droit à l'encellulement individuel. C'est une des raisons pour lesquelles le Comité européen pour la prévention de la torture a publié un rapport accablant sur les « traitements inhumains et dégradants » des détenus français.

Comprendre l'augmentation du nombre des détenus

Après avoir baissé de 20 % entre 1996 et 2001, la population carcérale augmente massivement actuellement. Ces variations spectaculaires à court terme s'expliquent moins par le niveau de la délinquance que par les politiques pénales mises en œuvre. Celles-ci modifient le nombre des incarcérations et la longueur des peines, deux facteurs déterminants du nombre de détenus. La suppression, par Nicolas Sarkozy, de la grâce présidentielle du 14 juillet ou encore la multiplication des comparutions immédiates en sont des exemples.

La loi Taubira votée en 2014 vise à réduire l'incarcération (mise en place de la contrainte pénale, qui crée une nouvelle peine en milieu ouvert et non plus en prison ; suppression des peines plancher, à travers l'individualisation des peines ; la césure pénale, qui permet au tribunal de dissocier l'indemnisation des victimes et le jugement des accusés ; la libération sous contrainte, qui permet la mise en liberté d'un condamné avant l'expiration de sa peine). Cette mesure commence à produire ses effets car on constate une légère baisse des incarcérations en 2016. Mais la loi Taubira est contestée par une partie de la classe politique qui la taxe de « laxiste ». Emmanuel

Macron, en 2018, lance un vaste projet de loi visant à désengorger les prisons, par des peines alternatives, pour les délits de moins d'un an (travaux d'intérêt général).

Incarcération des mineurs

Selon l'article 37 de la Convention internationale des droits de l'enfant, « nul enfant ne doit être privé de liberté de façon illégale ou arbitraire : l'arrestation, la détention ou l'emprisonnement d'un enfant doit être en conformité avec la loi, n'être qu'une mesure de dernier ressort et être d'une durée aussi brève que possible ».

La France respecte plutôt bien cet article. En effet, avec un chiffre stable d'environ 700 mineurs incarcérés, le recours aux peines d'emprisonnement reste limité. De plus, l'incarcération des mineurs est souvent de courte durée : en moyenne, elle avoisine les 6 mois. Durant cette période, le jeune bénéficie d'activités éducatives dirigées par des éducateurs de la protection judiciaire de la jeunesse et de 20 h d'enseignement hebdomadaires.

Cependant, il faut rester vigilant, car face à la délinquance des mineurs, les réponses répressives se multiplient. Par exemple, les lois Perben 1 et 2, votées respectivement en 2002 et en 2004, ont rendu possible la détention provisoire dès l'âge de 13 ans et l'application de sanctions éducatives dès l'âge de 10 ans.

Missions de l'incarcération

L'incarcération doit être bénéfique pour la société :

- elle préserve la société d'un individu qui pourrait être dangereux pour les autres ;
- elle montre à tous qu'il n'est pas possible de tout faire. La société a des lois qu'il faut respecter sous peine de sanctions. Ainsi, le fait d'avoir prévu des sanctions incite bon nombre d'individus à respecter la législation ;
- elle soulage les victimes en reconnaissant le préjudice subi.

L'incarcération doit aussi être bénéfique à l'individu. La privation de liberté n'est pas une fin en soi, c'est un passage dans un lieu fermé qui sanctionne la faute et qui doit préparer le retour dans la société. Le détenu doit comprendre les erreurs commises et modifier son comportement pour ne pas les reproduire. Dans ce but, il va rencontrer des travailleurs sociaux, il aura le droit de se former, de faire du sport ou de travailler durant son emprisonnement. Ces activités doivent amener le détenu à développer de nouvelles valeurs qui seront davantage compatibles avec celles de la société.

Cependant, le surpeuplement carcéral nuit à la réalisation de ces missions. Pour libérer des places, certains détenus bénéficient de remises de peine divisant parfois par deux la durée de leur incarcération. Les victimes sont alors outrées de savoir que la condamnation n'a pas été respectée. Le surpeuplement est aussi à l'origine d'un grand nombre des violences qui ont lieu en prison. La promiscuité entraîne de nombreux conflits, parfois très violents. Dans cet environnement, les détenus les plus calmes sont obligés de s'endurcir pour se faire respecter et beaucoup ressortent de prison plus violents que lorsqu'ils y sont entrés. Enfin, le surpeuplement limite les visites de l'entourage. Les parloirs sont espacés pour que chacun puisse en bénéficier, ce qui entraîne une perte de contact avec la réalité extérieure et un délitement des liens sociaux. Lors de leur libération, 30 % des sortants ne sont soutenus et attendus par personne, 60 % n'ont pas de travail et 15 % n'ont pas de logement. Ils doivent subitement se débrouiller pour survivre et réalisent souvent de nouveau des actes illégaux (vols, squat, etc.). 52 % des sortants de prison ont commis une nouvelle infraction dans les 5 ans suivant leur libération.

CHAPITRE 17

La question de l'habitat social : la « ghettoïsation » des quartiers sensibles

Quelques définitions

- **Banlieue** : au sens général, la banlieue désigne toutes les communes situées à la périphérie des villes centre ; c'est une agglomération sans son centre-ville. Elle comprend donc des zones résidentielles, pavillonnaires et populaires. Les grands ensembles que nous assimilons systématiquement au terme « banlieue » n'en sont qu'une composante.
- **Quartier sensible** : il en existe dans les grandes villes comme dans les banlieues. C'est un endroit où les habitants souffrent de nombreux handicaps sociaux et économiques. Ils sont dits « sensibles » car la moindre étincelle peut y entraîner une flambée de violence.
- **Cité** : groupement d'habitations d'un même type : cité HLM, cité ouvrière, cité universitaire, etc.
- **Politique de la ville** : dans les années 1970, une approche globale de la ville s'est imposée pour réduire les inégalités sociales entre territoires. La politique de la ville regroupe de nombreux thèmes (emploi, école, transport, sécurité, logement, loisirs, etc.) et oblige à des concertations permanentes entre les acteurs locaux et l'État.

Quelques chiffres

- **50 %** des Français vivent en banlieue, 25 % vivent en centre-ville et 25 % vivent à la campagne.
- **13 décembre 2000**, adoption de la loi relative à la solidarité et au renouvellement urbain, couramment appelée « loi SRU ». Elle oblige les communes de plus de 3500 habitants (1500 en Île-de-France) à offrir au moins 20 % de logement locatifs sociaux sur leur territoire.
- **1,5 million** de Français résident dans des quartiers sensibles.

L'État a pour mission de garantir l'unité du pays et l'égale intégration de chaque citoyen quels que soient son origine et son lieu de vie. Les problèmes rencontrés par certaines banlieues perdurent depuis près de 40 ans et les autorités publiques ne trouvent toujours pas de solution satisfaisante. Il y a des périodes où les émeutes font la une de l'actualité, d'autres où l'on en parle moins, mais vivre dans un environnement dégradé reste toujours un handicap social qui freine l'épanouissement individuel.

Grands ensembles

Contexte de construction

La politique de construction des grands ensembles couvre la période 1955–1970. Quatre facteurs ont influencé les choix urbanistiques :

- la reconstruction : de très nombreux logements ont été détruits durant la guerre ;
- le baby-boom : on a eu besoin de logements plus grands pour loger les familles nombreuses ;

- l'exode rural : durant les trente glorieuses, l'industrie s'est développée et a recruté de la main-d'œuvre dans les grands centres urbains. Il a donc fallu loger les ouvriers à proximité des usines ;
- l'immigration massive : pour chercher du travail en France ou pour quitter les anciennes colonies (Indochine, 1954 ; Maroc, 1956 ; Algérie, 1962).

Pour tenter de répondre rapidement à cette demande de logements, on a décidé de construire des grands ensembles afin d'économiser de l'espace et des frais de construction.

Vivre dans une barre d'immeubles dans les années 1960

À cette époque, les barres d'immeubles étaient perçues comme un progrès social car elles permettaient d'accéder au confort moderne : eau courante, salle de bains et sanitaire individuel, chauffage collectif, ascenseur. La population qui y vivait était hétérogène : jeunes couples avec enfants, immigrés, ouvriers, etc. Pour eux, la vie dans une tour était un passage, le temps d'épargner, de progresser dans leur métier. Ils aspiraient à l'acquisition d'un petit pavillon ou d'un appartement en centre-ville et la rotation des habitants était importante.

Les grands ensembles aujourd'hui

Lors de leur construction, on imaginait qu'ils seraient provisoires, le temps de réguler la demande. Toutefois, à partir du milieu des années 1970, les grands ensembles perdurant, les problèmes sont apparus car ce sont des constructions de mauvaise facture : pannes d'ascenseurs, vétusté, mauvaise isolation thermique et phonique, etc.

Les tours sont toutes identiques, sans histoire et sans mémoire. Leurs habitants ne s'attachent pas à leur lieu de vie et souffrent d'être isolés par rapport aux commerces, aux transports et aux emplois. Ces immeubles massifs se sont érigés là où il n'y avait rien et peu de constructions ont été faites autours. Ils sont cernés de terrains vagues suscitant un sentiment d'insécurité.

Ceux qui y vivent sont insatisfaits, mais contrairement à ce qui se passait il y a quarante ans, ils sont condamnés à y rester car une homogénéisation vers le bas s'est effectuée entre les habitants. Le niveau de vie et le confort déclinant dans les barres d'immeubles, tous ceux qui le pouvaient sont partis s'installer ailleurs et les logements vides sont devenus moins attractifs. Seules les personnes aux revenus les plus faibles ont dû se résoudre à vivre là. La mixité sociale a donc disparu.

Détruire les barres d'immeubles ?

Du fait des problèmes qu'elles concentrent, la question de leur démolition est souvent posée, mais il n'est pas certain que ce soit la meilleure réponse possible.

Certes, raser ces immeubles permettrait de libérer de l'espace pour des constructions neuves, répondant aux attentes actuelles : un lieu de vie à taille humaine, à proximité de commerces, de services publics et d'espaces verts, bien desservi par les transports en commun et les grands axes de circulation pour pouvoir se rendre rapidement sur les bassins d'emploi.

Mais les locataires vivant actuellement dans les grands ensembles s'y trouvent généralement depuis des années, voire depuis des générations, et ont peu envie de quitter leur quartier d'origine pour être relogés dans un endroit inconnu où ils n'auront aucun repère.

Ensuite, la France connaissant une importante pénurie de logements sociaux, *la priorité* n'est pas de raser ceux qui existent mais d'en construire de nouveaux, complémentaires, pour essayer de satisfaire au maximum la demande des foyers aux ressources modestes.
Et pour finir, il faut souligner que lorsqu'on rase une barre d'immeubles et qu'on veut reloger tous ses occupants, il faut construire un grand nombre de petits collectifs ce qui fait que, peu à peu, les locataires sont logés de plus en plus loin des centres-villes, qu'ils connaissent d'importantes difficultés d'accès aux services et que la question du transport devient problématique et chronophage.

Problèmes des banlieues, problèmes dans les banlieues

Les banlieues dites « difficiles » regroupent les catégories de population les plus fragiles : le taux de chômage y est élevé, les travailleurs y sont peu diplômés et donc particulièrement victimes des emplois précaires, la population immigrée s'y concentre ainsi que les familles nombreuses ou monoparentales. Il est donc logique qu'elles concentrent également les handicaps sociaux.

Précarité du travail

Dans certaines zones urbaines sensibles, le taux de chômage atteint 50 %. Le manque de qualifications, le manque d'industries et de commerces à proximité ainsi que la discrimination à l'embauche des jeunes issus de l'immigration en sont les principales causes.
Selon l'Observatoire national des ZUS (Onzus), le taux de chômage y atteint en moyenne environ le quart de la population, contre 10 % pour les quartiers hors ZUS de ces mêmes agglomérations. Parmi les habitants de ZUS, les jeunes sont les principaux concernés, avec un taux de chômage de 45 %, contre 23,1 % pour les 15–29 ans des autres quartiers.

Délinquance et insécurité

Crimes et délits liés au trafic de produits stupéfiants marquent la réalité d'un univers, souvent violent, qui s'organise autour d'une économie parallèle. Il faut encore ajouter les dégradations et les actes de vandalisme : voitures incendiées au Nouvel An, boîtes aux lettres cassées, murs tagués. Les jeunes ont du mal à exprimer leur malaise lié au désœuvrement, ils se réunissent en bas de tours, traînent, etc. L'accumulation de ces incivilités et de ces incidents est un vecteur de tensions et crée un climat de crainte.

Effet d'entraînement du groupe

Les familles monoparentales sont nombreuses dans les banlieues; les mères seules peuvent être en difficulté face à leurs adolescents et abdiquer. Ceux-ci, livrés à eux-mêmes, prennent exemple sur les caïds et la bande devient la famille sur laquelle ils peuvent compter. Les jeunes intègrent alors peu à peu des valeurs qui sont différentes de celles du reste de la société : le code de l'honneur (ne pas perdre la face), le culte de la force (fascination pour les armes à feu, les chiens d'attaque) et de la virilité, etc.
Le langage, la manière de s'habiller deviennent eux aussi spécifiques, éloignent de plus en plus les jeunes de la société et nuisent à leur bonne insertion.

Bilan des mesures d'aide en faveur des quartiers sensibles

Zones franches urbaines (ZFU)

Une politique de la ville ambitieuse doit aménager un véritable tissu économique dans les cités (industries, services et commerces). La création des zones franches urbaines est une des réponses possibles. La politique des ZFU consiste à inciter les entreprises à s'installer dans les banlieues les plus défavorisées contre des réductions de charges afin de favoriser le développement économique et l'emploi au sein des quartiers considérés comme étant les plus en difficulté.

Depuis la création des ZFU en 1996, et bien qu'il y ait de fortes disparités parmi les quartiers, le bilan est globalement positif. Le dispositif a incontestablement permis de créer des emplois et d'améliorer le regard porté sur le territoire et ses habitants. Dans ces zones, l'échec scolaire se réduit ainsi que la délinquance, qui diminue de manière beaucoup plus forte que dans le reste des agglomérations. Malgré tout, les ZFU restent des territoires en grande difficulté sociale.

La loi SRU

La loi SRU (loi relative à la solidarité et au renouvellement urbains) a favorisé la mixité sociale mais pas dans toutes les communes puisqu'elles peuvent s'y soustraire par le paiement d'une taxe annuelle. Cette option a été utilisée par diverses communes estimant manquer de l'espace nécessaire ou sur lesquelles le prix du terrain est particulièrement élevé. De plus, de nombreuses municipalités refusent de voir se construire des logements sociaux dans leur ville car elles considèrent que cela pourrait « ternir leur image » ou dissuader des habitants aisés de venir s'y installer. Au final, de nombreuses villes, essentiellement des banlieues résidentielles, dérogent à cet impératif.

Lors des élections municipales, les administrés ont tendance à soutenir ces politiques par peur de la différence, du bruit ou d'une augmentation des actes de délinquance. Les personnes les plus modestes, qui pourraient bénéficier de ces mesures, ont moins l'habitude de se rendre aux urnes pour faire entendre leur voix ou n'ont tout simplement pas le droit de voter en France. À chaque élection, ce sont les citoyens les plus âgés et les plus diplômés qui votent le plus massivement.

La diffusion de la culture des cités

Malgré les nombreux problèmes évoqués, on remarquera que les jeunes des banlieues participent à l'évolution de la société. La culture « banlieue » regorge de créativité dans de nombreux domaines :

- la musique : rap, slam, R & B ;
- la danse : smurf, break dance, hip-hop ;
- les arts graphiques : tags, graffs ;
- la mode : streetwear, baggy, etc.

Autant de secteurs où les jeunes des cités peuvent exprimer leur spécificité, revendiquer leur différence et influencer la société tout entière en contribuant à une banalisation de la culture du ghetto.

Les éducateurs de rue et les équipes de prévention s'appuient depuis longtemps sur ces façons de s'exprimer qui leur sont propres car l'art est un facteur d'intégration pour ces jeunes qui sont souvent d'origine étrangère et qui sont confrontés à des conditions de vie difficiles. En pouvant exister dans leur style, ils se sentent reconnus et cela favorise leur sentiment d'être intégrés à la nation. D'autre part, la diversité culturelle est un facteur d'enrichissement pour l'ensemble du pays.

CHAPITRE 18

La santé en question

Quelques définitions

- **Obésité** : l'Organisation mondiale de la Santé (OMS) définit le surpoids et l'obésité comme une accumulation anormale ou excessive de graisse corporelle. La surcharge pondérale se calcule grâce à l'indice de masse corporelle (IMC). Il s'agit d'une formule mathématique assez simple (elle n'intègre que deux variables : le poids et la taille) permettant de repérer si un individu verse dans le surpoids ou l'obésité. L'IMC se calcule selon la formule suivante : poids divisé par la taille au carré. Si le résultat se situe entre 18 et 25, le poids est normal ; entre 25 et 30, on parle de surpoids ; au-dessus de 30, il s'agit d'obésité.
- **Toxicomane** : selon l'OMS, toute victime d'une pharmaco- ou/et psychodépendance à un produit psychotrope (quelle que soit son origine).
- **Tabagisme** (ou nicotinisme) : intoxication chronique se manifestant par un ensemble de troubles physiologiques et psychiques provoqués par l'abus de tabac.

Quelques chiffres

- **17,2 %**. C'est le nombre d'adultes obèses selon un rapport publié le 13 juin 2017 dans le Bulletin épidémiologique hebdomadaire (BEH) de l'agence sanitaire Santé publique France. Le surpoids concernait 49 % des adultes. Après une forte augmentation ces dernières années, les chiffres restent stables.
- **40 %**. Il s'agit du pourcentage de la population française ayant déjà expérimenté le cannabis parmi les 15-64 ans en France en 2015 selon l'Observatoire européen des drogues et des toxicomanies. Malgré une législation extrêmement répressive, les Français sont loin devant les Danois (35,6 %), les Espagnols (30,40 %) et les Néerlandais (25,70 %).
- **130 euros par mois**. Il s'agit du budget moyen d'un usager fumant un joint par jour. Pareille somme incite de nombreux consommateurs à acheter en gros puis à revendre pour se payer leurs doses. Les consommateurs ne se voient pas nécessairement comme des trafiquants mais ils risquent jusqu'à 5 ans de prison et 75 000 euros d'amende. Ces peines sont doublées quand le cannabis est vendu ou donné à des mineurs.
- **66 000 décès annuels**. Le tabac reste la première cause de mortalité évitable en France. On estime que le tabac tue un fumeur régulier sur deux ; 3 000 à 5 000 non-fumeurs sont de leur côté victimes du tabagisme passif.

La santé publique est devenue un enjeu majeur dans les pays industrialisés. Cela se repère au plan financier, certaines pathologies dominantes coûtant extrêmement cher à la collectivité, et au plan « moral » : nos sociétés ont en effet érigé la sécurité et l'hygiénisme en vertu cardinale, instituant la protection de l'individu et le risque zéro en objectifs majeurs. Dès lors, la question du risque, du danger (rançons de la liberté) se heurte à celle de la précaution. Comment nos sociétés peuvent-elles arbitrer entre le nécessaire besoin de sécurité et la légitime reconnaissance du libre arbitre ? Parmi les nombreuses questions que posent les risques sanitaires dans nos sociétés, celles des maladies à incidences sociales restent les plus prégnantes. Certains comportements « débordent » sur la société et font courir des risques à ceux qui les prennent, certes, mais aussi, parfois, à leur entourage. La malnutrition et la toxicomanie sont deux grands dossiers qui alimentent en permanence les débats autour des préventions et interdits.

L'obésité

L'obésité : maladie de riche ? Maladie de pauvre ?

Alors que la faim dans le monde reste une réalité, les pays en développement (ainsi que les pays émergents) souffrent d'un mal strictement inverse : l'obésité. On parle d'obésité lorsqu'un

individu dépasse de plus de 25 % son poids de forme. Le problème concernerait 10 % des adultes et un quart de la population serait en surpoids ! Ce phénomène touche de plus en plus souvent les enfants et les adolescents, ce qui entraîne des risques sur la santé (cancers, maladies cardiovasculaires).
Les facteurs explicatifs de l'obésité sont divers, tant génétiques que sociaux. On repère d'ailleurs que les populations les plus pauvres ont quatre fois plus de risques de tendre vers l'obésité que les catégories sociales dites « supérieures ». La sédentarité, le manque de sport, le déficit d'éducation à la santé et au goût culinaire, le grignotage, l'achat de plats préparés riches en graisses ou en sucres rapides sont quelques-unes des explications généralement avancées pour expliquer ce différentiel social.

Quelle réponse face à l'obésité ?

Le surpoids peut être évité dans le cadre d'une information précise et d'une bonne éducation à la santé. Les parents doivent très tôt rythmer les repas en mangeant à heures fixes pour éviter les grignotages. L'alimentation doit être diversifiée et équilibrée pour éviter un apport trop important en sucre et en graisses. Il faut inciter les enfants à goûter tous les aliments. Il s'agit d'un apprentissage essentiel à leur équilibre. Enfin, les parents doivent rester extrêmement stricts sur le temps passé devant la télévision ou la console de jeux : un enfant sédentaire, sans activité physique, a plus de risques qu'un jeune sportif de devenir obèse.
Les éducateurs et les professionnels de santé ont leur rôle à jouer. Ils doivent apprendre aux enfants les vertus d'une alimentation équilibrée. Dans le cadre de problèmes génétiques (obésité héréditaire) ou de boulimie, seuls les personnels soignants sont à même de prodiguer les conseils et prescriptions susceptibles de prévenir ou de soigner l'obésité. Régimes adaptés, prise en charge psychologique et surveillance diététique doivent permettre aux adolescents en surcharge pondérale de recouvrer un poids normal, ou au moins de maintenir un équilibre raisonnable.
Les pouvoirs publics engagent régulièrement des politiques prophylactiques en direction des publics exposés. Là encore, les messages doivent être clairs, non culpabilisants (sinon les individus les moins réceptifs les rejettent) et positifs dans leur prescription (« vous retrouverez du plaisir à manger sainement et pratiquer une activité physique » plutôt que « vous serez gros, vilain et en mauvaise santé »).
Le législateur peut également agir. La réglementation plus sévère sur les distributeurs de boissons et de produits gras ou sucrés dans les collèges et lycées a permis de freiner la tendance au grignotage. La publicité pour la « junk food » à destination des enfants dans les programmes pour la jeunesse fait l'objet d'une surveillance accrue à défaut d'une interdiction pure et simple (comme c'est le cas en Suède, par exemple).

Les toxicomanies

La toxicomanie désigne l'usage réitéré et abusif de substances toxiques. L'usager, en situation de dépendance psychologique ou physiologique au produit, court le risque d'augmenter ses doses, d'affecter sa santé et d'altérer sa vie comme celle de ses proches.
La question de la toxicomanie est complexe puisqu'il n'existe pas de société sans drogue. Le phénomène qui consiste à modifier temporairement sa conscience, sa perception, son comportement ou ses sensations en agissant sur le système nerveux central se rencontre à toutes les époques, dans tous les milieux et dans toutes les cultures. Chaque société trace ensuite la limite entre psychotropes acceptables et non acceptables, drogues licites ou illicites. Au Yémen, les individus (80 % des hommes et 50 % des femmes) passent leur temps à mâcher du khat, mais

refusent catégoriquement les boissons fermentées, comme dans l'ensemble des pays musulmans ; les paysans andins continuent à mastiquer les feuilles de coca, tradition multiséculaire chez les Indiens ; la culture du pavot remonte à plus de 4 000 ans av. J.-C. et celle du cannabis (du moins sa substance psychoactive) est attestée en Chine autour de – 2 500... Quant à l'alcool, classé parmi les drogues dures par la Mission interministérielle de lutte contre les drogues et les toxicomanies (MILDT), il reste largement inscrit dans les traditions culturelles en Occident, malgré les décès (environ 40 000 en France chaque année) qu'il provoque. Bref, on le voit : l'usage de produits psychotropes fait l'objet d'interdits ou d'acceptations selon des principes plus culturels (traditions et rites sociaux) que sanitaires (dangerosité et toxicité).
On perçoit mieux, au regard de ces caractéristiques relatives, les difficultés qu'éprouvent jeunes et moins jeunes à se comprendre au sujet du problème, comme on le sait épineux, de la dépénalisation du cannabis. Les fumeurs de « joints » ne comprennent pas la stigmatisation dont ils sont victimes alors que l'alcool leur semble autrement plus dangereux que le « pétard » ; les anticannabis fustigent les fumeurs d'herbe en invoquant le caractère traditionnel de l'alcool ou ses « vertus » sociales et gustatives. C'est pour cette raison qu'en plus de poser un problème de santé publique, la toxicomanie entraîne des questions sociales, culturelles, voire politiques. Jusqu'où interdire les psychotropes sans sombrer dans l'hygiénisme ? Quel seuil de tolérance une société doit-elle accepter pour protéger la morale sociale sans restreindre les libertés individuelles ? Quel est le bon équilibre entre le droit légitime au « plaisir » de consommer des psychotropes (tabagiques avec le cigare, alcooliques avec les bons vins) et l'interdit qui frappe certains produits afin de protéger la société ou l'individu ?

Le tabagisme

Les grands fumeurs souffrent de dépendance : la nicotine, l'agent psychoactif du tabac, passe dans le sang après inhalation et déclenche une sensation de manque quand le cerveau n'est plus stimulé.
L'accoutumance du système nerveux central est extrêmement rapide (quelques cigarettes suffisent). C'est pour cette raison que le tabac est aujourd'hui classé parmi les psychotropes les plus dangereux. Avec plus de 60 000 morts par an, on peut dire que le tabagisme constitue un réel problème de santé publique.

Le tabagisme : une liberté individuelle ?

Au plan physiologique, il provoque de graves séquelles sur l'organisme. Outre les cancers (poumon, larynx, pharynx, œsophage, etc.) et les problèmes cardiovasculaires (infarctus), le tabac est la cause de bronchites, d'essoufflements, de rides précoces, etc. Les trois quarts des cancers seraient liés au tabagisme !
D'un point de vue psychologique, le tabac reste une drogue. Des millions de personnes à travers le monde souffrent de dépendance physiologique et psychologique à ce puissant psychotrope. L'addiction tabagique, comme il en va de toutes les accoutumances, confine fatalement à l'aliénation. Derrière le symbole de liberté qu'incarne le cow-boy emblématique de la marque Marlboro se dessine une réalité plus hideuse : celle de l'asservissement. Ce qui définit la liberté, ce n'est pas seulement ce qu'on s'autorise, mais aussi ce qu'on peut s'empêcher. Le « vouloir » (je le veux, c'est ma liberté) est indissociable, disent les anthropologues, du « noloir » (je ne le veux pas, c'est aussi ma liberté). Or le fumeur dépendant demeure prisonnier du besoin qu'il ressent de consommer le produit. Il ne peut le refuser : son système nerveux le réclame. D'ailleurs les cigarettiers ne se privent pas d'ajouter des additifs pour accélérer le processus de dépendance. Il s'agit de rendre le client captif... Cette question de la liberté est au cœur des débats portant sur

l'interdit (fût-il partiel) du tabac. Peut-on légitimement invoquer l'argument de la liberté pour commencer ou continuer à fumer alors que le tabac prive les fumeurs de leur liberté d'arrêter ?

Tabagisme passif : de la responsabilité individuelle au problème social

Le tabagisme passif se définit comme une intoxication involontaire causée par l'exposition prolongée à la fumée du tabac. Ses conséquences sont à la fois sanitaires et sociales. Sur le plan de la santé, le tabagisme passif fait entre 2 500 et 3 000 morts par an : il s'agit donc d'un grave problème de santé publique. Non seulement pour les adultes, qui multiplient les risques de contracter une maladie cardiaque ou un cancer, mais aussi pour les enfants : l'intoxication maternofœtale entraîne des problèmes de croissance et augmente les risques de mort subite du nourrisson ; l'exposition des enfants à la fumée du tabac dans la maison provoque des bronchites, des otites et intensifie les crises d'asthme.

Sur un plan plus social, le tabagisme passif occasionne des gênes pour l'entourage et nuit à la sociabilité : 70 % des Français se plaignaient de la fumée dans les bars et restaurants. L'interdiction de fumer dans les lieux publics a été vécue par une majorité de nos concitoyens comme une libération... Le débat, sur cette question, reste entier : pousser la logique de l'interdit à son paroxysme, n'est-ce pas risquer la dictature hygiéniste ? Pourquoi les pouvoirs publics devraient-ils s'immiscer dans les affaires de personnes qui, parfaitement au fait des risques qu'ils encourent, désirent néanmoins continuer à fumer ? N'est-ce pas prendre les citoyens pour des enfants, de pauvres irresponsables à qui il convient d'interdire certaines pratiques, incapables qu'ils seraient par eux-mêmes d'en cerner la réelle dangerosité ? D'un autre côté, la fumée qui se diffuse dans les endroits publics affecte en tout premier lieu le personnel qui y travaille. Pas plus que le fœtus intoxiqué par sa mère, le serveur d'un bar ou d'une discothèque n'a choisi d'inhaler la fumée des clients. L'absence de consentement plaide ici pour une interdiction.

C'est d'ailleurs cette incapacité à bien cerner les tenants et les aboutissants du tabagisme qui incite certains à interdire le droit de fumer aux adolescents. Les jeunes ne comprennent pas toujours bien la réalité de la dépendance : des enquêtes ont montré que 75 % des 15-18 ans pensent s'arrêter de fumer à l'âge adulte. Ils n'imaginent absolument pas les difficultés qui les attendent...

L'alcoolisme

L'alcool est aujourd'hui directement ou indirectement responsable de 40 000 décès prématurés par an. Largement ancré dans les mentalités, l'alcool fait pourtant l'objet de campagnes de prévention en direction de différents publics.

Les spécialistes estiment désormais que l'alcool est une drogue dure. C'est une victoire dans un pays où les boissons fermentées sont très profondément ancrées dans la culture nationale. La MILDT (Mission interministérielle de la lutte contre la drogue et la toxicomanie) et le CFES (Comité français d'éducation pour la santé) ne séparent d'ailleurs pas l'alcool des autres psychotropes dans leur brochure à destination du grand public « Drogues : savoir plus, risquer moins ». Même si l'alcoolisme concerne encore près d'un Français sur 10, la consommation moyenne annuelle est en baisse, puisqu'on est passé de 22 l à 15 l/habitant de plus de 15 ans en une trentaine d'années.

Ces chiffres marquent une évolution positive mais ils sont trompeurs : la baisse de la consommation moyenne ne concerne que le vin, non la bière et les alcools forts. Les prémix (vodka citron, gin « tonic », tequila frappée, etc.) ont un énorme succès chez les plus jeunes qui recherchent moins l'alcoolisme de sociabilité (boire pour être ensemble) que l'ivresse en soirée (être ensemble pour boire). Le développement du « binge drinking » marque cette évolution inquiétante dans les pays occidentaux. Les jeunes sont majoritairement adeptes de cette pratique qui consiste à rechercher l'ivresse totale en ingurgitant de grosses quantités de boissons dans un laps de temps restreint. Violences, accidents, comas, relations sexuelles non consenties... les dérives qu'entraîne ce mode d'alcoolisation sont légion. Les professionnels du soin et les travailleurs sociaux tirent la sonnette d'alarme, comme au Royaume-Uni où le « binge drinking » constitue d'ores et déjà un problème de santé publique.

Le problème de l'alcool est complexe tant cette drogue, considérée comme « dure », est intimement lié à nos traditions et pratiques culturelles. On imagine mal un ministre de la Santé interdire du jour au lendemain l'alcool dans notre société. Les Français n'apprécieraient pas une mesure coercitive touchant un produit qui leur est cher. Pourquoi l'alcool a-t-il une si grande importance ? Trois raisons semblent concourir à expliquer ce phénomène.

Donnée importante : l'alcool n'est pas seulement une drogue destinée à procurer l'ivresse. C'est aussi un mets, parfois très raffiné, provoquant de réels plaisirs gustatifs. Surtout dans notre pays, où le prestige du vin est fortement lié à l'art culinaire et à la bonne table.

On sait que l'alcool est un produit psychotrope. Il apporte un soulagement illusoire contre l'angoisse et libère des complexes. C'est un dérivatif contre l'ennui, un exutoire dont on croit trop souvent qu'il permet d'évacuer les problèmes du quotidien. Toutes les sociétés consomment des euphorisants. Si les Musulmans ont renoncé aux boissons fermentées, ils fument le tabac et boivent avec excès thé et café. De leur côté, les Indiens des Andes mâchent la coca quand les Orientaux fument l'opium. Bref, toutes les civilisations ont inventé des dérivatifs contre l'anxiété, la misère ou l'ennui. Notre société n'échappe malheureusement pas à ce processus.

Beaucoup refusent systématiquement l'eau comme boisson : le verre de vin à table est une habitude sociale fortement ancrée. La boisson est également un signe de convivialité et de sociabilité. Le rite de « l'apéritif » en est l'exemple le plus marquant. Ajoutons que, dans certains milieux et certaines régions, la consommation d'alcool est assimilée à la virilité et organise des rites de passage de l'enfance à l'âge adulte...

On ne peut que regretter les effets nocifs de l'alcool et encourager la prévention contre l'alcoolisme. Reste que son absorption est si intimement liée à nos pratiques culturelles qu'il restera difficile d'en limiter véritablement l'usage.

Le cannabis

Le cannabis est une plante généralement consommée sous forme d'herbe (marijuana, ganja, beuh, etc.), de résine (haschisch, shit, etc.) ou plus rarement d'huile. Il contient une substance psychoactive, le THC (tétrahydrocannabinol), qui se concentre dans le cerveau. C'est le THC qui produit les effets du cannabis sur le système nerveux et modifie la perception et les sensations. Le cannabis est la plupart du temps fumé, plus rarement consommé sous forme de gâteau (« space cake ») ou d'infusion.

Malgré une législation particulièrement draconienne (la loi de 1975 sur les stupéfiants est l'une des plus répressives d'Europe), la France se place au premier rang des nations européennes en matière de consommation de cannabis. On assiste même à une amplification du phénomène au cours de ces dernières années : en 10 ans, le nombre de jeunes ayant fumé au moins une fois du cannabis dans l'année a été multiplié par 3 ! Certes, il s'agit pour la plupart d'expérimentateurs qui ne continueront pas nécessairement dans la voie toxicomaniaque, cependant l'usage régulier à partir de 18 ans ne manque pas d'inquiéter : à cet âge, un adolescent sur 5 environ fume du cannabis tous les 3 jours. Nous ne sommes plus tout à fait dans la prise occasionnelle. Sommes-nous pour autant déjà dans l'addiction ? À ce sujet, on estime qu'environ 10 % des consommateurs de cannabis, contrairement à l'idée répandue, sont dépendants. Certes, les effets du cannabis n'ont rien de comparables avec ceux d'autres psychotropes comme l'héroïne. Mais encore une fois, les dangers sont réels : il peut s'agir d'une intoxication aiguë, que les jeunes appellent « bad trip » et qui entraîne un malaise plus ou moins grave (vomissements, palpitations, angoisses, etc.). Le cannabis provoque encore une diminution de la vigilance, il affecte aussi les capacités de concentration, la mémoire à court terme ou l'attention. Sous son emprise, les risques d'accidents sont les mêmes qu'avec l'alcool. Les résultats scolaires ou l'efficacité professionnelle, bien souvent, s'en ressentent. À plus long terme, on observe une baisse de la motivation, des difficultés à nouer du lien social.

Ajoutons que certains fumeurs réguliers doivent trouver 30 à 40 euros par semaine pour se procurer leur dose. Bien des adolescents ne perçoivent pas cette somme en argent de poche. Ceux-là sont « contraints » au vol, au racket, voire au « deal » pour se fournir en produit. Le fait de côtoyer des milieux criminogènes, ou tout du moins délictueux, entraîne pour les adolescents une prise de risque supplémentaire.

Finalement, le cannabis ne doit pas être banalisé. Entre la répression démagogique (qui n'a visiblement servi à rien puisque, dans le même temps, la consommation augmentait) et les appels à la dépénalisation irresponsable, il existe des alternatives possibles.

CHAPITRE 19

Les questions de bioéthique

Quelques définitions

- **Bioéthique** : ce terme, constitué de l'élément « bio », qui signifie vivant, et d'« éthique », qui désigne la morale, renvoie à la réflexion philosophique, politique, sociale ou religieuse que nous devons mener pour déterminer la conduite à tenir face au développement des techniques biologiques et médicales.
- **Eugénisme** : ce terme, signifiant étymologiquement « bien naître », définit l'ensembledes recherches (biologiques, médicales, génétiques) et des pratiques qui visent à améliorer la race humaine. On parle d'eugénisme « positif » quand cette « amélioration » s'opère par mutation et modification (*via* la transformation du génome, par exemple) ; d'eugénisme « négatif » quand on opère par triage et élimination.
- **Génie génétique** : ensemble des outils et techniques qui permettent d'isoler un (ou plusieurs) gène(s) d'un organisme, de le(s) modifier et de le(s) transférer dans un autre organisme. Les OGM sont issus de ces technologies.

Quelques chiffres

- **200 000**. C'est le nombre d'enfants issus d'une fécondation *in vitro* (FIV) depuis 30 ans. La procréation médicale assistée représente près de 3 % des naissances en France.
- **2 800**. En 2011-2013, il s'agit du nombre de porteurs d'anomalie(s) congénitale(s) en France, soit 3,4 cas pour 100 naissances.

On a longtemps invoqué l'absence de finalisme de la science pour dédouaner les scientifiques de toute responsabilité : la recherche ne devrait pas se poser la question du « à quelle fin ? » (interrogation morale) ni du « pour quoi faire ? » (interrogation sociale). Son seul objectif devrait être l'explication des phénomènes et la manière de les produire. Mais a-t-on forcément le droit de faire tout ce que l'on peut faire ? Sûrement non. Faut-il pour autant systématiquement interdire ou encadrer ? Difficile question : la dangerosité d'une technique n'impose pas forcément de stopper toute investigation à son endroit. Aurait-on dû arrêter de parfaire le couteau sous prétexte qu'on pouvait aussi s'en servir comme d'un poignard ? Quelle est la responsabilité des savants ? Quel choix doit faire la société face aux nouvelles techniques biologiques et médicales ? Les dossiers qui intéressent la bioéthique sont de plus en plus nombreux, tant la recherche en matière de technique biomédicale se développe à un rythme effréné. Les grandes problématiques portent essentiellement sur la conception et la fin de vie, mais aussi sur les « progrès » de la génétique.

Bioéthique et conception

Le contrôle des naissances

Le contrôle des naissances définit l'ensemble des moyens utilisés pour empêcher une conception (contraception) ou arrêter un processus de gestation (avortement). Contraception et avortement ont toujours été au cœur d'enjeux religieux, politiques et

sociaux parfois extrêmement violents. L'avortement fait l'objet d'une répudiation radicale de la part des religions instituées (christianisme, islam, judaïsme), et la contraception n'est guère mieux perçue par les ministères spirituels. Citons, à cet égard, la fameuse encyclique de Paul VI, *Humanæ vitæ*, qui fait toujours référence chez les catholiques : « Est exclue également toute action qui, soit en prévision de l'acte conjugal, soit dans son déroulement, soit dans le développement de ses conséquences naturelles, se proposerait comme but ou comme moyen de rendre impossible la procréation. »
La médecine a su développer des techniques permettant aux femmes, du moins dans certains pays occidentaux, de maîtriser leur fécondité. Les contraceptifs, la loi Veil de 1975 (dépénalisant l'IVG), l'invention de la RU 486 (pilule abortive), les diagnostics prénataux, etc. sont autant de techniques qui permettent à la femme de choisir si, oui ou non, elle désire enfanter. Les possibilités techniques de laisser l'individu maître de son corps n'ont pas fait reculer la prétention de certains groupes, religieux ou politiques, à garder le pouvoir sur la natalité.

Les techniques de procréation médicalement assistée

La procréation médicalement assistée (on parle aussi d'aide médicale à la procréation) désigne l'ensemble des possibilités offertes aux couples stériles ou hypofertiles d'enfanter. Cette technique permet aussi aux parents porteurs de maladies génétiques d'éviter les risques de transmission. Il existe plusieurs techniques de PMA et chacune a soulevé des problèmes éthiques.

La fécondation *in vitro*

L'ovule et le spermatozoïde sont mis en présence en laboratoire et l'œuf est transplanté d'un à trois jours plus tard. La technique est aujourd'hui largement rodée : le premier bébé-éprouvette, Louise Brown, est né en Grande-Bretagne en 1978. Le problème (qui n'en est pas un pour tout le monde) vient de ce que l'on congèle les embryons qui n'ont pas été fécondés. Au bout de 5 ans, s'ils ne sont pas utilisés, la procédure commande de les détruire. La question du commencement de la vie est régulièrement soulevée avec ce type de pratiques, surtout par les autorités religieuses. Faut-il démarrer la vie humaine à la première division cellulaire ? Au développement du fœtus ? À la naissance ? Selon les représentations et les valeurs, les réponses changent.

L'insémination artificielle intraconjugale

On utilise le sperme du conjoint que l'on place dans l'utérus par voie vaginale. Le sperme est congelé pour pratiquer plusieurs essais. Cette technique, somme toute assez banale, peut devenir problématique en cas de divorce ou de décès du père. Dans le premier cas, la femme peut-elle utiliser les gamètes mâles sans autorisation du mari en arguant d'un projet conjoint au moment du don de sperme ? Dans le second, peut-on envisager une naissance « post mortem » ? En France, une femme n'est pas autorisée à demander restitution des gamètes en cas de séparation ou de décès. Mais la chose reste possible dans certains pays où la législation est plus floue. A-t-on le droit de mettre sciemment au monde un enfant orphelin ? Jusqu'où peut-on satisfaire un désir d'enfant ?

L'insémination avec donneur

Il s'agit d'utiliser des gamètes étrangers au couple, soit l'ovule, soit le sperme. Les gamètes sont conditionnés dans des banques. En France, le don de sperme ou d'ovule est anonyme et gratuit, comme le sang ou les organes. Il est gratuit car le corps humain reste non cessible : il ne peut faire l'objet d'aucun commerce ni titre de propriété. La législation est différente aux États-Unis où de nombreuses étudiantes payent leurs études avec les dons d'ovules auxquels elles consentent. Outre la gratuité, la loi française oblige à respecter l'anonymat entre donneur et receveur. On ne saurait en effet « choisir » ses gamètes en fonction de caractéristiques forcément subjectives. Là encore, certains pays, dont les États-Unis, autorisent l'identification des donneurs ainsi que l'énumération de leurs « caractéristiques » : photos, mensurations, quotient intellectuel, activités pratiquées, etc. Les gamètes sont proposés sur catalogue et choisis en fonction de critères valorisés par les normes sociales du moment. Il s'agit d'une sélection, et donc d'une forme d'eugénisme : les futurs parents ne font pas confiance au hasard mais « trient » les gamètes selon des qualités (normes esthétiques, intellectuelles, etc.) dont ils pensent qu'elles seront favorables dans la société qui est la leur.

La gestation pour autrui (GPA)

On parle plus communément de « mère porteuse » ou de « procréation pour autrui » pour qualifier cette pratique toujours en débat (mais interdite), en France. La gestation pour autrui regroupe trois cas de figure bien distincts :

- soit la mère gestatrice renonce à ses droits parentaux sur un bébé qui a été conçu par insémination artificielle avec son ovocyte et le sperme du père d'intention ;
- soit la mère gestatrice porte un embryon conçu avec les ovocytes d'une donneuse et le sperme du père d'intention ;
- soit la mère gestatrice porte un embryon conçu *in vitro* par les parents génétiques du bébé à qui elle remettra l'enfant dès sa naissance.

Le débat sur les « mères porteuses » soulève des questions essentielles sur la filiation (qui est la « vraie » mère de l'enfant à naître ?), sur le commerce du corps humain (interdit en France pour des raisons morales qu'il est aisé de comprendre) mais aussi sur le statut des enfants qui, nés légalement à l'étranger de cette pratique, doivent obtenir un statut dans notre pays.

La génétique

La génétique : définition et rappel des notions

- **Qu'est-ce que la génétique ?** Tout simplement, la science qui étudie les gènes. Son développement a entraîné une série d'interrogations dont on ne mesure pas encore toutes les implications. La génétique pourrait entraîner une mutation de notre humanité.
- **Rapide petit rappel :** le corps humain contient cent mille milliards de cellules. Chaque cellule (à l'exception des globules rouges) contient un noyau qui renferme 23 paires de chromosomes. Dans chacune de ces paires, l'un des chromosomes est issu du père, l'autre de la mère. Un chromosome est constitué d'ADN (acide désoxyribonucléique), sorte de filaments enroulés dont les segments sont constitués des gènes. Chaque gène est porteur d'informations spécifiques et l'ensemble de ces gènes dans l'organisme confère à chaque être humain ses caractéristiques propres.

La génétique, on le comprend, touche à deux éléments fondamentaux de l'homme : ce qui fait de lui un humain (qui le distingue du reste du vivant, animal et végétal) et ce qui fait de lui un humain spécifique (ce qui le distingue des autres humains). Ces questions identitaires sont fondamentales puisqu'elles touchent à la profondeur de l'être, à l'existence de l'homme en tant qu'espèce et individu. C'est pour cette raison que l'ensemble des recherches portant sur la génétique suscite des prises de position contradictoires et d'incessants (mais passionnants) débats éthiques.

Les thérapies géniques

On distingue généralement deux types de thérapies géniques : les thérapies germinales et les thérapies somatiques :

- **Les thérapies somatiques**, comme leur nom l'indique, agissent sur le corps : elles visent à « réparer » les gènes défaillants.
- **Les thérapies germinales** sont différentes : elles agissent sur les cellules reproductrices et modifient, par le fait même, le patrimoine génétique des individus, donc de toute leur descendance. La thérapie germinale n'engage donc pas seulement la personne, mais toute l'humanité.

Certes, on avance des arguments en faveur des thérapies germinales : elles devraient permettre d'éliminer certaines maladies graves et d'arrêter la transmission inutile de gènes délétères (surtout dans les maladies héréditaires incurables). Cependant, le risque est trop grand d'un usage de cette pratique à des fins eugéniques. Ne risque-t-on pas de modifier le génome humain pour des raisons autres que médicales ? Alliées au DPI (diagnostic préimplantatoire), les thérapies germinales risqueraient de confiner au triage et aux manipulations. Or les générations qui nous suivent n'ont-elles pas le droit d'hériter d'un patrimoine inviolé ? Qui nous dit que des gènes aujourd'hui délétères, néfastes ou simplement « handicapants » ne seront pas, dans un autre contexte et un nouveau milieu, les éléments fondamentaux pour la survie de l'espèce ?

Les empreintes génétiques

Les empreintes génétiques permettent de déterminer les caractéristiques d'un individu à partir d'un fragment d'ADN. Aujourd'hui, cette technique se développe surtout dans la police scientifique, mais aussi dans la recherche en filiation. À partir d'un morceau de peau ou d'un cheveu par exemple, on peut identifier une personne dont on a la trace dans un fichier. Pour le moment, ce fichier d'empreintes génétiques se « limite », du moins en France, aux criminels et aux délinquants sexuels. Mais aux États-Unis, déjà, la reconnaissance d'indices génétiques s'étend à d'autres populations (les immigrés, etc.) au nom de la lutte contre le terrorisme. La police française continue à faire du lobbying pour l'extension de leur base de données génétiques. Cette demande s'effectue toujours au nom de la sécurité des individus. Certains dénoncent une remise en cause des libertés individuelles.

Le clonage

On recense deux types de clonages :

- **Le clonage reproductif**. C'est la reproduction à l'identique d'un être complet à partir d'un autre. On prélève une cellule chez un individu X, on enlève le noyau qu'on implante dans une cellule reproductrice d'un individu Y et cet ovocyte est implanté dans l'utérus d'un individu Z. Le clonage a déjà été pratiqué sur de nombreux êtres vivants (on se souvient de Dolly, le premier mammifère cloné) mais ne doit en aucun cas être envisagé sur l'homme. Pareille pratique irait, comme nous l'avons dit plus haut, à l'encontre de la diversité et du polymorphisme de l'espèce.
- **Le clonage thérapeutique**. Il désigne la préparation de cellules embryonnaires qui possèdent les mêmes caractéristiques que celles des malades. Les biologistes prélèvent un noyau qu'ils implantent dans une cellule reproductrice pour cultiver les gamètes *in vitro*. Ils élaborent ainsi des cellules-souches destinées à former des cellules spécifiques. La compatibilité, en cas de greffe, est parfaite et permet d'éviter tout risque de rejet. Cette technique ouvre des perspectives fabuleuses pour la médecine. Les bénéfices d'un développement du clonage dans le

strict cadre médical seraient, en effet, fort nombreux : les progrès potentiels dans la lutte contre les affections dégénératives incurables comme la maladie d'Alzheimer ou de Parkinson sont d'ores et déjà prometteurs. Les scientifiques sont par ailleurs capables de créer des cellules-souches susceptibles de se transformer en cellule de la peau, du foie, etc. On imagine dès lors les bénéfices dans le traitement du cancer.

Certains ne partagent pas cet optimisme et invoquent, contre cette technique, une menace de négation de la valeur de l'embryon. Produire des cellules-souches en série consiste à développer des clones en éprouvette afin qu'ils offrent des « pièces détachés » à l'individu « original ». Certes, ces clones ne représentent que quelques cellules totalement dénuées de structure nerveuse, cependant rien ne dit que les chercheurs ne passeront pas rapidement du clonage thérapeutique au clonage reproductif. Dès lors, toutes les dérives sont possibles.

CHAPITRE 20

Les grandes instances de socialisation. République et citoyenneté

Quelques définitions

- **Citoyen** : celui qui, reconnu membre d'une Cité (aujourd'hui d'un État), jouit du droit de participer à la vie politique de cet État et assume le devoir de se soumettre à son autorité.
- **Civisme** : cela consiste à manifester un comportement actif et volontaire dans la vie publique. Il s'agit d'une participation au collectif, soit dans le cadre électif (voter et/ou se présenter pour un mandat), soit dans un cadre associatif.
- **Civilité** : notion qui renvoie à l'urbanité, au savoir-vivre ensemble, à la capacité de construire un lien « fraternel » avec ses concitoyens.

Quelques chiffres

- **53 %**. C'est le pourcentage de Français en 2017 (selon l'Eurobaromètre du Parlement européen) qui considèrent que l'appartenance de la France à l'Union européenne est une bonne chose, contre 14 % qui pensent le contraire. Malgré les discours anti-européens dans certains pays, l'idée d'Europe reste globalement positive.
- **25,44 %**. C'est le taux d'abstention lors du deuxième tour de la présidentielle 2017. C'est l'un des chiffres les plus bas de la Ve république.

Les grands enjeux

Où en sont les valeurs citoyennes dans un monde en mutation comme le nôtre ? La globalisation des échanges, la construction de l'Union européenne, l'amplification des flux migratoires ont modifié en profondeur le socle communautaire grâce auquel, jusqu'à présent, les citoyens pouvaient se définir. La République est-elle toujours un vecteur d'intégration ? Les valeurs républicaines sont-elles compatibles avec les nouveaux enjeux (religieux, communautaires) du XXIe siècle ?

Introduction générale

La citoyenneté est intrinsèquement liée à l'idée de République (*res publica*, la « chose publique »). La notion, instituée dans le monde antique (la République grecque ou romaine), fondait l'appartenance à la Cité et le statut lié à cette appartenance. Aristote fut le premier à donner une définition claire et formelle (assez proche de la définition moderne) de la citoyenneté. Selon lui, le citoyen est celui « qui est gouverné et qui peut gouverner ». Gouverner, ce n'est pas seulement prendre le pouvoir, c'est aussi mandater un représentant qui vote des lois. Le citoyen a le pouvoir et le droit de se donner des lois à travers les élus qui les votent en son nom. Le citoyen est aussi celui qui respecte ces lois (il est gouverné). Il doit d'autant plus respecter les règles qu'il se les est lui-même données. Le pouvoir devient abusif quand il édicte des lois que les citoyens ne choisissent pas majoritairement. La citoyenneté s'apparente donc à un ensemble de droits (de vote et de représentation) et de devoirs (de civisme et de respect des règles).

Citoyenneté en France

Droits et devoirs du citoyen

Un citoyen français jouit de droits politiques ou civils et s'acquitte de devoirs envers la société. Les droits sont garantis par la Constitution. Il s'agit des droits politiques de voter ou de se présenter à certaines fonctions électives, des droits civils qui fondent les libertés essentielles (d'aller et venir, d'exprimer ses opinions, de propriété, de penser ou de croire, etc.), des droits sociaux liés au travail (droit de grève), à l'éducation, à la culture ou à la protection sociale. Pour jouir de ces droits, le citoyen doit aussi remplir des obligations :

- obligations légales, d'abord : il faut respecter les lois, payer ses impôts et contributions collectives, respecter les obligations militaires (ou au moins la présentation à la journée défense et citoyenneté) ;
- obligations morales et sociales, ensuite : le citoyen doit faire preuve de civisme et voter, doit participer à la vie collective, sociale, associative, voire élective.

Valeurs de citoyenneté

La Constitution de 1958 (qui fonde la Ve République) inscrit dans son préambule la *Déclaration des droits de l'homme et du citoyen* promulguée en 1789. Elle définit également les trois grands principes républicains : liberté, égalité, fraternité.

- Liberté d'aller et venir, mais aussi de penser et de croire (laïcité).
- Égalité car tous les citoyens naissent libres et égaux en droits et que seul le mérite (talent et travail) doit participer à la réussite.
- Fraternité (solidarité), autre idée d'un lien entre les membres d'une même communauté, ce qui unit tous les Français autour d'une identité commune.

Identité du citoyen

Le **statut de citoyen français** reste intimement lié à la nationalité française. Les étrangers (du moins ceux qui n'appartiennent pas à l'Union européenne) ne peuvent pas participer aux élections en France (sauf les élections professionnelles, universitaires, etc.). Le citoyen doit aussi jouir de ses droits civiques et politiques, ce qui exclut les mineurs, les majeurs sous tutelle et les personnes déchues de ces droits par les tribunaux.

Avec l'intégration de la France dans l'Union européenne, et plus spécifiquement la signature du traité de Maastricht en 1992, les **ressortissants d'un État de l'UE** qui vivent en France peuvent participer aux élections municipales ou européennes et s'y faire élire. Par ailleurs, les ressortissants de l'UE acquièrent de plein droit la citoyenneté européenne (qui s'ajoute à la citoyenneté nationale mais ne la remplace pas).

Finalement, même si la citoyenneté se définit légalement selon une logique juridique, il convient de tenir compte de l'engagement, des vertus morales et participatives des personnes dans la société. À ce titre, on peut se comporter en « citoyen » sans en avoir juridiquement le statut.

Vers un déclin de la citoyenneté

Un danger communautariste ?

Les principes fondamentaux qui cimentent la République sont mis à mal par ceux qui les refusent. On peut citer le communautarisme religieux (salafisme, par exemple), ethnique (pratiques de l'excision, de la polygamie) le repli social (dans les ghettos riches ou pauvres, dans des zones de non-droit), la résurgence des régionalismes (corses, basques), etc.

La République devient un creuset de communautés ou de minorités qui semblent soucieuses de vivre en vase clos pour préserver leur identité. Jusqu'où la République, une et indivisible, peut-elle accepter que s'expriment les différences de ceux qui la composent ? Cette question, ajoutée à celle de la laïcité (qu'elle prolonge forcément), est au cœur du débat sur le droit des religions (repas différenciés dans les cantines scolaires, port du voile, jours fériés accordés aux religions minoritaires, etc.). L'aspiration légitime à vivre selon ses valeurs peut-elle se faire au détriment du collectif ? La République peut-elle rester un creuset (qui intègre et mélange) ou se condamne-t-elle à nier les identités, à écraser les spécificités pour formater les différences dans un moule aux principes intangibles ? Par exemple, les musulmans, aujourd'hui nombreux en France, ont-ils de ce fait la légitimité de modifier (fût-ce seulement à la marge) les règles en jeu dans le vivre-ensemble de notre République ? Être citoyen, ce n'est pas seulement se conformer aux règles (le devoir), c'est aussi se donner démocratiquement la possibilité (le droit) de les modifier.

Les théoriciens du « grand remplacement » (Éric Zemmour, Renaud Camus, etc.) agitent le chiffon rouge d'une inversion démographique et culturelle inéluctable : selon eux, les immigrés deviendront majoritaires à moyen terme en Europe et transformeront de fond en comble la société.

Défiance vis-à-vis de la politique et des valeurs républicaines

Cette défiance est surtout liée à la méconnaissance des principes républicains (les valeurs, les principes, les règles) et des mécanismes institutionnels qui organisent cette société. Elle s'explique surtout par un déficit éducatif. L'école forme de moins en moins les citoyens à connaître les institutions et les valeurs de la République.

Par ailleurs, ces valeurs de la République française semblent caduques. Égalité ? Les différences de salaire n'ont jamais été aussi importantes et les écarts se creusent à l'école. Fraternité ? Le communautarisme segmente la société en groupes toujours plus restreints et parfois antagonistes (juifs et musulmans). Liberté ? Au nom de la lutte contre la criminalité et le terrorisme, on restreint les libertés individuelles et la liberté d'expression se voit contrainte par la pression communautariste. Le « patriot act » à la française (intensification des dispositifs de surveillance) voté après les attentats de janvier 2015 contre *Charlie Hebdo* est représentatif du phénomène. Les attentats de novembre contre le Bataclan ont encore intensifié ce phénomène (état d'urgence, multiplication des assignations à résidence contre les musulmans, etc.)

Sentiment d'impuissance des citoyens

La politique ne séduit plus, séduit moins ou séduit autrement. Les élus sont l'objet de méfiances (c'est l'accusation du « tous pourris », d'un permanent soupçon de corruption ou d'impuissance). Les citoyens ne se font guère d'illusions sur les capacités réelles des leaders à changer le cours des choses. Ils ont l'impression que le pouvoir leur échappe, comme il échappe aux élus, et que le « vrai » pouvoir est ailleurs. On connaît cette critique de la technocratie (conseillers, secrétaires de cabinet, etc.), amplifiée par l'ouverture à l'Europe qui entraîne une dilution du pouvoir. L'État n'a plus de marge de manœuvre dans ce contexte de mondialisation : la citoyenneté dans son expression nationale, telle qu'elle se vivait jusqu'alors, paraît n'avoir plus d'efficacité.

Vers de nouvelles formes de citoyenneté ?

Certes, la citoyenneté telle que nous l'avons connue jusqu'à présent semble être sur le déclin. Mais de nouvelles formes de citoyenneté apparaissent, à la fois plus locales et plus globales, plus restreintes et plus larges.

Vers une citoyenneté plus locale

Au niveau local, le sens civique fonctionne assez bien. On a vu, lors des élections municipales ou régionales, une abstention moins forte que lors des échéances nationales. La France garde une tradition de démocratie de proximité : 36 000 communes témoignent de la vitalité démocratique du tissu local.
Les associations sont extrêmement dynamiques en France. Il s'en crée entre 60 000 et 70 000 par an, il en existe environ 800 000. Elles emploient plus d'un million de salariés et un quart des Français font partie d'au moins une association. Ces chiffres marquent une participation active de nos concitoyens à la vie sociale. De ce point de vue, les associations correspondent à la sociabilité moderne. Avant, l'individu était contraint par une sociabilité de proximité (voisinage) ; maintenant, il construit son réseau autour d'affinités électives, c'est-à-dire en choisissant avec qui et comment il compte organiser ses liens. Nous vivons l'ère des communautés-réseaux qui, forcément, développent de nouvelles manières d'être ensemble. Ceci est facilité par les moyens de communication modernes et les associations de plus en plus nombreuses.

Vers une citoyenneté plus globale

Nous l'avons dit : en Europe, les ressortissants de l'Union acquièrent de plein droit la citoyenneté européenne. Par ailleurs, la mondialisation a bouleversé la nature même des liens qui unissent peuples et individus. Dans un monde globalisé, où les décisions se prennent à l'intérieur d'instances internationales (ONU, OMC, FMI, etc.), les militants entendent globaliser leur participation et développer une citoyenneté mondiale. Les associations comme Greenpeace ou Attac (Association pour la taxation des transactions financières et pour l'aide aux citoyens) se mondialisent et font du lobbying lors des grandes conférences internationales. Chaque humain sur cette planète est devenu un « citoyen du monde ».

Vers une citoyenneté morale

Depuis quelques années, des militants expriment leur citoyenneté en désobéissant sciemment aux lois votées démocratiquement par le Parlement français : c'est ce que l'on nomme « la désobéissance civile » (ou civique). Cette forme inédite de participation tend même à se généraliser : les écologistes qui fauchent des plans d'OGM, les militants qui cachent des sans-papiers en instance de renvoi ou les aident à passer la frontière (comme dans les Alpes-Maritimes à la frontière italienne), les « zadistes » (militants engagés dans des « zones d'aménagement différé » devenues « zones à défendre ») qui luttent contre des projets pourtant démocratiquement votés (par exemple, contre l'abandon de l'aéroport de Notre-Dame-des-Landes près de Nantes ou du barrage de Sivens, la lutte contre le Center Parcs en Isère ou le site d'enfouissement des déchets nucléaires de Bure).
Ces moyens d'action font l'objet de débats : plutôt que de transgresser la loi, ne vaut-il pas mieux la changer en faisant élire démocratiquement des représentants dans une assemblée ? Si le peuple s'est prononcé, au nom de quoi (de quelles valeurs supérieures) des militants peuvent-ils désavouer des décisions démocratiques et souveraines ?

CHAPITRE 21

La place des religions dans la société

Quelques définitions

- **Religion** : étymologiquement, le mot vient du latin « relier » (*religere*). La religion définit en effet ce qui relie d'un côté le sacré au profane, et de l'autre les membres de la communauté dans une même croyance et autour de rites communs. La visée est double : il s'agit, sur un plan spirituel, de relier l'homme à Dieu mais aussi, dans une perspective plus sociale, d'unir les hommes entre eux.
- **Secte** : Régis Dericquebourg, chercheur au CNRS, définit ainsi les mouvements « sectaires » : « Une secte est un groupe coupé du monde, enclavé, élitiste, exclusif et qui recherche le perfectionnement des individus. » Il est difficile de faire entrer dans cette définition l'ensemble des mouvements pourtant désignés comme des sectes ; par ailleurs, des mouvements ou groupes non sectaires peuvent en faire partie. Les spécialistes des religions parlent aussi de « groupes religieux minoritaires » pour qualifier les sectes.
- **Laïcité** : ce terme renvoie, de manière générale, à la séparation des institutions civiles et religieuses. En France, la laïcité pose le principe de la neutralité de l'État vis-à-vis des cultes, de la liberté de conscience et du pluralisme des croyances dans le respect de l'ordre républicain.

Quelques chiffres

- **Chrétiens** : 2,2 milliards.
- **Musulmans** : 1,6 milliard.
- **Juifs** : 14 millions.
- **Sans religion** (agnostiques, athées, etc.) : 1,1 milliard.
- **Hindouistes** : 900 millions.
- **Religions chinoises** : 400 millions.
- **Bouddhisme** : 380 millions.
- **Religions tribales** : 300 millions.
- **Religions africaines et afro-américaines** : 100 millions.

La pensée religieuse est née avec l'homme : la métaphysique et le sacré accompagnent l'*Homo sapiens*, comme le montrent les peintures rupestres et les travaux des paléontologues. Toutes les civilisations se sont construites autour de questionnements qui tentent de trouver leurs réponses dans la foi, la croyance, les mythes. S'il existe des sociétés sans dieu (songeons au culte de l'Être suprême pendant la Révolution), il n'existe pas de société sans sacré.

On croyait les religions en déclin, que les avancées sociales, politiques ou scientifiques avaient relégué en marge du temporel des croyances qui relèvent désormais du seul domaine spirituel. Il n'en est rien. Nos sociétés sont en permanence travaillées par la question de la place des religions dans les sociétés laïques, par la tension entre le respect des croyances et la liberté d'expression, par la cohabitation des différentes religions dans un contexte de crise et de désespérance.

Phénomène religieux

La religion comme lien spirituel et social

La religion investit principalement deux visées : l'une, spirituelle, préoccupée des questions liées au sacré ; l'autre, temporelle, plutôt versée dans l'organisation du collectif.

- **Spirituellement**, la religion fournit des réponses aux questions des origines (« D'où venons-nous ? », « Comment le monde a-t-il été créé ? » « Par qui ? »), comme à celles de la fin (« Quelle est la finalité de toute chose ? », « Comment le monde finira-t-il ? », « Quel est le sens de la vie ? », « Qu'y a-t-il après la mort ? »). Les aptitudes rationnelles dont sont doués les humains ne sont jamais venues à bout de tous les questionnements. Chaque société a construit ses propres tentatives de réponses. Les mythes antiques, les polythéismes, les animismes (conférer une âme, un esprit aux choses, aux animaux, aux plantes), les religions monothéistes, les religions panthéistes, etc. la croyance en un esprit, une entité surnaturelle ou transcendante a pu recouvrir les formes les plus variées en fonction des temps et des cultures. Une société sécularisée (c'est-à-dire où l'influence du sacré et du religieux est en recul) comme la nôtre tend à privilégier l'explication scientifique sur le récit mythique. Les débats autour de l'enseignement du darwinisme sont symptomatiques de cette tension.
- **Socialement**, la religion structure les communautés autour de rites, de symboles, de dogmes, de célébrations et de fêtes qui forment le tissu social et rythment la vie. Longtemps, en Occident au moins, la vie des individus, quelle que soit leur classe, s'est inscrite dans une sociabilité largement déterminée par le religieux. La religion ne se préoccupe donc pas que de questions spirituelles : elle étend son influence au temporel. La question de la place du religieux et des institutions qui en dépendent sont au cœur des enjeux contemporains. Jusqu'où la religion peut-elle s'immiscer dans l'ordre politique et social ? Doit-elle rester une simple affaire privée ou peut-elle s'ingérer dans la vie publique ? Les débats autour de la laïcité, de la tolérance (« Chacun peut-il avoir sa morale ? »), du droit d'expression (« Peut-on blasphémer ? ») sont encore vivaces aujourd'hui.

Déclin du religieux en Occident

Jusqu'au XXe siècle, dans les pays avancés, la religion, cadre de référence quasi unique qui donnait sens à la vie, était omniprésente à travers les rituels, les traditions, la pression qu'elle exerçait sur la pensée ou sur les mœurs. Plusieurs facteurs ont contribué, par couches historiques successives, à la sécularisation :

- l'humanisme qui, dès la Renaissance, redonne sa place à l'humain comme sujet mais sans renier Dieu ;
- les Lumières qui, au XVIIIe siècle, contestent à la religion son hégémonie morale, politique, sociale ou philosophique ;
- le marxisme qui, prolongeant la pensée socialiste au XIXe siècle, voit dans la religion un supplétif des dominants qui freine l'émancipation des masses (« l'opium du peuple ») ;
- l'émergence de la pensée scientifique (darwinisme, astronomie, mathématiques, etc.) qui rationalise le monde et relègue le discours religieux dans les marges de la croyance ;
- la laïcité républicaine et la séparation de l'Église et de l'État qui scellent le divorce entre pouvoir et religion ;
- l'individualisme et la société de consommation qui, après la Seconde Guerre mondiale, érigent l'hédonisme (le plaisir) et le matérialisme (la consommation) en valeurs suprêmes.

Prééminence des religions et retour du religieux

Dans le monde, les religions ne se sont jamais aussi bien portées. On estime à moins de 15 % de la population mondiale le nombre d'individus sans religion (athées ou agnostiques). L'influence religieuse reste encore vivace dans les pays émergents en voie de développement. Les chrétiens, les musulmans ou les hindouistes, quelle que soit leur obédience, représentent à eux seuls 4,5 milliards de fidèles !

Par ailleurs, l'emprise des religions paraît de plus en plus forte. Il faut aussi évoquer le développement des intégrismes, qu'ils soient islamiques (salafiste), chrétiens (évangéliste) ou juifs (orthodoxe). Les mouvements terroristes (AQMI, DAECH, AL-QAIDA, Boko Haram, etc.) tuent chaque jour au nom de Dieu comme ils tuaient, voilà trente ou quarante ans, au nom de Karl Marx. Les mouvements religieux savent écouter les populations pauvres dans les pays musulmans. Les intégristes sont omniprésents sur le terrain, dans la rue. Ils vont vers les plus démunis, comme le font les Frères musulmans dans tout le Maghreb. Ils viennent aussi faire du prosélytisme dans les pays occidentaux en essayant de convertir des jeunes désœuvrés *via* les réseaux sociaux, pour gonfler les rangs de l'EI (État Islamique) malgré les défaites cuisantes de cette organisation en 2017.

Même en Occident, malgré la désaffection des églises et la sécularisation encore très forte, certains analystes font le constat d'une résurgence de la spiritualité, de la morale religieuse et des pratiques qui lui sont liées. Dans un contexte de désenchantement politique et spirituel, la religion semble combler un manque. Politiquement, nos contemporains ne croient plus dans la capacité des représentants et de leurs idées à changer le monde (c'est la chute des idéologies) ; socialement, l'idée de progrès bat de l'aile dans un contexte de suspicion généralisée vis-à-vis des sciences et techniques (débats sur la bioéthique, le nucléaire, la pollution).

Nous vivons une époque de déficit de sens, de repères. Dès lors, nombreux sont ceux qui se tournent vers les mouvements sectaires, qui parlent un langage moderne et novateur qui les séduit. Le succès de DAECH, dont on connaît pourtant les discours et actes mortifères, auprès de nombreux adolescents (même bien intégrés), est de ce point de vue saisissant.

Phénomènes sectaires

Une définition difficile

Le mot (qui signifie « couper », « se séparer ») a pris une connotation péjorative parce qu'il désigne, dans l'acception populaire, des mouvements minoritaires dangereux pour l'individu. La secte renvoie à des spiritualités déviantes. Son langage ésotérique, incompréhensible, ses pratiques étranges, incongrues, ses croyances loufoques et ses dérives morbides en font un phénomène suspect aux yeux de la majorité.

Cependant, il est très difficile de définir une secte. En 1995, une commission d'enquête parlementaire avait tenté de spécifier la réalité sectaire. Elle n'y était pas vraiment parvenue. On ne pouvait définir les sectes qu'en les opposant aux religions dites « traditionnelles ».

Qu'est-ce qui spécifie le mouvement sectaire ? Plusieurs critères peuvent être retenus :

- la manipulation mentale (aliénation d'individus fragiles à des fins intéressées et non spirituelles) ;
- les promesses miraculeuses (l'immortalité, la guérison, le pouvoir, etc.) ;
- le discours élitiste (faire croire aux adeptes qu'ils sont élus et qu'eux seuls ont la chance d'être dans le secret) ;
- la rupture avec l'environnement d'origine (coupure avec la famille) ;
- les comportements paranoïaques (le monde est contre nous) ;
- la fascination pour la figure emblématique du gourou.

Diversité des mouvements

En France, les mouvements sectaires regrouperaient plus de 160000 adeptes (dont 130000 témoins de Jéhovah) et au moins 100 000 sympathisants. Ces chiffres sont approximatifs, tant il reste difficile de mener des enquêtes approfondies dans des milieux par définition opaques, mouvants et protéiformes. Les mouvements salafistes, par exemple, ont tendance à éviter toute manifestation de leur pratique. Des groupes clandestins pratiquent même la Taqiya, une technique de dissimulation visant à cacher ses pratiques religieuses pour échapper à des persécutions, tromper l'ennemi, échapper aux soupçons avant de commettre un acte terroriste, etc.
Les différentes sectes se regroupent autour de croyances et de rituels parfois extravagants, loufoques ou totalement décalés. Leur dangerosité varie considérablement d'un mouvement à l'autre. On peut citer, pour les principales :

- les sectes schismatiques (qui se coupent des religions dites « traditionnelles » à cause de certains points de doctrine, comme les évangélistes chrétiens ou les salafistes) ;
- les sectes ésotériques (qui mélangent des traditions initiatiques, hermétiques, comme la secte du Temple solaire) ;
- les sectes syncrétistes (qui réunissent différentes religions ou courants spirituels, comme le Mandarom) ;
- les sectes sataniques (qui vouent un culte au Diable et s'adonnent à des rituels sacrificiels d'animaux ou à des invocations comme les messes noires) ;
- les sectes apocalyptiques (qui annoncent la fin du monde, comme les témoins de Jéhovah) ;
- les sectes guérisseuses (qui développent des théories autour des corps et de la spiritualité) ;
- les sectes néopaïennes (qui rendent des cultes à d'anciennes croyances parfois antérieures à la religion chrétienne comme les cultes druidiques) ;
- les sectes « soucoupistes » ou « ufologiques » (qui mêlent extraterrestres et ovnis, comme les Raéliens).

La question de l'interdiction des mouvements sectaires

Des affaires retentissantes (suicides collectifs, agressions, mariages forcés, pédophilie, escroquerie, etc.) ont incité les pouvoirs publics à se pencher sur ce phénomène. Outre l'enrôlement, chaque jour, de centaines de jeunes de tous les pays du monde dans les rangs de DAECH, on peut citer, entre autres faits divers qui ont défrayé la chronique : la mort des 914 adeptes du temple du Peuple (dont plus de 250 enfants) en Amérique du Sud, le 18 novembre 1978 ; les 72 davidiens décédés dans l'incendie de leur ferme lors du siège de Waco au Texas en 1993 ; les 12 morts et environ 5 000 blessés de l'attentat au gaz sarin perpétré par la secte Aum dans le métro de Tokyo en 1995 ; les 74 adeptes (dont 19 enfants) de l'ordre du Temple solaire retrouvés morts dans trois affaires entre 1994 et 1997 ; les 39 adeptes de l'Heaven's Gate suicidés par empoisonnement en Californie ; les 500 adeptes du Mouvement pour la restauration des dix commandements de Dieu, brûlés vifs dans leur église le 18 mars 2000 en Ouganda, etc.
Chaque jour, des exactions, peut-être moins spectaculaires mais destructrices pour l'individu, sont commises. Certains ont estimé qu'il fallait interdire les sectes. Cette hypothèse fait l'objet de fortes critiques :

- une interdiction irait à l'encontre de la liberté de pensée inscrite dans la Constitution de 1958. L'État ou le législateur auraient un droit de regard sur notre spiritualité : pareille pratique n'existe que dans les pays totalitaires !
- la liberté d'association, loi de 1901, permet aux personnes qui le désirent de partager leurs objectifs, de mettre en commun leurs activités ou leurs connaissances dans un but autre que

financier. C'est une conquête, un droit, et il serait liberticide de s'y attaquer en interdisant *a priori* les associations liées aux croyances non institutionnalisées ;

- la liberté de religion, loi de 1905, instaure la séparation de l'Église et de l'État. Cette scission a permis de garantir à chacun une liberté de culte. L'État n'a pas à se prononcer sur le contenu du spirituel ni sur les rites tant que cela reste dans le cadre de la loi.

Est-on, dès lors, condamné à subir les mouvements sectaires ? Non : on peut compter sur la prévention (l'Adefi, Association pour la défense des familles et des individus, met en garde contre les dérives sectaires), mais surtout sur l'affirmation de la loi. La justice dispose d'un arsenal judiciaire pour punir les sectes quand il existe des dérives. La séquestration, le refus de soins, l'exercice illégal de la médecine, l'association de malfaiteurs, le défaut d'éducation, l'escroquerie, l'abus de confiance, la captation frauduleuse de biens, le viol ou encore le travail forcé sont autant de crimes et de délits sévèrement punis par la loi. On ne peut faire aux sectes un procès d'intention et les condamner *a priori* !

Laïcité

La question de la laïcité est reposée régulièrement depuis 2003, et plus encore depuis les séries d'attentat qui ont secoué l'Europe, et tout particulièrement la France. Les flots de réfugiés venant d'Afrique (de Syrie) ont tétanisé les peuples européens et laissé craindre un ébranlement de notre socle culturel. Les récurrentes affaires de repli communautaire dans les lieux et établissements publics relancent le débat sur la tolérance et le respect des pratiques religieuses et la préservation d'un espace public « neutre » de toute religion. Faut-il accepter la séparation hommes/femmes dans les piscines publiques pour ne pas froisser des groupes religieux ? Peut-on admettre que des familles refusent que des hommes pratiquent des examens gynécologiques dans les hôpitaux ? L'école de la République peut-elle adapter les horaires scolaires aux exigences des pratiques religieuses ? Les signes religieux (croix, étoile de David, main de Fatma ou foulard) sont-ils de nature à troubler l'ordre public et à déstabiliser la société ? Doit-on les accepter au nom du respect des croyances et de la tolérance à l'égard des groupes religieux ?

Définition

La laïcité se définit comme un système qui se détache des conceptions religieuses et partisanes. Elle repose sur le principe de neutralité. Ce principe est d'ailleurs inscrit dans notre Constitution : « La France est une République indivisible, laïque, démocratique et sociale. » La France, dans ses textes fondateurs, ne reconnaît aucune religion. Historiquement, la laïcité naît avec la Révolution française. Trois grandes dates en fondent le principe :

- 1791, la Révolution instaure l'État civil, le mariage civil et la liberté de culte ;
- 1882, Jules Ferry instaure l'école publique et laïque ;
- 1905, séparation de l'Église et de l'État qui entérine la neutralité de l'État par rapport au fait religieux.

Grands principes de la laïcité

Elle repose sur trois éléments fondamentaux :

- le respect de la liberté de conscience et de culte ;
- l'absence de domination de la religion sur la société civile et l'État ;
- l'égalité des religions et des convictions idéologiques.

Au fondement, il y a l'idée de **neutralité de l'État et de l'ensemble de ses institutions**. Les pouvoirs publics veillent à ce qu'aucune religion ne domine l'individu. La neutralité permet à chacun de croire en ce qu'il veut. Il n'y a pas de religion officielle en France : n'importe qui peut fonder une religion dans notre pays à partir du moment où ce mouvement ne nuit pas à l'ordre social et respecte les lois. Les pratiques religieuses n'influencent normalement pas les décisions politiques. L'État n'a pas à tenir compte d'une religion quand il élabore une loi. Le ministre de l'Intérieur (qui est aussi le ministre des Cultes) considère logiquement toutes les religions sur un pied d'égalité. Il veille à ce qu'elles soient traitées de la même manière, quelle que soit leur influence. Normalement, la laïcité n'est pas un « intégrisme » : ce n'est nullement une force dominante qui assujettit l'individu au groupe. Au contraire, c'est un principe neutre qui veille à ce que tous les phénomènes religieux puissent s'exprimer quand ils se conforment aux lois de la République. C'est en cela que la laïcité n'est pas le contraire de la religion mais la garantie de son expression.

Problème de la laïcité aujourd'hui

Le principe est revenu après les affaires de voile à l'école, mais tout part d'une circulaire ministérielle (Jean Zay) promulguée en 1936. Cette circulaire indique que toute forme de propagande politique ou confessionnelle ainsi que tout prosélytisme est interdit dans les enceintes scolaires de la République.

La problématique de la laïcité intervient dans un contexte de crise de la citoyenneté. La République indivisible semble éclater en une multitude de revendications communautaires et identitaires. Doit-on lire dans les attentats de janvier et novembre 2015 ou les récurrentes affaires de voile, un manque de volonté d'intégration à la République et à ses valeurs ? Ou de simples soubresauts parfaitement compréhensibles dans une société multiculturelle ? La question reste entière malgré une loi qui désormais prohibe tout signe ostentatoire d'appartenance religieuse ou idéologique dans les établissements administratifs ou scolaires publics.

CHAPITRE 22

La famille

Quelques définitions

- Définir ce qu'est une famille est complexe car le résultat est variable en fonction de la société étudiée, de l'époque, etc. En ce qui concerne la société française actuelle, l'Insee (Institut national de la statistique et des études économiques) considère qu'une famille est la partie d'un ménage comprenant au moins deux personnes et constituée soit d'un couple marié ou non, avec ou sans enfants, soit d'un adulte avec un ou plusieurs enfants. Dans une famille, l'enfant doit être célibataire et lui-même sans enfant.
- Habituellement, on emploie le terme de famille pour désigner des personnes liées les unes aux autres par le sang.

Quelques chiffres

- **8,6 millions**. Nombre de personnes qui habitent seules. Cette proportion augmente sans cesse. Construire des liens qui durent dans le temps et permettent de fonder une famille n'est pas simple et cet isolement touche davantage les femmes puisqu'elle représente 60 % des célibataires.
- **28,5 ans**. En 2015, c'était l'âge moyen des femmes à la naissance de leur premier enfant. C'est 4,5 ans de moins qu'en 1974 selon l'Insee.
- **1 famille sur 5** seulement est composée d'au moins trois enfants de moins de 25 ans. Les familles nombreuses sont de moins en moins répandues.

La définition de la famille varie selon les époques et les sociétés. En ce qui concerne la société française actuelle, l'Insee (Institut national de la statistique et des études économiques) considère qu'une famille est la partie d'un ménage comprenant au moins deux personnes et constituée soit d'un couple, marié ou non, avec ou sans enfants, soit d'un adulte avec un ou plusieurs enfants. Dans une famille, l'enfant doit être célibataire et lui-même sans enfant. Habituellement, on emploie le terme de famille pour désigner des personnes liées les unes aux autres par le sang. Les formes familiales ont nettement évolué durant les dernières décennies. Il y a peu de temps encore, la jeune fille quittait ses parents lorsqu'elle avait trouvé un mari auprès duquel elle s'engageait « pour le meilleur et pour le pire » jusqu'à la mort. La naissance du premier enfant se faisait quelques mois plus tard. Si ce scénario n'était pas respecté, l'enfant comme ses parents se voyaient critiqués, leur réputation était salie, ils provoquaient de l'incompréhension de la part de la société. Les temps ont bien changé, cette famille type a laissé la place à des formes familiales évoluant au cours d'une vie. En effet, de nouveaux modes de vie se sont progressivement imposés au cours des trente dernières années.

On entend dire que la valeur famille n'est plus une référence, que la famille traditionnelle s'est disloquée pour laisser place à des configurations familiales diverses. Certains en viennent même à se demander si la famille est une institution en déclin. Ces inquiétudes sont-elles justifiées ou bien sont-elles issues des réflexions de ceux pour qui tout changement est synonyme de recul ?

Rôles de la famille

Transmission

La famille permet la transmission d'un capital économique par le biais du patrimoine, ainsi que d'un capital culturel. De ce point de vue, elle joue un rôle prépondérant dans la reproduction des structures sociales.

Socialisation

Elle contribue à la socialisation des individus en lien avec d'autres institutions : crèche, école, lieu de loisirs, etc. Ainsi, les influences éducatives que l'enfant reçoit ne sont pas uniquement liées à sa famille.

Solidarité intergénérationnelle

La solidarité entre les générations s'exerce fortement au sein de la famille : les parents sont responsables de la garde, de l'entretien et de l'éducation de leurs enfants mineurs. Plus tard, ils les aident encore à s'installer dans la vie (don matériel, garde des petits-enfants, héritage, etc.).

Les différentes organisations familiales

Mariage

En 2015, 235 000 mariages ont été célébrés en France. La baisse du nombre de mariages a démarré dans les années 1970 : à cette époque, on comptait environ 400 000 mariages par an. En parallèle, dans les unions célébrées de nos jours, la part des remariages augmente : dans près du tiers des unions, l'un des deux conjoints au moins est divorcé. Bien qu'il soit en diminution (il reste néanmoins stable depuis 10 ans), le mariage reste un idéal auquel de nombreux jeunes souhaitent parvenir. D'ailleurs on constate une relative stagnation depuis quelques années.

Union libre, Pacs

Jusqu'à la fin des années 1960, l'union dite « libre » était peu courante, elle touchait moins de 3 % des couples. Cette cohabitation informelle était le plus souvent choisie par des personnes veuves ou divorcées et concernait donc peu les jeunes. Après mai 1968, elle s'est développée rapidement, tout d'abord comme une période d'essai avant le mariage puis, plus récemment, comme un choix de vie à part entière. Pour la première fois en 2006, les naissances hors mariage sont devenues majoritaires, franchissant le seuil symbolique des 50 %. Cela témoigne de l'engouement des jeunes pour l'instauration de liens familiaux en dehors du contrat nuptial.
Face à cette forme d'union se banalisant et pour proposer des droits et imposer des obligations à ceux qui ne veulent ou ne peuvent se marier, la loi du 15 novembre 1999 a instauré le pacte civil de solidarité (Pacs). Il s'agit d'un contrat d'aide mutuelle entre adultes, quels que soient leur sexe et la nature de leur lien, qui leur permet de bénéficier de mesures juridiques et fiscales. À l'origine considéré par beaucoup comme une forme de mariage pour les homosexuels, le Pacs a très vite démontré qu'il répondait à un besoin pour de nombreux couples. On compte aujourd'hui autant de Pacs que de mariages.

Mariage des couples de même sexe

Depuis la loi Taubira de 2013, les couples de même sexe peuvent se marier.
32 640 mariages entre personnes de même sexe ont été célébrés en France entre la promulgation de la loi – le 17 mai 2013 – et le 31 décembre 2016. Selon les chiffres de l'Insee, bon an mal an, les mariages de personnes de même sexe représentent près de 3 % de l'ensemble des mariages civils (7 000 en 2016).
On note donc une légère baisse du nombre de ces mariages ces deux dernières années (après les premiers mariages dits « militants »). Les couples gays et lesbiens s'équilibrent (environ 50/50).

Il n'existe pour l'instant pas de chiffres officiels (pas de comptages statistiques) sur le divorce des couples de même sexe, même si les tribunaux reçoivent des demandes. Il n'existe à ce jour aucune étude sur le nombre d'adoptions par des couples de même sexe.

Le divorce et ses conséquences sur la famille et la garde des enfants

Environ 123 000 divorces ont été prononcés en 2015. Si le divorce existe depuis bien longtemps, c'est à partir de la fin des années 1960 que le phénomène s'est amplifié au point qu'aujourd'hui on considère que près d'un mariage sur deux se solde par un divorce, alors que ce taux était de 30 % en 1990.

L'évolution du rôle des mères et des pères dans l'éducation des enfants a amené ces derniers à revendiquer, lorsque le divorce survient, le droit de passer du temps avec leur enfant, de ne pas être cantonné dans un rôle d'accueillant ponctuel durant certains week-ends et une partie des vacances. **La résidence alternée**, c'est-à-dire un partage équilibré du temps de l'enfant entre ses deux parents qui exercent conjointement sur lui leur autorité parentale, est alors apparue comme une solution possible, mais les débats restent houleux sur ses conséquences à long terme sur l'enfant. Quoi qu'il en soit, actuellement, le juge l'accorde presque toujours lorsque les deux parents en font la demande conjointement.

Une autre conséquence directe de l'augmentation du nombre de divorces est la multiplication des **familles recomposées** : 600 000 familles sont des familles recomposées et plus d'un million et demi d'enfants vivent dans ces familles. Celles-ci réunissent sous un même toit un couple d'adultes, mariés ou non, et au moins un enfant né d'une union précédente de l'un des conjoints.

Familles monoparentales

Les familles monoparentales sont en forte augmentation. Elles représentent aujourd'hui une famille sur cinq contre 13,2 % en 1990. Ainsi, près d'un jeune sur 5 de moins de 25 ans vit dans une famille monoparentale. Ils n'étaient que 11 % en 1990.

Constituées dans 85 % des cas de la mère seule avec ses enfants, ces familles sont plus souvent touchées par la précarité car elles peinent à concilier emploi et prise en charge des enfants. Par conséquent, 30 % d'entre elles disposent de revenus inférieurs au seuil de pauvreté. On compte 700 000 femmes seules avec enfants bénéficiaires du RSA contre 500 000 hommes dans la même situation.

Familles adoptives

Adopter un enfant en France est une démarche longue et compliquée. En effet, il faut répondre à des critères stricts pour espérer obtenir l'agrément et il y a peu d'enfants adoptables jeunes et en bonne santé puisque, de nos jours, la plupart des grossesses sont désirées. Ainsi, la France réalise environ un millier d'adoptions chaque année d'enfants français alors que plus de 20 000 candidats sont agréés pour pouvoir accueillir un enfant.

Pour pallier ce manque, l'adoption internationale s'est développée dans les années 1990, avant de connaître un recul ces dernières années. En 2017, le nombre d'enfants étrangers adoptés par des couples français a considérablement chuté : 685 enfants ont été accueillis par des familles françaises, soit une baisse de 5 % par rapport à l'année précédente. À titre de comparaison, ce nombre s'élevait à 3 504 en 2010 ! Cela s'explique par un contexte dans lequel certains pays se sont fermés à l'adoption internationale tandis que d'autres, en se développant, réussissent mieux désormais à réaliser des adoptions en interne.

Comprendre les évolutions des formes familiales

Évolutions des relations intrafamiliales

La montée de l'individualisme dans notre société contemporaine est souvent soulignée, et cela se retrouve également au sein de la famille. Chacun vit à son rythme, avec ses horaires, les repas ne sont plus forcément partagés, le film du soir non plus. L'idée dominante est celle selon laquelle il faut SE faire plaisir. Cela explique une partie des divorces : les concessions, les sacrifices sont de plus en plus difficilement acceptables (« *Il doit m'aimer comme je suis* »).
L'appartenance à la famille se vit comme une adhésion volontaire, on n'est pas obligé de se marier, on est là parce qu'on le veut bien pour le temps qu'on voudra.

Évolutions sociales

Le travail des femmes leur permet de s'assumer financièrement, elles ne sont plus dépendantes du salaire de leur conjoint pour subvenir à leurs besoins en cas de séparation. L'un et l'autre ont fait des études, l'un et l'autre contribuent à l'éducation des enfants... Ils auront donc les mêmes atouts et les mêmes difficultés en redevenant célibataires.
Pendant des siècles, la pratique du mariage arrangé a dominé. En fonction des intérêts des familles, des alliances étaient scellées par l'union des deux enfants. Aujourd'hui, même si la tradition amène certains prétendants à demander la main de la jeune fille aimée à son père, l'accord formel de celui-ci n'est plus une nécessité et le seul critère amenant à l'engagement est l'amour. Ainsi, lorsqu'il disparaît, l'union n'a plus de raison d'être.
On peut donc considérer que la famille est en crise puisqu'elle est sans cesse remise en question, ou parler d'avancée sociale car la recherche de formes familiales satisfaisantes pour chacun des membres est au centre des préoccupations.

Évolutions législatives

Pour s'adapter à ces évolutions multiples, des lois ont été votées :

- La loi du 4 mars 2002 sur la famille **favorise l'égalité en maintenant l'autorité parentale conjointe** même après une séparation, en proposant la résidence alternée de l'enfant, en instaurant un congé de paternité de 11 jours et en permettant le libre choix du nom de famille de l'enfant à naître (celui du père, de la mère ou les deux dans l'ordre voulu). Cette dernière évolution est très symbolique car la domination du nom du père est liée à la tradition patriarcale qui a longtemps été présente dans la société française. De nos jours, l'égalité entre hommes et femmes est recherchée dans tous les domaines : accès aux mêmes emplois, mêmes salaires, mêmes responsabilités, etc. Si l'enfant porte le nom de son père, cela induit implicitement que sa filiation paternelle prime sur celle de sa mère. Il fallait donc, dans ce domaine également, faire valoir la parité.
- La loi du 26 mai 2004 a pour but de **s'adapter à l'augmentation des divorces** en simplifiant et en raccourcissant les procédures.
- Jusqu'en 2006, on distinguait l'enfant naturel (issu de parents non mariés) de l'enfant légitime (né de parents mariés ensemble). À une époque où les naissances hors mariage dépassent les 50 %, la distinction devenait obsolète, et désormais **les enfants bénéficient des mêmes droits.**

Le 12 février 2013, Christiane Taubira, ministre de la Justice, faisait **adopter la loi ouvrant le mariage aux couples de personnes de même sexe.** Ce texte permet aux couples homosexuels résidant en France de se marier et, par conséquent, d'adopter un enfant (adoption conjointe d'un enfant par les deux époux ou l'adoption de l'enfant du conjoint). Les mariages entre deux personnes de même sexe célébrés à l'étranger avant l'entrée en vigueur de la loi sont également reconnus. Le projet ne modifie pas le régime juridique actuel du mariage ou de la filiation adoptive mais l'ouvre avec ses droits et devoirs aux personnes de même sexe. Par ailleurs, le texte appelle à modifier les mots « père et mère » par le mot « parent » et les mots « mari et femme » par le mot « époux » quand cela s'avère nécessaire.

CHAPITRE 23

L'école

Quelques définitions

- **Illettré** : personne qui a été scolarisée au moins 5 ans et qui n'a pas acquis une maîtrise suffisante de la lecture, de l'écriture et du calcul pour être autonome dans les situations simples de la vie courante.
- **Analphabète** : personne qui n'a jamais été scolarisée et qui ne sait ni lire ni écrire.

Quelques chiffres

- **10 %** des enfants d'ouvriers non qualifiés ont déjà redoublé au moins une fois au CE2, contre 1,3 % des enfants d'enseignants.
- **85 %** des élèves absentéistes sont également en échec scolaire.
- **78 %** d'une classe d'âge obtient le baccalauréat en 2015. Ce pourcentage stagne depuis 10 ans et recule même pour le baccalauréat général contrairement aux filières technologiques et professionnelles, ce qui favorise les formations supérieures courtes. Les enfants d'ouvriers ont désormais moins de chances d'obtenir un bac général que dans les années 2000. La démocratisation est néanmoins effective : en 1985, le taux était de 29 %.
- **13 %**. C'est le pourcentage de jeunes adultes de 25 à 34 ans sans diplôme ou qualification en 2015. Le nombre grimpe à 35 % pour les personnes âgées de 55 à 64 ans. Malgré les échecs, là encore, les progrès sont patents.
- **1981**. Création des zones d'éducation prioritaire (ZEP) pour faire face à l'échec scolaire dans les quartiers.

Après la famille, l'école est une des instances de socialisation dominante dans la vie de l'enfant. Gratuite et obligatoire depuis les lois Ferry de 1881 et 1882, elle est aussi devenue progressivement mixte dans les années 1960, contribuant au développement de l'égalité des droits et des chances entre tous les individus.

Les enfants qui fréquentent l'école sont les adultes de demain. Cette assertion peut sembler banale, mais elle résume bien à elle seule les enjeux de la question de l'école ; c'est pour cela que les débats à son sujet sont passionnés. Organiser la scolarisation, c'est réfléchir à l'avenir souhaité pour la société et faire des choix concernant la formation des jeunes générations pour que ce projet devienne réalité.

Missions de l'école

Apprentissage de la citoyenneté

L'école doit former les futurs citoyens. C'est un lieu d'insertion et d'intégration. L'apprentissage de la citoyenneté s'organise à travers l'instruction civique.

On ne saurait se sentir liés et solidaires en tant que citoyens sans références identiques. L'école est aussi là pour créer les conditions d'une identité nationale, d'une république unie et indivisible. De ce point de vue, l'école est un enjeu politique majeur.

Socialisation

La socialisation est l'apprentissage de la vie en groupe et du respect des règles, l'adaptation du comportement individuel aux exigences de la collectivité.

Le rôle socialisateur de l'école est au centre du travail fait à l'école maternelle. Avant de penser aux apprentissages fondamentaux, il faut que l'enfant sache écouter l'adulte qui parle, demander l'autorisation de parler lui-même, écouter une consigne et la respecter, adapter son attitude à celle de ses camarades, etc. Elle doit donc permettre aux enfants de devenir des élèves.

Bien que l'école doive respecter les aspirations individuelles et les personnalités au sein d'une collectivité, elle a aussi pour rôle de créer du lien social. Elle y contribue en organisant une culture commune, en dispensant des valeurs à un groupe constitué par la classe. Chaque élève d'une classe va recevoir les mêmes enseignements, quels que soient son pays d'origine, sa religion, la catégorie socioprofessionnelle de ses parents, etc. En cela, l'école aspire à la mixité sociale même si dans les faits, aujourd'hui encore, 90 % des élèves des grandes écoles (ENA, HEC, Polytechnique, etc.) sont enfants de cadres, d'enseignants et de professions libérales.

Favoriser l'entrée dans le monde du travail

L'école a aussi pour mission de former les élèves à la vie professionnelle. Beaucoup de jeunes reprochent à l'école l'absence de lien avec la réalité du monde qui les entoure. En effet, les savoirs appris ne sont pas toujours directement utilisables au quotidien. Il y a là un débat ouvert : l'école doit-elle être utilitariste ou bien doit-elle transmettre des mécanismes de pensée transposables à diverses situations de la vie quotidienne ? La culture se résume-t-elle à l'utilisation qu'on en a ? Dans ce domaine, la recherche de compromis domine : des stages ont été introduits durant la scolarité générale, des mentions de baccalauréats existent mais chacune ouvre sur des débouchés variés, etc.
La réforme du lycée de 1992 est allée vers un rapprochement entre école et monde du travail en s'appuyant sur un discours valorisant les voies technologiques et professionnelles. En parallèle, les chiffres ont montré une baisse de l'orientation vers les baccalauréats généraux, notamment pour les enfants des familles les moins aisées. Pourtant, on sait que ce sont ces baccalauréats qui ouvrent vers les études les plus longues, les plus générales, celles qui forment les jeunes à apprendre et à comprendre la société.

Difficultés rencontrées par l'école

Illettrisme

On considère qu'à l'entrée en 6e, 15 % des enfants sont illettrés, et qu'il y a une forte corrélation entre illettrisme et précarité : 35 % des allocataires du RSA sont touchés ainsi que près de 30 % des détenus. Ce taux important d'illettrisme est un échec de l'école et de sa capacité à transmettre les apprentissages fondamentaux à chacun.
L'illettrisme est un grave facteur d'exclusion. D'une part, il altère les relations sociales en provoquant un sentiment de honte, d'autre part, il contribue à la violence car les personnes qui en souffrent estiment que la société ne fait rien pour les aider, qu'elle les rejette, donc ils développent parfois un sentiment de haine envers ce monde qu'ils ne comprennent pas et qui ne les comprend pas. Ils sont limités dans l'accès aux savoirs, aux œuvres et aux institutions culturelles. Enfin, la démocratie et la citoyenneté ne peuvent s'exprimer que si les individus sont en mesure de comprendre et de comparer les idées, de s'informer à différentes sources afin de se constituer peu à peu une opinion personnelle.
Pour pallier toutes ces conséquences néfastes tant à l'individu qu'à la société, la lutte contre l'illettrisme s'est accélérée ces dernières années, grâce notamment à une meilleure compréhension du phénomène et à une politique nationale qui l'a inscrite dans ses priorités.

Fin de l'ascenseur social

Malgré les intentions déclarées et les mesures prises (ZEP, quotas pour jeunes de quartiers difficiles à l'entrée des grandes écoles, etc.), l'école convient mieux aux enfants des familles aisées et cultivées et met en difficulté ceux issus des familles les plus précaires dès la maternelle.

En effet, trois enfants sur quatre de cadres supérieurs ou d'enseignants obtiennent un baccalauréat général, alors que le chiffre est d'un sur cinq chez les enfants d'ouvriers. Si certains tentent d'expliquer qu'il existe des inégalités d'ambition dues aux origines sociales, les sociologues Pierre Bourdieu et Jean-Claude Passeron ont démontré dès le milieu des années 1960 que le parcours scolaire est nettement influencé par les origines : plus les parents sont dotés scolairement et culturellement et plus leurs enfants font des études longues. Cela s'explique par l'héritage culturel, un capital de savoirs, de pratiques culturelles, d'attitudes, etc. que les enfants des classes favorisées doivent à leur milieu et qui fait écho à ce qui est attendu par l'école, ce qui leur assure une aisance scolaire.

D'autre part, la conviction de réussir sa vie après avoir obtenu un diplôme s'était forgée sur l'élitisme républicain, valable tant que le diplôme était rare, à une époque où les enfants des classes populaires qui les possédaient obtenaient simultanément la certitude de progresser dans l'échelle sociale. Mais aujourd'hui, le diplôme est partout, le baccalauréat s'est généralisé et le marché de l'emploi accueille difficilement les jeunes diplômés même après 3 ou 5 années d'études. Au-delà du diplôme, le capital social et les relations jouent un rôle grandissant dans l'accès à l'emploi et discriminent de nouveau les enfants issus d'un milieu populaire.

Ainsi, avoir fait des études n'est plus gage de réussite et on assiste à un phénomène de déclassement de plus en plus net. Il n'en demeure pas moins que l'absence de diplôme continue de nuire à l'insertion professionnelle.

Violence scolaire

Tous les établissements scolaires ne sont pas égaux face à la violence. Si elle est assez présente dans les lycées professionnels, 40 % des établissements ne connaissent quasiment aucune violence.

Cependant, elle se développe de plus en plus et se manifeste de plusieurs façons : violences verbales (absentéisme et retards, refus de punition, insolence, propos racistes, etc.), violences contre les biens (dégradation des véhicules des enseignants, graffitis, crachats, bris de vitres, etc.) ou violences physiques contre les personnes (bagarres, jeux violents, racket, etc.).

Cette violence dans l'enceinte scolaire peut être interprétée comme un signe d'ennui à l'école, comme une façon de passer le temps. De tout temps, l'école n'a pas réussi à intéresser l'ensemble des élèves et certains s'y sont plus ou moins ennuyés. Mais aujourd'hui, cet ennui est plus difficile à gérer ; l'écolier qui s'ennuie cherche la meilleure façon de perturber l'enseignant, de nuire au bon déroulement du cours et pour cela, tous les moyens sont permis. Celui qui est admiré par ses camarades est plus celui qui ose défier l'autorité que celui qui réussit brillamment.

D'autre part, la violence scolaire se rattache souvent à ce qui se passe en dehors de l'école : une bagarre peut éclater à l'école entre deux garçons appartenant à des bandes rivales dans leur lieu de vie. C'est un prolongement de la hausse générale des attitudes violentes de la jeunesse.

Pour remédier au problème, le gouvernent tend à réduire la taille des établissements scolaires. Certains établissements augmentent le nombre des surveillants et filtrent de façon plus serrée les entrées et les sorties.

CHAPITRE 24

Le monde du travail

Quelques définitions

- **Le chômeur** : comptabilisé dans les statistiques publiées et commentées chaque mois, c'est une personne immédiatement disponible pour l'emploi, cherchant du travail à temps plein et en CDI. Ainsi, tous les chômeurs ne sont pas pris en compte dans ce chiffre puisque certains préfèrent travailler à temps partiel ou ne sont pas inscrits au Pôle emploi car ils ne peuvent pas percevoir d'allocation-chômage.
- **Population active** : ensemble des personnes qui exercent une activité rémunérée ou qui en cherchent une. En France, la population active est d'environ 28 millions de personnes.
- **Travailleurs pauvres** : personnes qui travaillent mais dont les faibles revenus ne permettent pas de satisfaire leurs besoins.

Quelques chiffres

- **3 500 000** demandeurs d'emploi en janvier 2017.
- **13 %** des salariés, soit 3,4 millions de personnes, ont un emploi précaire en 2016, le plus souvent les peu qualifiés
  et les jeunes selon l'Observatoire des inégalités.
- Actuellement, **entre 25 et 40 %** des personnes sans domicile fixe ont un travail mais celui-ci se révèle insuffisant pour leur permettre de louer un logement.

Au cours des dernières décennies, le monde du travail a évolué. Les femmes sont massivement entrées sur le marché de l'emploi, les seniors ont vu l'âge du départ à la retraire reculer, certains secteurs d'activité ont explosé (services à la personne), tandis que d'autres ont presque disparu, le chômage est devenu un problème récurrent, etc. Le monde du travail évolue, parfois les modifications sont favorables aux salariés (instauration des 35 h), parfois ceux-ci les déplorent et l'expriment par des grèves (délocalisations d'usines).

Le travail est au cœur de l'existence, il rythme le quotidien et est généralement source de satisfactions. En effet, il permet tout d'abord d'obtenir de l'argent ; ainsi, le salaire est une reconnaissance financière de l'utilité et de la qualité du travail. D'autre part, grâce à son salaire, le travailleur va pouvoir satisfaire de façon autonome ses besoins et ses désirs. La rémunération du travail contribue donc également à l'épanouissement hors travail. Le bonheur au travail est aussi lié aux conséquences sociales de celui-ci : il permet de se créer un réseau, de développer des liens. Mais le monde du travail n'est pas un univers idéal, il est confronté à des dysfonctionnements et certains en sont exclus.

Le chômage

Conséquences psychologiques

Certes, le travail peut être vécu comme une corvée et les périodes de repos et de vacances sont attendues avec impatience. Mais le travail est aussi une façon d'être utile à la société, de démontrer des compétences en participant à la réalisation d'un objectif commun et de gagner de l'argent pour cela. Ainsi, la privation d'emploi procure un sentiment d'inutilité difficile à accepter. Aujourd'hui, on cherche à s'épanouir, à se réaliser dans et par son travail. On est loin de l'Antiquité où il était considéré comme une tâche servile à réserver aux esclaves.

Grandes tendances

Fin janvier 2018, le nombre de demandeurs d'emploi s'établit à 3,5 millions. Ce nombre reste stable depuis quelques années Les effets de la crise continuent à se faire sentir et la sortie du chômage constitue pour certaines populations un « plafond de verre ».
Face au chômage, les actifs ne sont pas tous égaux. Les catégories suivantes apparaissent comme particulièrement vulnérables :

- **Les chômeurs de longue durée.** Certains les appellent les « inemployables ». On estime qu'ils représentent 5 % des actifs d'un pays. Leurs conditions de vie et leurs difficultés tant matérielles que psychologiques leur ferment l'accès au monde du travail et les rendent dépendants de l'aide sociale ;
- **Les jeunes.** 25 % des 15-24 ans sont au chômage (contre 8 % en Allemagne). Cette tranche d'âge est, de loin, la plus touchée par ce fléau. Le manque d'expérience est dissuasif pour les employeurs. Le taux de chômage des non-diplômés est 3 fois plus élevé que chez ceux qui disposent d'un bac + 2. Le diplôme reste un atout majeur contre la précarité, même si conjoncturellement certains diplômés peinent à trouver un travail.
- **Les seniors.** Le taux de seniors au chômage (6 %) est inférieur à celui de l'ensemble des actifs, mais cette population est confrontée à de très lourdes difficultés de retour à l'emploi en cas de chômage : 60 % des chômeurs ayant au moins 50 ans recherchent un emploi depuis plus d'un an et plus de 40 % depuis plus de 2 ans ;
- **Les non-diplômés.** Les personnes sans qualification ont de nombreuses difficultés à trouver un travail et à le conserver. À une époque où l'on assiste à une surenchère des diplômes, où des titulaires d'un master tentent des concours de niveau baccalauréat, quitter le système scolaire sans diplôme condamne à la précarité. Ainsi, près de 15 % de des non-diplômés sont au chômage contre 6 % des diplômés du supérieur.

Mesures de lutte contre le chômage

Le chômage a un coût économique et social élevé. Par conséquent, les pouvoirs publics prennent des mesures en période de hausse du chômage pour tenter de réguler l'accès au marché de l'emploi.

Instauration du Pôle Emploi

Depuis le 5 janvier 2009, l'Agence nationale pour l'emploi (ANPE) a fusionné avec l'Assédic pour former le Pôle Emploi. L'objectif est de mettre le demandeur d'emploi face à un interlocuteur unique capable de l'accompagner dans sa recherche d'emploi, de contrôler ses démarches et de lui verser des allocations s'il satisfait les exigences requises.

Mesures pour favoriser l'emploi

En période de chômage, le gouvernement peut décider de baisser le coût de la main-d'œuvre par des allégements de « charges » (pacte de responsabilité) destinés à des catégories de travailleurs particulièrement concernées par le chômage : exonération fiscale pour l'emploi des seniors, création des emplois d'avenir, etc.
Il peut aussi essayer de développer des secteurs d'emploi comme ceux de l'aide à la personne par des déductions fiscales ou la création des chèques emploi service universel (Cesu). Ce type de poste peut être pourvu par des personnes faiblement qualifiées qui sont une catégorie de demandeurs d'emploi important.
Un autre levier favorisant le retour à l'emploi consiste à consolider l'attrait du travail. Pour cela, des incitations financières à la reprise d'un emploi ont été votées : la prime pour l'emploi (PPE) accordée à une personne reprenant une activité qui perçoit un salaire modeste, les mesures de cumul partiel et temporaire du salaire et des allocations chômage, le revenu de solidarité active (RSA, prime d'activité).

Autres difficultés rencontrées par les travailleurs

Précarisation de l'emploi par le recours à l'intérim

Apparu dans les années 1950, le prêt de main-d'œuvre par le biais des contrats en intérim a connu une progression spectaculaire à la fin des années 1980. Le travail temporaire est aujourd'hui présent dans l'ensemble des secteurs d'activité, principalement dans le secteur industriel et le bâtiment.

Dans les textes de loi, il est précisé que le travail permanent est la règle et que le travail temporaire (l'intérim) doit être une exception. En effet, l'intérim ne permet pas au travailleur de se projeter dans l'avenir, d'investir dans un logement, de pouvoir calculer à l'avance des rentrées financières car il n'y a pas de sécurité de l'emploi. Les missions sont généralement courtes, ce qui entraîne un stress permanent face à l'avenir.

Cependant, pour certains chefs d'entreprise, les intérimaires font partie de la masse salariale au quotidien et ils sont friands de ce statut pour sa souplesse d'utilisation. À leurs yeux, l'intérim est une variable d'ajustement qui permet de répondre aux aléas de la demande et en cas de difficultés pour l'entreprise, les intérimaires sont les premiers remerciés. Fin 2017, environ 650 000 salariés sont intérimaires. Ce chiffre augmente tous les ans, traduisant une tendance générale à la précarisation des emplois (que certains appellent le « précariat »).

Si des travailleurs choisissent ce statut pour développer rapidement une expérience diversifiée et se faire connaître par des employeurs potentiels, pour beaucoup d'autres, ce n'est pas un choix mais la seule option qui leur reste dans une conjoncture difficile, pour travailler ne serait-ce qu'un peu.

Temps partiel subi

Dans une conjoncture économique où le chômage est fort, l'entreprise peut se permettre de dicter ses exigences. Le salarié doit alors s'y adapter s'il veut obtenir ou conserver un emploi. Depuis le début des années 1980, le temps partiel subi touche de plus en plus de travailleurs qui sont souvent contraints de cumuler les petits boulots pour pouvoir vivre dignement.

Le secteur des services à la personne est particulièrement concerné par cette organisation : ce sont des emplois qui s'adressent souvent à des femmes peu qualifiées auxquelles on demande de se rendre disponibles quand il y a des besoins et de rentrer chez elles dans les moments creux de la journée afin de limiter les frais de personnel. L'éloignement domicile/lieu de travail amène beaucoup de ces salariés à passer une partie de leur journée dans leur voiture pour économiser du carburant.

Inégalités face à l'embauche

La France a un taux d'activité féminine très élevé, ce qui témoigne de la volonté des femmes de travailler, et des pouvoirs publics de les y inciter. Elles font plus d'études supérieures, obtiennent plus de diplômes et pourtant, elles restent encore aujourd'hui victimes de discrimination à l'embauche et à tous les âges, il y a proportionnellement plus de chômeuses que de chômeurs.

Lorsqu'elles trouvent un emploi, les femmes ont des difficultés à accéder aux postes à responsabilités. Malgré les lois votées régulièrement pour atteindre la parité au niveau des salaires, à poste équivalent, les femmes touchent environ 6 % de revenu en moins que les hommes.

Les femmes ne sont pas les seules à être touchées par les discriminations à l'embauche, les personnes d'origines étrangères en sont elles aussi particulièrement victimes. En répondant à une offre d'emploi avec un CV équivalent, une personne ayant un nom à consonance française a deux fois plus de chances d'obtenir un entretien qu'une personne portant un nom d'origine maghrébine.

L'idée des CV anonymes est régulièrement envisagée. Même s'il peut ouvrir plus facilement les portes de l'entretien, le CV anonyme ne résout pas le problème de l'accès à l'emploi en lui-même. La lutte contre les discriminations à l'embauche est à envisager dans une politique plus globale d'égalité de tous au sein de la République.

Accidents du travail et maladies professionnelles

Malgré les progrès réalisés, les actions de prévention, l'obligation du port d'équipements de sécurité, l'instauration de la médecine du travail et d'infirmeries dans les grandes entreprises, plus 45 000 personnes sont victimes chaque année d'accidents du travail entraînant une incapacité permanente et plus de 500 personnes (589 en 2017) meurent tous les ans accidentellement durant leur activité professionnelle. Le secteur d'activité le plus dangereux est celui de la construction, et les accidents mortels les plus fréquents sont liés au risque routier.
Si les accidents du travail ont tendance à diminuer par rapport aux chiffres d'il y a 20 ans, les maladies professionnelles sont, elles, en augmentation : on en dénombre plus de 40 000 chaque année, ce chiffre a doublé en 10 ans. Les troubles musculosquelettiques (affections périarticulaires, lombalgies, etc.) représentent les trois quarts des maladies professionnelles reconnues. Les affections liées à l'amiante constituent aussi une part importante du nombre de maladies professionnelles.
Le bruit constitue également un facteur de stress et peut même, dans certains cas, entraîner des pathologies graves. La réglementation du travail fixe les seuils d'exposition et oblige les chefs d'entreprise à mettre en œuvre des protections.

Burn-out et suicide en entreprise

L'épuisement professionnel (burn-out) se caractérise par une usure, un stress chronique qui finit par consumer le travailleur de l'intérieur. La pression, l'incapacité à venir au bout de sa tâche, le sentiment de ne pas pouvoir convenablement travailler, l'inadéquation de sa compétence au poste... les raisons qui poussent au burn-out sont multiples. Elles se traduisent par des dépressions, des arrêts maladie à répétition, une irritabilité, un isolement, une modification profonde du caractère qui rejailli sur le quotidien extraprofessionnel (familial souvent).
Chaque jour, une personne se suicide sur son lieu de travail. Si le phénomène n'est pas nouveau, il s'est accentué et diffusé ces dernières années. Auparavant, le suicide sur le lieu de travail concernait particulièrement les agriculteurs pour qui travail et lieu de vie se confondent.
On constate que les conflits sociaux, la pression de la hiérarchie et la mauvaise ambiance au sein de l'équipe sont des facteurs souvent présents lors d'un passage à l'acte, car ils entraînent un état dépressif chez le salarié. De plus, la solidarité entre collègues ou le soutien des syndicats ont tendance à se déliter au profit de la stratégie individuelle de construction de carrière, ce qui renforce le sentiment d'isolement du salarié.

CHAPITRE 25

La personne dans la société : l'enfance, sa prise en charge et sa protection

Quelques définitions

- **Éducation** : action exercée sur une personne mineure pour développer ses facultés et son caractère, mais également l'ensemble des moyens permettant d'y parvenir. La famille, l'école, mais aussi la société dans sa globalité contribuent à l'éducation des enfants.
- **Maltraitance** : selon l'ONU, ce terme désigne « toute forme de violence, d'atteinte ou de brutalité physique ou mentale, d'abandon ou de négligence, de mauvais traitements ou d'exploitation, y compris la violence sexuelle ».

Quelques chiffres

- **820 000** bébés sont nés en 2015. Ce chiffre reste stable depuis plusieurs années.
- **Deux tiers** des enfants de moins de 3 ans sont gardés par un membre de leur famille.
- **20 %** des enfants de moins de 3 ans vont chez une assistante maternelle.
- **10 %** des enfants de moins de 3 ans vont en crèche.

Les grands enjeux

Le droit à la sécurité est un droit fondamental de toute personne humaine. Il revient aux parents de garantir la sécurité de l'enfant. Pour cela, il faut connaître ses besoins et y répondre. Mais d'autres instances sont amenées à accueillir l'enfant dans la journée. Ainsi, la société joue un rôle dans la construction des enfants.
Parfois, la famille n'est pas en mesure de s'occuper de son enfant, elle peut même se révéler dangereuse pour lui. Il faut alors le protéger et l'aider à grandir en dehors de son milieu familial.
Au fil de l'histoire, la place de l'enfant dans la société a évolué, tout comme la façon de l'éduquer. Aujourd'hui, l'éducation ne passe plus par la violence et la coercition, on préfère le dialogue et la négociation. L'objectif à atteindre est d'accompagner l'enfant dans son évolution pour favoriser son épanouissement et le rendre progressivement autonome, afin qu'il puisse ensuite trouver sa place dans la société. Ainsi, pour bien grandir, l'enfant a besoin d'être en contact avec des adultes qui vont l'éduquer, lui montrer, lui expliquer mais aussi le protéger de lui-même et des autres.

L'enfant

Le rôle des parents

Si les parents ne sont pas les seuls éducateurs de leur enfant (ils partagent cette tâche avec de nombreuses instances), ils n'en restent pas moins ses principaux interlocuteurs tout au long de son évolution. Il faut donc qu'ils parviennent à lui transmettre au fur et à mesure ce qu'il doit savoir.

Pour se construire et s'ouvrir au monde, l'enfant doit bénéficier d'un sentiment de sécurité affective. Imposer des limites et transmettre des règles de vie contribue à la sécurité du jeune enfant qui prend ainsi conscience qu'on l'observe et qu'on veille sur lui, donc qu'il est digne d'intérêt et d'amour. Mais parvenir à faire cela n'est pas simple et les parents sont souvent en demande de conseils, qui se révèlent être le plus souvent contradictoires. Il n'existe pas de mode d'emploi pour accompagner un enfant dans son évolution, il y a autant d'éducation qu'il y a d'enfants, et pourtant ouvrages, émissions télévisées et conférences sur le sujet se multiplient.

Les besoins spécifiques de l'enfant

L'enfant est un être en construction qui a des besoins qui lui sont propres, tant pour le sommeil et l'alimentation que dans les échanges. Le respect du rythme de vie de l'enfant est indispensable à sa bonne santé et à son équilibre.

Mais il est souvent difficile de concilier les besoins de l'enfant et les besoins sociaux et économiques de ses parents qui le confient à une collectivité pour pouvoir aller travailler.

Avant de se socialiser, l'enfant a besoin de nouer un lien d'attachement stable avec un adulte référent. Ce sera le plus souvent sa mère. La socialisation ne devrait arriver que plus tardivement, puisque seuls les enfants qui ont cette sécurité affective initiale auront les ressources suffisantes pour que la collectivité leur soit profitable.

D'autre part, le jeune enfant a besoin de comprendre son environnement et de pouvoir anticiper sur ce qui l'attend : la multiplication des intervenants, le bruit et le mouvement permanents qui sont présents dans les collectivités ne permettent pas toujours de répondre à cela. De même, il est difficile d'y reproduire les rituels sécurisants qui rythment la vie de famille. Ainsi, l'organisation de l'accueil des enfants les plus jeunes en structure doit être particulièrement réfléchie.

L'importance du jeu

C'est par le jeu que l'enfant découvre son environnement et teste ses propres capacités à agir sur le monde qui l'entoure. Le jeu favorise également l'imagination, la créativité, le langage, etc. Ceux qui accompagnent l'enfant dans son éveil doivent donc favoriser l'expérimentation personnelle et le laisser grandir à son rythme dans un milieu riche et sécurisant. Tous les enfants ne réalisent pas les mêmes gestes au même âge, certains seront « en avance » dans leur motricité fine tandis qu'ils seront « en retard » au niveau langagier. Il n'y a pas de règles et c'est pour cela que les médecins sont toujours prudents avant d'évoquer un handicap ou une déficience chez un enfant. Ce qui compte, c'est que l'enfant évolue régulièrement.

La prise en charge des enfants

De plus en plus d'enfants sont gardés en dehors de leur domicile

Alors que le nombre de femmes en âge de procréer diminue depuis 25 ans, le nombre de naissances progresse grâce à l'augmentation du taux de fécondité, qui s'est élevé à 2,08 enfants par femme en 2015. La France a le plus fort taux de fécondité d'Europe. Parallèlement, si au début des années 1970, la moitié des femmes âgées de 25 à 59 ans étaient actives, aujourd'hui, les trois quarts le sont.

Ainsi, vie de famille et vie professionnelle sont deux impératifs à concilier pour de nombreuses mères et c'est pour cela que, historiquement, l'accueil du petit enfant et l'essor du travail féminin se sont développés conjointement.

Aujourd'hui, la France compte près de 10000 établissements d'accueil collectif (crèches, haltes-garderies, multi-accueils, jardins d'enfants), mais on estime qu'il manque environ 500000 places pour faire face aux besoins. Les enfants qui n'obtiennent pas de places sont alors ballottés entre des solutions multiples qui mettent à contribution grands-parents, baby-sitters, garderie, etc.
Sur le territoire, tous les enfants ne bénéficient pas des mêmes possibilités d'accueil. Les disparités régionales sont fortes. La région parisienne et le Sud-Est de la France sont particulièrement bien pourvus tandis que la moitié nord du pays souffre d'un déficit important. Le recours aux assistantes maternelles agréées vient répondre aux besoins non couverts par les pouvoirs publics.

La scolarisation à 2 ans, une bonne idée ?

Depuis 1990, le recours à la scolarisation précoce, avant 3 ans, se développe dans la limite des places disponibles, à l'exception des ZEP où elle est recommandée. En effet, les études soulignent que les enfants des personnes n'ayant jamais travaillé et vivant des minima sociaux constituent une population particulièrement vulnérable au retard scolaire. Faire quatre années d'école maternelle constituerait une solution efficace pour que ces enfants bénéficient de stimulations favorables à leur éveil. De plus, les limites imposées par l'école peuvent compenser certaines carences éducatives.
Dans les faits, aujourd'hui un enfant sur quatre est scolarisé à 2 ans. Les parents soulignent que c'est un choix pour que leur enfant s'éveille davantage mais 20 % reconnaissent aussi qu'ils le font pour des raisons d'ordre matériel : absence de mode de garde, besoin de retourner travailler, faible coût de l'école par rapport aux autres modes de garde, etc.

La protection de l'enfance

Les différents visages de la maltraitance

Dans notre pays, entre 500 et 700 enfants meurent chaque année suite à des actes de maltraitance. Les décès de nourrissons consécutifs à des sévices représentent désormais, en France, la deuxième cause de mortalité infantile. Il convient de distinguer deux catégories d'enfants en danger.

- L'enfant dit « en risque » est le mineur qui « connaît des conditions d'existence risquant de mettre en danger sa santé, sa sécurité, sa moralité, son éducation ou son entretien, mais qui n'est pas pour autant maltraité ». L'enfant attire l'attention des professionnels par son comportement, son état de santé, ses propos, mais ne présente pas de lésion corporelle ;
- L'enfant maltraité est l'enfant victime de violences physiques, de cruautés mentales, de négligences lourdes et d'abus sexuels « ayant des conséquences graves sur son développement physique et psychologique ». Dans ce cas précis, l'enfant est victime, ce qui veut dire qu'il souffre de lésions corporelles (plaies, contusions, brûlures, fractures, hématomes, etc.), de carences graves, notamment nutritionnelles, ou de troubles psychologiques.

En France, on estime qu'il y a environ 100 000 enfants en danger, dont 20 000 enfants maltraités. Si la violence physique tend à diminuer, les abus sexuels sont en constante augmentation. L'une et l'autre sont des formes de maltraitances actives, les séquelles sont visibles, ce qui facilite leur identification. Mais il y a une autre forme de maltraitance, dite « passive » car d'ordre psychologique. Il s'agit des négligences dont se rendent coupables les responsables de l'enfant en le privant d'amour, de soins d'hygiène, de nourriture, etc. Cette forme de maltraitance est la plus répandue.

D'autre part, les filles sont plus souvent victimes de maltraitance que les garçons : elles représentent 58 % du total des enfants maltraités et semblent victimes d'un plus grand nombre d'abus sexuels.
Ceux-ci sont en général le fait de l'entourage familial ou des réseaux de prostitution. Environ 5000 enfants seraient aujourd'hui prisonniers de ces réseaux.

Conséquences et causes explicatives

Quelle que soit la forme de maltraitance subie, les séquelles pour l'enfant sont souvent importantes. Au-delà des lésions physiques, il peut développer de graves troubles psychologiques : retard dans le développement psychomoteur et intellectuel, trouble du développement (inhibition, agressivité, angoisse, etc.). Devenus adultes, un grand nombre de victimes vivront toujours avec le traumatisme en refusant d'avoir des enfants, en se prostituant ou en répétant la violence sur leurs propres enfants : 80 % des auteurs de maltraitance sont d'anciennes victimes qui ont souvent développé des troubles psychiatriques liés à des carences affectives.
Ainsi, dans la majorité des cas, ce sont les parents qui s'avèrent être les auteurs des mauvais traitements. Les familles maltraitantes sont généralement en difficultés sociales : les familles monoparentales, recomposées et les parents inactifs sont surreprésentés. 36 % des enfants en danger relèvent de ces situations familiales et huit mères maltraitantes sur dix sont sans emploi. Les enfants non désirés sont également plus souvent victimes de sévices.

Les mesures d'aides et de prévention

Au-delà des chiffres officiels, un rapport de l'Observatoire national de l'enfance en danger estime que seulement le quart des femmes adultes ayant subi des maltraitances sexuelles dans leur enfance a été accompagné par les services sociaux. Cela permet d'estimer le nombre très important de petites victimes qui ne bénéficient d'aucune aide. Le travail de prévention et de détection est donc primordial.
Pour ce faire, le gouvernement a instauré en 1997 un numéro d'appel gratuit, le 119, destiné aux enfants ou aux adultes confrontés, à quelque titre que ce soit, au problème de la maltraitance infantile. De plus, certaines institutions sont chargées de prévenir et de repérer les maltraitances sur enfants :

- La PMI a été instaurée en 1945. Une de ses missions est de réaliser des visites à domicile auprès des futurs et des nouveaux parents qui auront pu être repérés comme à risques du fait de leur âge, de leur isolement ou de leur situation économique. Pour ce repérage, la PMI s'appuie sur la déclaration de grossesse, document obligatoire rempli par les médecins qui permet notamment la mise en place des allocations familiales. Ces visites sont importantes car elles permettent d'accéder à des familles qui n'ont pas l'aisance nécessaire pour demander à bénéficier des services offerts dans des cadres institutionnels ou qui refusent de participer à des réunions collectives. À domicile, les professionnels de la santé peuvent développer un lien de confiance avec la famille et réaliser une évaluation de la situation et de son évolution dans le temps.
- L'Aide sociale à l'enfance (ASE) est un service éducatif géré par le Conseil général. L'ASE est chargée de réaliser des interventions de prévention à domicile, des enquêtes sociales en cas de suspicion de maltraitance et d'héberger les mineurs retirés de leur famille par décision du juge des enfants. Elle peut alors décider de les placer dans un centre départemental de l'enfance le temps de réaliser une évaluation, chez une assistante familiale agréée ou dans un centre éducatif. Le placement, d'une durée minimale de 6 mois, peut se prolonger jusqu'à la majorité de l'enfant dans les cas les plus graves.

- L'école est également un lieu important de prévention et de repérage. En effet, les enseignants sont souvent les personnes auprès desquelles l'enfant passe le plus de temps en dehors de sa famille, ils le connaissent bien et le suivent dans le temps, ils peuvent donc repérer des évolutions dans l'attitude d'un enfant ou recevoir ses confidences. D'autre part, les programmes scolaires constituent une stratégie de prévention en évoquant le thème et en indiquant à l'enfant ce qu'il peut faire. Enfin, durant sa scolarité, chaque enfant bénéfice de cinq visites médicales gratuites et obligatoires.

CHAPITRE 26

L'adolescence

Quelques définitions

- **Adolescence** : étymologiquement, elle se définit comme une seconde naissance, c'est-à-dire un âge intermédiaire entre l'enfance et l'âge adulte. Il s'agit donc d'une période transitoire.
- **Puberté** : période durant laquelle l'être humain devient progressivement apte aux fonctions reproductrices suite à des modifications physiologiques, morphologiques et psychologiques.
- **Groupe de pairs** : appellation qui désigne un rapprochement d'individus présentant des caractéristiques communes (âge, ethnie, etc.).

Quelques chiffres

- **10 %** des 12-19 ans ont essayé de se tuer au moins une fois dans leur vie.
- **10 %** des collégiens avouent avoir goûté au cannabis.
- **17 ans**. L'âge moyen des premiers rapports sexuels, équivalent dans les deux sexes, se maintient depuis 1985.

Les grands enjeux

Le stade de l'adolescence n'existe pas dans toutes les sociétés ; pour certaines, à la puberté, l'enfant devient adulte.

Dans notre société, l'adolescence a trouvé sa place relativement récemment. Avec l'accroissement de l'espérance de vie, la diminution de la natalité, le recul de l'âge de l'entrée dans la vie active, les jeunes ont pu prolonger le temps de l'insouciance et les parents ont pu choyer leur petit plus longtemps.

L'adolescence se caractérise par l'alternance entre insouciance et mal-être. Insouciance liée à la liberté et à l'autonomie que les parents commencent à accorder, aux faibles responsabilités à endosser, à l'espoir engendré par les choix faits pour son avenir, etc.

Mais aussi mal-être car les changements corporels sont brutaux et difficiles à accepter. Psychologiquement, c'est une période de doutes et de faible confiance en soi.

Ainsi, avec l'adolescence s'ouvre une période de fragilité pendant laquelle il faut faire le deuil de l'enfant qu'on a été et découvrir l'adulte qu'on veut devenir.

L'importance du groupe de pairs à l'adolescence

Une autonomie difficile à conquérir

L'adolescent doit construire son identité personnelle, distincte de celle de ses parents alors qu'il s'était identifié à eux depuis sa naissance. Sur ce chemin vers l'autonomie de pensée et d'action, il commence par s'identifier à un groupe de pairs. Au début de l'adolescence, cette bande est un environnement protecteur qui réunit généralement des individus du même sexe. Elle deviendra hétérosexuelle ensuite. Par ces échanges avec d'autres adolescents, le jeune se crée un vécu, des souvenirs, un jardin secret que ses parents ne connaissent pas et qu'il ne partage pas avec eux. C'est à ses amis qu'il se confie, puisqu'il considère que ses parents ne peuvent pas le comprendre.

Le groupe comme ferment identitaire

C'est avec le groupe de pairs que l'adolescent se teste dans l'autonomie qui lui a été laissée puisque le simple fait de choisir un groupe et de se faire accepter par celui-ci est un premier pas vers le monde des adultes. Il doit trouver ceux auprès de qui il sera bien, ceux qui auront une influence positive dans sa vie et adopter l'attitude qu'il faut pour s'en faire accepter. L'influence du groupe s'exprime dans de nombreux domaines : habillement, musique, alimentation, loisirs, etc. Certains adolescents choisiront des groupes à l'influence néfaste qui les conduiront à consommer des produits illicites ou à commettre des actes délictueux. Durant l'adolescence, on consomme rarement seul des produits psychotropes.
En général, le jeune délaisse son groupe de pairs lorsque la rencontre amoureuse devient prépondérante dans son existence, à ce moment-là, l'autre remplace la tribu.

Le malaise des adolescents

Les causes de ce malaise

La puberté marque une transformation forte du corps, souvent perçue par le jeune comme une dégradation. Il ne se reconnaît plus, il ne se plaît plus. Parallèlement, le regard qu'on porte sur lui devient très important, il se préoccupe beaucoup de ce que pense son groupe de pairs ou la personne pour laquelle il ressent ses premiers émois...
L'adolescence est aussi une ambiguïté existentielle. L'adolescent ne trouve pas sa place dans la société. Son statut lui octroie ses premières responsabilités, ses premiers devoirs, il est confronté aux premiers choix qui vont engager son avenir (orientation scolaire, choix de ses fréquentations, de son style vestimentaire, etc.). Il est temps pour lui de construire son identité, mais la tâche est ardue et elle prend de plus en plus de temps.
Aujourd'hui, on parle même « d'adulescence » pour définir ces adultes qui ne parviennent pas à prendre leur envol : 25 % des personnes de 25 ans vivent encore chez leurs parents.
Le malaise des adolescents est aussi accru par la crise de la famille. Celle-ci devient instable alors que le jeune a besoin de repères et de « personnes-ressources » pour surmonter son instabilité psychologique.

Les conséquences

Ce malaise vécu à l'adolescence a des conséquences parfois dramatiques comme les comportements ordaliques (la prise de risque volontaire) qui sont en augmentation constante : sport extrême, effet Jackass (conduite dangereuse et stupide), jeu ou pari dangereux, etc. Ces comportements témoignent de trois désirs :

- se distinguer des adultes ;
- se mettre à l'épreuve ;
- s'intégrer à un groupe : le risque étant alors un rite d'intégration.

Le suicide à l'adolescence

Comprendre ce passage à l'acte

Parfois la « crise d'adolescence » prend des proportions dramatiques et peut mener au suicide. Si avant 14 ans, très peu d'enfants mettent volontairement fin à leurs jours, chez les 15–24 ans, c'est la deuxième cause de mortalité après les accidents de la route, avec environ 800 jeunes par

an qui décèdent par suicide. De plus, on dénombre 40000 tentatives de suicides chaque année. Les jeunes filles sont les personnes qui réalisent le plus de tentatives de suicide. Leur objectif n'est pas réellement de mourir mais de cesser de souffrir et, dans leur mal-être, c'est la solution la plus radicale qu'elles ont trouvée pour se faire entendre, car elles n'ont aucun espoir de sortir d'une situation jugée trop difficile à vivre.
Le processus suicidaire ne dure pas toute la vie, il est généralement réversible, mais l'appel à l'aide doit toujours être pris au sérieux, car on relève près de 40 % de récidives.

Les causes

Les raisons qui mènent au suicide sont toujours personnelles. Cependant, certaines causes récurrentes peuvent être repérées :

- les problèmes familiaux sont parmi les premières raisons évoquées : divorce, violences conjugales, indifférence, maltraitance, autoritarisme, etc.
- les peines de cœur et l'impression de ne jamais pouvoir s'en remettre ;
- l'isolement social et le sentiment de rejet qui font des ravages à l'adolescence, car c'est une époque de la vie ou les autres, les pairs, ont une importance capitale dans l'existence. L'isolement peut être réel ou psychologique, l'adolescent en souffrance a alors le sentiment que personne ne le comprend et que personne ne peut l'aider même s'il a de nombreux amis autour de lui.

Les mères adolescentes

Il y a encore quelques décennies, il était tout à fait normal et socialement accepté de se marier très jeune et d'avoir un enfant rapidement. Aujourd'hui, il semble raisonnable d'avoir fini ses études, d'avoir trouvé un emploi qui garantisse une situation professionnelle stable et d'avoir construit une vie personnelle équilibrée pour envisager de devenir parent. De ce fait, l'âge de la première grossesse ne cesse de reculer et les maternités à l'adolescence sont stigmatisées.
Pourtant les études montrent que, malgré la diffusion de la contraception, le nombre de grossesses à l'adolescence ne diminue plus depuis 20 ans. Chaque année, on enregistre environ 6 000 naissances chez des mères de 18 ans ou moins, dont près de 1 000 chez les mères de moins de 16 ans. De plus, 51 % des grossesses sont avortées chez les adolescentes.
Les grossesses non désirées sont donc fréquentes à cet âge et on estime que 21 % des mineures sexuellement actives n'utilisent aucun moyen de contraception.

Les origines du désir de grossesse

On relève quatre catégories de motivations pouvant expliquer le désir de grossesse à l'adolescence :

- la grossesse, rite d'initiation. La jeune fille désire être enceinte, elle idéalise cet état et les privilèges qu'il octroie mais ce désir de grossesse n'est pas associé à un désir d'enfant. Elle ne se projette pas au-delà de ces 9 mois dans un quotidien avec un bébé amené à grandir ;
- la grossesse pour demander de l'aide. L'adolescente ne souhaite pas réellement être enceinte mais plutôt attirer l'attention de son entourage. La grossesse est la conséquence de comportements à risque durant les rapports sexuels ;
- la grossesse accidentelle. Elle survient involontairement ;
- la grossesse-insertion. Elle est plus ou moins programmée. L'adolescente considère que l'arrivée de l'enfant donnera un but à sa vie, viendra pallier le vide de son existence et qu'elle sera alors enfin reconnue socialement. Ce dernier cas est très fréquent et concerne plus souvent

les jeunes filles qui ont souffert dans leur enfance de conditions de vie difficiles ou de mauvaises relations avec leurs parents. L'enfant doit venir compenser les angoisses dépressives et la sensation d'abandon. C'est une garantie d'amour réciproque permanent sans condition. L'adolescente a conscience que son statut de mère la fera passer de la dépendance à la responsabilité à travers l'enfant.

Le quotidien avec l'enfant

Après la naissance, les situations évoluent de façon très variée. Si elle est entourée et soutenue par sa famille, la mère adolescente peut tout à fait développer une attitude parentale pertinente. Pleine de bonne volonté, elle joue facilement avec l'enfant et est vigilante à ses besoins. Mais l'enthousiasme du début peut rapidement s'estomper lorsque la routine s'installe, car élever un enfant donne certes beaucoup de plaisir, mais confronte aussi le parent à la fatigue et à la frustration.

Ces jeunes filles bénéficient d'un suivi renforcé dès la naissance pour prévenir les risques de maltraitance et les confirmer dans leur capacité à devenir mère. Certaines structures comme les centres maternels sont spécifiquement prévues pour proposer un accompagnement éducatif à des jeunes mères qui en ressentent le besoin.

Le niveau scolaire de la mère avant la grossesse et la reprise de la scolarité suite à la naissance sont facteurs de bon pronostic car ils assurent l'avenir de la famille et entretiennent une vie sociale pour la jeune mère. Cependant, c'est loin d'être la règle, d'autant que le désinvestissement scolaire est souvent présent avant la grossesse, 25 % seulement des adolescentes allaient régulièrement à l'école avant d'être enceintes. Quand le retour à la scolarité est impossible, il faut aider la jeune fille à construire rapidement un projet professionnel adapté afin que l'enfant ne soit pas vu comme seule source de revenu possible à travers les allocations qu'il octroie. L'allocation parent isolé (API) est très souvent perçue par ces adolescentes mais elle n'est versée que durant 3 ans.

CHAPITRE 27

Le défi du grand âge dans les sociétés vieillissantes

Quelques définitions

- **Troisième âge** : cette dénomination recouvre, selon l'OMS, les plus de 60 ans. On parle désormais de « quatrième » âge pour les plus de 75 ans.
- **APA** : sigle désignant l'allocation personnalisée d'autonomie. Cette ressource permet aux personnes âgées dépendantes de bénéficier d'une aide pour rester à domicile. L'APA est versée par le Conseil général en lien avec les caisses de retraite.

Quelques chiffres

- **25 ans**. C'était l'espérance de vie moyenne en 1740 ! Elle atteint aujourd'hui 85 ans pour les femmes et 79 ans pour les hommes.
- **300 000**. C'est le nombre de centenaires que pourrait compter, selon les prévisions, la société française en 2050. Ils sont aujourd'hui environ 20 000... la France en compte 1 000 de plus chaque année.
- **3 %**. C'est le taux de personnes âgées de plus de 65 ans qui vivent en maison de retraite ou en établissement de soin.
- **800 000**. C'est le nombre de personnes qui seraient touchées, aujourd'hui, par la maladie d'Alzheimer.

La population mondiale vieillit. Environ 550 millions de personnes avaient plus de 60 ans en 1996. En 2020, on estime qu'elles seront deux fois plus. Aujourd'hui, les plus de 60 ans représentent environ un sixième de la population : ils seront un tiers en 2050. Le phénomène du vieillissement n'est pas seulement français (d'ailleurs, notre pays parvient à amortir cette tendance avec une natalité relativement haute), mais mondial. Cette réalité entraîne nécessairement de profonds changements et nous invite à nous interroger.

L'espérance de vie en augmentation dans les pays riches

Nous gagnons dans les pays occidentaux environ un trimestre par an. Même si ce chiffre se stabilise chez les femmes (à cause des conduites à risque comme le tabagisme), l'espérance de vie augmente : 79 ans pour les hommes et 85 ans pour les femmes en 2017 en France. Malgré une légère baisse en 2015 (que les spécialistes imputent à des événements conjoncturels), cet allongement de la vie est lié à deux grands facteurs.

D'abord, les progrès en matière de santé. La chimie pharmaceutique, le savoir biomédical, les techniques chirurgicales, la démocratisation de la médecine et l'accès plus facile aux soins expliquent cette augmentation. L'extension de la surveillance médicale et de la prévention joue aussi un rôle majeur.

Ensuite, les progrès sociaux. En matière d'hygiène, d'alimentation, les avancées ont été substantielles depuis un siècle. Par ailleurs, les conditions de vie sont devenues beaucoup moins rudes (le logement, le chauffage facilitent la vie) et le monde du travail reste moins contraignant, du moins sur le plan physique, qu'il y a seulement 50 ans. La réduction du temps de travail et le machinisme soulagent les ouvriers des tâches les plus rudes.

Les conséquences du vieillissement

Conséquences individuelles

D'abord, le corps ne suit plus, les risques de maladies cardiovasculaires, ostéoarticulaires ou de cancers augmentent avec l'âge. Mais la vieillesse, c'est aussi une multitude de gênes : l'incontinence, la perte de la vue, les problèmes nutritionnels, de sommeil, de peau, etc.
Avec la sénilité survient aussi le déclin des facultés intellectuelles : les pertes de mémoire ou d'attention, la somnolence, la désorientation dans l'espace ou dans le temps, les difficultés d'adaptation aux situations nouvelles. Le principal problème, c'est la maladie d'Alzheimer qui ne cesse d'augmenter et que les hôpitaux ont de plus en plus de mal à prendre en charge. Il s'agit d'une pathologie lourde qui rend les personnes complètement dépendantes. Cette maladie entraîne un véritable problème de société.
Il faut aussi évoquer la perte d'autonomie. Le vieillissement est un facteur de dépendance. Or, notre société n'a ni le personnel, ni les infrastructures en nombre suffisant pour faire face comme il se devrait à cette exigence nouvelle.
Enfin, la vieillesse ne doit pas se traduire par la perte du sens de la vie. C'est tout le problème de l'exclusion des personnes âgées. Elles ont parfois le sentiment de devenir un « rebut », un « déchet social ». C'est aussi le problème de la solitude liée à l'éclatement de la structure familiale et à l'éloignement des enfants. Même en institution, les personnes âgées vivent une situation de solitude au milieu des autres. Elles ont perdu leurs repères, leur mobilier, leur animal de compagnie parfois.
Dans un contexte de « jeunisme » généralisé, où la vieillesse se vit comme une « tare », on comprend que le déclin qui survient inéluctablement entraîne un mal-être, un sentiment d'inutilité.

Conséquences sociales

Le vieillissement nous invite à relever trois grands défis.

Les retraites

En 1970, il y avait un retraité pour trois cotisants ; en 2010, un retraité pour deux cotisants ; en 2040, deux retraités pour trois cotisants. Fatalement, le problème du financement des retraites se pose. Les dispositions prises par le gouvernement Fillon en 2010 ont suscité des réactions de défense : l'augmentation du nombre d'années de cotisation a été vécue comme une injustice par certains. Que fallait-il faire ? Diminuer les pensions ? Augmenter les cotisations ? Partir plus tard en retraite ? Transformer la retraite par répartition en retraite par capitalisation ? Aucune solution ne fait l'unanimité et ce dossier très sensible n'incite pas la classe politique à s'y frotter avec détermination : les plus alarmistes estiment que la réforme ne change pas fondamentalement la donne et qu'il faudra encore s'attaquer au dossier dans quelques années.

L'adaptation des structures sanitaires et sociales

L'augmentation du nombre de personnes du « quatrième âge » devrait poser des problèmes liés au financement du système de soins. On devrait par ailleurs manquer de place pour accueillir les personnes âgées dans les institutions spécialisées. La démographie médicale est en baisse : il n'y a plus assez de médecins, d'infirmières. Notre société a de nombreux défis à relever pour s'adapter aux personnes âgées. Il faut développer l'aide à domicile, les services de livraison, les transports, etc. Bref, s'atteler à un chantier gigantesque qui demandera de réels efforts.

La sclérose et l'inertie

Une société qui vieillit est-elle un frein au dynamisme économique et social ? On craint que notre société soit moins productive et créative avec le vieillissement. On invoque un risque de « fossilisation », d'« ankylose », de « sclérose sociale ». On dit parfois de la vieillesse qu'elle est misonéiste (qu'elle n'aime pas la nouveauté) et réactionnaire. On craint une régression en matière sociale, culturelle, économique, etc. La peur d'un conflit intergénérationnel couve : les personnes âgées, de plus en plus nombreuses, pourront former un puissant lobby (groupe de pression) au service de leurs intérêts.

Le vieillissement : une chance pour notre société ?

Toutes ces craintes sont-elles fondées ? En matière économique, les seniors sont issus du baby-boom. Ils ont connu les Trente Glorieuses et le système de consommation. Leur mode de vie n'est pas décalé par rapport à celui de l'ensemble de la société. Ils consomment du loisir, des voyages, du paramédical, des activités sportives, etc. Ils sont propriétaires de plus de 60 % du capital immobilier et d'une forte partie du capital boursier. Ce sont eux qui maintiennent les commerces de proximité. Dans la famille, quand ils sont présents, les seniors jouent un rôle déterminant car ils sont disponibles et ont de l'argent : ils permettent un soutien matériel, financier et affectif très fort. En matière sociale, les seniors ont du temps et ils s'investissent dans les associations. Les anciens jouent un rôle de transmission culturelle important pour ce qui concerne les rites, les folklores. Ce sont les personnes âgées qui passent les témoins. Aujourd'hui les générations cohabitent plus longtemps : elles devront donc échanger plus facilement. La France chenue est une chance pour notre société. Elle ouvre de nouvelles perspectives.

La maltraitance des personnes âgées

Ce phénomène, encore trop mal connu, commence à intéresser les pouvoirs publics comme les professionnels de soin. Les lois du silence et de l'ignorance rendent difficiles la compréhension et la prise en charge du problème.

La maltraitance, qui consiste à violenter ou négliger des individus en état de dépendance (en l'occurrence les personnes âgées), se manifeste par de multiples aspects.

La violence peut d'abord être active : les vieillards subissent des brutalités physiques (coups, ligotage, séquestration, violences médicamenteuses) ou sont victimes de harcèlement psychologique. Les menaces de privation de liberté, les humiliations, la spoliation, la captation d'héritage constituent d'ailleurs les principales formes de maltraitance subies par les anciens.

La violence peut aussi être passive et concerner l'abandon, le défaut de visite, le défaut de soin, en d'autres termes, l'oubli.

Les victimes sont surtout les très vieilles personnes incapables de se défendre (trois victimes sur quatre sont des femmes très âgées) parce que fortement dépendantes.

Les maltraitants peuvent venir de la famille, et il s'agit surtout de proches parents attirés par les perspectives d'héritage. Dans un contexte de chômage et de crise économique, les anciens ont aujourd'hui souvent plus de moyens que les générations qui les suivent.

Mais les cas de maltraitance en institution ne sont pas rares. Les membres du personnel, souvent débordés et mal formés, voire peu qualifiés pour prendre en charge les spécificités gériatriques, se démotivent et finissent par déconsidérer les patients dont ils ont la charge.

Le tabou commence à être levé sur cette réalité intolérable qu'est la maltraitance des personnes âgées.

CHAPITRE 28

La femme : un homme comme les autres ?

Quelques définitions

- **Le défenseur des Droits** : depuis que la Haute Autorité de Lutte contre les discriminations et pour l'égalité (Halde) est passée dans son giron, cette institution établit les cas de discrimination afin de porter devant la justice les éventuels fauteurs.
- **Féminisme** : terme qui définit l'ensemble des d'idées et mouvements (politiques, associatifs) qui cherchent à promouvoir les droits des femmes dans la société. Après une période florissante dans les années 1960-1970, le féminisme a connu ces dernières années une plus faible audience.
- **Parité** : égale répartition entre deux groupes. La « parité des sexes » fait l'objet de débats dans le domaine politique (aux fonctions électives) et économique (dans les conseils d'administration des grandes entreprises).

Quelques chiffres

- **30 ans**. C'est l'âge moyen, en France, auquel les femmes font leur premier enfant.
- **16 %**. C'est le nombre de femmes déclarant avoir subi des rapports sexuels non consentis.
- **1,93**. C'est le nombre d'enfants moyen par femme en 2016 en France. Un chiffre étonnant qui reste assez stable depuis 10 ans et place la France en tête de la fécondité en Europe.
- **18,6 %**. En équivalent temps plein, c'est ce que les femmes touchent de moins que les hommes, selon l'Insee.
- **80 %** des tâches ménagères sont encore assurées par les femmes.

Après les années 1970, les féministes entendaient démontrer, à la suite de Simone de Beauvoir, que la féminité est une construction sociale et non une réalité physiologique, un phénomène culturel et non pas naturel. « *On ne naît pas femme, on le devient* », écrit l'auteur(e) du *Deuxième Sexe*. L'idée que nous nous faisons de la femme en Occident aurait été entièrement fabriquée par les hommes dans un souci de domination. Ce relent sexiste se repère encore aujourd'hui à travers les inégalités flagrantes qui se perpétuent dans des domaines aussi différents que la famille, la société ou la politique. Les femmes pourront-elles enfin prendre leur destin en main et devenir des citoyennes à part entière ?

Le XXe siècle a été un siècle d'émancipation pour que la femme existe enfin de manière autonome, sans nécessairement se définir par rapport aux hommes. Les transformations ont été repérables dans plusieurs domaines. La maîtrise du corps et de la fécondité, l'autonomie par le travail, l'égalité des droits sont autant de conquêtes qui, pour être entrées dans les lois, n'ont pas encore pleinement pénétré les mœurs.

La relation des femmes à leur corps

La maîtrise de la sexualité et de la fécondité aura été l'une des grandes conquêtes des femmes. Une loi de 1920 interdisait l'accès à toute information sur la contraception et criminalisait l'avortement de peine de mort ! En un siècle, les femmes sont parvenues à conquérir une liberté qui leur était jusqu'alors refusée. La création du Planning familial, le développement des moyens de contraception ou la dépénalisation de l'interruption volontaire de grossesse (IVG) par la loi Veil de 1975 sont les signes tangibles de cette émancipation. Jusque-là, les questions de sexualité et de fécondité étaient une affaire d'hommes... Enfin, la femme peut prendre en charge sa procréation et sa vie sexuelle. La femme devient maîtresse de son corps et de son désir. Elle passe du statut d'objet à celui de sujet. L'enfantement n'est plus contraint, mais décidé. Dès lors, le rôle de la femme à l'intérieur de la famille se modifie. En maîtrisant sa procréation, elle peut maîtriser sa vie professionnelle, sociale, et donc s'émanciper de la tutelle maritale. Il faut toutefois remarquer que cette réalité n'est pas présente partout dans le monde, et que même en France, dans certains milieux, les femmes restent assujetties au rôle de mère qui leur est imputé, sans possibilité d'évoluer sous peine de rétorsions...

La relation des femmes à la famille

Aujourd'hui, la femme tient une place similaire à celle de l'homme dans la famille. Elle n'est plus forcée de se marier (du moins normalement, car certaines jeunes filles sont encore mariées de force). En 1804, le Code civil faisait de la femme une mineure, une irresponsable, au même titre que les fous et les enfants. Il faudra par exemple attendre 1920 pour que les femmes puissent enfin adhérer à un syndicat sans l'accord de leur mari ! En 1970, on ne parle plus « d'autorité paternelle », mais « d'autorité parentale » dans la loi. Enfin la femme prend une part égale à celle de l'homme dans les textes. Ces dates marquent un recul du patriarcat. Or ce recul reste beaucoup plus mesuré dans la réalité. Les femmes prennent encore en charge 80 % des tâches ménagères, alors même que les trois quarts d'entre elles ont une activité salariée.

Le travail féminin

L'essor du travail féminin a été un des facteurs de la transformation de nos structures sociales. Il n'a pas seulement modifié la configuration de la famille, il a changé toute la société. En 1960, la France comptait environ 6 millions de femmes actives. Aujourd'hui, elles sont deux fois plus nombreuses. Les trois quarts des femmes ayant entre 25 et 50 ans travaillent. La France s'enorgueillit, à juste titre, de ce taux exceptionnel, le deuxième dans l'Union après le Danemark. Cependant, les femmes vivent des situations d'inégalité en matière de droit du travail.

Pour ce qui concerne le chômage, d'abord : il représente 14 % chez les femmes, 10 % chez les hommes. Il est lié au déficit de qualification, mais surtout aux freins à l'embauche. En cause ? Le machisme, bien sûr, mais aussi la maternité, les jours de congé pour enfants malades. Les employeurs éprouvent la crainte que les femmes soient moins disponibles. Au sexisme s'ajoute la discrimination.

Ensuite, leurs emplois sont plus précaires que ceux des hommes. Elles signent plus de contrats à durée déterminée et subissent le temps partiel.

Ces emplois sont aussi, en moyenne, moins qualifiés : 60 % des femmes occupent des postes liés directement à la production, des postes d'exécutantes. La majeure partie d'entre elles travaille dans des emplois de service qui prolongent directement leur statut au foyer. Les femmes sont majoritaires (et parfois de manière écrasante) dans les postes d'enseignement, d'aide à la personne, de soin, de travail social, etc. On prédispose professionnellement la femme à réaliser certaines tâches parce que la société estime qu'elle est « naturellement » plus apte que les hommes à les exécuter !

Si les femmes n'occupent pas de postes à responsabilité, c'est aussi à cause des stratégies de cooptation masculine. Comme les hommes occupent les postes à responsabilité, ils recrutent eux-mêmes leurs collaborateurs. Il y a alors un *a priori* positif de leur part en faveur des mâles. Il ne faut pas s'étonner que l'écrasante majorité des chefs d'entreprise soient des hommes et que les femmes représentent moins de 10 % des professeurs d'université...

Le problème des rémunérations doit aussi être soulevé : l'écart de salaire moyen entre hommes et femmes est d'environ 20 % à poste égal ! Dans notre société, le Code du travail punit pourtant cette injustice !
La place des femmes dans la vie politique est symptomatique de ce phénomène. En 1999, le Congrès a ratifié une modification constitutionnelle qui inscrit l'égalité entre hommes et femmes dans les textes. On estime qu'il doit y avoir désormais un égal accès des sexes au mandat électif. C'est ce qu'on appelle la parité. Il s'agit de faire de la discrimination positive en obligeant les partis politiques à présenter des femmes sur les listes électorales. On utilise la loi pour que le principe devienne un réflexe. Ce système de discrimination positive est inégalitaire mais juste : on privilégie une catégorie au détriment d'une autre au nom de la justice sociale. Malgré cette loi, d'ailleurs contestée, la France figure au 74e rang des pays pour la représentation des femmes au Parlement ! Moins de 10 % des maires de communes de plus de 3 500 habitants sont des femmes...
En 2015, les élections départementales ont été modifiées : les électeurs devaient choisir deux candidats, un homme et une femme, pour siéger au département. Dans cette assemblée, les élus sont désormais à parité. Sauf que, sur 101 départements, seules 10 femmes ont été élues à la présidence. Les habitudes ont la vie dure...

Les violences conjugales

Avec 9,5 % de femmes victimes des brutalités de leur mari, on peut dire que la violence conjugale reste un phénomène de société majeur dont les pouvoirs publics doivent se préoccuper. Elle se manifeste de diverses façons.

Quelles violences ?

- **La violence physique**. Il s'agit des coups portés par le conjoint, des sévices ou des agressions qu'il commet. Une femme meurt tous les cinq jours en France de violence conjugale... On classe parmi les violences physiques les relations sexuelles sans consentement. Désormais, la loi considère qu'il s'agit d'un viol, même dans le cadre d'un mariage.
- **La violence psychologique**. Cette forme de cruauté est aussi destructrice que la violence physique. Les humiliations, les menaces, les scènes voire la séquestration entraînent une dégradation de l'image de la femme qui sert la volonté de domination du mari. Le harcèlement peut se traduire par de la violence économique, lorsque la femme est spoliée de ses biens ou de son salaire. Ces pratiques visent à rendre la femme totalement dépendante de son mari. Sans travail ni garantie de disposer d'un salaire, toute émancipation devient impossible.

Quelques explications

La violence portée sur les femmes n'est pas un épiphénomène exclusivement concentré dans les foyers précaires. Il s'agit d'un problème qui concerne toute la société (on dit qu'il est « trans-social ») puisqu'on le retrouve dans l'ensemble des catégories sociales. La violence reste souvent le fait d'individus exigeants, recherchant le contrôle total de leur environnement immédiat, et prêts pour cela à organiser par la force leur emprise sur toute la famille.
Certains hommes trouvent aussi dans la violence la possibilité de résoudre immédiatement, autrement dit sans échanges et sans négociations, les conflits familiaux. Ils organisent un régime de terreur au sein du foyer afin d'étouffer la contestation ou l'expression des désaccords.

Ils se sentent parfois légitimés dans ce comportement par les représentations culturelles qui instituent la position dominante de l'homme et exacerbent la virilité masculine.
Les problèmes de toxicomanie, et particulièrement d'alcoolisme, entrent aussi en jeu dans l'explication du phénomène.

Pourquoi restent-elles ?

Les femmes n'ont que rarement le choix véritable de partir ou rester. Elles sont menacées de mort ou victimes de chantage au suicide. Leurs enfants font aussi l'objet de menaces de la part de mari pervers prêt à tout pour maintenir sa compagne sous domination.
Le départ du foyer constitue également un profond bouleversement pour certaines femmes dont la vie restait totalement organisée, voire gérée, par des maris tyranniques.
Il faut encore relever la peur de ne pouvoir surmonter les obstacles d'une séparation, de ne pas disposer des moyens financiers pour assurer le quotidien.
Le poids de l'entourage et des rigidités culturelles doit également être pris en compte : de nombreuses femmes subissent des pressions ou font l'objet de réprobations, même de la part de leurs plus proches alliés(e)s. Quitter son mari, dans certains contextes sociaux, ça ne se fait pas... Il faut donc beaucoup de courage et de pugnacité à la femme violentée pour décider de partir malgré les dénégations extérieures.

Les suites de l'affaire Harvey Weinstein : de #MeToo à #BalanceTonPorc

À la suite des révélations publiques de harcèlements et d'agressions sexuelles imputées au producteur de cinéma Harvey Weinstein, de nombreuses femmes ont décidé de s'exprimer sur les agressions sexuelles dont elles sont victimes. Le phénomène s'est mondialisé : parti des États-Unis en octobre 2017 avec le hashtag #MeToo (les femmes victimes de harcèlement sont encouragées à raconter leur histoire), il s'est répandu en France (et dans bien d'autres pays) avec la journaliste française Sandra Muller. Mais cette variante de #MeToo est une des rares à encourager la délation en partageant les noms des personnes accusées de harcèlement. Il ne s'agit pas seulement de témoigner, mais encore de dénoncer. #BalanceTonPorc est né de cette volonté d'en finir avec le sentiment d'impunité des agresseurs. Les chiffres sont, il faut le dire, effarants : 16 % des femmes déclarent avoir subi des rapports sexuels non consentis et une femme de moins de 20 ans sur 10 déclare avoir subi des attouchements. Si on ajoute les mots salaces, les pressions au travail, les interpellations dans la rue, les attouchements dans les transports en commun, on peut dire que les femmes vivent en effet des situations de violence sexuelle permanentes qui imposent une mesure radicale.
Le procédé ne fait toutefois pas l'unanimité. On lui reproche de contourner la justice et de salir la réputation de personnes sur de simples suspicions. Certains y voient encore l'influence du moralisme anglo-saxon : rendre honteuse la pratique (fût-elle parfois lourde) de la drague, victimiser les femmes et aseptiser les relations hommes-femmes pour éviter toute ambiguïté dans les rapports. Soucieuses de se démarquer du mouvement, certaines femmes (dont Catherine Deneuve) ont signé une tribune polémique dans le quotidien *Le Monde* en janvier 2018 intitulée « Nous défendons une liberté d'importuner, indispensable à la liberté sexuelle ».

CHAPITRE 29

La personne handicapée

Quelques définitions

- **Handicap** : selon la loi du 11 février 2005 : « Constitue un handicap toute limitation d'activité ou restriction de participation en société subie dans son environnement par une personne en raison d'une altération substantielle, durable ou définitive d'une ou plusieurs fonctions physiques, sensorielles, mentales, cognitives ou psychiques, d'un polyhandicap ou d'un trouble de santé invalidant. ».
Le handicap est un terme anglais d'abord utilisé dans les courses de chevaux. Afin d'égaliser les chances entre les concurrents, on impose aux meilleurs de porter un poids ou de parcourir une distance plus grande. C'est donc un désavantage imposé à quelque chose ou quelqu'un.
- **Déficience** : perte ou une anomalie portant sur un organe ou une fonction psychologique ou physiologique de la personne. Elle peut résulter d'une maladie, d'un accident, d'une carence affective, mais aussi de l'évolution normale de la personne en raison de son vieillissement.
- **Incapacité** : perte de rendement, réduction de la capacité à accomplir une activité. L'incapacité est la conséquence fonctionnelle quantifiable de la déficience.
- **Désavantage** : se situe au niveau social, frein, limite à l'accession d'un statut social. Du fait de la déficience et de l'incapacité qu'elle provoque.
La déficience, l'incapacité et le désavantage sont les trois concepts mis en avant par l'Organisation mondiale de la Santé pour évaluer le handicap.

Quelques chiffres

- **496 199**. C'est le nombre de demandeurs d'emploi handicapés qui étaient inscrits à Pôle emploi en 2017. Avec un demi-million de chômeurs, la situation n'a jamais été aussi catastrophique.
- **10 %** de la population française est porteuse d'un handicap.
- **300 815**. En 2017–2018, c'est le nombre d'élèves en situation de handicap scolarisés en milieu normal. Les chiffres augmentent depuis plusieurs années, traduisant la volonté des pouvoirs publics (encore insuffisante selon certains) de scolariser les enfants en situation de handicap en milieu scolaire dit « normal ».

Selon la loi du 11 février 2005 : « Constitue un handicap toute limitation d'activité ou restriction de participation en société subie dans son environnement par une personne en raison d'une altération substantielle, durable ou définitive d'une ou plusieurs fonctions physiques, sensorielles, mentales, cognitives ou psychiques, d'un polyhandicap ou d'un trouble de santé invalidant. » Le handicap est un terme anglais d'abord utiliser dans les courses de chevaux. Afin d'égaliser les chances entre les concurrents, on impose aux meilleurs de porter un poids ou de parcourir une distance plus grande. C'est donc un désavantage imposé à quelque chose ou quelqu'un.

La déficience, l'incapacité et le désavantage sont les trois concepts mis en avant par l'OMS pour évaluer le handicap.

Actuellement, le nombre de personnes handicapées est en augmentation dans notre société du fait :

- de l'augmentation de l'espérance de vie qui fait progresser le nombre de personnes âgées dépendantes ;
- des progrès de la médecine qui ont accru l'espérance de vie des personnes handicapées ;
- des accidents de la route (bien qu'en recul ces dernières années) qui restent une cause importante de graves handicaps.

Ainsi, la personne handicapée se rencontre de plus en plus souvent. Pourtant, elle continue de susciter une certaine gêne. Elle est perçue comme différente, anormale puisqu'il lui manque quelque chose ; de plus, on considère que c'est un poids pour la société qui doit la prendre en charge, l'assister. On observe alors de la part des valides des comportements d'évitement par peur de la différence ou par crainte de ne pas savoir comment s'y prendre, et les regards oscillent entre pitié, curiosité et intolérance.

La place de la personne handicapée dans la société française

Rapide historique

Pendant des siècles, le sort des personnes handicapées a fluctué en fonction du regard plus ou moins charitable qu'on posait sur elles. Suite à l'essor de la société industrielle génératrice de nombreux et graves accidents du travail et à la survenue de la Première Guerre mondiale, une logique de droit à la réparation s'est imposée et l'État français s'est attribué des devoirs envers ces individus mutilés pour la cause nationale.

Son action s'est ensuite rapidement étendue à toute personne handicapée avec les lois en faveur des grands infirmes et des aveugles (juillet 1949 et août 1949).

En 1957, s'ouvrent les premiers centres d'aide par le travail (CAT), dénommés aujourd'hui ESAT (établissement et service d'aide par le travail).

Les lois sociales de 1975 ont instauré et défini le secteur social et médicosocial. Elles ont donc organisé un accompagnement particulier pour la personne handicapée. Elles ont aussi marqué l'histoire en faisant de l'intégration de la personne handicapée une obligation nationale. Dernièrement, la loi du 11 février 2005 a accru leurs droits.

Loi du 11 février 2005

Soucieux d'offrir les moyens d'une réelle citoyenneté aux personnes handicapées, Jacques Chirac a annoncé, en 2002, la décision de faire de l'insertion des personnes handicapées un des « grands chantiers » de son quinquennat. C'est chose faite le 11 février 2005 avec le vote de la loi « pour l'égalité des droits et des chances, la participation et la citoyenneté des personnes handicapées » qui apporte de nombreuses évolutions pour répondre aux attentes des personnes handicapées.

Cette loi instaure **l'accessibilité généralisée** pour tous les domaines de la vie sociale (éducation, emploi, cadre bâti, transports, etc.). Ceci est une condition primordiale pour permettre à tous d'exercer les actes de la vie quotidienne et de participer à la vie sociale.

Elle instaure également le **droit à compensation** des conséquences du handicap. Il vise à permettre à la personne handicapée de faire face aux conséquences de son handicap dans sa vie quotidienne en prenant en compte ses besoins, ses attentes et son projet de vie. Il englobe des aides à la personne et aux institutions pour vivre en milieu ordinaire ou adapté : aide humaine, aménagement du logement et du véhicule, aide animalière contribuant à l'autonomie.

Elle permet la création des **maisons départementales des personnes handicapées** (MDPH). Elles exercent une mission d'accueil, d'information, d'accompagnement et de conseil des personnes handicapées et de leur famille ainsi que de sensibilisation de tous les citoyens au handicap.

Au niveau de la scolarisation, la loi affirme le **droit d'inscrire à l'école** tout enfant qui présente un handicap. La scolarisation en milieu ordinaire est posée comme principe. Les établissements

répondent aux besoins de l'élève *via* des aménagements d'horaires et un projet individualisé. En 2007, 69 % des enfants handicapés étaient scolarisés en milieu ordinaire, contre 52 % en 1999.
Au niveau de l'emploi, le texte réaffirme le principe de **non-discrimination à l'embauche** et renforce les sanctions financières pour les employeurs qui ne respectent pas l'obligation d'emploi de travailleurs handicapés fixée à 6 % de l'effectif.
Enfin, cette loi instaure les **CDAPH** (commissions des droits et de l'autonomie des personnes handicapées) qui résultent de la fusion des commissions techniques d'orientation et de reclassement professionnel (Cotorep) et des commissions départementales d'éducation spéciale (CDES). Les CDAPH sont compétentes pour :

- se prononcer sur l'orientation de la personne handicapée ;
- désigner les établissements ou les services correspondant aux besoins de la personne handicapée et en mesure de l'accueillir ;
- attribuer l'allocation d'éducation de l'enfant handicapé, l'allocation aux adultes handicapés (AAH) et la prestation de compensation ;
- attribuer la carte d'invalidité (CIN) du statut de travailleur handicapé.

La personne handicapée et le monde du travail ordinaire

Difficultés d'accès à l'emploi

Selon le Code du travail : « Est considéré comme travailleur handicapé [...] toute personne dont les possibilités d'obtenir un emploi sont effectivement réduites par suite d'une insuffisance ou d'une diminution de ses capacités physiques ou mentales. »
Même si les lois et les mentalités évoluent en faveur d'une plus grande place faite dans la société aux personnes handicapées, les difficultés d'intégration sont souvent un combat quotidien. Les adultes handicapés sont lourdement frappés par le chômage et ils ont du mal à obtenir un emploi stable et valorisant car il manque souvent de qualifications. Les employeurs sont réticents à les embaucher car ils connaissent mal le handicap et ses manifestations. De plus, la récession économique impose des exigences de performances parfois peu compatibles avec un poste ou un rythme de travail adapté à la nature du handicap de l'individu.
Pourtant, depuis la loi du 10 juillet 1987, il existe une obligation d'emploi des travailleurs handicapés et assimilés pour tous les établissements de 20 salariés et plus dans la proportion de 6 % de l'effectif total de leurs salariés. Sinon, l'entreprise doit s'acquitter d'une contribution dont le montant est calculé sur la masse salariale.
Le taux effectif se situe autour de 4 %, et chaque année 300 millions d'euros sont collectés auprès des entreprises qui ne satisfont pas à cette obligation. Parallèlement, 80 % des chefs d'entreprise employant des personnes handicapées constatent que cela ne pose aucun problème dans le travail à effectuer.

Causes de la discrimination à l'embauche

Pour obtenir un emploi, il faut qu'un employeur accorde sa confiance, qu'il estime la personne compétente et qu'il ait envie de la côtoyer chaque jour. Cela n'est jamais simple, et c'est particulièrement compliqué pour les personnes handicapées. Que leur handicap soit physique, sensoriel ou mental, l'employeur aura tendance à les considérer comme des personnes moins productives,

moins aptes que les autres, et il peut craindre que cela nuise à l'image de l'entreprise. D'autre part, certains handicaps nécessitent des travaux d'aménagement. En France, il est possible d'obtenir des aides pour les financer, mais durant leur réalisation, l'entreprise peut éprouver des difficultés à réaliser ses objectifs quotidiens et là, de nouveau, la réputation de la structure en souffre. Ainsi, embaucher un salarié handicapé engendre des craintes et des contraintes qui dissuadent les employeurs. Beaucoup préfèrent se soustraire à l'obligation et payer une contribution.
La réaction des employeurs va dans le même sens que celle de la société en général. Nous sommes peu habitués à croiser des personnes handicapées et l'idée qu'elles puissent, comme chacun d'entre nous, exercer un emploi ne va pas encore de soi pour tout le monde. Par conséquent, les clients potentiels seront surpris d'être accueillis par un employé handicapé, ils pourront penser que le travail sera moins bien fait, que son handicap l'a empêché de suivre les mêmes études que ses collègues, etc. Il leur faudra plus de temps pour lui faire confiance.

Prise en charge de la personne handicapée

Du fait de leur âge ou de l'importance du handicap, toutes les personnes handicapées ne peuvent pas accéder à l'emploi. Certaines nécessitent un accompagnement conséquent tout au long de la journée.

Aidants familiaux

Il y a une carence dramatique en structures spécialisées pour l'accueil de personnes handicapées, ce qui oblige l'entourage familial à s'organiser, à se sacrifier parfois pour prendre en charge leur parent dépendant. De plus, sans solution pérenne, les proches vivent dans l'angoisse et l'incertitude de ne pas savoir où ira la personne handicapée lorsqu'ils ne pourront plus la prendre en charge.
On appelle « aidant familial » la personne qui vient en aide à titre non professionnel, pour partie ou totalement, à une personne dépendante de son entourage pour les activités de la vie quotidienne. Cette aide peut prendre plusieurs formes : nursing, soins, accompagnement à l'éducation et à la vie sociale, démarches administratives, veille, soutien psychologique, activités domestiques, etc.
On estime qu'au moins 2 millions de personnes en France sont l'aidant principal d'une personne proche. Ces aidants sont majoritairement des femmes du cercle familial resserré : conjoints, ascendants ou descendants.
On se préoccupe peu de leur ressenti et pourtant, les aidants familiaux souffrent dans une proportion importante d'épuisement physique et de fatigue morale. Cependant, ils sont tellement habitués à apporter leur aide qu'ils pensent rarement à en demander pour eux-mêmes. Ces constats inquiétants pour leur état de santé et leur capacité à apporter une aide de qualité dans la durée amènent les associations à développer des groupes de parole pour instaurer un soutien psychologique pour les aidants familiaux.
Pour réaliser une action d'aidant familial, un salarié peut prendre différents congés spécifiques. Il peut aussi être rémunéré par le proche qu'il aide à condition que ce ne soit pas son conjoint.

Prises en charge institutionnelles

La France compte près de 20 000 établissements visant à accueillir les personnes porteuses d'un handicap mais cela ne suffit pas. De jeunes adultes sont maintenus dans des structures pour enfants, certaines personnes ne peuvent être accueillies que quelques demi-journées par semaine ce qui empêche un proche de travailler... Face à ce constat de pénurie, certaines font le choix de s'exiler, en Belgique par exemple, pour obtenir une place correspondant à leurs besoins.

Les troubles mentaux

Généralités sur les troubles mentaux

La santé mentale n'est pas seulement définie par l'absence de maladie mentale. Selon l'OMS : « Une personne en bonne santé mentale est une personne capable de s'adapter à une situation à laquelle elle ne peut rien changer ou de travailler à la modifier si c'est possible. Cette personne vit son quotidien libre des peurs ou des blessures anciennes qui pourraient contaminer son présent et perturber sa vision du monde. De plus, quelqu'un en bonne santé mentale est capable d'éprouver du plaisir dans ses relations avec les autres. »
Les troubles mentaux correspondent à des affections perturbant la pensée, les sentiments ou le comportement d'un individu qui présente alors des difficultés pour s'intégrer dans la société.
De plus en plus de personnes présentent des troubles psychiques et 12 % des adultes consomment régulièrement un médicament psychotrope (une substance qui agit sur le psychisme comme les somnifères, les antidépresseurs, les tranquillisants, etc.) comme réponse facile et immédiate à un problème profond. En parallèle, les moyens de la psychiatrie ont été réduits.
Selon une étude de la Haute Autorité de santé (HAS) publiée en 2017, 40 % des malades n'ont pas recours à des soins en France. Les 60 % de patients traités se voient presque systématiquement prescrire des médicaments antidépresseurs à défaut de psychothérapies.

Troubles mentaux chez l'enfant

En France, un mineur sur huit souffre d'un trouble mental. Selon l'OMS, la prévalence des troubles mentaux devrait augmenter de 50 % en 2020. Ils deviendront ainsi l'une des cinq principales maladies chez l'enfant. Jusqu'à 12-13 ans, les garçons sont plus nombreux que les filles dans les secteurs infantojuvéniles de psychiatrie, puis la tendance s'inverse.
Le diagnostic est long à être posé, ce qui tend à limiter l'efficacité de la prise en charge même si les médecins généralistes et les parents sont de mieux en mieux informés, notamment par les médias.

Causes

Le contexte familial (décès, séparations), les antécédents mentaux des parents, les événements intervenus pendant la grossesse et la naissance représentent autant de déterminants influençant l'apparition de troubles. De manière plus générale, les troubles mentaux de l'enfant, comme ceux qui touchent l'adulte, sont polyfactoriels. En revanche, l'appartenance à un milieu social ne semble pas être un élément pertinent. C'est l'apparition de la maladie qui induit une dérive sociale, non l'inverse.

Conséquences

Les troubles les plus fréquents sont l'anxiété, la dépression et les troubles du comportement.

Prise en charge des troubles mentaux

Plus d'un million de personnes sont suivies par les secteurs de psychiatrie générale (les chiffres n'ont pas été mis à jour depuis plus de 10 ans). Diverses modalités coexistent : l'hospitalisation à temps plein, à temps partiel, la prise en charge ambulatoire et les consultations.

Pour améliorer la qualité des soins en psychiatrie, le plan santé mentale qu'a développé le gouvernement entre 2011 et 2015 se décline en quatre axes :

- prévenir et réduire les ruptures au cours de la vie de la personne ;
- prévenir et réduire les ruptures selon les publics et les territoires ;
- prévenir et réduire les ruptures entre la psychiatrie et son environnement sociétal ;
- prévenir et réduire les ruptures entre les savoirs.

L'objectif est donc clairement de permettre aux personnes de mieux vivre avec leurs troubles mentaux.
Actuellement, le secteur psychiatrique manque de moyens et de personnel qualifié (disparition du diplôme d'infirmier psychiatrique) et sur le territoire, l'offre est très inégalement répartie, beaucoup de psychiatres exerçant en région parisienne.
Par conséquent, certains malades ne peuvent être accueillis et ils se retrouvent parfois en prison (environ 30 % des personnes incarcérées souffrent de troubles mentaux) ou SDF.
L'hospitalisation d'urgence est parfois impossible faute de place, il faut attendre des mois pour pouvoir consulter un psychiatre, les hospitalisations sont trop courtes et ne permettent pas un travail en profondeur, d'où par exemple un nombre très important de récidives parmi les personnes ayant fait une tentative de suicide.
Le recours aux médicaments est excessif, il masque le symptôme sans résoudre le problème.

Protection des malades au quotidien

Deux mesures coexistent en fonction du niveau d'incapacité de la personne :

- **La tutelle** s'adresse aux personnes qui ont besoin d'être représentées de manière continue dans les actes de la vie civile. Elle provoque une incapacité civile complète. Le tuteur va réaliser seul tous les actes de la vie ordinaire concernant les revenus, mais également les dépenses de la vie courante : abonnement à un magazine, gestion d'un compte bancaire, par exemple. La personne placée sous tutelle perd le droit de vote.
- **La curatelle** s'adresse aux personnes qui ont besoin d'être conseillées ou contrôlées dans les actes de la vie civile. Elle provoque une incapacité civile partielle : pour les actes importants, la personne protégée va avoir besoin de l'autorisation de son curateur par le biais d'une double signature, et elle dispose de son argent de façon fractionnée.

La maladie d'Alzheimer

Généralités sur la maladie d'Alzheimer

La maladie d'Alzheimer n'est pas une maladie mentale mais une maladie cérébrale dégénérative. Elle débute habituellement de façon insidieuse et progresse lentement mais régulièrement en quelques années. Elle est caractérisée cliniquement par le développement progressif d'une démence où dominent les troubles de la mémoire, l'atteinte du langage et des fonctions intellectuelles qui permettent d'agir, de savoir, de penser.
Rare avant 60 ans, la maladie d'Alzheimer touche 15 % des personnes de plus de 80 ans. Ainsi 850 000 personnes souffrent de cette maladie aujourd'hui en France. Elles devraient être 1,3 million en 2020 puisque le vieillissement démographique de la population française s'accélère.
La maladie d'Alzheimer et les troubles apparentés réduisent significativement l'espérance de vie avec une survie moyenne estimée à 8 ans à partir de l'établissement du diagnostic.
Ces maladies engendrent à terme une dépendance physique, intellectuelle et sociale majeure qui retentit sur la vie sociale du malade et sur celle de son entourage. C'est la principale cause de dépendance lourde des personnes âgées et d'entrée en institution, puisqu'actuellement 40 % des malades y vivent.

Causes de la maladie

Les causes sont mal connues mais la maladie touche particulièrement les femmes âgées.
À cause du vieillissement de la population, les autorités sanitaires font aujourd'hui de la maladie d'Alzheimer une priorité de santé publique.
De nombreuses études ont également démontré un risque plus élevé si un parent est lui-même déjà touché.
Le niveau d'éducation et la santé mentale sont des facteurs qui peuvent influer sur la maladie d'Alzheimer. Ainsi, une scolarité courte et la dépression chronique augmentent les risques de sa survenue car ces personnes ont un réseau social moins étendu et pratiquent moins d'activités intellectuelles stimulantes. D'autre part, le stress permanent pourrait avoir des effets délétères sur l'hippocampe, plus fragilisé aux lésions de la maladie d'Alzheimer.

Traitement et prise en charge

Établir le diagnostic est délicat. Plusieurs examens sont nécessaires afin de s'assurer qu'une autre pathologie n'est pas à l'origine des symptômes. Le plan Alzheimer 2008–2012 du gouvernement a permis d'ouvrir de nombreux lieux de « consultation mémoire » où les équipes pluridisciplinaires concourent à établir le diagnostic. Il est aujourd'hui prolongé par le plan maladies neurodégénératives 2014-2019 qui concerne l'ensemble des malades atteints de la maladie d'Alzheimer mais aussi de Parkinson, de sclérose en plaques, de sclérose latérale amyotrophique, etc.
Ce plan vise quatre objectifs :

- soigner et accompagner tout au long de la vie et sur l'ensemble du territoire ;
- favoriser l'adaptation de la société aux enjeux des maladies neurodégénératives et atténuer les conséquences personnelles et sociales sur la vie quotidienne ;
- développer et coordonner la recherche sur les maladies neurodégénératives ;
- faire de la gouvernance du plan un véritable outil d'innovation, de pilotage des politiques publiques et de la démocratie en santé.

Ces quatre axes sont déclinés en 96 mesures dont la mise en place devrait progressivement améliorer la situation des malades et de leur famille.
Actuellement, on ne peut pas guérir les patients mais quelques molécules ont montré une capacité à retarder l'évolution de la maladie.

- **Les malades sont généralement placés sous tutelle**. Ils peuvent aussi bénéficier des places qui se multiplient dans les unités d'accueil de jour ou les hébergements temporaires Alzheimer. L'accueil de jour consiste à recevoir, pour une ou plusieurs journées par semaine, dans des locaux dédiés à cet accueil, des personnes âgées atteintes de détérioration intellectuelle et vivant habituellement à domicile. Il vise à préserver, à maintenir, voire à restaurer l'autonomie des personnes atteintes de la maladie d'Alzheimer ou de troubles apparentés et à permettre une poursuite de leur vie à domicile dans les meilleures conditions possibles, tant pour eux que pour leurs proches.
- **L'hébergement temporaire** est une formule d'accueil limitée dans le temps. Il s'adresse aux personnes âgées dont le maintien à domicile est momentanément compromis : isolement, période d'absence de la famille, travaux dans le logement, etc. Il peut également s'utiliser comme premier essai de vie en collectivité avant l'entrée définitive en établissement, ou servir de transition avant le retour à domicile après une hospitalisation.

Enfin, regroupées par France Alzheimer, les associations de malades apportent diverses informations et du soutien moral aux familles.

CHAPITRE 30

L'immigré face aux frontières, l'étranger face au racisme

Quelques définitions

- **Étranger** : individu né en dehors du territoire français et/ou sans filiation nationale.
- **Immigré** : personne née hors du territoire, de nationalité étrangère et arrivée en France. L'immigré peut prendre la nationalité française (comme cela arrive dans un tiers des cas) et ne plus être, du même coup, un étranger. Il ne cesse cependant pas de rester immigré pour les démographes. Ses enfants nés sur le territoire national sont pleinement français s'ils en manifestent le désir (droit du sol). Il faut s'interroger sur la tendance des journalistes à appeler les enfants de parents africains, parfois en France depuis plusieurs générations, des « jeunes issus de l'immigration ».
- **Clandestin** : personne arrivée illégalement sur le territoire national. Un sans-papiers, en revanche, a pu arriver légalement en France mais ses titres de séjour sont arrivés à expiration ou n'ont pu être renouvelés.

Quelques chiffres

- **7,6 millions** C'est le nombre d'immigrés en France.
- **Entre 200 000 et 400 000** sans-papiers. Environ 30 000 sont régularisés chaque année, et autant expulsés.
- **90 %**. C'est le taux de refus par la France de demande d'asile politique.
- **70 %**. C'est le pourcentage de Français adultes qui estimaient en 2015 qu'« il y a trop d'immigrés en France ». En 2009, ils étaient 47 % à partager ce sentiment.

L'immigration n'est pas un phénomène nouveau : elle est consubstantielle à l'humanité. Les hommes se sont toujours déplacés, en groupes plus ou moins nombreux, pour échapper à la famine, aux guerres ou pour trouver enfin une terre d'accueil et d'abondance qui satisfasse leurs besoins essentiels. Rien n'est plus naturel que ces déplacements et l'histoire des peuples reste, à bien des égards, une histoire de leurs mouvements. Dans un contexte de mondialisation et de facilité de circulation de l'information, des marchandises et des hommes, ce nomadisme devient « naturel » et suscite de nombreuses questions. Une « nation » peut-elle encore se replier sur elle-même et fermer ses frontières ? La notion même de « frontière » a-t-elle encore un sens à l'heure du « village global » ? Les échanges, les voyages, les relations interethniques permettront-ils d'éradiquer le fléau de la xénophobie et du racisme ?

L'immigration constitue un phénomène « épidermique » pour certains de nos concitoyens et de nos hommes politiques. La question est épineuse car nous sommes tiraillés entre des besoins d'immigration structurels liés à la démographie (faible natalité et vieillissement) et des opinions publiques qui refusent catégoriquement cette nécessité (l'Europe se barricade et réinstalle des frontières à certains points clés). Certains hommes politiques, surtout au niveau national, ont d'ailleurs tendance à utiliser cette thématique à des fins électoralistes. Les attentats liés à la mouvance islamique depuis 2015 (Charlie Hebdo, Bataclan, Nice, etc.) ont contribué à tendre un peu plus encore les positions anti-immigration d'une partie de la population. Les sans-papiers, les clandestins, voire simplement les étrangers, font toujours figure d'épouvantails ; ils sont stigmatisés dans l'opinion pour devenir les boucs émissaires de nos crises économiques et sociales. En 2015, la France a expulsé un peu plus de 10 000 clandestins. Des associations humanitaires dénoncent régulièrement cette brutalité et lui opposent une politique d'ouverture, de régularisation. L'Europe, dont on salue l'ouverture et l'extension, peut-elle ainsi continuer à se fermer sous la pression des opinions publiques ? Quelle politique doit-on désormais adopter face à l'immigration ? Faut-il plutôt plaider pour le repli ? Convient-il de favoriser l'ouverture que certains réclament « totale » ? Quelle politique d'accueil peut concilier les exigences politiques en même temps que les principes moraux ? Comment concilier politique d'ouverture et lutte contre le racisme ?

Quelle politique face à l'immigration ?

La politique de l'enfermement ?

Le XXIe siècle est celui de la mondialisation, c'est-à-dire de la globalisation du monde, de son ouverture. Les points de passage se sont multipliés et les échanges ont été facilités. En bref, la planète est devenue un grand village traversé par des flux de plus en plus denses et rapides. Dans les faits, les marchandises transitent, certes, mais pas les hommes. Du moins, pas tous. Au moment où les accords de libre-échange ne cessent de se négocier, où les instances internationales prennent de l'importance, où les frontières, donc, semblent « dépassées », ici et là les murs s'élèvent pour se protéger des migrants. Les États-Unis d'Amérique ont construit leur mur à la frontière mexicaine (et Donald Trump, en fonction depuis janvier 2017, entend terminer cet ouvrage aux frais des Mexicains eux-mêmes), Israël se barricade derrière sa clôture de « protection », les Européens défendent derrière des barbelés et des grillages les points de passage de l'enclave espagnole de Melilla au Maroc (la Hongrie a également érigé un mur anti-immigration à sa frontière avec la Serbie)... Partout, les passeports deviennent « biométriques » et les visas (surtout quand ils viennent de pays africains) sont accordés au compte-gouttes. La tendance semble bien à la « bunkerisation » dans les pays occidentaux, et l'Europe n'y échappe pas.

La France n'a officiellement régularisé que 28 000 immigrés environ en 2015 (moins qu'en 2014). Les travers de cette politique ont été largement dénoncés par les associations humanitaires et les ligues des droits de l'Homme : traque des adultes et des enfants, rétention dans des centres infâmes, précarisation des clandestins, défiance systématique vis-à-vis des réfugiés, etc. Tout concourt à basculer dans la chasse à l'homme et le racisme. Selon le HCR (Haut commissariat aux réfugiés), un migrant meurt toutes les 2 heures en Méditerranée pour rejoindre les côtes européennes. L'île de Lampedusa au large de la Sicile est le théâtre de tragiques naufrages. Les passeurs (souvent libyens) affrètent des barques qu'ils surchargent sans se soucier du sort des passagers. Le drame des migrants errant dans Calais pour rejoindre l'Angleterre témoigne également des conséquences tragiques des politiques de fermeture. Même si la « jungle » a été fermée fin 2016, de nombreux migrants y reviennent pour tenter de franchir la Manche. Et que dire des conditions effroyables des réfugiés bloqués aux portes de l'Europe, en Serbie, dans des camps de fortune et à la merci de forces de l'ordre peu amènes...

Ouverture et régularisation massive ?

Faut-il donc ouvrir les frontières et accepter qui veut venir ? Des associations d'obédience anarchiste ou libertaire comme No Border le réclament. Les utopies internationalistes continuent à s'exprimer au nom des droits humains fondamentaux. Ce serait, bien entendu, impossible. Non pas tant à cause des « masses » qui risqueraient de se bousculer dans les pays riches (nul ne sait si les immigrés seraient si nombreux que cela à débarquer sur notre sol) qu'à cause des problèmes de promiscuité et d'insertion qu'une ouverture massive entraînerait. La population autochtone (qui, en France, s'avoue raciste pour les deux tiers) n'est pas prête à accepter la venue des étrangers sur lesquels, déjà aujourd'hui, elle fait reposer une bonne partie de ses malheurs. Les discours extrémistes attisent les haines contre les immigrés pour en faire les boucs émissaires de la « crise ». Les théories du « Grand remplacement » fleurissent ici et là et certains

polémistes en profitent pour accroître leur audience sur ces thèmes scabreux. Comment pourrait-on accueillir beaucoup d'étrangers dans ce contexte ?
À défaut d'ouvrir les frontières, faut-il régulariser les « sans-papiers » qui résident sur notre territoire ? Certains s'y refusent, estimant qu'une pareille mesure constituerait un « appel d'air » pour les candidats à l'immigration. Les détracteurs d'une régularisation massive font valoir qu'en « pourrissant » la vie des irréguliers, on dissuade de venir ceux qui seraient tentés par le voyage. D'autres estiment que la clandestinité dans laquelle on confine les personnes en situation irrégulière est inhumaine : les sans-papiers sont en permanence sous la menace d'un contrôle, leurs enfants ne sont pas toujours scolarisés, ils ne bénéficient pas d'un accès « facile » aux soins et les adultes travaillent dans des conditions précaires, car illégales. La clandestinité favorise le travail au noir, voire l'esclavage. La marge de manœuvre est étroite mais il y a tout lieu de penser qu'une régularisation étendue (à défaut d'être totale) n'entraînerait pas un mouvement massif vers notre pays : des études montrent que ceux qui désirent émigrer le font, quoi qu'il leur en coûte ; les autres ne le font pas, et ce n'est pas la perspective d'une possible régularisation qui changera beaucoup de choses à ce phénomène.

Immigration « choisie » ?

À défaut d'une régularisation de tous les sans-papiers et d'une ouverture systématique, faut-il envisager une solution intermédiaire, une sorte de « filtrage » ? L'idée d'une immigration choisie fait son chemin : il s'agirait de qualifier certains candidats en fonction de ce qu'ils sont susceptibles d'apporter au pays d'accueil. On reproche à cette démarche son caractère « utilitariste » : elle choisirait les candidats diplômés ou qualifiés qui en auraient le « moins » besoin. Elle « pillerait » également la matière grise dont les pays du tiers-monde ont besoin pour se construire. C'est malheureusement déjà le cas : il existe plus de médecins béninois en Île-de-France qu'au Bénin… On sait que, sans les internes étrangers, les hôpitaux français seraient paralysés. Que dire du secteur du bâtiment, dont la main-d'œuvre immigrée constitue, dans un pays comme la France, une large part des salariés ?
Le « triage » systématique constituerait une grave atteinte à la morale. D'abord parce qu'une immigration choisie confine à la discrimination (au moins sociale en l'occurrence), ensuite parce que l'immigré n'est accepté qu'à des fins strictement utilitaires. Il n'existe qu'à travers la fonction qu'il occupe et n'est pas toujours perçu comme un homme. Les grandes misères sociales et familiales des immigrés confinés dans les foyers Sonacotra ont montré, au cours de la deuxième moitié du XXe siècle, l'inhumanité d'une politique d'immigration seulement fondée sur le travail.

Vers une politique d'empathie, d'accueil et d'intégration

Quelle attitude convient-il alors de tenir face à l'immigration ? Certains y voient une chance, non un « problème » comme on a trop souvent tendance à l'entendre. Car l'ensemble des nations industrialisées vit une crise démographique : un contexte de faible natalité et de vieillissement de sa population. Les immigrés pourraient apporter les actifs qui manquent déjà dans de nombreux secteurs professionnels. Il faut aussi à tout prix lutter contre les déséquilibres et apporter un « sang neuf », dynamique et volontaire, aux pays vieillissants.
La solution passe par une immigration maîtrisée, une bonne qualité d'intégration (à travers un suivi linguistique, culturel, professionnel, etc.), ainsi qu'une réaffirmation des valeurs d'ouverture et d'accueil. Le regard porté sur les sans-papiers doit d'abord rester compatissant, humain, empathique. Ces hommes et ces femmes vivent des situations de souffrance. Ils ne migrent pas pour le plaisir : quitter son pays, c'est toujours un arrachement. Si on excepte le cas de quelques rares aventuriers (qui ont toujours existé dans l'histoire du monde), ce nomadisme n'est pas choisi, mais contraint.

Par ailleurs, quand on envisage le parcours de nombreux clandestins, on reste fasciné par le courage et la volonté dont ces malheureuses personnes ont su faire preuve pour tenter leur chance dans les pays riches. Ils ont tout quitté, souvent connu les pires affres durant leur périple et passé des frontières dans des conditions périlleuses. Cette pugnacité mérite le respect et manifeste, à tout le moins, d'un tempérament combatif et déterminé dont nos entreprises ont un immense besoin aujourd'hui. Ne fait-on pas l'éloge de l'énergie et de la flexibilité contre l'immobilisme et la sclérose ? Qui, mieux que le clandestin prêt à tout pour venir s'installer dans un pays « riche », incarne ces « valeurs » ? Les personnes qui décident d'émigrer sont nécessairement courageuses et volontaires. Les États-Unis ont construit leur puissance avec des immigrés venus tenter leur chance. En 2006, aux États-Unis, un tiers des créations d'entreprises étaient le fait des primo-migrants ! Même s'il convient de rester réaliste et de tenir compte d'un contexte politique délicat (l'arrivée de Donald Trump à la tête des États-Unis en 2017 en est le plus troublant exemple), la plus simple empathie nous impose un regard bienveillant.

Le racisme

Recrudescence des agressions

Les agressions racistes et antisémites ont augmenté en France ces dernières années, voire explosé avec 70 % d'augmentation suite aux attentats contre *Charlie Hebdo* et le Bataclan en janvier 2015, puis la série d'attentats en 2016 (dont Nice, le plus sanglant). Les actes antisémites et islamophobes, surtout, ont augmenté entre 2014 et 2016. Cela s'est traduit par de nombreuses exactions, de l'injure à caractère raciste jusqu'aux brutalités (voire au meurtre !) en passant par les attaques contre les biens (profanations de cimetières juifs ou musulmans, tags racistes sur les mosquées ou les synagogues, etc.).

Cette augmentation des exactions racistes est liée à différents facteurs. La dimension économique est sûrement en cause : dans chaque situation de crise, l'étranger devient un bouc émissaire pour expliquer nos propres difficultés. Par ailleurs, la mondialisation et l'ouverture à l'Europe font peur et tendent à susciter un repli identitaire parfois chauvin et raciste. Plus conjoncturellement, la tension au Moyen-Orient se transpose en France à travers une radicalisation des discours et des actes dans les communautés juives et arabes. Le conflit israélo-palestinien sert d'alibi pour exprimer le malaise que vivent ces communautés. Enfin, DAECH, AQMI ou Al-Qaïda et les différents groupuscules terroristes à l'origine des attentats dans le monde ont polarisé l'attention sur les musulmans et stigmatisé ces populations.

Qu'est-ce, au juste, que le « racisme » ?

Le racisme se définit comme le refus ou la négation de l'autre à cause de ses différences. L'intolérance et l'exclusion liées au racisme peuvent prendre diverses formes :

- Le racisme « viscéral » est un racisme qui n'est pas pensé, pas réfléchi mais qui consiste en un mouvement pulsionnel de rejet lié à la peur, l'incompréhension ou la frustration. L'étranger devient le réceptacle de toutes les angoisses sociales, il permet d'incarner un malaise et un mal-être diffus, non verbalisés. Il devient la cause facile et concrète de problèmes complexes difficiles à formuler. Cette incapacité à mettre des mots sur des maux entraîne parfois le racisme.
- Le racisme « théorique » est beaucoup plus subtil parce qu'il s'appuie sur la raison pour légitimer, justifier et « causaliser » l'exclusion de l'autre. En général, on le retrouve dans le discours des élites d'extrême droite (sur l'inégalité des races, par exemple). Les théories racistes

s'énoncent parfois sur le mode de l'évidence (« Il n'y a qu'à regarder... », « Tout le monde sait que... ») ou du complot (« islamo-terroriste » ou « judéo-maçonnique », etc.).

Le racisme n'est pas à confondre avec le nationalisme. Le nationalisme est un phénomène plus politique qui définit l'attachement à une communauté regroupée autour d'une histoire et de pratiques culturelles communes. L'excès de nationalisme, c'est le patriotisme. Le nationalisme n'est pas du tout raciste, il peut même intégrer différents groupes sociaux. En France, il se manifeste par le sentiment d'appartenance à la République.

Les races existent-elles ?

Les scientifiques n'utilisent pas le mot « race ». Les anthropologues parlent d'« ethnies » et les biologistes de « groupes humains ». Finalement, la notion de race est utilisée dans le langage courant. Il s'agit souvent de catégoriser, de manière parfaitement empirique, des différences liées au « paraître » : couleur de peau, faciès mais aussi vêtements, langage, nourriture, voire religion. Ces classements n'ont aucune pertinence pour séparer les individus en « races ». Des théories fumeuses essayent de trouver un fondement scientifique à ces différences en invoquant des raisons biologiques. Certaines différences sont « visibles » (taille, pigmentation, couleur des yeux, etc.), d'autres « invisibles » (groupe sanguin, gènes particuliers, etc.). Faut-il conclure de ces spécificités propres à certains groupes que les races existent et qu'il reste possible de les classer ? Cette conception est totalement fausse, et ce pour deux raisons :

- Dans une « même catégorie », les critères sont trop variables pour qu'on puisse constituer un groupe homogène. Il n'y a pas de groupe pur qui permettrait de marquer avec certitude qu'un individu donné appartient « naturellement » à une « race ».
- On ne peut même pas utiliser plusieurs critères. Les variations ne se recoupent pas pour former une prétendue race. Il n'existe aucun critère objectif qui permette de classer ensemble des individus en un groupe comme on classe les espèces. D'ailleurs, la génétique a définitivement remis en cause l'idée de race en niant qu'il puisse exister un gène du « Noir », du « Blanc » ou de « l'Asiatique ». Les individus sont tous différents à l'intérieur d'une « même » population et les caractéristiques qui font ces différences se retrouvent dans toutes les populations du globe !

Une seule certitude : notre humanité est universelle et nous relie, tous, dans une égale dignité et un même droit au respect.

Le racisme en France

Divers sondages montrent qu'un peu plus d'un Français sur trois s'avoue raciste... Pareil constat a de quoi inquiéter. Certes, il faut se garder d'interpréter trop hâtivement une donnée qui recouvre sûrement des réalités hétérogènes (chaque sondé a-t-il la même définition du mot « racisme » ?), cependant, il convient de s'interroger : que reproche-t-on, au juste, à tous ces étrangers ?

« Ils prennent le travail des Français. »

C'est un vieux mythe bien connu de l'extrême droite. D'un point de vue économique, cette thèse est fausse parce que la majorité des immigrés travaillent dans des secteurs d'activité qui sont déjà en déficit de main-d'œuvre (bâtiment, travaux publics, service de nettoyage, etc.). Même si les immigrés libéraient ces postes, il n'est pas sûr qu'ils seraient pourvus par des travailleurs nationaux. Aujourd'hui, avec le vieillissement de la population, nous allons avoir besoin de main-d'œuvre étrangère. Il faudra sûrement relancer l'immigration...

Prétendre que les immigrés prennent le travail des Français est démagogique et mensonger. Ce discours vise à rallier les populations les plus précaires aux thèses extrémistes. Or les immigrés participent à la vie économique du pays. Ils sont créateurs de richesse, d'activités. Ils payent des impôts, des taxes et des charges sociales.

« Ils profitent de l'aide sociale. »

La France est un pays de droits et l'aide sociale est allouée en fonction de critères définis dans les textes. Chaque famille ou chaque individu touche dès lors ce à quoi il a droit, quelle que soit sa nationalité. La « préférence » nationale est une idée étrangère à notre République qui refuse la discrimination. Il n'existe pas de favoritisme, ni dans un sens (pour les autochtones), ni dans l'autre (pour les immigrés). On reproche aux minorités ethniques (surtout venant d'Afrique) de faire beaucoup d'enfants pour toucher les allocations familiales. Si certaines familles de la première génération faisaient des enfants, c'était tout simplement dans l'ordre de leur pratique culturelle. Dans les pays riches, un enfant coûte cher et les allocations ne permettent pas de faire vivre une famille nombreuse.

Dans un contexte de vieillissement de la population, les immigrés pourraient participer au renouvellement démographique (ils pourraient payer les retraites des actifs d'aujourd'hui).

« Ils ne s'intègrent pas. »

On leur reproche de ne pas s'intégrer, voire de vivre dans la saleté et le bruit. Quelle que soit la population qui émigre dans un pays étranger, il est très difficile de s'insérer au groupe local. Les Français, à l'étranger, n'ont-ils pas tendance à se réunir autour de leur communauté d'origine ? C'est un réflexe normal. Le contexte culturel et la barrière de la langue rendent complexe une intégration immédiate. Il faut prendre garde et éviter que cette tendance compréhensible au regroupement se traduise par la ghettoïsation ethnique ou le communautarisme. S'intégrer, cela ne veut pas dire s'acculturer (c'est-à-dire perdre sa culture d'origine). Il ne faut pas confondre « intégration » (garder sa culture d'origine tout en respectant les lois et coutumes du pays d'accueil) et « assimilation » (oublier sa culture d'origine, c'est-à-dire sa langue, ses traditions). On sait bien qu'il y a une richesse dans la diversité culturelle. La « pureté culturelle » n'existe pas.

« Ils provoquent l'insécurité. »

Les jeunes qu'on désigne souvent comme « issus de l'immigration » (souvent Français depuis deux ou trois générations !) sont surreprésentés dans la population carcérale, il ne faut pas le nier. Les populations immigrées sont les plus touchées par la précarité, il est donc logique qu'elles soient plus touchées par la délinquance. On sait que la violence se développe surtout dans les zones de pauvreté, de misère sociale. Les populations immigrées sont aussi surreprésentées dans ce quart-monde... Le problème n'est donc pas « racial » ou « ethnique », mais « social ». Ce n'est pas l'immigration qui est en cause mais l'exclusion, la condition sociale dont les immigrés sont victimes.

CHAPITRE 31

Le sport et ses dérives

Quelques définitions

- **Citius, Altius, Fortius** : « Plus vite, plus haut, plus fort », telle est la devise de l'olympisme imaginé par Pierre de Coubertin. On a beaucoup reproché à cette formule d'inciter au dopage et à la tricherie à travers le dépassement qu'elle promeut.
- **Florence Griffith Joyner** : athlète, recordwoman du monde des 100 m et 200 m à la course, décédée après une crise cardiaque à l'âge de 38 ans. Ses performances incroyables ont laissé planer de sérieux doutes que son décès prématuré n'a guère contribué à dissiper. Elle appartient à cette classe de champions dont la mort suscite bien des interrogations : Marco Pantani, mort à 36 ans d'une overdose de cocaïne ; Jacques Anquetil, foudroyé par un cancer à 53 ans ; Ralf Reichenbach, vice champion d'Europe ouest-allemand du lancer de poids en 1974, mort à 47 ans d'un accident cardiaque dû à l'abus d'anabolisants...

Quelques chiffres

- **36,8 millions**. C'est le montant du salaire net annuel de Neymar au Paris Saint-Germain (PSG) en 2018.
- **16 millions**. Nombre de personnes licenciées d'une fédération sportive en France. Avec plus de 2 millions de licenciés, le football est le sport le plus pratiqué, suivi du tennis avec plus d'un million de licenciés.

Le sport est devenu un phénomène de société, voire un phénomène mondial qui concerne désormais l'ensemble de l'humanité. Longtemps vécu comme une activité de loisir (le mot vient d'ailleurs de l'ancien français *desport*, qui signifie « divertissement »), un simple « jeu » sans « enjeu », il devient central dans le monde d'aujourd'hui et s'impose comme une pratique ou un spectacle universel. Son importance est telle (au plan financier entre autres) qu'il a dépassé le stade de simple divertissement pour prendre une dimension stratégique, voire politique, dans la société contemporaine.

Le « sport » traverse les siècles et se retrouve, sous une forme ou sous une autre, dans toutes les civilisations. De l'Antiquité à nos jours, différentes disciplines se sont succédé, toujours vécues et pratiquées selon les mœurs du temps. L'histoire du sport est complexe et ne saurait se résumer en quelques lignes sans faire de raccourcis. Disons qu'en Occident, la pratique d'une activité physique s'est longtemps limitée au cadre compétitif des joutes : tournois, lutte, distractions. Elle est longtemps restée une activité masculine, virile, qui prolongeait le goût exacerbé pour la guerre. Les activités étaient pratiquées sans entretien du corps ni volonté de se maintenir « en forme ». D'ailleurs, l'activité « physique », c'est-à-dire la mise en mouvement du corps, sera par la suite très mal vue par l'Église, qui considérera cette pratique comme une débauche et une distraction détournant de Dieu (qu'on relise le chapitre sur le « divertissement » dans les Pensées de Pascal). Il faudra attendre la société industrielle pour que la manière d'envisager le sport change. Sa pratique et sa représentation modernes naissent en Europe au XIXe siècle. Le sport se développe alors dans deux directions : comme une activité physique et comme spectacle.

Le développement du sport moderne : le loisir et le spectacle

Le sport loisir

Il est lié à la démocratisation des activités sportives dans un contexte de développement des classes moyennes et de réduction du temps de travail. C'est le sport pour tous, obligatoire à travers le système scolaire et encouragé dans la vie associative. Il draine toute une économie, aujourd'hui très importante. Tous les sports se sont ouverts à toutes les classes sociales. Le sport est un phénomène de masse qui favorise la santé et la sociabilité.

- Le sport santé. On assimile l'activité physique au bien-être du corps (15 % des 10–12 ans ont une surcharge pondérale). Il faut faire très attention, le sport n'est pas toujours synonyme de santé, il faut qu'il s'adapte aux individus. Tout est question d'équilibre et de pratique raisonnée. Le sport loisir peut faire subir au corps des contraintes dangereuses quand il est mal pratiqué.
- La sociabilité. Dans notre société, le sport loisir est intimement lié aux mouvements associatifs. Il s'organise autour du bénévolat.

Le sport spectacle

Au cours du XXe siècle, les médias ont accompagné le sport professionnel. Ils ont permis à certaines épreuves de devenir des phénomènes universels : les Jeux olympiques ou la Coupe du monde de football qui captivent des milliards d'individus sur l'ensemble de la planète ! Aucun événement n'est capable de mobiliser autant de personnes en même temps. Le sport suscite une passion immense qui a le mérite de réunir les hommes. Il crée du lien et de l'universalisme malgré le chauvinisme qui accompagne les épreuves. Il y a dans l'olympisme une forme de concorde (on parle de « trêve olympique » dans l'Antiquité pour faire cesser les conflits durant les Jeux) aux vertus pacificatrices.
S'il faut créditer la médiatisation des disciplines professionnelles d'un engouement planétaire, il convient aussi de souligner combien le sport spectacle reste à l'origine de dérives particulièrement inquiétantes.

Les dérives financières

Le sport est devenu un vrai business, au carrefour d'enjeux financiers colossaux. On est passé de l'amateurisme au professionnalisme dans la quasi-totalité des disciplines. Les athlètes sont devenues des stars qui perçoivent des salaires totalement astronomiques. Ces salaires deviennent absurdes tant ils sont élevés et ils entachent les valeurs et vertus dont le sport devrait être porteur.
Par ailleurs, de nombreux clubs, originellement des mouvements associatifs, sont devenus des entreprises privées. Le sport se privatise de plus en plus et cherche à s'émanciper des instances fédérales. Les grands clubs de football anglais ou italiens sont cotés en bourse, ce qui implique d'inquiétantes dérives. En effet, l'actionnariat exige profit et rentabilité. Or cette rentabilité est liée aux résultats du club, normalement aléatoires : pour se garantir et obtenir des certitudes, les dirigeants font pression, incitent au dopage, s'adonnent à la corruption, à la tricherie, etc. Le sport est entré dans le jeu du marché et sacrifie ses valeurs à la rentabilité.

La violence

Le sport est générateur de violence dans les stades (au cours du jeu) mais aussi dans les tribunes. Certains psychologues prétendent que le sport permet de canaliser la violence sociale à l'intérieur de pratiques ritualisées. Cette violence s'organise selon des règles très précises : les sports pugilistiques ou les arts martiaux libèrent la violence dans un cadre très strict. À l'intérieur des stades, on a vu se développer des phénomènes de hooliganisme : des spectateurs imbibés de bière s'adonnent à la brutalité, profèrent des insultes racistes et provoquent les forces de l'ordre. Cette violence s'étend de plus en plus aux petits clubs de quartier qui sont chaque dimanche confrontés à des rixes ingérables. On ne peut pas détacher cette violence liée au sport des problèmes sociaux plus généraux dont elle est le reflet.

Les dérives politiques

Le sport n'est pas un simple amusement destiné à distraire les foules hagardes : il peut aussi servir des intérêts idéologiques. On sait qu'en 1936, lors des Jeux olympiques de Berlin, le fascisme allemand entendit promouvoir le sport pour vouer un culte au corps, à la puissance physique, à la force, contre la « dégénérescence » des intellectuels. La propagande nazie exploita les Jeux pour « vérifier » les thèses aryennes de la prétendue supériorité du peuple germanique.
Pendant la guerre froide, le sport devient un enjeu dans le conflit idéologique qui oppose l'Est et l'Ouest. Les sportifs de chaque camp sont utilisés pour montrer la supériorité d'une idéologie sur l'autre. Le dopage généralisé en RDA n'avait d'autres finalités que de pousser sur le devant de la scène médiatique les athlètes communistes. Certains pays sont prêts, encore aujourd'hui, à investir de gros moyens pour faire du sport un vecteur de reconnaissance internationale. La Russie de Vladimir Poutine a été exclue des Jeux olympiques de Pyeongchang en 2018 pour avoir pratiqué un dopage d'État lors des Jeux olympiques d'hiver de Sotchi en 2014.

Une plaie pour le sport : le dopage

On parle de dopage pour qualifier la prise d'adjuvants extérieurs illicites visant à augmenter artificiellement les performances d'un athlète. La notion est complexe car elle délimite mal la frontière entre « doping » acceptable (compléments alimentaires, vitamines, certains anti-inflammatoires, etc.) et dopage illégal. Les produits illicites sont classés par les instances sportives internationales mais la plus grande confusion règne entre les fédérations et les pays : certaines disciplines acceptent (football américain, culturisme, etc.) ce que d'autres refusent catégoriquement ; certains pays organisent des contrôles sévères (la France et son fameux contrôle longitudinal qui teste l'athlète toute l'année) quand d'autres restent extrêmement souples et indulgents. Les contre-performances des cyclistes français depuis une décennie s'expliquent aussi par cette inégalité dans la lutte contre le dopage.

Du dopage empirique au dopage scientifique

Pourquoi se doper ? Pour aller plus haut, plus loin, plus vite, bien sûr. Le dopage utilise des produits et techniques différents selon les effets recherchés. Afin d'augmenter la force et la puissance musculaire, les athlètes ont recours aux stéroïdes anabolisants ; les hormones de croissance jouent sur la morphologie ; des substances comme l'EPO (l'érythropoïétine) améliorent l'oxygénation, c'est-à-dire le transport d'énergie dans le muscle ; on accroît la concentration et on surmonte le stress avec des bêtabloquants ou du cannabis ; des psychotropes comme l'héroïne permettent le dépassement de soi en inhibant la douleur. Les techniques sont nombreuses et de plus en plus sophistiquées. Les développements récents de la génétique devraient d'ailleurs, aux dires des experts, entraîner le dopage dans une nouvelle ère...
Cette tendance à recourir au dopage pour améliorer ses performances n'est ni nouvelle (on en trouve trace à tous les temps de l'histoire), ni spécifique au sport (de nombreuses professions utilisent des adjuvants extérieurs). S'il n'est pas nouveau, le dopage s'est systématisé et a pris une dimension de plus en plus scientifique au cours de ces dernières années. Le cyclisme est symptomatique de cette évolution. Jusque dans les années 1980-1990, le dopage y était

affaire de « recettes » maison... Les athlètes se « chargeaient » au coup par coup, de manière relativement empirique, en fonction de leur état de forme et des compétitions à venir. Les années 1990 (et l'EPO) constituent un tournant : les athlètes organisent des préparations de plus en plus pointues sur le plan scientifique avec des « cures » de produits illicites pris durant plusieurs semaines. Les anciens coureurs s'alignaient sur toutes les « classiques » (les courses les plus en vue) durant l'année, roulant parfois cent cinquante à deux cents jours par an ! Aujourd'hui, les champions (on pense à Lance Armstrong qui a systématisé cette pratique) s'éclipsent durant de longs mois pour se fixer des objectifs très ciblés (gagner le Tour de France en l'occurrence). Cette stratégie ne manque pas de susciter la suspicion. Les performances sur le Tour de France sont devenues inhumaines. Armstrong a « gagné » son dernier Tour (en 2005) en pédalant à une vitesse moyenne de 41,65 km/h (toutes ses victoires lui ont été retirées depuis). À titre de comparaison, Bernard Hinault gagnait pour la dernière fois la grande boucle en 1985 à 36,23 km/h de moyenne. Peut-on raisonnablement croire que l'entraînement seul a permis de tels écarts en seulement 20 ans ? Les athlètes deviennent des machines sur lesquelles les produits pharmaceutiques à peine développés sont expérimentés. Les esclaves du muscle sont poussés par les médias, les sponsors, les spectateurs, mais aussi sûrement par leur propre ego, à augmenter les performances. La société du « toujours plus » réclame du spectacle et des records. Le sportif est sommé de garantir des performances.

Ces performances peuvent être réclamées au plus haut niveau. Ainsi l'athlétisme russe a-t-il dû renoncer à toute compétition d'athlétisme en 2016 après un scandale qui a révélé un dopage généralisé dans la fédération. Les plus hautes instances étaient en cause, voire le pouvoir politique : il s'agissait de gagner pour promouvoir la Russie au top niveau mondial.

Le dopage : un problème sanitaire, social et moral

Si le dopage est partout frappé d'interdit (ou de limitations), c'est qu'il est parfaitement antinomique avec les valeurs que le sport est censé inculquer.

- **Sur le plan sanitaire**, le dopage entraîne des conséquences désastreuses pour les athlètes. Les pathologies qui lui sont liées restent incompatibles avec les vertus, en matière de santé et d'hygiène de vie, que le sport doit normalement incarner. Un seul exemple, bien connu, illustre ce décalage : l'espérance de vie moyenne d'un footballeur américain est estimée à 55 ans en moyenne, contre 72 ans pour le reste de la population mâle ! À long terme, la consommation de produits dopants peut entraîner des troubles physiologiques (cancers, affections musculaires, défaillance cardiovasculaire, problèmes respiratoires, etc.) ou psychiatriques (diminution de la concentration, dépendance physique, etc.). Les pratiques dopantes amènent à des situations totalement aberrantes. Ainsi, les cyclistes sous EPO sont parfois réveillés par leurs entraîneurs en pleine nuit et incités à faire des pompes afin d'éviter l'arrêt cardiaque : le sang, rendu épais et moins fluide à cause du nombre trop élevé de globules rouges, entraîne un ralentissement inquiétant du cœur. Certains dopants agissent aussi comme des psychotropes, avec un risque pour l'athlète de glisser sur la pente de la toxicomanie : du dopage à la « dope », il n'y a parfois qu'un pas. Le cycliste Marco Pantani a été retrouvé mort d'une overdose de cocaïne dans une chambre d'hôtel à l'âge de 36 ans. Son cas n'est pas isolé et il existe, un peu partout dans le monde, des structures de désintoxication pour les anciens sportifs dopés.
- **Sur un plan plus social**, le sport symbolise la réussite du mérite contre le privilège. Les meilleurs dans chaque discipline sortent du lot grâce à leur talent et au travail qu'ils fournissent. Pas de passe-droit ni de « reproduction sociale » dans le sport : on n'atteint le sommet qu'avec des dons et de la volonté. C'est pour cette raison que le sport de haut niveau, plus que l'école, sert d'ascenseur social (et parfois, malheureusement, de miroir aux alouettes) aux catégories

les plus pauvres. Là aussi le dopage vient semer le désordre dans cet idéal démocratique : il pipe les dés en favorisant les tricheurs contre les « trimeurs ».

- **Sur un plan éthique**, enfin, le sportif de haut niveau est aujourd'hui devenu un « modèle » (beaucoup, d'ailleurs, le regrettent), surtout pour les jeunes : le public érige l'athlète en idole, en icône de la réussite par le talent (les dons et qualités intrinsèques) et le travail (l'entraînement). Le sportif, qui accepte et profite de cette promotion, doit assumer les responsabilités qui lui incombent et rester une référence. Le sport invite chacun à se dépasser dans le respect des règles et de l'urbanité. L'athlète est dès lors censé incarner les valeurs de courage, d'honnêteté et de fair-play. Tout ce que dénie le dopage dont les maîtres mots sont tromperie, tricherie, manigance, fraude et dissimulation.

Tous les sportifs, loin s'en faut, ne se dopent pas : choisir ou non le dopage est une décision personnelle de l'athlète. Certains s'y refusent catégoriquement, même au prix de performances moindres. Parfois, cette décision courageuse de « rester propre » entraîne la ruine d'une carrière (comme le cycliste Christophe Bassons en fit l'amère expérience en 1998 après la fameuse affaire Festina).

Le dopage est non seulement illégal, mais également dangereux pour la santé. Le sportif le sait nécessairement : s'il contrevient à la loi ou prend le risque de se mettre en danger, c'est de son propre chef. Cependant, l'athlète doit-il seul assumer cette dérive ? N'est-il pas aussi la « victime » d'un système fondé sur la performance à tous crins ? Mieux : le dopage dans le sport n'est-il pas la partie la plus visible, la plus aisément repérable, d'une tendance plus globale de la société au dopage ?

Le sportif : victime d'une société dopante ?

Le problème du dopage se pose aujourd'hui avec d'autant plus d'acuité qu'il concerne la société tout entière. La nécessité d'utiliser des adjuvants extérieurs pour améliorer ses performances s'éprouve à tous les niveaux de l'ordre social. L'idée selon laquelle il faut être le meilleur commence dans un système scolaire fondé sur la sélection. Combien de parents acceptent que leurs enfants prennent des excitants (pour travailler plus) ou des relaxants (contre le stress) en période d'examen ? Le monde du travail impose également de telles pressions que les individus ont souvent recours à des produits psychotropes pour « tenir ». La cocaïne, chez les cadres supérieurs ou les artistes, joue un rôle de désinhibiteur qui permettrait des performances meilleures en public. Combien de salariés ne peuvent commencer à travailler sans un café (un adjuvant qui réveille) ou se gavent de Guronsan pour terminer un dossier urgent ? Pire : les consommateurs se ruent sur les produits « enrichis » (le lait à la vitamine D, les yaourts au « bifidus actif », etc.), comme si la prise d'adjuvants extérieurs (en l'occurrence les fameux « alicaments ») permettait un « gain » supplémentaire pour la santé, le bien-être, le tonus, etc. On sait que le Viagra est largement utilisé chez les jeunes garçons qui ont peur de faiblir durant l'acte sexuel. La crainte d'échouer, ou simplement de n'être pas « à la hauteur », entraîne des conduites dopantes. Les crèmes de jouvence ou autres DHEA sont aussi les symptômes d'une société prête à se médicamenter au nom de la vitalité et du sacro-saint « jeunisme ». Tous ces comportements ont en commun de banaliser au quotidien la prise de produits pour améliorer des résultats, des capacités, des compétences.

La société a changé depuis les années 1970 : la chute des grandes idéologies collectives a laissé place à une forme d'individualisme où seule compte la performance personnelle ; la nécessité de se distinguer dans un monde gouverné par l'argent s'est soldée par un culte du corps (il faut être grand, énergique, beau, bronzé, etc.). Bref, le souci de la perfection s'accompagne d'une volonté de réussite à n'importe quel prix. La conduite dopante se repère chez chacun d'entre nous. Pourquoi le sportif y échapperait-il ? Tout notre système économique et social veut que nous allions plus loin et plus vite. On réclame aux individus énergie et volonté sous peine de sombrer dans l'exclusion. L'athlète de haut niveau vit cette situation avec une acuité plus forte encore. Faut-il pour autant l'excuser pour sa conduite dopante ? Non, bien sûr : mais en même temps qu'on l'honnit pour son comportement, il convient de garder à l'esprit, pour les dénoncer, nos propres tendances.

CHAPITRE 32

L'influence des NTIC[1]

Les dérives de la télévision

Quelques définitions

- **Télé-réalité** : type d'émissions qui se propose de filmer le quotidien, prétendument réel, d'anonymes ou de célébrités. Les « concepts » se sont développés à la fin des années 1990 pour former, à l'heure actuelle, la part la plus importante des programmes de divertissement.
- ***Prime time*** : anglicisme qui désigne le créneau horaire correspondant à la première partie de soirée, autrement dit la tranche 20 h 30/23 h, particulièrement prisée des annonceurs. On parle « d'*access prime time* », dans le jargon télévisuel, pour désigner la tranche 18 h 30-20 h 30.
- ***Networks*** : terme anglais signifiant « réseau » qui désigne, aux États-Unis, une chaîne de télévision. Plus généralement, il qualifie les grands groupes de presse qui monopolisent l'information mondiale.
- **Jean-Pierre Pernaut** : le présentateur du journal de 13 h de TF1 expliquait à l'hebdomadaire *Télérama* du 9 décembre 1998 : « Le 13 h est le journal des Français, qui s'adresse en priorité aux Français et qui donne de l'information en priorité française. Vous voulez des nouvelles sur le Venezuela ? Regardez la chaîne vénézuélienne. Sur le Soudan ? Regardez les chaînes africaines. Le journal de 13 h de TF1, c'est le journal des Français. »

Quelques chiffres

- **3 h 52**. Chaque Français équipé d'au moins un téléviseur a regardé la télévision en moyenne 3 h et 52 min par jour en 2016. Les chiffres stagnent mais ne baissent pas, sauf les adolescents qui varient les écrans et les usages...
- **6 min**. C'est en moyenne le temps de publicité par heure sur une chaîne commerciale comme TF1.
- **2,1 %**. C'est à peu près le taux d'audience que réalise Arte en 2017. La chaîne franco-allemande, créée en 1992, peine à passer les 1 % en Allemagne.

Malgré la concurrence de l'Internet et la fusion des différents canaux d'informations en un seul « multimédia », la télévision continue de rester le « mass média » de référence pour la majorité des Français. Son influence est tour à tour recherchée (pour démocratiser la culture, permettre l'accès à l'information, etc.) et dénoncée (à cause de l'abrutissement que provoquent certains programmes régressifs, de la propagande, etc.).

La télévision occupe, dans le domaine de la communication, une place essentielle : elle a contribué à changer le monde et les mentalités durant la seconde partie du xxe siècle pour faire entrer l'humanité dans la planétarisation culturelle et réduire la Terre à la dimension d'un « village cathodique » (Mac Luhan). Depuis ses premières émissions (dans les années 1950) jusqu'à aujourd'hui, la télévision a toujours développé ses programmes dans trois directions : le divertissement, la culture et l'information.

[1] Nouvelles technologies de l'information.

Le divertissement télévisuel : récréation ou abrutissement

La mission récréative de la télé populaire

La notion de divertissement est double. Elle renvoie d'un côté à la distraction, l'amusement, le récréatif; de l'autre au détournement, à l'évitement. En bref, la télévision est à la fois ce qui permet de s'évader (ce qui n'est pas un mal en soi) mais aussi ce qui détourne des réalités essentielles pour s'égarer dans le superflu voire, et c'est plus grave, l'abject, le vulgaire, le laid et le dégradant.

Le divertissement remonte aux origines de la télévision : longtemps les chaînes ont été généralistes et le spectacle populaire (sportif, musical, etc.) alternait avec des programmes exigeants. Des émissions comme « Au théâtre ce soir » passaient en *prime time* dans les années 1970, alternativement avec les spectacles « bon enfant » des émissions de variétés (comme celles de Maritie et Gilbert Carpentier).

Le développement de Canal+ dans les années 1980 inaugurait une nouvelle télé, plus jeune et « décapante », subversive même, avec des émissions inoubliables comme « Nulle part ailleurs ».

La télévision de qualité, intelligente et généraliste, a existé et existe toujours : on repère dans la vaste grille de programmes des émissions populaires qui respectent le spectateur (citons « Le plus grand cabaret du monde », émission sans prétention culturelle qui ne vise qu'à « transporter » le spectacle de cabaret dans le salon des téléspectateurs).

Le dévoiement du divertissement télévisuel : la « téléréalité »

Le problème, c'est que, sur un plan quantitatif, le divertissement a pris une place prépondérante (à travers le sport, les jeux ou les émissions racoleuses), reléguant dans les marges ou à des horaires tardifs les émissions plus exigeantes ; sur un plan qualitatif, par ailleurs, ces programmes se sont dégradés pour renvoyer au spectateur une image vile, agressive, inepte, abjecte et régressive de lui-même : c'est la fameuse « téléréalité ». Elle s'est structurée autour de programmes comme « Loft Story », « L'île de la tentation », « Koh-Lanta », « Fear Factor », « Les Anges de la téléréalité », etc. L'intellectuel italien Umberto Eco estime que nous sommes passés, avec ces émissions, d'une télévision « podium », dans laquelle passent les « meilleurs » (artistes, politiques, sportifs) à une télévision « miroir » où le spectateur est invité à se regarder lui-même. Le voyeurisme et l'exhibitionnisme y sont flattés jusqu'à l'indécence. Les candidats sont humiliés et mis en scène dans des situations qui confinent au vulgaire et au pornographique. Les jeux, souvent à élimination, invitent à la trahison, aux coups tordus, aux associations d'intérêt, en bref à l'individualisme forcené contre l'entraide et la solidarité. Là où les grands artistes populaires de notre histoire ont su élever les « gens de peu » dans une sublime dignité (Prévert pour la poésie, Vilar pour le théâtre, etc.), la télévision de ces années 2000 les dégrade jusqu'à la nausée.

La tyrannie de l'audience et le cynisme des concepteurs

Les producteurs de ces émissions sont souvent d'indignes cyniques prêts à toutes les compromissions morales pour flatter la vulgarité et sacrifier la dignité sur l'autel de l'audience. Le P.-D.G. de TF1 de 1988 à 2007, Patrick Lelay, livrait ainsi sa conception de la télévision aux journalistes venus l'interviewer : *« Il y a beaucoup de façons de parler de la télévision. Mais dans une perspective "business", soyons réalistes : à la base, le métier de TF1, c'est d'aider Coca-Cola, par exemple, à vendre*

son produit [...]. Or pour qu'un message publicitaire soit perçu, il faut que le cerveau du téléspectateur soit disponible. Nos émissions ont pour vocation de le rendre disponible : c'est-à-dire de le divertir, de le détendre pour le préparer entre deux messages. Ce que nous vendons à Coca-Cola, c'est du temps de cerveau humain disponible [...]. » (*Les Dirigeants face au changement*, 2004).
L'absence de visée morale est ici assumée, décomplexée. Le spectateur est perçu comme un imbécile dont le cerveau doit être nettoyé pour « optimiser » la force du message publicitaire. Le divertissement ne sert que d'excipient à la publicité et aux intérêts mercantiles.

La télévision peut-elle jouer un rôle culturel ?

L'ambition culturelle de la télé

La démocratisation de la culture a toujours été la grande ambition des médias de masse. La télévision devait permettre de faire entrer la culture dans tous les foyers. Puisque le peuple ne pouvait aller à la culture, c'est donc la culture qui allait pouvoir aller au peuple. La télévision se donnait pour mission de proposer à ceux qui n'y ont pas accès des programmes artistiques ou des documentaires susceptibles d'enrichir les individus. D'une certaine manière, la télévision a réussi son pari. Il existe, pour ceux qui le désirent, une vraie diversité de programmes culturels. Ils sont souvent d'une grande qualité et les moyens techniques ont extraordinairement progressé pour transmettre le savoir. La télévision transmet la culture, c'est un fait (même si les journaux télévisés accusent 30 % de sujets culturels en moins entre 2013 et 2017...). Mais parvient-elle à la démocratiser ?

La loi du double cumul

Certains sociologues ont fait le constat d'une incapacité du média télévisuel à la démocratisation du savoir. Ils estiment que la télévision crée une « loi du double cumul », en ce sens qu'elle permet de cultiver ceux qui le sont déjà tout en abrutissant ceux qui ont un faible capital culturel. Ceux qui ont déjà du capital culturel utilisent la télévision comme un vecteur supplémentaire, un outil de plus pour accéder au savoir. C'est parce qu'ils en ont déjà qu'ils vont en cumuler encore grâce à la télévision. Ceux qui ont un faible niveau culturel sont tendanciellement captés par le divertissement. Cela augmente leur handicap culturel en les empêchant de s'intéresser aux programmes plus ambitieux. La télévision contribue à creuser les écarts dans la société. Il y a 2 cm entre les touches de TF1 et d'Arte sur la télécommande, mais ces 2 cm, si facilement franchissables dans les faits, représentent un univers entre les deux catégories de spectateurs. Les parts d'audience de TF1 et d'Arte montrent les inégalités de classes. TF1 est un média de masse ; Arte est un média d'élites.

La télé thématique au service des ghettos culturels

Le sociologue Dominique Wolton estime que la télévision généraliste pouvait jouer un rôle de démocratisation. Aujourd'hui, on a une télévision thématique qui intéresse les plus cultivés et rebute ceux qui ne se sentent pas (souvent à tort) avoir les moyens de la regarder. La télévision devait être un outil démocratique et elle amplifie la fracture sociale.
Wolton pense que la télévision reflète les clivages de la société. Des télévisions thématiques et communautaires ont pris le pas sur la télévision généraliste. L'apparition des « télévisions bouquets » en est le symptôme : on choisit en fonction d'une culture préexistante. Cela ne permet plus de découvrir des choses qu'on ne connaît pas. C'est la télévision du chacun chez soi, pour soi.

L'information

L'information télévisuelle reste, aux heures de repas (13 h et 20 h), le grand rendez-vous des Français. Même si les parts d'audience sont régulièrement grignotées par Internet ou les Networks (BFM-TV, LCI, Euronews, France 24, etc.), ces grands-messes de l'info restent des moments forts qui captent des millions de téléspectateurs. Pareille audience impose des responsabilités éditoriales. Pourtant, le JT (journal télévisé) continue de susciter la critique.

Le 4e pouvoir

C'est ainsi que, très tôt, fut désignée l'information télévisuelle. Son influence en fait un contre-pouvoir extraordinaire mais aussi un outil de propagande efficace.
La liberté d'expression est au fondement de la démocratie et les médias, du moins dans notre pays, sont libres. Le pluralisme de l'info reste une réalité : on peut changer de chaîne si la ligne éditoriale ne convient pas. Par ailleurs, les médias sont devenus omniprésents. Ils sont partout, ils savent tout, ils voient tout et ils montrent tout. Pareille omniscience est assez saine pour la démocratie et la liberté. Les médias exercent une sorte de contrôle démocratique à travers la transparence qu'ils imposent. Ils alertent régulièrement l'opinion internationale et font pression sur les décideurs. Quand éclate un conflit, une catastrophe, ils poussent à l'action. On ne peut pas dire « on ne savait pas », puisque les médias, eux, y sont...

La loi de proximité

Comme les autres médias, la télévision hiérarchise les événements qui l'intéressent en décidant de ce qui est, ou non, important. Or, plus que dans la presse écrite, l'importance d'un événement télévisuel est dictée par des enjeux mercantiles. « Il faut diviser le nombre de morts par la distance en kilomètres entre le lieu de l'événement et le siège du journal pour trouver la taille de l'article finalement publié », écrit Miguel Benasayag. C'est ce qu'on appelle la loi de proximité.
La télévision mesure l'importance des événements en fonction d'impératifs d'audience : c'est pour cette raison que les événements sportifs font plus souvent la une des JT de 20 h que la situation internationale.

L'information spectacle

L'information spectacle, ensuite, suscite de récurrentes critiques (« infotainment » ou « infodivertissement »). Ce qui compte, ce n'est plus l'analyse des faits, mais l'émotion qui entoure les drames. Les informations devraient récapituler les faits et analyser ensuite, c'est-à-dire mettre en perspective des faits dans une problématique plus globale. L'analyse renvoie au domaine de l'intellect, de la raison, alors que se contenter des faits, c'est souvent rester dans le domaine de l'affect, de l'émotion. Le fait divers est surexploité, monté en épingle, utilisé à des fins de dramatisation pour « doper » l'audience. Les sujets s'enchaînent rapidement (parfois quinze dans un JT) pour ne pas ennuyer (croit-on) le spectateur (tant on craint qu'il ne « zappe »). Autre travers de cette « info spectacle » : la « starisation ». Pour exister politiquement, il faut être une « bête médiatique ». Ce n'est plus la compétence qui fait la valeur des politiciens mais leur capacité à se « vedettariser ». On transforme l'information en spectacle. Pour que l'information politique passe, il faut qu'elle soit attrayante, divertissante, vendable. Les hommes politiques préfèrent passer dans les émissions de divertissement que dans les émissions politiques, et la télévision veut bien recevoir les hommes politiques s'ils ne parlent pas de politique ou seulement de manière polémique.

CHAPITRE 33

Le boum de l'Internet

Quelques définitions

- **Hoax** : canular ou rumeur qui circulent et se propagent sur Internet.
- **Facebook** : ce réseau social, créé par l'Américain Mark Zuckerberg, a passé en 2015 la barre du milliard d'utilisateurs sur une journée !
- **WWW** : les trois « w » qui précèdent les adresses des sites Internet signifient « *World Wide Web* ».
- **Hadopi** : acronyme qui signifie Haute Autorité pour la diffusion des œuvres et la protection des droits sur Internet. Cette autorité publique a été créée en 2009 pour lutter contre le piratage des œuvres encore sous droits d'auteur via Internet.

Quelques chiffres

- **3 milliards**. C'est le nombre de personnes connectées au Web dans le monde en 2016.
- **83 %**. Tel est le pourcentage de foyers abonnés au réseau en 2015. En 2004, ils n'étaient encore que 15 %...

Internet est devenu un réseau mondialisé qui, en quelques années seulement, a connu une croissance fulgurante, totalement inédite et imprévisible. Sa spécificité ? Il s'agit d'un réseau international qui quadrille l'ensemble de la planète à la manière d'une toile d'araignée (d'où le nom « *World Wide Web* »). Internet est l'un des instruments qui construisent la mondialisation. Ce média prétend à l'universalité : il vise à relier toute l'humanité en lui offrant une plateforme commune dans un langage commun. Cet instrument révolutionnaire s'est imposé au monde entier et suscite autant d'espoirs que de craintes. Comme tous les médias, son potentiel dépend moins de ce qu'il est intrinsèquement que de l'utilisation qui en est faite.

Les innovations technologiques

Techniquement, le réseau est entré dans l'âge du multimédia, autrement dit la conjonction de l'image, du son, de l'animation et de l'interactivité (à travers les fameux liens hypertextes ou les blogs). C'est la synthèse de tous les instruments de communication réunis en un seul. Avec le très haut débit, Internet prend le pas sur tous les autres médias : on peut regarder la télévision en ligne ou « podcaster » ses émissions de radio préférées sans être obligé de les écouter à leur heure de passage. Les notions mêmes de temps et d'espace se modifient sous l'impulsion d'Internet.

Le succès est d'abord lié à la rapidité de transmission des informations. Avec le Web, on aboutit à la communication simultanée à travers les courriels, le chat (MSN, Gmail) ou la vidéocommunication (Skype). Ces moyens innovants correspondent à une demande croissante de réactivité, de simultanéité, liée aux exigences de la globalisation, du marché, du travail, de la mobilité géographique. Nous sommes entrés dans une ère de nomadisme, une époque dans laquelle les humains bougent sans cesse. Malgré tout, il faut rester joignable à tout moment et quel que soit l'endroit où on se trouve. Partout connecté, l'internaute ne « déconnecte » plus et s'aliène au réseau.

Un progrès pour le développement de la connaissance ?

L'accès illimité aux informations sur Internet est le second facteur qui explique le succès du réseau mondial. Les sites mettent en ligne la quasi-totalité de la culture mondiale qui devient disponible, et ce presque gratuitement, pour qui peut se connecter. De vastes projets de numérisation sont en cours et des millions d'ouvrages seront accessibles. Une encyclopédie gigantesque comme Wikipédia, rédigée par les internautes eux-mêmes, rivalise largement en quantité et en qualité avec des références comme l'*Encyclopedia Britannica* ou *Universalis*. La démocratisation ne concerne plus seulement l'accès au savoir, mais la construction du savoir lui-même !

Cette disponibilité du savoir sur Internet peut néanmoins constituer un leurre : ce n'est pas parce que la connaissance est matériellement accessible qu'elle sera effectivement acquise. Arte ou France Culture sont deux chaînes, télé et radio, qui appartiennent au service public et sont diffusées gratuitement. Et pourtant, les audiences de ces médias culturels restent confidentielles ! Les études montrent que ceux qui disposent déjà d'un bon capital culturel profitent pleinement des nouvelles technologies pour accroître ce savoir. Les sociologues parlent de la loi du double cumul : en bref, quand on est déjà cultivé, on utilise les nouveaux médias comme des sources complémentaires de culture. *A contrario*, Internet ou la télé peuvent devenir des tropismes chronophages pour ceux qui ne lisent pas, ou peu. Ils passent beaucoup de temps sur Internet sans s'y cultiver ou restent des heures devant des émissions sans intérêt, voire totalement régressives. En bref, s'ils ne restaient pas aussi longtemps devant des écrans, ils profiteraient de ce temps pour bricoler, échanger avec des amis ou la famille, ou encore pour... lire !

Qui plus est, le savoir sur Internet n'est peut-être pas si accessible qu'il y paraît. Continuellement modifié dans le temps (les mises à jour) et perdu dans l'espace virtuel (les informations sont noyées dans des masses de données), le savoir devient diffus, confus, brouillé, dénué même de valeur et de sens. Comment trier le bon grain de l'ivraie dans les flots d'informations que diffuse l'Internet ? Quel savoir est « valable », valide, légitime, établi ? Sur quelles données peut-on se reposer ? Seul un esprit sagace et éclairé pourra, peut-être, se repérer dans le maquis du Net. Or cet esprit clairvoyant se construit dans le temps, par l'étude, la connaissance et la compréhension profonde des textes. Le zapping (ou le clic frénétique) n'est pas le meilleur vecteur de l'acquisition du savoir. Pour le dire vite, étudier pendant une année les *Essais* de Montaigne sera sûrement plus formateur pour l'esprit que de surfer chaque jour sur le Net pour en glaner des bribes d'informations. La « wikiculture » n'est pas l'intelligence ! Il y manque la profondeur, le temps de l'analyse et de la réflexion. Qui profite le mieux du savoir en ligne aujourd'hui ? Ceux qui l'ont acquis dans les livres...

La sociabilité sur le Net : les réseaux sociaux en question

Le réseau Internet est un fabuleux outil pour relier les hommes dans un monde de plus en plus urbain, impersonnel, glacial et individualiste. Les nouveaux espaces publics sont moins réels que virtuels (forums, blogs, etc.) et Internet permet de se réunir autour de centres d'intérêt communs, d'affinités électives. Le Net est devenu la plateforme idéale pour l'échange de vues, de passions, d'idées. Même les sites de rencontres y fleurissent, pour le meilleur (sortir les plus timorés de l'isolement) comme pour le pire (les crapules ou les pédophiles s'y cachent derrière leurs pseudos). Les réseaux sociaux (Facebook, Tumblr, Twitter, etc.) sont devenus incontournables et participent d'une transformation radicale du « vivre-ensemble ».

Attention néanmoins : sur Facebook comme dans les blogs, le déballage de soi remet en cause la notion même d'intimité. Cette tendance est en partie liée avec l'effacement des frontières entre vie privée et vie publique dans nos sociétés. Nous vivons en effet dans « l'hypertransparence » et le « traçage » : rien ni personne ne saurait rester inconnu et chaque chose comme chaque être peut faire l'objet d'un suivi permanent... La difficulté à effacer ses traces sur le Net témoigne de cette aliénation. Les jeunes ne mesurent pas les dangers qu'ils courent (au présent comme au futur) en livrant des pans entiers de leur vie à la connaissance du public. Mesurer l'audience de son blog (avec des outils toujours plus précis) ou comptabiliser ses « amis » sur Facebook sont autant de marques d'un désir de notoriété. Comme si l'existence devait désormais se mesurer à l'aune du succès public qu'elle rencontre. La société comme l'individu paraissent trouver leur compte dans ce « déballage » de l'intime. Surveillance et immixtion dans la sphère privée favorisent le contrôle de chacun par tous ; recherche de notoriété et narcissisme comblent en apparence des existences ternes et dénuées de sens.

Les « *fake news* » : les réseaux sociaux encore en question...

Les élections présidentielles aux États-Unis et en France (2017), mais aussi la campagne en faveur du Brexit en Grande-Bretagne, ont révélé une réalité nouvelle : les réseaux sociaux sont susceptibles d'influencer une élection. Les groupes de pression (lobbies) se mobilisent pour infuser de fausses nouvelles relayées ensuite par les internautes sur Facebook ou Twitter. La Russie est accusée de « tronquer » les suffrages de pays démocratiques en développant des groupes de hackers qui organisent la diffusion de ces mensonges (ou de messages déformés). Les groupes d'extrême droite (et d'extrême gauche d'ailleurs) jouent avec ce levier pour contourner les médias traditionnels : ils se présentent en général comme les diffuseurs de « vérités » contre les médias « installés » accusés de mentir ou de déformer la réalité pour protéger le pouvoir établi. Cette vision « complotiste » fait le jeu des populistes.

Un espace de liberté et de créativité

Il faut encore évoquer le formidable espace démocratique que constitue la Toile mondiale. La communication est réellement interactive, fondée sur le *feedback* (la rétroaction) et non plus seulement unilatérale, comme peuvent l'être les médias hertziens. Avec la télévision ou la radio, un seul émetteur envoie l'information à de multiples récepteurs : cette configuration à sens unique autorise toutes les propagandes puisque le spectateur ou auditeur ne peut pas répondre. L'audimat constitue la seule rétroaction des médias classiques et le récepteur n'a qu'un pouvoir : éteindre le poste. Le propre d'Internet, c'est qu'il relie entre eux tous les récepteurs qui disposent d'outils pour émettre. Chacun peut mettre en ligne son site internet ou son blog. Il existe une liberté d'expression quasi totale sur Internet (blogs, journaux intimes, forums, sites personnels). Cette liberté d'expression est en revanche extrêmement contrôlée dans les pays totalitaires (comme la Chine, l'Iran ou l'Arabie saoudite).

Un nouvel espace de croissance économique ?

Internet est également un outil fabuleux en matière de développement économique. Dans notre société (devenue informationnelle ou « postindustrielle »), ce sont les secteurs tertiaire et quaternaire qui explosent (services et nouvelles technologies de l'information). Internet participe beaucoup au développement économique et inaugure de nouveaux marchés. Facebook, Google,

Yahoo, Ebay sont des sociétés très rentables dont le chiffre d'affaires progresse chaque année. Avantage non négligeable : l'achat de services en ligne (rencontres, téléchargements, etc.) et l'information développent une croissance économique relativement « propre », sans pollution.
Certains se plaignent néanmoins du fait que ce nouvel Eldorado économique se développe sur les ruines des secteurs entiers qu'il dépouille. Les téléchargements illégaux et le « *peer-to-peer* » ont porté un coup dur à l'industrie du disque. Même si, depuis quelque temps, les ventes de musique en ligne progressent, les artistes ont eu de nombreuses raisons de s'inquiéter. Les commerçants sont également concurrencés par la vente en ligne qui pratique les prix les plus bas toute l'année.
La croissance économique que permettent les réseaux remet en cause tous les modèles économiques antérieurs.

L'ubérisation de l'économie

On parle désormais d'ubérisation (du nom de l'entreprise Uber) pour définir cette économie de services qui met en relation directe professionnels et clients par l'intermédiaire des nouvelles technologies. Grâce au haut débit, aux smartphones et à la géolocalisation, les sociétés de service comme Airbnb, Blablacar ou Uber ont pu se développer au point d'écraser le marché.
On a pu parler d'économie collaborative pour qualifier ces nouveaux usages qui limitent les coûts pour le consommateur.
Le problème, c'est que les professionnels deviennent captifs et tributaires de ces plateformes (leurs salaires sont de plus en plus bas) et que lesdites plateformes échappent le plus souvent aux taxes et contraintes qui pèsent sur les professionnels historiques du secteur (Airbnb ne paie pas les taxes de séjour). Par ailleurs, les salariés sont souvent précarisés (chez Uber, les salariés reversent une part très importante des courses à la plateforme) et cette forme d'économie inaugure un modèle qui ne favoriserait que les détenteurs de la plateforme...

CHAPITRE 34

Les outils nomades : le tout numérique, du portable au smartphone

Quelques définitions

- **Smartphone** : téléphone mobile de nouvelle génération disposant de fonctionnalités multiples (Internet, relevé et envoi d'e-mails, agenda, GPS, etc.) qui en font un assistant numérique personnel autant qu'un téléphone.
- **GPS** : sigle signifiant *Global Positioning System* (système de positionnement mondial). Il s'agit du système de géolocalisation par satellites accessibles au grand public. Les téléphones portables sont repérables et traçables *via* cette technologie.
- **SMS** : *Short Message System*. Il s'en est échangé 20 milliards en France en 2010 !

Quelques chiffres

- **100 %**. C'est le taux de pénétration du mobile en France puisqu'on estime à 65 millions le nombre d'appareils en circulation ! À titre de comparaison, on en dénombrait à peine 6 millions en 1997 et 800 000 en 1994...
- **58 %**. C'est le pourcentage des Français qui sont équipés d'un smartphone. Ils sont 35 % à posséder une tablette.
- **50**. C'est le nombre de matériaux différents qui composent, en moyenne, un téléphone portable. Ce petit objet « commun » (des milliards d'unités sont produites chaque année) est écologiquement désastreux.

En à peine deux décennies, le téléphone portable s'est massivement diffusé à travers le monde. On ne connaît guère de succès aussi massif d'un objet de consommation courante. Les Français sont aujourd'hui pratiquement 100 % à posséder un mobile alors qu'ils n'étaient que 9 % en 1997 (5 800 000) ! Le téléphone portable s'est imposé comme un outil indispensable qui révèle et organise les transformations de notre société. Il met en évidence, tout en les accélérant, les grandes tendances vers lesquelles semble s'orienter notre monde.
Le mobile est en effet révélateur et moteur des changements sociaux. Son succès tient sûrement d'abord au fait qu'il est en phase avec les exigences du monde moderne. Il permet, comme les autres moyens de communication, le resserrement de l'espace-temps. Dans une société gouvernée par l'urgence (il faut aller vite) et le nomadisme (il faut être partout), le portable assure un gain de temps et une plus grande mobilité géographique. Les innovations récentes des smartphones lui apportent une portabilité en phase avec le « tout en un » des outils multimédias (ordinateur, télé et téléphone en un seul objet).

Autonomie ou sécurité ?

Le portable satisfait en même temps notre besoin de sécurité et de liberté, notions souvent contradictoires ou opposées. Il permet de maintenir le contact avec ses proches, de signaler un accident ou un problème voire, plus quotidiennement, de conjurer l'angoisse. Il comble en effet les temps de déplacement en train ou en métro à travers les liens que son détenteur entretient avec des personnes connues (parents, amis) dans des espaces inconnus, hostiles ou dépersonnalisants (gare, foule, quai, etc.). Les adolescents en usent aussi comme d'un objet symbolique : celui qui autorise le passage à l'âge adulte à travers une communication directe et autonome avec les amis sans l'intermédiaire des parents. Le téléphone fixe mutualisait la communication et maintenait chacun dans la dépendance des autres. Le téléphone portable se vit chez les adolescents comme un outil d'émancipation (le réseau personnel hors de la tutelle parentale) tout en gardant son caractère rassurant d'objet transitionnel (le « doudou » qui raccroche à la famille en cas de coup dur).

Les nouvelles formes de sociabilité

Le portable confère cette possibilité, parfois vécue comme insupportable par les adultes, de rester joignable à tout moment. Les adolescents usent et abusent de SMS qu'ils échangent en permanence, moins pour communiquer quelque chose que pour montrer qu'ils continuent à exister dans le réseau, autrement dit le groupe. C'est la fonction « phatique » du SMS : il ne signifie rien (comme le « allô » qui ouvre la communication), mais marque que le lien entre moi et l'autre reste ouvert. D'ailleurs les adolescents, à la différence de leurs aînés, ne coupent que très rarement leur mobile : rester joignable, c'est se donner des occasions, des perspectives de sollicitations impromptues.

Or cet outil isole parfois plus qu'il ne relie dès lors qu'il enferme l'usager et le coupe de son environnement immédiat. La tendance des individus qui se trouvent dans des endroits qu'ils ne connaissent pas avec des personnes étrangères à leur milieu consistera souvent à trouver un refuge dans le mobile. L'extérieur (avec ce qu'il autorise de découvertes et de rencontres) est nié au profit d'un rassurant repli sur la liste de son carnet d'adresses ou de sa médiathèque personnelle (musique, vidéos, etc.) quand le mobile prend la forme d'un smartphone (cela devient de plus en plus souvent le cas).

Le mobile : un outil aliénant ?

Outre la gêne qu'il suscite dans les lieux publics (il déplace les frontières entre espaces privés et publics), il faut évoquer son caractère aliénant. La liberté qu'il procure (on téléphone où, quand et comme on veut) n'est que de façade : la rançon en est l'enchaînement à autrui. L'usager est « sonné » comme on sonne un domestique et le récalcitrant est sommé de s'expliquer s'il ne daigne répondre. Chacun devient dès lors localisable (« T'es où ? ») à toute heure (« Pourquoi tu ne réponds pas ? »). Le mobile fonctionne comme un radar qui rend les usagers « traçables ». Les risques d'addiction sont également patents : les usagers deviennent accros au point de ne pouvoir s'en séparer dans aucun lieu. Le mobile serait d'ailleurs en cause dans un accident de la route sur dix !

Par ailleurs, des études récentes ont fait la preuve d'une tendance des salariés (essentiellement les cadres) à rester connectés à leur entreprise *via* leur smartphone. Environ un sur deux estime nécessaire de consulter ses messages ou ses chiffres en soirée, et ce quel que soit l'endroit où il se trouve. De ce point de vue, le mobile fonctionne à la manière d'une laisse électronique qui asservit le salarié à son entreprise.

Innovation technologique et nouveaux usages

Les applications nouvelles n'en finissent pas de sortir sur smartphone, certaines réellement innovantes, d'autres inutiles, voire nuisibles.

Comme il est souvent de mise avec les nouveaux objets, le téléphone portable a entraîné des pratiques inattendues : les usagers se sont approprié leur mobile pour des utilisations auxquelles les concepteurs n'avaient pas nécessairement pensé.

- Les « reportables » sont des « reportages » sauvages pris sur le vif lors d'accidents, d'attentats (comme on l'a vu dans le métro londonien) ou d'événements divers grâce aux technologies numériques intégrées aux téléphones. Chaque personne se transforme ainsi en « paparazzi ».
- Le président du parti Les Républicains, Laurent Wauquiez, a été enregistré à son insu (du moins le prétend-il) avec un téléphone portable alors qu'il intervenait devant des étudiants de l'École de management de Lyon début 2018 dans le cadre privé. Ses propos « décalés » mais privés lors de ce cours furent enregistrés et étalés sur la place publique. L'épisode est révélateur du flou qui entoure la frontière entre vie privée et vie publique à l'heure des technologies de la communication.
- Le *happy slapping* est une pratique qui a commencé comme un jeu stupide consistant à surprendre une personne en lui donnant une gifle afin de filmer sa réaction. Aujourd'hui, le terme désigne plus généralement des agressions parfaitement gratuites qui visent à obtenir des vidéos violentes. Ces images sont par la suite échangées, voire « bloguées » comme des trophées par les agresseurs.
- Le *selfie* est un autoportrait photographique pris dans une situation particulière et versé dans les réseaux sociaux pour être partagé dès sa réalisation (sur Snapchat, Facebook, Tumblr, etc.). Le selfie témoigne d'une forme de narcissisme ou de recherche de reconnaissance (se valoriser auprès de ses « amis » dans un lieu connu ou en présence d'une star). Plus rarement, le selfie peut viser un projet politique ou artistique.

CHAPITRE 35

Les problématiques globales : questions autour de l'humanité et de la mondialisation

Quelques définitions

- **Mondialisation** : terme qui qualifie le rapprochement des hommes et la facilitation des échanges permis par le développement des moyens de transport et des systèmes de communication.
- **Altermondialisme** : mot formé pour regrouper tous les mouvements qui ont en commun la dénonciation de la mondialisation ultralibérale et ses effets pervers sur les individus, les peuples et les cultures, ainsi que sur l'environnement.
- **Tiers-monde** : l'expression fut inventée par Alfred Sauvy en 1954. Le démographe faisait référence au tiers état de l'Ancien Régime, mais aussi à l'émergence d'un « troisième monde » qui aspirait, durant la guerre froide, à exister avec les blocs de l'Ouest de l'Est.

Quelques chiffres

- **7,54 milliards**. Ce nombre correspond au total des habitants recensés sur la planète en 2017. L'accroissement se stabilisera et on devrait atteindre 9 ou 10 milliards d'habitants en 2050.
- **65 %**. Ce pourcentage correspond au taux de personnes qui vivront en ville, sur toute la planète, autour de 2020. D'ores et déjà, plus de la moitié de l'humanité est urbaine. L'exode rural constitue déjà une catastrophe dans le Tiers-Monde où 1 milliard de personnes s'agglutinent dans des bidonvilles.
- **2,2 milliards**. C'est le nombre d'hommes et de femmes en situation de pauvreté dans le monde en 2017. Le chiffre qui marque les inégalités sur la planète : les 85 personnes les plus riches du monde détiennent l'équivalent des 3,5 milliards les plus pauvres.
- **36,7 millions** de personnes vivent dans le monde avec le VIH (derniers chiffres disponibles datant de 2015). Environ sept infections sur 10 se produisent en Afrique subsaharienne. La situation, préoccupante, s'améliore néanmoins : près de 16 millions de personnes ont accès à la thérapie antirétrovirale.

Les grands enjeux

Les laissés-pour-compte de la mondialisation contredisent le discours optimiste que de nombreux experts économiques tentent d'accréditer. Le monde ne va pas bien, même si certains pays « émergent ». Malgré un accroissement global des richesses sur la planète, une très large majorité de la population mondiale vit sans le minimum vital. Les inégalités criantes qui se font jour dans notre monde globalisé peuvent-elles continuer sans entraîner de conflits majeurs ?
Les distances qui séparent les individus sur cette planète se sont rapprochées parce que nous avons su raccourcir le délai pour les parcourir. La mondialisation inaugure de ce point de vue un changement de modèle, de représentation des hommes dans l'espace et le temps. Le fait que les individus, les informations et les marchandises circulent plus rapidement qu'avant (et parfois

quasi instantanément) modifie en profondeur l'ordre culturel, politique ou économique qui a prévalu au xxe siècle. Nous entrons pleinement dans cette ère du « village planétaire » dont parlait le philosophe canadien Marshall McLuhan. La planète semble en effet avoir rétréci aux dimensions d'un village où tout le monde côtoie et connaît tout le monde. Les interactions sont devenues permanentes entre les humains sur la planète Terre. Le temps des grandes migrations est venu : l'Afrique verra sa population quadrupler dans le siècle qui vient et la pression migratoire sera inexorable. Comment l'Europe gèrera-t-elle ces flux de personnes? Ne risque-t-on pas de vivre de graves tensions aux frontières dans les années qui viennent?

La mondialisation et ses conséquences

Interdépendance diplomatique

Dans les domaines diplomatiques, les pays sont « tenus » les uns aux autres et il est difficile pour un État de faire « cavalier seul ». Ainsi, quand un pays prend des décisions sans concertation, il s'expose à la réprobation de la communauté internationale. Les États-Unis font régulièrement l'objet de critiques à cause de cette propension à agir unilatéralement. Washington se dispense souvent de l'accord de ses partenaires pour agir, surtout militairement, comme l'épisode irakien l'a démontré. Malgré tout, si on excepte des pays comme la Corée du Nord ou, dans une moindre mesure, l'Iran, rares sont les États qui se sentent totalement dispensés de négociations avec leurs partenaires.

Interdépendance économique

En matière économique, il est également difficile pour une nation de « sortir » des structures financières (Fonds monétaire international, par exemple) ou des réseaux internationaux (Organisation mondiale du commerce) qui organisent les échanges. Les relations de dépendance réciproque que nous vivons les uns par rapport aux autres nous lient, voire nous ligotent. Dans le monde « globalisé », les crises forment un effet « domino ». Ainsi la fameuse crise des « subprimes » en 2008 a-t-elle affecté les économies de tous les pays du monde, sans rester circonscrite aux seuls États-Unis d'Amérique. On peut encore citer le rôle de la Grèce, qui représente une part infime de l'économie mondiale, mais dont le destin (sortie de la zone euro...) aurait pu faire basculer l'économie mondiale.

Interdépendance sanitaire

Les épidémies deviennent « mondiales », comme l'attestent les épisodes du virus Ebola en 2015, du SRAS (syndrome respiratoire aigu sévère), de la grippe aviaire, de la grippe dite « mexicaine » ou « porcine » (autre forme de virus H5N1) ou, plus tragiquement, du sida. Les hommes circulent et se côtoient, ce qui favorise l'extension de certaines épidémies. D'un autre côté, l'information mondialisée permet de réagir instantanément et d'organiser des réseaux d'alerte qui circonscrivent les épidémies.

Interdépendance environnementale

L'environnement est aussi devenu un problème mondial : le réchauffement climatique dû aux émissions de gaz à effet de serre concerne l'humanité tout entière. Les pollutions sont localement produites (certaines nations polluent plus que d'autres) mais globalement nuisibles. C'est pour cette raison que la lutte contre les nuisances environnementales passe désormais par des accords multinationaux. Le processus de Kyoto, malgré ses ratés, en est le plus parfait exemple. Malgré tout, dans un contexte de repli, les États-Unis de Donald Trump sont sortis de l'accord de Paris (COP 21) signé en 2015. Malgré la globalisation du problème (effet de serre, par exemple), nous continuons à agir sur le plan local.

Interdépendance culturelle

On sait que la multiplication des échanges liée au développement des moyens de transport et de communication entraîne une « standardisation » des manières de vivre et de penser. L'anglais s'impose comme langue des échanges (elle est la deuxième langue la plus parlée au monde) et des nouveaux médias (Internet) ; les habitudes alimentaires sont de plus en plus dictées par les normes occidentales (l'obésité gagne d'ailleurs l'ensemble de la planète comme s'il s'agissait d'une « épidémie ») et les « traditions » locales se vivent souvent comme des survivances « folkloriques », non comme de réelles pratiques structurantes des sociétés. On reproche à la multiplication des échanges d'abolir les différences et de créer une « monoculture » standardisée et imposée par l'hégémonie occidentale.

Les inégalités dans le monde

Le tiers-monde ou les tiers-mondes ?

Des inégalités intolérables se creusent entre les pays riches et les laissés-pour-compte de la mondialisation. À la division idéologique du monde de l'après-guerre se substitue désormais une hiérarchisation fondée sur les richesses.
Le tiers-monde est devenu une réalité complexe et multiforme. Il ne s'agit pas seulement, comme durant la guerre froide, d'un autre monde vivant à côté des grands blocs ; on parle d'une pyramide à trois niveaux distincts pour représenter la nouvelle organisation mondiale : tout en haut les pays riches, puis les pays « émergents » (les « BRICS » : Brésil, Russie, Inde, Chine, Afrique du Sud, etc.) et enfin, tout en bas, le « vieux » tiers-monde, c'est-à-dire les pays aujourd'hui totalement immergés, ceux que la mondialisation a oubliés (de nombreux pays de l'Afrique subsaharienne, le Bangladesh, etc.). La situation de certains pays n'a jamais été aussi mauvaise qu'aujourd'hui.

Les inégalités économiques

La mondialisation profite essentiellement aux nations riches. Les plus pauvres n'ont pas encore entamé leur révolution industrielle et l'état de leurs structures économiques ne laisse pas présager de développement imminent. Ils sont asphyxiés par leurs dettes, se heurtent à une démographie exponentielle (l'Afrique) et ne peuvent éduquer ou former les enfants pour les tirer vers le haut. Dès qu'elles parviennent à un certain niveau d'éducation, les élites africaines ont tendance à s'exiler vers l'Europe ou l'Amérique pour y trouver un niveau de service et de vie conforme à leurs ambitions.

Les défaillances politiques et sociales

La corruption gangrène de nombreux régimes avec des chefs d'État soudoyés par les firmes multinationales. L'instabilité et les guerres empêchent tout décollage économique et laissent les populations dans la peur et la misère. D'un point de vue social, les coutumes se délitent sous la pression d'une urbanisation sauvage qui transforme les villes en ghettos. L'insécurité, l'insalubrité, la toxicomanie font le quotidien de millions de personnes qui s'entassent dans des bidonvilles inhumains.

Les défaillances sanitaires

D'un point de vue sanitaire, enfin, la situation est catastrophique. Le sida frappe essentiellement dans le tiers-monde qui n'a pas accès, faute d'argent et de structures médicales, aux trithérapies. La tuberculose, ce baromètre de la pauvreté, est en recrudescence et alarme les ONG qui travaillent sur le terrain. Le paludisme continue à faire des ravages dans l'indifférence générale : cette maladie ne frappe pas les Occidentaux, ce qui dispense de développer un vrai programme pour la recherche et les soins...

CHAPITRE 36

L'aide humanitaire

Quelques définitions

- **ONG** (organisation non gouvernementale) : organisation indépendante (d'un État ou d'une institution internationale) engagée dans un projet d'intérêt collectif. Un ONG n'a aucun statut particulier dans le droit international.
- **Droit d'ingérence humanitaire** : il définit la possibilité d'intervenir dans les affaires d'un État lorsqu'il se rend coupable de violation des droits de l'homme. Ce droit d'ingérence, qui n'est pas codifié par les instances internationales, se justifie par la nécessité d'une assistance humanitaire aux victimes d'un régime ou d'une guerre.

Quelques chiffres

- **2000**. C'est environ le nombre d'associations jugées d'utilité publique par les préfets. Faire un don à l'une de ces entités autorise une réduction d'impôts de 66 % sur les sommes versées. Le fameux « amendement Coluche » permet de dégrever jusqu'à 75 % pour les dons destinés à la lutte contre les grandes exclusions.
- **1200**. C'est le nombre de repas distribués chaque jour par les Restos du cœur lors de la campagne 2016-2017. Une augmentation de 40 % par rapport à l'année précédente.

Les grands enjeux

L'action humanitaire désigne toutes les formes de solidarités engagées en faveur des populations en détresse, que les personnes soient sinistrées, persécutées ou en situation de précarité sanitaire et sociale. Les actions sont prises en charge par des organisations (institutionnelles ou non gouvernementales) ayant pour objectif principal de porter secours aux victimes de catastrophes naturelles, de guerres ou de situations de famine.

L'humanitaire soulève la question morale des intentions et celle, plus politique et sociale, de l'efficacité des actions. Les associations humanitaires sont en permanence travaillées par cette question : jusqu'où peut-on associer les médias sans y perdre son âme? Doit-on privilégier la morale au détriment de l'efficacité? Peut-on utiliser la misère (en la mettant en scène dans des campagnes de publicité) pour aider la misère?

Les différentes formes d'aide humanitaire

L'aide d'urgence et l'aide au développement sont les deux principes qui, conjointement et non séparément, guident l'action humanitaire aujourd'hui.

L'aide d'urgence

Elle est organisée dès que survient une catastrophe. C'est une aide ponctuelle dont l'objectif est de soulager les victimes. Dans ce cadre, de nombreux bénévoles, volontaires ou salariés d'associations, sont susceptibles de venir apporter leur soutien aux populations en détresse. Les associations envoient également de la nourriture, des médicaments, du personnel médical, du matériel, etc. Les civils syriens coincés dans Alep jusqu'en 2017 eurent droit à quelques corridors humanitaires qui permirent de maintenir un semblant de prise en charge. Cette aide est malheureusement éphémère, parfois tardive, voire inefficace à cause du manque de moyens ou des complications politiques sur le terrain : souvent, les convois sont détournés ou arraisonnés par les milices locales en guerre et l'aide est refusée par les autorités, soucieuses de préserver leur indépendance. Ainsi, l'Inde refusa certaines des propositions d'aide de la communauté internationale après le tsunami qui ravagea les côtes asiatiques en décembre 2004. Les raisons officielles portaient sur des problèmes logistiques. Officieusement, l'Inde entendait montrer au monde qu'elle pouvait, à l'instar des grandes nations industrialisées, déployer efficacement son propre système d'assistance. La bataille d'image dans la course au leadership mondial a porté préjudice à de nombreuses victimes qui auraient eu besoin d'un soutien. L'aide d'urgence ne doit pas nécessairement sacrifier à l'émotion.

L'aide au développement

Cette aide est organisée pour porter ses fruits à long terme.
En matière de santé, il s'agit de mettre en place des programmes visant à prévenir les maladies plutôt qu'à les guérir.
Dans le domaine de la formation, cela se traduit par l'envoi d'éducateurs qui forment sur place les futurs médecins, les enseignants, autrement dit les cadres capables à leur tour de prendre en charge les autochtones.
Il peut encore s'agir de réalisations techniques, comme la construction de canaux d'irrigation ou de puits, etc. L'objectif reste toujours le même : permettre aux populations de devenir autonomes.
D'un point de vue financier, les grandes institutions mondiales (FMI, Banque mondiale) lancent des programmes destinés à remettre les pays économiquement exsangues sur les rails du développement.

Les différentes organisations humanitaires

Les ONG

Les grandes organisations non gouvernementales interviennent sur de nombreux terrains d'action pour des causes parfois différentes. On peut citer, parmi les mieux reconnues sur la scène internationale :

- la Croix-Rouge (ou le Croissant rouge dans les pays musulmans), prix Nobel de la paix 1917, qui vient en aide aux blessés, aux prisonniers de guerre, aux réfugiés, voire aux populations sinistrées ;
- Médecins sans frontières (MSF), prix Nobel de la paix 1999, dont l'objectif est d'intervenir dans les situations d'urgence (catastrophes naturelles, guerres, exodes de réfugiés, etc.) pour assurer les besoins sanitaires immédiats, combattre les épidémies et nourrir les populations faméliques ;
- Amnesty International, prix Nobel de la paix 1977, fondée en 1961 par l'avocat Peter Benenson, qui se donne pour mission de défendre les droits de l'Homme partout dans le monde.

Les organisations gouvernementales

Il s'agit d'institutions adossées à des structures étatiques ou supra-étatiques (comme les Nations unies ou l'Union européenne). Là encore, on peut citer les principales :

- l'OMS (Organisation mondiale de la Santé) agit sur la prévention et la lutte contre les maladies ;
- la FAO (Organisation pour l'alimentation et l'agriculture) lutte contre la faim dans le monde et soutient des pratiques agricoles cohérentes ;

- l'Unesco (Organisation des Nations unies pour l'éducation, la science et la culture) favorise le développement culturel et éducatif, surtout dans les zones à fort taux d'analphabétisme ;
- le HCR (Haut Commissariat pour les réfugiés) est une institution qui vise à soutenir, protéger et assister les réfugiés sur l'ensemble de la planète ;
- l'OIT (Organisation internationale du travail) œuvre pour la recherche du progrès social et l'amélioration des conditions de travail ;
- l'Unicef (United Nations International : Chidren's Emergency Fund) est une fondation pour l'enfance qui travaille là encore sur tous les théâtres du monde pour protéger, éduquer, soigner et vacciner les enfants en souffrance.

L'évolution des prises en charge humanitaires

L'humanitaire religieux

L'humanitaire tel que l'on connaît aujourd'hui prend ses racines dans l'idée religieuse de charité, la générosité à l'égard des plus démunis. Le don ou l'aumône restent d'ailleurs omniprésents dans les religions du Livre (la bienfaisance chrétienne, l'un des cinq piliers de l'islam, etc.). Derrière l'idéal de charité réside l'obligation morale d'aider son prochain pour complaire à Dieu et donc sauver son âme. De très nombreuses associations humanitaires sont d'obédience chrétienne ou catholique. On sait que les missionnaires ont longtemps couplé leur mission d'évangélisation (convertir) avec la création de dispensaires (soigner). Longtemps, l'humanitaire est resté lié à la religion. Dieu, au centre du monde, imposait la pitié en même temps que la piété.

La laïcisation de l'action

À la fin du XIXe siècle, l'humanitaire se laïcise. Sous l'impulsion d'un Suisse, Henri Dunant, se développe une association dont le rayonnement et la prospérité restent à ce jour exemplaires : le Comité international Croix-Rouge. Bien que très religieuse au début, l'association se veut d'inspiration laïque. Elle prend en charge les individus dans la détresse, quelles que soient leurs religion, ethnie ou nationalité. La Croix-Rouge se fonde sur un principe : la neutralité. Une victime reste une victime, malgré la part qu'elle a pu prendre dans le conflit où elle se trouve engagée. Dans ce contexte, l'association fondée par Henri Dunant ne s'intéresse pas aux causes des crises ou à la couleur des uniformes des belligérants : elle se contente de soutenir ceux qui en ont besoin.

L'époque des « *French Doctors* » de MSF

À partir des années 1970, une autre forme d'humanitaire, plus médiatique, naît de la nécessité de mobiliser l'opinion publique internationale dans un contexte où la neutralité des ONG devient intenable. Certaines associations ont ainsi renoncé à leur devoir de réserve pour dénoncer, dans certaines régions comme le Biafra, les exactions des bourreaux. Dans un contexte de développement des médias et de mondialisation de l'information, une nouvelle génération d'humanitaires idéalistes et politisés (les « *French Doctors* » de Médecins sans frontières) s'est démarquée des principes de neutralité et de discrétion de la Croix-Rouge. Les jeunes médecins de MSF ont su alors se servir des médias pour faire bouger la communauté internationale. Ils n'ont pas hésité à utiliser des agences de publicité pour sensibiliser les populations. Le droit d'ingérence est né de cette mobilisation.

Le droit d'ingérence

Définition

Le droit non codifié consiste à s'immiscer dans les affaires des gouvernements (pourtant souverains) qui violentent leurs populations ou ne leur viennent pas en aide.
L'ingérence peut s'organiser à titre individuel, quand le membre d'une association humanitaire décide de passer clandestinement les frontières pour porter secours aux victimes. Malgré les interdictions prodiguées par les autorités, les humanitaires désobéissent au nom de la nécessité de prendre en charge les populations. L'ingérence peut aussi prendre une dimension « collective » quand un groupe de nations ou une institution internationale (ONU, OTAN, etc.) décide de passer outre les volontés du pays ou de la région dans lesquels ils s'immiscent au nom du respect des droits de l'homme.

Les limites de l'ingérence

Nombreux sont ceux qui critiquent ce « droit » d'ingérence humanitaire.
Pour être efficace, l'ingérence doit s'exercer par la force. Or, cette immixtion musclée n'est jamais engagée que contre les pays les plus faibles. Les interventions récentes en Irak, au Mali, en Centrafrique et l'inertie des puissances occidentales en RDC (République démocratique du Congo), théâtre de millions de victimes, témoignent de cette réalité. Il existe deux poids, deux mesures en fonction de ce qui arrange les puissances internationales.
L'ingérence n'est parfois que l'alibi d'un néocolonialisme. Les pays riches qui interviennent « pour le bien » s'érigent en références morales, en donneurs de leçons alors même qu'ils profitent de la situation pour s'installer et conforter leurs positions géostratégiques dans les régions qu'ils occupent. Les États partent sur le terrain pour des raisons morales ; ils y restent pour des raisons économico-politiques.
Certains personnels humanitaires n'hésitent pas à mener, seuls ou en petits groupes, des actions clandestines quand le passage de la frontière leur est interdit. Cette forme d'ingérence consiste à prendre des risques pour des actions dont l'efficacité n'est pas toujours établie. Parfois, les dangers encourus par les humanitaires finissent par mettre en danger ceux qui les ont secourus (enlèvements, demandes de rançons, etc.). Les membres de L'Arche de Zoé, en enlevant clandestinement des enfants prétendus orphelins au Tchad en octobre 2007, en ont fait la triste expérience. Ces enfants n'étaient pas tous en détresse et l'action humanitaire s'est révélée un fiasco. On sait aussi que des humanitaires clandestins se font enlever et deviennent une monnaie d'échange pour certains groupes terroristes ou militaires. Les diplomaties s'engagent alors dans des négociations dont l'issue reste incertaine. La prudence réclame souvent d'attendre que la situation se stabilise pour intervenir. L'humanitaire, il est vrai, n'est pas l'aventure.

Les nécessités de l'ingérence

Même si elle est rarement dénuée d'arrière-pensées politiques, l'intervention contribue à soulager les populations en souffrance.
Le déploiement de Casques bleus permet de rétablir la sécurité, de servir de force d'interposition dans les conflits ethniques, d'organiser des corridors humanitaires pour laisser passer les convois...
Les guerres ont changé de nature (il s'agit moins désormais de conquêtes de territoires que de conflits idéologiques, ethniques ou religieux) car elles touchent essentiellement les civils.
Malgré toutes les critiques dont il est l'objet, le droit d'ingérence reste le seul moyen de soulager les victimes désemparées et sans défense. Il conviendrait cependant de l'appliquer partout où les droits de l'Homme sont bafoués, et pas seulement là où les grandes puissances de la planète ont des intérêts à défendre.

Les dérives de l'aide humanitaire

La dérive économique et financière

Il ne s'agit pas forcément de détournements : s'ils existent, ils restent marginaux. Aujourd'hui, les ONG sont structurées comme des entreprises commerciales. Elles ont des frais de fonctionnement très lourds, des stratégies publicitaires et de marketing pour récupérer des fonds, elles emploient parfois des milliers de salariés. Le problème, c'est que ces associations engloutissent une bonne part des fonds dans leur propre fonctionnement, et finissent par oublier leur objectif principal. Pour certaines, le but consiste moins à engager des actions qu'à pérenniser l'association elle-même. L'association s'interroge moins sur les besoins réels des populations que sur ses propres besoins. Ainsi, l'humanitaire devient sa propre finalité, existe pour lui-même.

Les collusions entre l'humanitaire et la politique

On ne parle plus d'ONG, mais d'ONG-G (gouvernementale). Même si les associations ne sont pas des structures institutionnelles, leur indépendance est parfois factice. Elles sont dépendantes des aides institutionnelles que les gouvernements leur consentent ! Dans ce cas, on le sait, les compromis, voire les compromissions deviennent la règle. Les institutions ou les gouvernements ont des moyens de pression sur les associations pour diriger telle ou telle activité dans le sens qui convient à la politique du moment...

L'influence des ONG sur le terrain

Il y a des hommes et une logistique qu'il faut ravitailler, ce qui fait que l'on crée une économie totalement factice sur le terrain d'action (les expatriés ont de l'argent à dépenser). Au mieux, cela crée un épiphénomène économique ; au pire, cette économie peut servir les intérêts de la guerre, des milices, des guérillas.

L'humanitaire spectacle

C'est le problème de la mise en scène de la misère ou de la détresse humaine qui se joue dans le « spectacle » humanitaire. L'usage des médias est à double tranchant : pour gagner en efficacité et alerter la population, les humanitaires doivent parfois se fourvoyer dans des programmes niais ou dégoulinants de mièvrerie feinte ; s'ils ne le font pas au nom de l'éthique et de la pureté morale, ils se privent d'une tribune et de moyens qui auraient pu servir aux populations. Grave dilemme : doit-on parfois sacrifier la morale à l'efficacité ? Jusqu'où la « compromission » avec les médias est-elle souhaitable ou simplement possible ? Autant de questions que se posent régulièrement les humanitaires dans leurs relations tendues avec l'univers du spectacle.

CHAPITRE 37

Les questions environnementales

Quelques définitions

- **Développement durable** : c'est « un développement qui répond aux besoins du présent sans compromettre la capacité des générations futures à répondre aux leurs », selon Mme Gro Harlem Brundtland, Premier ministre de la Norvège (1987).
- **Effet de serre** : phénomène naturel où l'atmosphère laisse pénétrer les rayons solaires et les emprisonne partiellement, ce qui permet de réguler la température de la terre. Les gaz à effet de serre renforcent ce mécanisme, contribuant au réchauffement atmosphérique.
- **Pollution** : dégradation de l'environnement par l'introduction de matières non présentes naturellement dans le milieu.
- **Déchet** : on nomme généralement déchet « tout résidu d'un processus de production, de transformation ou d'utilisation, toute substance, matériau, produit ou plus généralement tout bien meuble que son détenteur destine à l'abandon ».
- **Écologie** : à l'origine, c'est une branche de la biologie qui se développe au XIXe siècle pour étudier les relations entre les êtres vivants et leur milieu. Aujourd'hui, ce terme est couramment employé pour évoquer les préoccupations liées à l'avenir de la Terre.
- **WWF** : en anglais *World Wildlife Fund*, ce qui signifie littéralement « fonds mondial pour la vie sauvage ». C'est une organisation non gouvernementale d'envergure mondiale de protection de la nature.

Quelques chiffres

- **2 à 4,5 °C**. C'est l'estimation du réchauffement climatique au cours du XXIe siècle.
- Il fut de 0,74 °C au XXe siècle, ce qui constituait déjà un réchauffement exceptionnellement important.
- **Deux fois** plus d'ordures ménagères sont à traiter aujourd'hui en France par rapport aux années 1960.
- **3 Français sur 4** déclarent trier régulièrement leurs déchets.
- **15 %** des déchets sont réutilisés pour faire d'autres objets.

Les scientifiques considèrent qu'entre 1880 et aujourd'hui, la température a augmenté de 0,85 °C, et que cela explique pourquoi les catastrophes naturelles (cyclones, inondations, etc.) ont été multipliées par 20 en un siècle.
Si cette petite variation a de telles conséquences, comment la planète et l'humanité feront-elles face aux effets d'un réchauffement de 2 à 4 °C, ce qui devrait se produire au cours de ce siècle si rien ne change ?
Depuis toujours, mais surtout au cours du XIXe et du XXe siècle, l'homme a utilisé son environnement pour satisfaire ses besoins et développer son confort. Cette façon de vivre montre aujourd'hui ses limites car les ressources de la planète s'épuisent et l'activité humaine a des conséquences qui pourraient se révéler irrémédiables sur l'environnement. Depuis quelque temps, les signaux d'alerte clignotent. On a compris que la pollution de l'air et de l'eau rendait les êtres vivants malades, mais les habitudes mettent du temps à changer et les questions environnementales ne sont pas encore partout une priorité.

La pollution, conséquences et prévention

La pollution peut résulter de phénomènes naturels, mais dans l'immense majorité des cas, la cause est directement imputable à l'homme et à ses activités. La pollution affecte aussi bien l'air que l'eau.

La pollution de l'air

Bien qu'indispensable à la survie de l'homme, l'air est sans cesse pollué de multiples façons : fumées des usines, gaz d'échappement des voitures ou tout simplement les gaz dus à la respiration (dans les espaces confinés), etc.
La pollution atmosphérique est particulièrement forte dans les sites industriels, dans les mégalopoles des pays en voie de développement et par forte chaleur. La ville la plus polluée au monde est Mexico car elle réunit tous les facteurs précédemment cités et elle est construite dans une cuvette cernée par des montagnes. Plus de 4 millions de véhicules y circulent chaque jour et, sur les 20 millions d'habitants, 100 000 meurent chaque année des suites de la pollution ambiante. On estime que le fait de respirer l'air de Mexico est aussi toxique que de fumer deux paquets de cigarettes par jour dès sa naissance. Dans cette ville, la moitié de la population souffre de maladies respiratoires. Mais les villes françaises ne sont pas en reste : en 2017, les pics de pollution à Grenoble, Lyon, Paris... ont entraîné des restrictions de circulation inédites jusqu'alors. La situation devient catastrophique.
Les effets de la pollution atmosphérique sont nombreux. Ils agissent à court et à long terme et touchent tant les hommes que l'environnement :

- destruction de la couche d'ozone, effet de serre et changements de climat ;
- pénétration des polluants dans les poumons, ce qui provoque des maladies respiratoires (comme l'asthme ou la bronchite) et cardiovasculaires ;
- maladies de la peau, eczéma, cancers cutanés et lésions oculaires sont amplifiés par la destruction de la couche d'ozone et la pollution de l'air ;
- pluies acides lorsque les polluants retombent qui entraînent une dégradation de la qualité des eaux et des sols et qui sont nuisibles à la flore.

La France a pris des mesures pour lutter contre la pollution atmosphérique qui ont permis une baisse des émissions polluantes, par exemple :

- pot catalytique sur toutes les voitures produites depuis 1996 afin de limiter la nocivité des gaz d'échappement ;
- normes antipollution strictes et contrôle des rejets des fumées des usines ;
- limitation de la vitesse et du nombre de véhicules en circulation durant les pics de pollution ;
- contrôle technique tous les 2 ans, qui vérifie notamment la pollution du véhicule.

La pollution de l'eau

La question de la qualité de l'eau se pose désormais à tous, même dans les régions où cette denrée vitale est supposée abondante. Les stations d'épuration sont encore peu répandues à travers le monde et l'eau souillée est souvent rejetée directement dans les rivières et dans la mer. De plus, elle est inégalement répartie sur la planète : 1,2 milliard de personnes n'ont pas accès à l'eau potable car 97 % de l'eau présente sur la Terre est salée. L'eau douce est donc un bien précieux qu'il faut économiser et préserver des salissures.
En France, la pollution de l'eau a trois origines :

- domestique : par l'utilisation de produits chimiques dans les produits d'entretien (lessive, détergents, etc.) ;
- agricole : pesticides, nitrates et matières organiques infiltrent les nappes phréatiques ;
- industrielle : certaines usines suscitent des rejets très toxiques, tels des solvants. Il y a aussi les dégazages sauvages et les marées noires aux conséquences dramatiques pour la faune et la flore océaniques.

Le réchauffement climatique

Malgré l'entrée en vigueur en 2005 du protocole de Kyoto signé en 1997 qui vise à diminuer les émissions de gaz à effet de serre pour lutter contre le réchauffement climatique, la situation continue à empirer. Les signataires du protocole d'accord au terme de la COP 21 qui s'était tenue à Paris fin 2015 se sont engagés à restreindre les émissions pour limiter la température. On attend de voir ce que donnera cet accord non contraignant. Les États-Unis sont déjà sortis de l'accord en 2017. Même si de nombreuses villes américaines (comme New York ou San Francisco) entendent respecter l'accord de Paris, le signal envoyé ne pousse guère à l'optimisme.

L'utilisation des énergies fossiles (charbon, pétrole, etc.) aggrave la situation en matière d'effet de serre. Les climatologues prévoient une augmentation moyenne de 2,5 °C sur l'ensemble de la planète au cours du siècle. La configuration de la Terre sera alors totalement bouleversée. Conséquences probables :

- dérèglement climatique : tempêtes, cyclones (fin 2017, la série étrange des cyclones Maria, José, Harvey ou Irma a ravagé les Caraïbes et les côtes américaines), sécheresses, inondations ;
- augmentation du volume des océans : inondation de terres cultivées, disparition de certains archipels aujourd'hui habités. Les conséquences de la fonte des glaciers pourraient concerner 1 milliard de personnes et provoquer le déplacement massif de population qu'on nomme « les réfugiés climatiques ».

Dès à présent, des conséquences du réchauffement climatique sont observées : on estime qu'au cours du siècle dernier, la température de la France s'est élevée de 1 °C, ce qui équivaut à situer le pays géographiquement 100 km plus au sud. On observe des migrations d'espèces vers le Nord ou encore l'arrêt des migrations hivernales vers l'Afrique de certains oiseaux.

À terme, le réchauffement climatique pourrait provoquer l'apparition en Europe de maladies jusqu'alors inconnues sous ce climat et l'extinction des espèces animales qui ne pourront s'adapter au changement.

De nombreuses espèces sont directement menacées de disparition (75 % des insectes auraient disparu, dont les pollinisateurs, en un quart de siècle en Allemagne, selon une étude scientifique internationale). Pour certaines, la multiplication des incendies détruit irrémédiablement leur habitat ; pour d'autres, la nourriture risque de manquer du fait de l'assèchement du sol. Enfin, le rapport relève que certaines plantes sont en train de perdre leurs qualités nutritionnelles, comme l'eucalyptus dont les feuilles deviennent moins nutritives du fait de la pollution de l'air alors que c'est la seule source alimentaire du koala.

La question du nucléaire

Après l'accident de Fukushima en 2011 (on avait connu Tchernobyl en 1986 et Three Mile Island aux États-Unis en 1979), l'atome a perdu de nombreux partisans. L'Allemagne a décidé une sortie totale du nucléaire et a lancé des programmes de développement en direction des énergies renouvelables. La France reste indéfectiblement liée à l'atome : avec 19 centrales et 58 réacteurs en 2012, l'Hexagone se classe parmi les nations les plus « nucléarisées » au monde. Certes, le nucléaire ne rejette pas de CO_2, mais ce n'est pas une énergie « propre » pour autant : la question des déchets (leur traitement et leur stockage) est loin d'être réglée (les contestataires qui empêchent début 2018 le développement du site expérimental d'enfouissement de Bure dans le Grand Est sont révélateurs du problème), de même que celle du démantèlement des centrales sur lequel nous n'avons aucun recul (la seule en phase de « démantèlement », à Brennilis en Bretagne, pose de nombreux problèmes non résolus). La question de l'avenir de la centrale de Fessenheim, la plus vieille de France, reste en suspens malgré la promesse de sa fermeture. Le nucléaire, que l'on croyait « moderne », est de plus en plus assimilé à une énergie du passé.

La gestion des déchets

Un habitant produit environ 350 kg de déchets par an. Ce chiffre explose du fait de l'évolution des modes de consommation. Les produits préparés et les conditionnements individuels ont envahi nos placards pour répondre à un mode de vie dans lequel le temps manque toujours. Il faut que le repas soit prêt rapidement, il doit pouvoir être mangé au bureau ou dans la rue. Tout ceci multiplie les déchets alors que leur gestion pose problème, quelle que soit la solution choisie :

- l'enfouissement : certains déchets sont dangereux et d'autres mettent des siècles à se dégrader ;
- l'incinération consomme des combustibles fossiles et contribue à la pollution atmosphérique ;
- le recyclage permet de valoriser une partie des déchets, c'est-à-dire de les transformer pour les réutiliser. En théorie, presque tous les matériaux sont recyclables, cependant de nombreux critères sont à prendre en compte pour juger de la pertinence du recyclage et pour établir ce que l'on appelle l'écobilan. En effet, certains procédés sont simples et bon marché, mais à l'inverse, d'autres sont complexes, coûteux et peu rentables.

En France, la législation sur les déchets a commencé en 1975 et se renforce régulièrement depuis. La mise en place des filières de recyclage s'est accompagnée de nombreux bénéfices, tant économiques qu'environnementaux. D'une part, recycler permet de limiter l'épuisement des ressources par l'économie de matières premières, d'autre part, cela réduit les déchets et la pollution dus à leur traitement et enfin, cela crée des emplois.
Malgré tout, la meilleure solution reste de moins produire de déchets, donc de modifier son comportement lors des achats (privilégier les circuits courts par l'achat de produits locaux) et sa consommation (limiter les emballages et choisir des produits réutilisables).

Quelles solutions pour l'avenir de la planète ?

Des solutions existent malgré tout et elles s'appuient sur plusieurs leviers.

Les solutions technologiques

La technologie pourrait venir au secours de l'environnement après l'avoir longtemps dégradé, par exemple :

- les technologies liées au développement durable, telles que les éoliennes ou les panneaux solaires, se diffusent afin de réduire la consommation d'énergies fossiles ;
- la part des biocarburants mélangés à l'essence augmente progressivement ;
- la recherche a déjà permis de supprimer les gaz polluants des aérosols ;
- certains partisans des OGM estiment que les plantes modifiées génétiquement pourraient permettre une meilleure productivité tout en supprimant le recours aux insecticides ou aux pesticides.

Les solutions économiques

L'économie verte se développe. La lutte pour la préservation de l'environnement crée un nouveau marché : véhicule propre, maison bioclimatique passive, produits d'entretien non polluants, etc. Les initiatives se multiplient, souvent soutenues par les pouvoirs publics, et rencontrent une vraie demande de la part de consommateurs soucieux de préserver la planète.

Les solutions politiques

- Les gouvernements sont progressivement devenus sensibles à la question car il y a des pressions citoyennes, internationales et tout un électorat à ménager. On a donc créé un ministère de l'Écologie, de l'Énergie, du Développement durable et de l'Aménagement du territoire, source de proposition pour les politiques publiques.
- D'autre part, les actions sur l'initiative de l'État se multiplient ces dernières années. Il y a régulièrement des campagnes publicitaires expliquant les gestes à faire pour limiter sa consommation d'énergie fossile. L'État incite aussi le particulier à investir grâce au crédit d'impôt pour l'amélioration de l'isolation de l'habitat et son équipement en produits favorables à l'environnement : poêle à bois, chauffe-eau solaire, double vitrage, etc.

Les solutions citoyennes

Le citoyen se sent de plus en plus concerné par le développement durable, et l'évolution des comportements individuels en témoigne. Un néologisme a été créé pour désigner les consommateurs qui choisissent de façon avisée les produits qu'ils achètent : on les appelle « les consom'acteurs ».

Conscients que les petits gestes de chacun peuvent contribuer à de grands changements, ceux-ci étudient les étiquettes expliquant la provenance des produits, luttent contre la tentation du discount qui, pour abaisser un prix, va négliger la qualité ou va fabriquer son produit dans un pays qui utilise la main-d'œuvre infantile. Dans une société capitaliste, l'offre et la demande tendent à se rejoindre. En montrant qu'il existe un marché pour les produits équitables et biologiques, les consom'acteurs favorisent leur diffusion.

PARTIE

4 Annales Corrigées

CHAPITRE 38

Sujets corrigés des concours d'entrée en école d'ASS, d'ES et d'EJE

SUJET 1 (ES-EJE, CENTRE-VAL DE LOIRE, 2018) – 3 H

Tablettes et smartphones : et nous, et nous !

Rappelons quelques effets du temps passé par les enfants devant les écrans traditionnels (télévision, jeux vidéo). D'abord, une évidence : c'est du temps en moins pour d'autres loisirs, moins passifs, ou pour des échanges avec des adultes ou d'autres enfants. Ensuite, passer du temps devant un écran avant de se coucher perturbe le sommeil.

Une étude menée en Angleterre a examiné cet effet chez 715 petits de 6 mois à 3 ans. Pour chaque heure passée devant un écran au cours de la journée, c'est 15 minutes de sommeil quotidien qui disparaît en moyenne (26 minutes de sommeil nocturne en moins et 11 minutes de sommeil diurne). Et si la fréquence des réveils nocturnes ne semble pas touchée, la durée de l'endormissement est allongée. Rappelons que la durée de sommeil recommandée à 6 mois est de 3 heures par jour et 11 heures par nuit et qu'à 36 mois elle demeure de 11 à 12 heures par nuit, avec réduction du sommeil diurne (au moins 45 minutes).

Une autre étude concerne 894 enfants de 6 mois à 2 ans suivis entre 2011 et 2015. Lors de leur bilan de santé à 18 mois, 20 % des enfants utilisaient un écran tactile 28 minutes par jour en moyenne, selon leurs parents. Un test de langage administré aux enfants montre que plus le temps d'utilisation quotidienne d'un écran tactile augmente, plus on observe de retard dans le langage expressif des enfants, sans autre trouble de la communication ; chaque augmentation de 30 minutes de temps d'écran augmente le risque de retard de langage expressif de 49 %.

Mais une autre période importante de développement et de maturation cérébrale est celle de l'adolescence. L'équipe de Jean-Luc Martinot (Inserm, Paris) a examiné le développement cérébral de 177 collégiens parisiens de 14 ans, dont on connaît l'usage des écrans, en lien avec la durée de leur sommeil. L'examen IRM de leur cerveau montre l'impact de la durée de leur sommeil sur la réduction de la matière grise des zones cérébrales impliquées dans la mémoire de travail, la flexibilité mentale, le contrôle des impulsions et des émotions, la conscience de soi, la mémoire autobiographique, la visualisation dans l'espace, l'attention et la concentration. Et cette atteinte des zones cérébrales est corrélée avec des moyennes scolaires basses.

S'il vaut mieux apprendre aux enfants à s'autoréguler dans leur usage des écrans plutôt que de le leur interdire, commençons à le faire en tant qu'adultes, et dès la naissance des enfants ! Combien de pères, d'après des témoignages de professionnels de santé, pensent d'abord à annoncer la naissance de leur bébé et à le montrer sur les réseaux sociaux avant même de l'avoir pris dans les bras, sans compter les jeunes mères faisant des selfies pendant l'allaitement ? Certaines maternités songent à éditer des brochures pour indiquer aux parents que moins ils utilisent leur smartphone, plus ils ont du temps disponible pour communiquer avec leur bébé… Examinons aussi les

pratiques des adultes, alors que la possession de plusieurs écrans s'est généralisée. Être un parent accro aux smartphones et aux tablettes nuit-il au développement des enfants ? Une étude américaine a été réalisée à partir d'entretiens avec 35 participants (22 mères, 9 pères et 4 grand-mères) de différents milieux sociaux, s'occupant d'enfants de 0 à 8 ans et venant en consultation pédiatrique. Les participants expriment constamment un degré de tension élevé dans leur propre utilisation d'écrans tactiles : stress en multitâches, difficulté à porter attention aux enfants. Lorsqu'ils sont interrompus par l'enfant pendant leur navigation sur leur smartphone ou leur tablette, ils avouent avoir une réponse agacée, qui provoque une crise chez l'enfant et un cercle vicieux d'énervement. L'un des auteurs vient de publier une nouvelle étude réalisée par entretiens auprès de 170 familles ayant un enfant de 3 ans. 40 % des mères et 32 % des pères déclarent interrompre au moins trois fois par jour leurs échanges avec leur enfant pour porter attention à leur smartphone. Ces interruptions quotidiennes ont désormais un nom : les technoférences.
En plus des recommandations depuis dix ans sur le temps d'écran pour les enfants, suffit-il aujourd'hui d'encourager les parents à passer plus de temps avec les enfants, en laissant les écrans tactiles à distance ? Quel est l'impact de ces technoférences sur le développement des enfants ? Si des études commencent à rapporter des liens entre elles et des problèmes de comportements, en sont-elles la cause, ou bien sont-elles la traduction de difficultés dans la relation parents-enfants ? Nous avons besoin de recherches sur ces questions. Mais il y a là probablement un nouveau problème de santé publique : les professionnels de l'enfance doivent interroger les parents et attirer leur attention sur ce qui se joue dans la manipulation des écrans tactiles.
Les enfants ont besoin d'échanger avec des adultes pour grandir, pour apprendre sur le monde et sur eux-mêmes ; c'est aussi dans le regard d'un adulte qu'un petit se sent compétent, gagne en confiance en lui pour dépasser les difficultés... Mais quand ce regard se porte davantage sur l'écran du smartphone ou reflète régulièrement une attention flottante allant de l'enfant à l'écran, quelle interprétation peut faire un jeune enfant de l'intérêt qui lui est porté ?

Agnès Florin, professeur de psychologie de l'enfant et de l'éducation. « Tablettes et smartphones : et nous, et nous ! » *Le Journal des professionnels de l'enfance*, n° 109, novembre-décembre 2017, pp. 30-31.

Résumé de texte

Consignes : vous aurez à rédiger un écrit respectant la structure du texte et dégageant les idées essentielles. Vous indiquerez à la fin de votre résumé le nombre de mots employés. Une marge de 10 % en plus ou en moins sera acceptée sans pénalité.
Il est inutile de rappeler les références du texte à résumer sur votre copie.
Nombre de mots du texte à résumer = 904.
Nombre de mots attendu = 226.
Votre résumé doit comporter entre 203 et 249 mots pour ne pas avoir de pénalité.
Les articles, les prépositions et les pronoms sont comptés comme des mots.
Par exemple : l'hirondelle = 2 mots ; y a-t-il = 4 mots ; 2013 = 1 mot ; 45 % = 2 mots ; aujourd'hui = 1 mot.

Vocabulaire

En référence à l'utilisation faite dans le texte, donnez une définition (une définition n'est pas un synonyme) des mots suivants : *diurne, tactile, flexibilité, autobiographie, impulsion*.

Exercice d'argumentation (au moins deux pages)

L'auteur déclare : « *Les enfants ont besoin d'échanger avec des adultes pour grandir, pour apprendre sur le monde et sur eux-mêmes ; c'est aussi dans le regard d'un adulte qu'un petit se sent compétent, gagne en confiance en lui pour dépasser les difficultés...* »

Quel point de vue avez-vous sur cette idée développée par l'auteur ? Argumentez votre positionnement.

SUJET 2 (ASS-ES, NORMANDIE, 2017) – 4 H

Document I

Les barrières à la scolarisation d'élèves handicapés persistent

Des progrès, mais peut mieux faire. Telle est l'appréciation donnée par le Conseil national d'évaluation du système scolaire (Cnesco) à la scolarisation des élèves handicapés. Après une décennie (2005-2015) de progrès jugés « fulgurants » en la matière, qui a vu les portes de l'école s'ouvrir à ces enfants, l'instance d'évaluation a présenté, jeudi 11 février, ses préconisations pour que l'on s'approche davantage de l'idéal d'une école « inclusive ». Cette présentation fait suite à une conférence de comparaisons internationales sur le sujet, organisée les 28 et 29 janvier en présence de décideurs.

D'abord, les succès. Dix ans après la loi de 2005, qui a instauré un droit à la scolarisation pour tous les enfants et adolescents handicapés, la situation s'est considérablement améliorée.

En une décennie, le nombre d'élèves handicapés scolarisés en « milieu ordinaire », c'est-à-dire dans une école lambda, a presque doublé (252285 élèves en 2014 contre 133838 en 2004). Aujourd'hui, la moitié des élèves handicapés sont scolarisés dans une classe ordinaire et bénéficient, si besoin, de l'accompagnement d'un auxiliaire de vie scolaire. Un quart est scolarisé dans une classe spécialisée d'une école ordinaire. Près de 20 % suivent leur scolarité dans un établissement médico-social ou à l'hôpital. Cette évolution concerne tous les niveaux de la scolarité, de la maternelle au lycée, et tous les types de handicap – même si les déficiences intellectuelles sont moins représentées en milieu ordinaire que les déficiences physiques.

Très peu d'accès aux études post-bac

« *Plus crucialement, c'est la vision du handicap à l'école qui a été révolutionnée* », observe la sociologue Nathalie Mons, présidente du Cnesco. Historiquement, cette scolarisation a porté tous les traits de l'univers médical, le handicap étant considéré comme une déficience, une maladie, davantage qu'une différence. Désormais, la France a adopté le modèle de l'école inclusive, qui n'est plus strictement enfermé dans une vision médicale du handicap. Cette vision de l'enfant et de la société moins normée accepte les différences comme une diversité. Elle se traduit par le droit d'apprendre dans le même environnement que les autres, de prendre pleinement part à la vie de l'école, d'être reconnu comme membre à part entière de cette communauté.

La France a ainsi rattrapé son retard en la matière, rejoignant un mouvement qui concerne la plupart des pays de l'Organisation de coopération et de développement économiques (OCDE). De fait, depuis une vingtaine d'années, la quasi-totalité d'entre eux se sont dotés de législations venant concrétiser le droit à une « éducation inclusive » (à l'image du *No Child Left Behind Act*, en 2001, aux États-Unis), avec une tendance à accueillir davantage les élèves handicapés en milieu ordinaire, et moins en structures spécialisées.

Le bilan du Cnesco demeure toutefois nuancé. Premièrement, si « *l'école inclusive est bien en train de devenir une réalité dans le primaire, les élèves en situation de handicap sont encore très souvent séparés des autres au collège, et plus encore au lycée* », souligne Nathalie Mons. La quasi-totalité des enfants handicapés âgés de 3 à 5 ans sont scolarisés dans une école ordinaire ; à 12 ans, ils sont 80 % ; à 15 ans, un peu plus de 60 % ; et à 18 ans, seulement 44 %. Ils accèdent très peu aux études post-bac : seuls 6 % des jeunes handicapés âgés de 20 à 24 ans sont diplômés de l'enseignement supérieur.

Éliminer les « barrières physiques » à la scolarisation

Deuxièmement, les parcours scolaires sont plus « heurtés » : plus de redoublement, plus d'échec, plus de réorientation. Les études montrent par ailleurs que les élèves handicapés sont

moins à l'aise à l'école, tout comme leurs parents, qui ont une perception moins positive de la scolarisation de leur enfant que les autres parents.
Parmi ses préconisations, le Cnesco propose d'abord d'éliminer une fois pour toutes les « barrières physiques » à la scolarisation. De fait, tous les établissements scolaires ne sont pas encore aux normes d'accessibilité. Mais les défis sont loin d'être seulement matériels. Si l'accent a été mis jusqu'à présent sur les progrès quantitatifs (plus d'élèves handicapés à l'école), le Cnesco appelle de ses vœux un « acte II », qui soit davantage qualitatif.
Cela pourrait passer par une sensibilisation des autres élèves au handicap, par un tutorat entre pairs pour favoriser le vivre-ensemble et prévenir les préjugés, par un accès des élèves handicapés aux activités périscolaires – ce qui est loin d'être toujours le cas, comme l'avait souligné en 2014 le Défenseur des droits. Le Cnesco propose aussi de généraliser l'équipement des élèves handicapés en tablettes numériques chargées de logiciels offrant une alternative à la prise de notes. Il invite enfin à repenser la formation des enseignants. Outre la formation à la connaissance du handicap, ceux-ci doivent disposer de méthodes pédagogiques plus « diversifiées » pour s'adapter aux besoins particuliers de chaque élève.

Aurélie Collas, *Le Monde*, 12 février 2016.

Document II

La télé, toujours en mal de diversité

Le 23 mai, le Conseil supérieur de l'audiovisuel (CSA) a publié son rapport annuel sur la « Représentation de la diversité de la société française à la télévision et à la radio ». Dès la préface, Mémona Hintermann-Afféjee et Nicolas About, respectivement présidente et vice-président du groupe de travail « Diversité », se félicitent que les différentes composantes de notre société, et notamment les milieux socioculturels les plus modestes, ont été davantage mises en avant dans les programmes de télévision. Mais il reste beaucoup à faire.
Ce rapport de quarante-deux pages pointe la surreprésentation des cadres et des professions intellectuelles à l'écran (71 %) par rapport à leur place réelle au sein de la population française (21 %). Toutefois, les employés, les chômeurs, les ouvriers sont en peu plus visibles avec 29 % en 2013 contre 19 % en 2011. Les jeunes (les moins de 20 ans) et les seniors (plus de 65 ans) sont, eux, assez peu présents sur les antennes (5 %). Quand ils le sont, les premiers sont représentés comme un « problème » et les seconds comme une « charge ».

Une prise de conscience éphémère

Le rapport détaille également la représentation à l'écran des personnes « non blanches ». Celle-ci progresse légèrement et atteint 16 % (contre 15 % l'an dernier). Le Conseil voit en ces chiffres un « encouragement » et veut croire que ce résultat est la conséquence, entre autres, « *de la pression constante exercée sur les responsables des chaînes pour ne pas abandonner cette nécessité démocratique de représenter la France dans toute sa diversité* ».
Mais il reste un problème de perception : les journaux télévisés ont tendance à montrer les personnes dites « non blanches » comme « des délinquants » (20 %) et moins comme des « créateurs d'entreprise » (15 %). En revanche, les fictions françaises mettent beaucoup plus en scène la diversité des origines dans des rôles positifs (20 %) que négatifs (14 %).
Dans ses futures fictions, TF1 a pris l'engagement de faire un effort supplémentaire en réservant un rôle récurrent à un personnage « vu comme non blanc » dans la totalité des formats inférieurs à dix minutes. En outre, 60 % des épisodes diffusés en première partie de soirée « comporteront au moins un personnage "vu comme non-blanc" ».

Le gros point noir de ce rapport concerne les handicapés, quasiment invisibles à la télévision. Selon l'Insee, 9,6 millions de Français, soit près de 15 % de la population nationale, sont porteurs d'un handicap. Mais leur taux de présence à l'antenne pointe à 0,4 %, une proportion en baisse depuis plusieurs années. En 2012, les Jeux paralympiques de Londres avaient permis de leur donner plus de visibilité (0,8 %), mais la prise de conscience a été éphémère. Pour les diffuseurs, le handicap n'est pas « télégénique ».

« *Le traitement par les médias du handicap est l'un des plus complexes*, reconnaissent Mémona Hintermann-Afféjee et Nicolas About. *Comment refléter le handicap dans les programmes lorsque les handicaps les plus nombreux sont invisibles ?* » Pour y remédier, le ministère des Affaires sociales et de la Santé, chargé des personnes handicapées et de la lutte contre l'exclusion, et le CSA ont élaboré une charte qui a été signée en février par les télévisions, les radios, mais aussi par les écoles et centres de formation aux métiers de l'audiovisuel.

L'idée est « *de constituer des viviers de professionnels* », des personnes formées qui pourront travailler et intervenir dans les médias. Il faut permettre « *au handicap de "passer positivement" à l'écran ou au micro, car chacun peut apprendre et s'enrichir l'un et l'autre de ses différences* », espère-t-on au Conseil supérieur de l'audiovisuel.

Mustapha Kessous, *Le Monde*, 2 juin 2014.

Compréhension de texte (4 points)

QUESTION 1

Dans le document I, dégagez l'idée principale du troisième paragraphe. **(2 points)**

QUESTION 2

Dans le document II, résumez, en quelques lignes, la problématique et les solutions envisagées concernant la représentation des personnes handicapées à la télévision. **(2 points)**

Maîtrise de la langue (4 points)

QUESTION 1

Dans le document I, expliquez « crucialement ».

QUESTION 2

Dans le document I, expliquez « une déficience ».

QUESTION 3

Dans le document II, expliquez « l'exclusion ».

QUESTION 4

Dans le document II, expliquez « passer positivement ».

Dissertation (12 points)

Faut-il regarder les personnes handicapées comme des personnes « comme les autres » ?

Il est demandé au candidat de composer un devoir construit présentant :

- une introduction en bonne et due forme (accroche, sujet, problématique, plan) ;
- un développement composé de plusieurs parties argumentées, illustrées, et si possible référencées ;
- une conclusion qui montre en quoi les étapes de la réflexion permettent de formuler une réponse claire au sujet.

Présentation, orthographe, syntaxe (de 0 à –5 points sur 20).

En estimant qu'on peut attendre des candidats une maîtrise correcte de l'écrit, le correcteur pourra pénaliser (max. 5 points) les travaux non satisfaisants.

SUJET 3 (ASS-ES-EJE, PAYS DE LA LOIRE, 2017) – 3 H

Près d'un tiers des ados français a déjà pensé au suicide

Les adolescents français vont-ils mal ? C'est en tout cas la conclusion d'une étude menée par l'Unicef France entre mars et mai 2014, sur plus de 11000 enfants et adolescents de 6 à 18 ans. *Libération* a pu se procurer le rapport intitulé « Adolescents en France : le grand malaise », avant qu'il ne soit remis ce mardi à Laurence Rossignol, secrétaire d'État à la Famille et à Ségolène Neuville, secrétaire d'État aux Personnes handicapées et à la Lutte contre l'exclusion. Plus complète que la première édition de la grande consultation des 6-18 ans réalisée l'an dernier, l'enquête menée en 2014 renseigne sur les difficultés rencontrées par les jeunes en matière d'intégration dans la société. Cent cinquante questions relatives aux conditions et au cadre de vie, aux relations familiales et amicales et à l'expérience scolaire ont été soumises à des enfants et adolescents résidant partout en France.

Il apparaît que les difficultés rencontrées dans tous ces domaines sont à l'origine d'un mal-être qui touche un nombre croissant de jeunes. Ainsi, en France, plus d'un jeune sur trois (36,3 %) peut être considéré comme étant en souffrance psychologique. Un état qui touche davantage les filles (1,71 fois plus que les garçons) et les plus de quinze ans (qui y sont 1,7 fois plus sujets que les moins de douze ans). Plus alarmant, 28 % des adolescents (12-18 ans) disent avoir déjà pensé au suicide, et plus d'un sur 10 (11 %) déclare avoir déjà tenté de se suicider. Là encore, les filles sont les plus concernées (34,1 %, contre 19,5 % des garçons).

Le phénomène de harcèlement sur les réseaux sociaux apparaît comme un élément déclencheur important. Il multiplierait par trois le risque de passage à l'acte. Près de 2 jeunes sur 3 sont inscrits sur au moins un réseau social (le chiffre s'élève à 90 % pour les 15 ans et plus) et 12,5 % des enfants et adolescents déclarent avoir déjà été harcelés sur Internet ou sur les réseaux. L'activité sur ces sites communautaires peut fortement jouer sur leur état d'esprit : « *La mise en scène de soi sur ces réseaux est à l'origine d'un besoin de reconnaissance qui semble être sans limite tant il est amplifié par la technique elle-même de la valorisation personnelle par ces liens numériques* », analyse le rapport.

Le lieu de vie est lui aussi déterminant en matière de passage à l'acte : les jeunes issus d'un quartier qu'ils jugent insécurisant sont deux fois plus nombreux que les autres à avoir tenté de se suicider.

À titre de comparaison, une enquête menée par l'Institut national de prévention et d'éducation pour la santé (Inpes) a montré qu'en 2009-2010, 3,9 % de la population française avait eu des pensées suicidaires durant l'année écoulée.

Souvent synonyme de fragilité, l'adolescence est aussi la période durant laquelle certains se tournent vers les conduites à risque et commencent à consommer de l'alcool ou de la drogue. Plus de 40 % des plus de 15 ans disent avoir déjà consommé de l'alcool, et 30 % avoir déjà pris de la drogue.

L'étude de l'Unicef montre que le facteur économique est capital, et que l'expérience de la privation matérielle explique en partie le malaise qui touche les enfants et les adolescents. 17,3 % d'entre eux sont dans cette situation, un chiffre assez proche du taux de pauvreté des ménages (14,1 % en 2012), comme le souligne le rapport. Ces jeunes sont aussi ceux qui expriment le plus de difficultés à s'intégrer socialement. L'Unicef en conclut que les inégalités cumulatives qui se retrouvent à l'âge adulte sont présentes dès l'enfance.

La qualité des relations familiales joue elle aussi un grand rôle dans le bien-être des jeunes. Or, plus d'un enfant sur dix a le sentiment de ne pas pouvoir « compter sur » ou de ne pas « compter pour » son père ou sa mère. Plus de 40 % des répondants disent avoir des relations tendues avec leur père, et 42 % avec leur mère. Les tensions familiales surviennent plus fréquemment dans les ménages qui cumulent déjà plusieurs difficultés (familles monoparentales ou recomposées, problèmes économiques, etc.).

Autant de facteurs qui ont des conséquences sur l'expérience scolaire : si un tiers des jeunes déclarent faire l'objet de harcèlement ou être ennuyés à l'école par leurs camarades, le chiffre monte à près de 50 % pour les jeunes dans des situations personnelles fragiles. « *Comme si les enfants et adolescents fragilisés à l'extérieur de l'école devenaient la cible privilégiée vers laquelle se tournent les autres enfants et adolescents dans l'enceinte scolaire pour y exercer leur domination* », analysent les experts de l'Unicef.

Quant aux relations avec les adultes, environ un écolier, collégien ou lycéen sur quatre avoue que certains adultes lui font peur. Un climat scolaire propice au stress qui peut expliquer le fait que près d'un élève sur deux se déclare parfois angoissé de ne pas réussir assez bien à l'école. D'après l'Unicef, « *la probabilité d'éprouver cette angoisse renvoie, au moins partiellement, à des déterminations sociales* », et « *on peut faire l'hypothèse* [que ces jeunes angoissés] *ont intériorisé à la fois l'importance de l'école pour améliorer leur situation et préparer leur avenir et qu'ils font en même temps l'expérience de leurs difficultés à atteindre le même niveau que les autres enfants et adolescents dans un contexte où ils se sentent moins bien préparés à cette compétition* ». Il s'agirait donc là d'une conséquence de la culture du classement et de la compétition qui règnent dans le système éducatif français. « *Loin de compenser les inégalités entre les enfants, le système scolaire creuse l'écart* », estime le rapport.

Face à ces constats d'un mal-être qui grandit avec l'âge, l'Unicef invite à mettre en place des lieux ou des temps d'écoute qui permettraient aux adultes d'être attentifs à ce que les enfants et les adolescents ont à dire.

Élise Godeau, *Libération*, 23 septembre 2014.

QUESTION 1

Réalisez un résumé à partir du texte ci-dessus.

QUESTION 2

Sur la base de l'extrait ci-dessous, discutez et argumentez votre point de vue.

« *L'étude de l'Unicef montre que le facteur économique est capital, et que l'expérience de la privation matérielle explique en partie le malaise qui touche les enfants et les adolescents.* »

Qu'en pensez-vous ? Illustrez et argumentez votre propos.

FINALITÉS DE L'ÉPREUVE

Apprécier la curiosité du candidat vis-à-vis des phénomènes.
Vérifier ses capacités d'analyse et de synthèse.
Vérifier ses aptitudes à l'expression écrite.

Il est tenu compte de l'orthographe et de la grammaire.

SUJET 4 (ASS-ES-EJE, PROVENCE-ALPES-CÔTE D'AZUR, 2017) – 3 H

La galère au féminin

La précarité frappe plus souvent les femmes, de plusieurs manières : accès et exercice d'un emploi instable, chômage, inactivité plus ou moins choisie... Différents facteurs expliquent ce phénomène.

Les femmes représentent aujourd'hui 48 % des actifs, mais leurs conditions de travail les exposent davantage au risque de précarité que les hommes. En premier lieu, les deux tiers des créations d'emploi sont des temps partiels occupés majoritairement par les femmes. Certes, cette forme d'emploi est parfois choisie ; mais il existe un autre temps partiel « subi ». Il s'est très rapidement développé en France depuis les années 1990. Ce temps partiel qui ne résulte pas de la volonté de la salariée est un emploi réduit, aux conditions et aux horaires difficiles et difficilement compatibles avec les contraintes familiales. Cette forme de sous-emploi accroît les risques de précarité en favorisant le « décrochage » de nombreuses femmes, au profit par exemple d'une allocation parentale ou en les poussant à changer souvent d'employeurs, ce qui leur fait courir le risque d'interrompre leur carrière.

Autre indicateur de précarité, alors que le niveau de qualification générale tend à augmenter, l'emploi non qualifié est de plus en plus féminisé : il est à 62 % occupé par des femmes (56 % il y a vingt ans). Alors qu'il s'agissait auparavant d'emplois d'ouvriers, aujourd'hui la majorité de ces emplois non qualifiés sont des emplois de service : agents d'entretien, aides à domicile et aides ménagères, assistantes maternelles ou encore employé(e)s de maison, ainsi qu'une partie des employé(e)s de commerce. Or, certains de ces emplois se conjuguent avec différentes formes de précarité : temps partiels très fréquents ; horaires atypiques et décalés ; conditions de travail difficiles ; salaires très faibles... Ils sont également caractérisés par un fort *turn-over*, des contrats à durée déterminée (CDD) nombreux. Rappelons sur ce point que les femmes sont également plus souvent en CDD : si 8 % des salariés étaient en CDD en 2014, c'était le cas de 10,7 % des femmes et de 6,7 % des hommes.

Plus de 700000 femmes non comptabilisées au chômage

Ainsi, les femmes se retrouvent davantage dans des situations transitoires, alternant périodes d'emploi, de chômage et d'inactivité. Si désormais les taux de chômage entre les femmes et les hommes convergent, le « halo » du chômage[1] reste, lui, féminisé à 56 % : plus de 700000 femmes, non « disponibles immédiatement » ou qui n'ont pas fait de recherches d'emploi, souvent par découragement, sont non comptabilisées parmi les chômeurs. De même, les formes de « chômage à temps partiel », très féminisées, c'est-à-dire des personnes qui travaillent à temps partiel ou en contrat temporaire et qui recherchent un emploi à temps complet, sont comptabilisées à part et n'apparaissent pas dans les statistiques officielles.

La précarité des femmes se manifeste aussi par des interruptions d'activité au moment de la naissance des enfants, pour les moins qualifiées d'entre elles. « *Faibles qualifications, conditions de travail contraignantes et parfois incompatibles avec les horaires habituels de garde d'enfants, conduisent nombre de jeunes mères occupant des emplois précaires et peu rémunérés à se retirer du marché du travail et à prendre un congé parental.* »[2] Or, ces mères recourent plus souvent à un congé parental long et un tiers d'entre elles ne reprennent pas un emploi après. Leurs conditions

1 Halo du chômage : expression qui désigne les personnes sans emploi (ou prochainement sans emploi) non comptabilisées dans les chiffres du chômage tel que le définit le Bureau international du travail (BIT). Elles en sont exclues, soit car elles ne sont pas disponibles immédiatement (personnes en fin de CDI, en fin de formation), soit parce qu'elles ne se déclarent pas à la recherche d'un emploi.

2 Éveline Duhamel et Henri Joyeux, « Femmes et précarité », *Les Études du Conseil économique, social et environnemental*, février 2013.

d'emploi expliquent fortement cette interruption : horaires atypiques (pour 64 % d'entre elles) comme dans le commerce ; situation de multi-employeurs comme dans l'aide à domicile… L'allocation qui accompagne ce congé parental – devenue la prestation partagée d'éducation de l'enfant (Prepare) depuis la loi du 4 août 2014 en vue d'inciter les pères à en prendre une part – reste d'un montant peu incitatif pour les plus qualifié(e)s, puisqu'il est équivalent à un demi-Smic et demeure une trappe à inactivité, précarité et pauvreté pour ces mères.
Enfin, il ne faut pas oublier que les femmes sont à la tête de la plupart des familles monoparentales (9 cas sur 10). Celles qui se retrouvent dans cette situation cumulent des risques de précarité importants : plus souvent au chômage, plus souvent à temps partiel subi dans des emplois peu qualifiés, 30 % d'entre elles vivent sous le seuil de pauvreté (soit 2,3 fois plus que l'ensemble de la population).

Comment expliquer cette précarité féminine ?

Le cumul de ces inégalités explique que les femmes soient en première ligne en matière de précarité : elles « *accroissent à la fois l'occurrence et le risque pour les femmes* » de devenir et rester précaires[3]. Par ailleurs, traditionnellement, les femmes occupent des emplois peu valorisés, supposant l'existence de « compétences naturelles » comme dans le soin, l'éducation, les tâches administratives ou le nettoyage… Ce travail des femmes est largement invisible et a moins bénéficié des protections et des compromis sociaux que l'on repère dans les secteurs traditionnels de l'industrie. Ces segments d'emploi féminisés se sont en partie construits sous le sceau de la précarité, en termes de salaires, de temps de travail et de conditions de travail. Par exemple, le secteur de l'aide à domicile offre beaucoup moins de garanties et de protections en comparaison de celles du secteur industriel (en termes de durée du travail, de nature des contrats, de niveau de rémunération ou d'accès à la formation…).
Une « tolérance sociale » à ce que Margaret Maruani qualifie de « violence économique »[4] explique aussi que les femmes soient les premières victimes de la précarité : les femmes pourraient supporter cela, dans la mesure où elles ne sont pas seules, elles sont supposées être en couple. Salaires d'appoint, emplois précaires, tout ceci semble « supportable », car, du point de vue de nos représentations communes, derrière une femme se cache un homme qui assure le rôle de « monsieur Gagnepain ». Peu organisées, peu représentées, on entend peu les femmes précaires… à de rares exceptions près comme les femmes de chambre de grands hôtels[5]. C'est très certainement une autre explication de cette tolérance sociale : qui se soucie en effet de leur devenir ? Dans un contexte général de faible syndicalisation, la place des femmes est encore loin d'être acquise, notamment dans les instances de décision des organisations syndicales. Syndiquer et défendre des femmes au statut précaire est un vrai défi que certain(e)s syndicalistes entreprennent, mais qui est loin d'être généralisé.

Rachel Silvera, *Sciences Humaines*, n° 289, février 2017., Économiste, maîtresse de conférences à l'université Paris-X, Rachel Silvera a récemment publié *Un quart en moins. Des femmes se battent pour en finir avec les inégalités de salaire*, La Découverte, 2014.

Questions

À partir de ce texte « La galère au féminin », répondez aux questions suivantes.

QUESTION 1

Énoncez les idées principales du texte (en quinze lignes maximum).

QUESTION 2

Comment expliqueriez-vous la phrase : « *Celles [les femmes] qui se retrouvent dans cette situation [à la tête de familles monoparentales] cumulent des risques de précarité importants.* »

---

3 Françoise Milewski et Hélène Périvier (dir.), « Travail des femmes et inégalités », *Revue de l'OFCE*, n° 90, juillet 2004.
4 Margaret Maruani, *Travail et emploi des femmes*, 4e éd., La Découverte, coll. « Repères », 2011.
5 Voir Denis Gheerbrant, *On a grèvé*, Les Films d'ici, 2014.

QUESTION 3

Dans le cadre d'une réflexion organisée, développez votre point de vue quant à la précarité des femmes. Argumentez votre position en vous appuyant sur vos connaissances, des exemples tirés de vos expériences et du regard que vous portez sur la société.

CRITÈRES DE CORRECTION

Compréhension, perception et approche du sujet : 6 points.
Explication, démonstration et rédaction du développement : 8 points.
Qualité de l'expression et de la présentation : 6 points.

CORRIGÉS

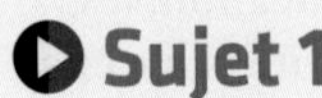

Sujet 1

Résumé de texte

Les enfants passent trop de temps devant les écrans, ce qui les détourne d'autres loisirs, nuit à leurs interactions sociales et affecte leur sommeil. Toutes les études le démontrent : un enfant de moins de 3 ans perd en moyenne un quart d'heure de sommeil par heure de consultation d'écran, et ceux qui utilisent trop longtemps leur tablette tactile accusent un retard de langage qui peut avoisiner 50 % des performances attendues à cet âge. Il en va de même pour les adolescents : en plus de perturber leur sommeil, les écrans affectent leurs aptitudes cognitives et entraînent des conséquences néfastes sur leur scolarité.
Les adultes doivent montrer l'exemple. Ces derniers ont tendance à accorder plus d'importance au smartphone qu'aux relations avec l'enfant, et ce dès la maternité. Selon une étude américaine, les adultes rivés sur leurs écrans avouent se sentir irritables dès lors que les enfants tentent de les en détacher. De même n'hésitent-ils pas à interrompre l'échange avec l'enfant pour consulter leur écran, ce qu'on nomme la « technoférence ».
Faut-il faire de la prévention en direction des parents ? Les outils numériques affectent-ils leur relation à l'enfant, au point d'entraîner des retards de développement ? Les professionnels de l'enfance ont pour mission d'alerter les parents : l'enfant ne peut grandir sans interaction avec l'adulte. Un enfant qui se sent moins intéressant qu'un écran progressera difficilement dans la vie.
(244 mots)

Vocabulaire

Diurne : un sommeil « diurne » s'oppose à un sommeil « nocturne » en ceci qu'il s'accomplit durant le jour.
Tactile : une tablette « tactile » mobilise le toucher, les doigts.
Flexibilité : le texte évoque une « flexibilité mentale » affectée chez l'adolescent accro aux écrans, autrement dit un manque de souplesse d'esprit, une capacité d'adaptation moins efficace.
Autobiographie : l'autobiographie désigne une introspection, une capacité à se raconter qui impose de rassembler les souvenirs de sa vie pour leur donner une cohérence. Là encore, cette compétence de mémorisation serait réduite par l'usage des écrans.

Impulsion : contrôler ses « impulsions » consiste à savoir maîtriser ses accès irréfléchis, ses emportements, à ne pas agir sur un « coup de tête », à prendre du recul par rapport à une situation.

Exercice d'argumentation

Ordinateur, tablette, smartphone, téléviseur, etc., on s'inquiète à juste titre de la place de plus en plus importante que prennent les écrans dans nos vies. Véritables pôles d'attraction, ces outils semblent pouvoir capter toutes les attentions et devenir des objets exclusifs, capables d'annihiler toute autre forme d'activité. Les enfants qui y ont trop et trop souvent accès semblent accuser des retards ou déficits dans le développement harmonieux de leur « être au monde ». Agnès Florin, spécialiste de l'enfance, l'assène avec la plus grande conviction : elle estime que « les enfants ont besoin d'échanger avec les adultes pour grandir, pour apprendre sur le monde et sur eux-mêmes », qu'un regard bienveillant et encourageant leur permet « de prendre confiance en eux pour dépasser les difficultés ».

En d'autres termes, ils ne doivent pas être livrés à eux-mêmes face aux écrans mais sollicités et écoutés dans une interaction stimulante. Il s'agit de les accompagner dans des activités qui leur permettent de progresser dans leur développement psychomoteur et cognitif.

En quoi cet « accompagnement » est-il fondamental dans le développement des petits ? Quels sont les risques d'un « abandon » aux écrans ?

I. Une interaction nécessaire avec l'enfant

L'interaction avec l'adulte est fondamentale dans le développement des enfants, tant au niveau linguistique que physique et pratique.

I.1. Échanger avec l'enfant : une nécessité pour un développement harmonieux du langage

Les enfants n'intègrent pas le langage tout seuls : ils le font dans un échange permanent avec les adultes. Cette interaction est essentielle pour l'acquisition des compétences linguistiques. Durant la période du babil, l'enfant émet de nombreux sons grâce à l'efficacité de son appareil phonatoire : il prend plaisir à « gazouiller » et, dans les séquences « anarchiques » qu'il produit, les parents repèrent des phonèmes et des mots du système linguistique qui est le leur. Aussi les parents répètent-ils ce qu'ils viennent d'entendre pour demander au bébé de produire de nouveau la séquence attendue (« papa », tu as dit « papa »...). Tout à la joie de complaire à ces parents si souriants et bienveillants, le bébé répète les sons et, ce faisant, intègre les éléments du système linguistique qui sera le sien pour la vie. Livré à lui-même (comme certaines expériences horribles, dont celle de Frédéric II de Hohenstaufen qui priva ainsi des bébés de tout échange, le démontrèrent), il ne pourrait pas accéder à la faculté de parler.

Il en va de même quand il s'agit de lire une histoire *à* (ou plutôt *avec*) l'enfant. Il ne s'agit pas de le laisser seul dans une écoute passive (comme il le serait devant une télévision) mais de le solliciter sur le cours du récit, sur l'attitude des personnages, l'inviter à continuer la phrase (comme le fameux « Sorcière, sorcière prend garde à ton... DERRIÈRE » que clament les enfants dans *La Sorcière du placard aux balais* de Pierre Gripari), en bref de se placer dans une interaction qui autorise l'échange, fonde le plaisir d'être ensemble et développe *in fine* les compétences verbales.

I.2. Pratiquer et bouger : deux nécessités du développement psychomoteur chez l'enfant

Si l'accompagnement favorise l'acquisition des compétences linguistiques, il permet également le développement du schéma psychomoteur. Entre six mois et trois ans, les enfants font l'expérience de la mobilité. Ils rampent, roulent, marchent à quatre pattes avant de se poster debout et d'engager leurs aptitudes à la bipédie. Ils étendent progressivement leurs zones d'exploration en même temps que se développent leurs capacités à se mouvoir. La curiosité, aiguisée par les

possibles ouverts par ces nouveaux espaces, se marque dans la propension des tout-petits à ouvrir les placards ou les tiroirs auxquels ils accèdent pour en sortir les objets qui s'y trouvent.
La motricité passe aussi par la manipulation et l'expérience de la dextérité. L'enfant utilise des jeux, jouets, ou tout autre objet mis à sa disposition pour transformer le monde qui l'entoure et éprouver l'étendue de son pouvoir. Il aime indifféremment construire (cubes, Kapla®, etc.) ou détruire (qu'on songe aux châteaux de sable que les plus petits s'évertuent à piétiner avec un franc bonheur), chacune de ces activités le confirmant dans sa capacité à bouleverser l'ordre des choses.
D'autres « activités » motrices, qui engagent le corps du petit dans le monde, lui permettent un développement psychomoteur harmonieux : la peinture (avec ou sans instruments pour l'étaler...), la pâte à modeler, les toboggans, balançoires ou autres agrès, la baignade, les jeux dans le sable, l'escalade de petits arbres ou rochers, etc.
Là où l'écran propose un monde impalpable en deux dimensions, l'environnement réel offre à l'enfant des possibilités infinies d'expériences et d'échanges. Bien sûr, il est impossible de laisser l'enfant seul dans ces situations : trop de dangers le mettraient en péril et il doit « apprendre » à faire ! L'adulte doit accompagner le petit dans ses expériences corporelles, comme il le fait pour le verbal.
Pour devenir un adulte accompli et responsable, l'enfant se doit de faire ses propres expériences. Bien entendu, pas question, là encore, de le livrer à lui-même : l'adulte continue à assumer sa responsabilité en encadrant le petit. On ne l'empêche pas de monter aux arbres, on ne le laisse pas sans surveillance : on lui apprend tout simplement à grimper ! Ce n'est pas en l'écartant du danger qu'on lui apprend à s'en prémunir. Entre la déréliction dont certains jeunes sont victimes, et le *cocooning* qui inhibe les autres, il existe une tierce position : celle de l'apprentissage.

II. Les dangers d'un abandon aux écrans et la nécessité d'apprendre à les utiliser

II.1. Les risques cognitifs et les risques d'addiction

Il ne s'agit pas de culpabiliser les parents qui ne trouvent pas assez de temps pour « accompagner » leurs enfants dans des activités : le monde du travail et les impératifs sociaux ne le permettent pas toujours. Signalons juste que la tendance à utiliser systématiquement la tablette ou la télévision comme « nounou » entraîne des risques majeurs chez les tout-petits et les futurs adolescents. Défaut de concentration et de verbalisation, manque de goût pour l'effort, faible attrait pour la nouveauté ou les expériences alternatives, etc., nombreux sont les dangers qui guettent les enfants abrutis aux multiples outils numériques devenus envahissants dans notre quotidien.
Par ailleurs, les premiers moments de la vie surdéterminent le reste de l'existence et il est à craindre que, « biberonné » aux écrans dès le plus jeune âge, l'adolescent puis le futur adulte ne puisse plus s'en passer. Ces addictions enferment les individus dans des univers virtuels, sans relief ni profondeur sensorielle autre que visuelle (et à peine tactile). Les parents sont vigilants sur la prise d'alcool, de cigarette ou de tout autre psychotrope : ils craignent à juste titre que ces produits n'enferment leurs enfants dans l'addiction et les mènent à leur perte. Pourquoi ne sont-ils pas (toujours) aussi attentifs aux dangers des écrans ?

II.2. Ne pas interdire les écrans : les surveiller

Dans un monde totalement envahi par les écrans, il serait absurde de penser protéger les enfants en leur interdisant l'accès aux appareils numériques. Il vaut mieux apprendre à correctement les utiliser !
Après tout, la télévision ou la tablette peuvent être envisagées comme des loisirs, des activités récréatives et ludiques. Le divertissement fait partie de la vie des adultes : pourquoi en priverait-on l'enfant ? Certains dessins animés sont d'excellente qualité : ils sollicitent l'imagination des enfants, appellent des références culturelles, jouent non sans humour ni subtilité avec les mots

ou le graphisme. Des jeux vidéo sont bien conçus, intelligents et adaptés à certains âges. Bref, un écran peut fort bien devenir un loisir tout à fait acceptable. Il reste simplement quelques conditions à remplir.

Le temps passé devant l'écran doit d'abord être organisé, c'est-à-dire comporter un début et une fin déterminés par le choix d'un programme donné. Les parents ont dès lors pour mission de lutter contre l'apathie et la torpeur d'un « zapping » dont les effets sont catastrophiques sur le développement intellectuel. L'enfant qui ne regarde pas quelque chose de précis à la télévision ou qui zappe d'une vidéo à l'autre sur sa tablette est enclin à l'apathie intellectuelle. Il ingurgite des images décousues, incohérentes et n'éteint l'écran que fatigué et hagard. Il revient alors aux parents de déterminer le temps accordé à l'enfant, mais aussi d'accepter ou non certains programmes ou certains sites sur Internet. Les adultes doivent s'intéresser aux émissions jeunesse pour censurer celles qu'ils considèrent comme décalées par rapport à la morale ou trop violentes. Les parents se doivent d'être vigilants : l'écran « ludique » doit rester sous la surveillance attentive des éducateurs.

À côté de cette dimension récréative, les écrans peuvent transmettre des contenus éducatifs. Le support numérique permet en effet de délivrer un savoir dynamique, une culture en mouvement où l'image et le son se mêlent pour maintenir l'attention des enfants et leur permettre d'interagir. La culture et le savoir n'ont jamais été aussi disponibles qu'aujourd'hui grâce aux outils numériques. Cependant, là encore, il convient d'associer les parents à la démarche éducative. Car les enfants vont rarement spontanément vers ce type de contenus. Il faut les accompagner avant, pendant et après les programmes. Avant, parce qu'il est nécessaire de susciter la curiosité ; pendant, pour répondre aux questions et manifester de l'intérêt, en tant qu'adulte, pour le programme que l'enfant regarde ou le site qu'il consulte ; après, enfin, car on peut trouver dans le « réel » des prolongements. Un outil numérique ne remplace pas les pédagogues et les éducateurs : il ne dispense donc pas les parents de s'investir dans l'apprentissage du savoir. Il n'est qu'un outil supplémentaire qui vient s'ajouter au livre, au musée, au dialogue...

Conclusion

Nous l'avons vu, l'enfant ne progresse dans ses compétences cognitives et motrices que s'il est accompagné par l'adulte. Encouragé à faire, aidé, il développe ses aptitudes et gagne en confiance. Répétons-le : il ne saurait y avoir d'éducation sans interaction. C'est pour cette raison que, livré à lui-même face aux écrans, l'enfant est exposé à de nombreux dangers.

Pour autant, malgré toutes les critiques qu'on formule à son endroit, l'outil numérique reste, pour les petits, un formidable loisir et un outil pédagogique performant. Tout cela à condition que les éducateurs, parents en tête, veillent au grain... L'écran, de ce point de vue, n'est ni bon ni mauvais en soi : tout dépend de l'utilisation qui en est faite.

Sujet 2

Compréhension de texte

QUESTION 1

En milieu scolaire, le handicap n'est plus perçu comme une déficience par rapport à une norme, mais comme une simple différence incluse dans la diversité. L'enfant handicapé peut donc vivre sa scolarité comme n'importe quel élève.

QUESTION 2

Alors que 15 % des Français sont porteurs de handicap, leur présence sur les écrans est quasi nulle. Selon les diffuseurs, le handicap passe mal dans les médias.

Les professionnels de la télévision se sont dès lors engagés, en signant une charte du CSA, à rendre plus « visibles » ces populations à l'écran. Il s'agit de former plus de personnes handicapées susceptibles d'animer ou de présenter des émissions. Ainsi pense-t-on « normaliser » le handicap aux yeux du public.

Maîtrise de la langue

QUESTION 1

Crucialement : l'adverbe de relation logique indique ici une idée fondamentale, plus importante encore que ce qui vient d'être dit précédemment. Ce qui est « crucial » est central (le mot vient de « croix »), essentiel. En l'occurrence, si on peut noter les bons chiffres qui indiquent une évolution significative du nombre de personnes handicapées à l'école, il est plus « crucial » d'indiquer un changement profond dans la représentation du handicap en milieu scolaire.

QUESTION 2

Déficience : une déficience désigne une carence, une faiblesse, un défaut par rapport à une norme jugée « suffisante ». Longtemps, le handicap a été perçu selon cette représentation négative d'un « manque », d'une insuffisance permettant de jauger quantitativement le pathologique par rapport au « normal ». La différence est de « qualité », marquant une dissemblance ; la déficience est de « quantité », manifestant une carence.

QUESTION 3

Exclusion : la problématique de l'exclusion est centrale dans nos sociétés. Le terme définit un rejet, une éviction des échanges qui permettent de vivre et de progresser. Xavier Emmanuelli (fondateur du Samu social) a pu parler d'une « perte de la surface d'échanges » pour caractériser cette mise au ban de la société : nous vivons tous au confluent d'échanges divers (affectifs, économiques, professionnels, créatifs, éducatifs, citoyens, etc.) qui nous permettent d'exister aux yeux des autres (la famille, les camarades, les collègues, l'institution) et de pouvoir nous y valoriser (fondamental pour l'estime de soi !). Une personne rejetée de ces interactions n'existe plus dans le contexte de l'échange, elle devient invisible (comme le sont les personnes handicapées à l'écran) et peut se laisser submerger par un sentiment d'inutilité, voire de nuisibilité (personnes âgées, handicapées ou pauvres stigmatisées comme des « poids », des « charges » pour la société) !

QUESTION 4

« **Passer positivement** » : selon les professionnels des médias, le handicap « passe mal » à l'écran, il n'est pas suffisamment « télégénique » parce qu'il suscite, chez le spectateur, au mieux un sentiment d'étrangeté, au pire une forme de dégoût. Dans le strass et les paillettes du monde télévisuel, les corps se doivent d'être parfaits (autrement dit « conformes » aux canons esthétiques en vigueur), les visages maquillés pour gommer les défauts, les individus sans aspérités pour ne pas choquer le plus grand nombre. Dans ce contexte, le handicap peut détonner, déranger. Pour transformer ces représentations « négatives », le CSA estime nécessaire d'accoutumer le spectateur au handicap en rendant plus visibles ces catégories à l'écran.

Dissertation

Introduction

Définir le handicap avec rigueur, clarté et précision relève de la gageure. La notion est complexe, floue et surtout relative tant elle renvoie à des réalités extrêmement différentes selon les temps, les lieux, voire les milieux dans lesquels elle s'exprime. Selon l'OMS, la personne handicapée se définit comme n'étant pas conforme à la norme de l'époque dans laquelle elle vit dans

de multiples domaines : la santé, l'équilibre mental, l'intégrité physique, la sexualité, la productivité. Cette définition met bien en évidence le caractère relatif de la notion. Le handicap n'existe pas en soi (il n'est fait mention d'aucune pathologie dans cette définition) mais toujours par rapport à une norme, un pays, une époque, une culture, un milieu, un niveau de développement...
Ce relativisme de la notion a pu inciter certains, non sans bienveillance d'ailleurs, à tout mettre en œuvre pour que la personne porteuse de handicap soit considérée « comme les autres ». Puisque rien ne définit en soi la personne handicapée, ne faut-il pas en effet la percevoir comme un alter ego, un autre « nous-même » dont le statut ne tiendrait, en somme, qu'à une différence d'être et non à une moindre potentialité ?
La question est complexe et appelle à préciser plus clairement la notion de handicap. S'agit-il d'une simple différence ou d'un profond désavantage ? Mieux : le handicap, à condition d'être bien compensé (et en tenant compte de certaines affections lourdes), ne peut-il pas s'assimiler, comme le formule Albert Jacquard, à une « autre manière d'être capable » ?

I. Le handicap : une définition difficile

Il n'existe pas de frontière fixe, claire, qui sépare l'infirme du valide, le normal du pathologique. Elle dépend des sociétés. Il ne s'agit nullement de nier la différence, seulement de marquer que cette différence ne saurait s'établir selon des critères fixes, inamovibles. Qu'il soit héréditaire ou acquis, le handicap ne s'évalue pas en soi mais en fonction du type et du degré d'incapacité qu'il entraîne selon les sociétés.

I.1. Le handicap comme désavantage

Étymologiquement, le mot « handicap » renvoie à un déséquilibre : quand le troc était inéquitable, il fallait sortir de l'argent du chapeau (« *hand in cap* », que nous traduirions par « mettre la main à la poche ») pour que l'échange soit plus juste. Le terme fut ensuite utilisé dans les courses de chevaux ou de lévriers pour indiquer les contraintes imposées aux concurrents trop forts pour la course (partir de plus loin, lester les selles, etc.). Le mot porte originellement en lui l'idée d'une nécessaire *compensation*, d'un rétablissement de l'équilibre.
Le rhumatologue et professeur de santé publique britannique Philip Wood a proposé une définition qui va dans ce sens. Il énonce que le handicap d'un individu définit le « préjudice qui résulte de sa déficience ou de son incapacité et qui limite ou interdit l'accomplissement d'un rôle considéré comme normal compte tenu de l'âge, du sexe et des facteurs socioculturels ». La déficience se vit comme une atteinte, plus ou moins importante, de certaines fonctions de l'organisme. Elle peut être physique, mentale, sensorielle, etc. L'incapacité ou l'inaptitude définit la difficulté ou l'empêchement à pratiquer une action de façon « normale ». Le désavantage, conséquence de la déficience ou de l'incapacité, s'exprime dans la vie sociale des individus. Il est très difficile d'évaluer un degré de handicap : jusqu'où une personne est-elle valide ? L'illettrisme est-il un handicap ? Certains le pensent et parlent d'une forme de « handicap fonctionnel ». Dans ce cas, des personnes aujourd'hui qualifiées de « handicapées » ne l'auraient pas été il y a seulement un demi-siècle...
Le handicap, on le voit, c'est moins ce que l'on *est (sa différence)* que ce que l'on ne peut pas *faire (son désavantage)* ! Tous les pays ne perçoivent pas le handicap de la même manière. Ainsi, en France, seuls les adultes de moins de 60 ans peuvent faire l'objet d'une prise en charge spécifique au handicap. Ensuite ? Leur déficience devient un problème d'âge (autrement dit « d'être ») : en effet, une personne « âgée » (à 60 ans, est-on déjà dans cette catégorie ?) ne peut se définir comme handicapée dans la mesure où l'on estime « normal » qu'elle puisse se retrouver dans cette catégorie à cet âge. Le handicap devient « consubstantiel » à la personne.

I.2. Les personnes handicapées ou personnes « autrement capables »

Albert Jacquard ne parle même pas de « personne handicapée », ni même de personne différente ou désavantagée, mais de « personne autrement capable ». Il pointe ainsi le caractère relatif du déficit qui affecte la personne : certaines déficiences ne seront pas révélées parce que le milieu ne tient pas compte de l'organe ou des fonctions affectées.

Dans chacun de ses ouvrages, dans chacune de ses conférences, le généticien et philosophe Albert Jacquard s'est toujours attaché à défendre sa conception humaniste du monde. Avec une empathie, une bienveillance et une pédagogie hors normes, il a su redonner leur dignité à tous les « déclassés » (exclus, échoués du système scolaire, immigrés, etc.) qui peinent à surnager dans le contexte de compétition acharnée qui est le nôtre. Sans pathos, mais avec les seules armes de la science, notre savant a développé des théories qui concilient l'humanisme et la rigueur. L'évolution et la génétique des populations fondent des conceptions mises au service de la dignité humaine.

Que dit Albert Jacquard ? Que, depuis des millions d'années, l'homme – du moins tel qu'il est aujourd'hui – est le résultat de mutations dans les générations. Les erreurs, le hasard ou les effets de la sélection naturelle ont entraîné certaines transformations qui se sont répandues dans la population pour modifier l'ensemble de l'espèce. Ce processus, bien entendu, est toujours en cours : sauf à croire au « dessein intelligent » suggéré par les créationnistes (pour qui tout le processus évolutif et causal était entièrement tendu vers la création de l'homme tel qu'il est aujourd'hui), l'humanité est vouée à de nouvelles mutations que rien ne laisse présager.

Quoi qu'il en soit, dans certains groupes restreints ou isolés, des mutations a priori défavorables (autrement dit des handicaps) peuvent se développer et s'imposer. Ainsi, l'une des principales différences entre l'homme et son cousin primate concerne la taille du cerveau. À la fin de la gestation humaine, le bébé a développé environ 100 milliards de neurones pendant que le chimpanzé, au même stade, en développe vingt fois moins. Le problème, c'est que le nombre très élevé de cellules neurologiques chez le « petit d'homme » forme une boîte crânienne volumineuse, trop large en fait vu l'étroitesse du bassin de sa mère. Pour permettre son passage, le bébé est donc expulsé prématurément, alors même que les connexions neuronales ne sont pas établies à ce stade. Quand le bébé primate, à peine né, fait déjà preuve d'une relative autonomie (car il est resté suffisamment longtemps dans le ventre maternel), le petit humain n'est doué d'aucune capacité à cet âge ! Il est fragile et totalement dépendant de sa mère. Le nouveau-né vit une situation de handicap. Albert Jacquard formule d'ailleurs (à la suite d'autres chercheurs) que le groupe « humain » qui s'est séparé des primates n'avait pas un développement a priori favorable. Au regard de la fragilité du petit et des risques de mortalité infantile, les chances pour l'espèce humaine de subsister étaient extrêmement faibles. Mais ce handicap a pu se transformer en avantage. Car les milliards de cellules autorisent, grâce à leurs connexions, une aptitude interdite aux autres primates : l'apprentissage ! De cette boîte crânienne handicapante, les humains ont su tirer la rationalité et la culture. La déficience n'était que relative, finalement porteuse d'autres aptitudes, d'autres capacités. En bref, on ne peut jamais préjuger d'un handicap : tout dépend du contexte dans lequel il s'exprime. On sait – l'exemple est bien connu – qu'en Afrique certaines personnes porteuses saines de la drépanocytose (une maladie génétique qui affecte l'hémoglobine) sont protégées contre les effets sur le cerveau du *Plasmodium*, le parasite responsable du paludisme. En bref, leur pathologie, normalement handicapante, les immunise contre une autre maladie, le paludisme, dont on sait qu'il entraîne des ravages dans les populations. Les théories eugénistes les plus immondes se trouvent invalidées par la science : rien ne déclasse la personne, pas même un « prétendu » handicap. Certes, il ne faut pas nier les difficultés et on sait qu'une personne souffrant de handicaps sévères (sur le plan physique et mental) aura des problèmes pour exprimer cet « autrement capable » dont parle Albert Jacquard. Mais c'est justement aux « valides » qu'il incombe de permettre à la personne déficiente de révéler son potentiel. Qui pourra croire qu'un être « vaut » plus qu'un autre ? Des individus sont conjoncturellement mieux adaptés à certains contextes, certaines situations, certains lieux... Ils ne sont pas a priori meilleurs : seulement contextuellement mieux adaptés. Les données

changent quand change l'environnement et passe le temps. Il leur faut dès lors, eux aussi, montrer qu'ils sont « autrement capables ».
Or pour se montrer « capable » dans un contexte qui « désavantage », il convient d'organiser les structures pour permettre aux personnes handicapées d'exprimer leurs potentialités.

II. Le handicap : un désavantage à compenser

II.1. L'image du handicap dans la société : vivre sa différence sans indifférence

Le handicap fait l'objet de représentations sociales parfois stéréotypées. Il suscite des sentiments contradictoires qui vont de la pitié à la sollicitude excessive en passant par la peur. La personne handicapée devient cet « autre » qu'on ne veut pas voir, celui qui échappe aux critères conventionnels et nous « violente » en sortant du normatif. Le handicap mental est ainsi exclu (enfermé) des sociétés modernes où « l'hyperconformisme » reste la règle. Les comportements qui échappent aux critères d'acceptabilité suscitent le trouble ou la peur. Beaucoup de personnes handicapées réclament leur droit à la différence, mais aussi, on l'oublie souvent, à l'indifférenciation. Cela ne veut pas dire nier l'existence des déficients ou ne pas se préoccuper de leur sort (ce serait de l'indifférence de la part de nos sociétés), mais plutôt organiser les structures sociales pour que le handicap puisse s'y mouvoir et y vivre normalement, sans demander l'aide ni la sollicitude de quiconque.

II.2. Vie professionnelle, scolarisation et accessibilité : les conditions d'une bonne insertion

La possibilité de vivre son handicap avec les valides passe par l'insertion professionnelle. Cependant, malgré les incitations à l'embauche, les employeurs restent encore largement réticents. On peut avancer quelques explications : le degré et le type de handicap peuvent restreindre le potentiel « d'employabilité » du salarié. Dans un contexte d'accroissement des exigences en matière de diplômes, de qualification et de dynamisme professionnel, les personnes handicapées ont du mal à trouver leur place. Notre société voue un vrai culte à la performance. Cette tendance se reflète particulièrement dans le monde du travail, où la rentabilité et la compétitivité sont devenues les maîtres mots. Les personnes handicapées ne réclament pas de pitié : elles veulent simplement qu'on leur donne leur chance. Il suffit parfois de quelques adaptations matérielles pour insérer le handicap dans l'entreprise. Mais les réticences et l'inertie sont souvent plus fondées sur des représentations ou des peurs que sur de véritables problèmes d'efficience. De ce point de vue, tous les « discriminés » du monde du travail (les immigrés ou les femmes) ont à déplorer les mêmes préjugés et à se battre pour prouver leurs aptitudes.
La scolarisation des plus jeunes en milieu normal ou en établissement spécialisé doit aussi être améliorée : l'insertion professionnelle passe par le diplôme ! Après le plan Handiscol (1999), la loi du 11 février 2005 fait obligation d'assurer à l'élève une scolarisation en milieu ordinaire près de son domicile, d'associer les parents au parcours scolaire, d'adapter la scolarisation aux compétences et aux besoins de l'élève et de garantir l'égalité des chances entre les candidats handicapés et les autres en aménageant les conditions d'examen. Il s'agit d'une véritable révolution… mais pas toujours pleinement mise en œuvre comme l'indique le texte.
Quant à la simple accessibilité aux lieux publics ou au logement, force est d'admettre qu'elle demeure à ce jour insuffisante. À cause des trottoirs, des ascenseurs trop étroits ou encore des bus non équipés, les paralysés ne peuvent s'insérer comme tout un chacun dans la sphère publique pour y vivre une vie normale. Peut-on tolérer cette réclusion forcée dans un pays de droit, et riche qui plus est ? Ce dossier, comme beaucoup d'autres, ne sera débloqué qu'avec une vraie volonté politique, c'est-à-dire une volonté étayée par de substantiels moyens.

Conclusion

La personne handicapée, on le voit, n'est pas « comme les autres »… mais comme les autres, elle veut être ! Et pour « être » pleinement, elle attend de la société non pas de l'indifférence (ce serait ne rien faire et donc entériner le désavantage) mais de l'indifférenciation : une manière d'organiser les structures sociales pour que le handicap ne devienne pas un « problème » mais trouve partout sa solution. Si, pour cela, il faut mettre « la main à la poche », ou au « chapeau » comme le dit l'étymologie, autrement dit investir financièrement et matériellement pour rétablir l'équilibre, qu'à cela ne tienne : nos sociétés sont riches et elles s'honoreraient à ne pas exclure des millions de personnes du champ social.

Sujet 3

QUESTION 1 : RÉSUMÉ DE TEXTE

Plusieurs enquêtes révèlent que les adolescents vont de plus en plus mal. Un tiers des jeunes de plus de 15 ans, en majorité des filles, souffrent en effet de problèmes psychologiques. Parmi eux, beaucoup ont pensé au suicide et un sur dix a déjà réalisé une tentative, statistique qui retombe à 4 % pour le reste de la population.

Parmi les explications avancées pour expliquer le phénomène, il faut citer les réseaux sociaux. La plupart des jeunes y sont inscrits et 12,5 % déclarent avoir été harcelés en ligne. Il faut dire que, sur Internet, tout le monde peut, sauf problème technique, exposer à tous son identité et, du même coup, s'exposer au regard des autres. Quand, en plus, les jeunes vivent dans un environnement qu'ils jugent délétère, les risques de suicide sont doublés.

Aux réseaux sociaux, il faut ajouter les conduites à risque, surtout liées aux produits psychotropes que près d'un tiers des jeunes ont déjà testés.

La pauvreté constitue également un facteur clé du mal-être, la privation suscitant de graves difficultés d'intégration.

Les relations familiales sont déterminantes pour près de 4 jeunes sur 10, mais aussi l'environnement scolaire qui fragilise les plus faibles. Au collège ou au lycée, les adolescents plus fébriles subissent la violence de leurs camardes, mais aussi celle de l'institution scolaire qui instaure un climat malsain de pression et de compétition.

Un pareil constat oblige la société à proposer des lieux d'écoute pour les jeunes en souffrance.

QUESTION 2 : DISCUSSION

Introduction

L'adolescence fait l'objet de conceptions et de discours contradictoires : tantôt perçue comme « l'âge de l'insouciance », de l'amusement et des expériences possibles (« c'est beau d'être jeune », « profite tant que tu le peux »), elle fait également l'objet de représentations plus contrastées : la jeunesse est aussi perçue comme « violente », « déphasée », en perdition, mal dans sa peau et dans sa société.

Sûrement la réalité se trouve-t-elle quelque part entre ces deux extrêmes... Quoi qu'il en soit, la question du « malaise » de l'adolescence reste un problème qui continue à interpeller les commentateurs de la vie sociale. Élise Godeau, dans un article publié dans *Libération* en 2014, formulait que « la privation matérielle explique en partie le malaise qui touche les adolescents ». Comment étayer cette conception d'une crise de la jeunesse par le versant « matérialiste » ? Faut-il pour autant expliquer les « errements » et difficultés des adolescents d'aujourd'hui par le seul critère de la consommation ?

Sûrement le lien étroit qui unit adolescence et société de consommation en Occident explique-t-il pour partie la sensibilité matérialiste de nos jeunes. Cependant, l'adolescence est aussi une réalité « anthropologique » et les difficultés éprouvées à cet âge vont bien au-delà des contingences matérielles.

I. L'adolescent : un être fragile sous pression de la société de consommation

I.1. L'émergence à l'autonomie et à la responsabilité

Étymologiquement, l'adolescence se définit comme une seconde naissance, c'est-à-dire un âge intermédiaire entre l'enfance et l'âge adulte. Il s'agit d'une période transitoire, très difficile à cerner et à évaluer. Certains auteurs distinguent même « l'adonaissant », ce jeune prépubère en phase de sortie de l'enfance, de « l'adolescent », en pleine puberté entre 13 et 18 ans, et « l'adulescent », ce « jeune » de 18 à 25 ans pour lequel on éprouve encore quelques scrupules à parler « d'adulte ».

L'adolescence est à la fois un processus « naturel », biologique, d'émergence à la faculté de « reproduction » (puberté), mais aussi un phénomène culturel, social, qui marque l'accès à l'autonomie (« j'existe ») et la responsabilité (« je peux »).

I.2. L'adolescence : une construction sociale en lien avec la société de consommation

L'adolescence, telle que nous la connaissons aujourd'hui, n'a pas toujours existé dans l'histoire et elle n'existe pas partout dans le monde sous la même forme : ce n'est pas un phénomène universel. Si tous les enfants doivent faire l'expérience d'un « passage » entre le monde des petits et celui des adultes, toutes les sociétés ne le structurent pas de manière identique. En Occident, l'adolescence s'est transformée dans la deuxième moitié du XXe siècle. La « jeunesse » devient, à cette époque, une réalité sociale qui s'inscrit dans un contexte bien particulier : celui de la société de consommation, de la démocratisation scolaire et de la « culture jeune ». Les enfants ne sont plus forcés de travailler après le certificat d'études et la scolarisation les place en vase clos dans un groupe de pairs qui développe sa propre culture (souvent en opposition aux adultes). La « jeunesse » se vit comme un temps spécifique et « protégé ».

I.3. La jeunesse sous la coupe de la tyrannie de la mode

Ce temps spécifique de la jeunesse a largement contribué au monde de la mode. Le latin « *modus* » désigne la manière, la mesure d'une chose. « Être à la mode » renvoie, dès l'origine, aux manières de faire propres à l'individu, à sa fantaisie. En bref, à ce qui fait de lui une personne originale. Mais le terme marque également les tendances collectives, les goûts propres à une communauté ou un groupe dans un temps, un lieu et un milieu donnés. De ce point de vue, on « suit » la mode pour manifester son appartenance au collectif. Déjà le mot recèle-t-il cette tension entre des enjeux individuels (distinctifs) et communautaires (mimétiques). Suivre la mode, c'est à la fois vouloir s'écarter et s'assembler. Exister de manière autonome et suivre le groupe de pairs : tels sont les deux tropismes, apparemment contradictoires, qui agitent les adolescents dans leur quête d'identité. Posséder le dernier smartphone pour « faire comme les autres », mais le « customiser » (avec une coque spéciale...) pour mieux se distinguer.

La mode joue à plein dans les processus d'identification. C'est l'élément distinctif qui, dans les sociétés modernes, contribue à renforcer les communautés. Ainsi peut-on chercher l'originalité en imitant les manières d'être en vogue dans le groupe auquel on adhère (contre les autres groupes). La culture dite « jeune » (dans toute sa diversité) se construit sur les oppositions aux adultes (jeune/vieux) et aux autres groupes de jeunes (musique, esthétique, langage, etc.). Le rockeur n'est pas le rappeur ni même le « raveur ». Paradoxalement, on se lie pour se distinguer et la mode peut devenir le ciment qui agrège en même temps qu'il construit les murs qui séparent... La notion de « mode », on le voit, marque la conformité aux usages (vestimentaires, culturels, technologiques, etc.) du groupe social auquel on appartient. Mais cette conformité semble de plus en plus s'inscrire dans la temporalité. Il ne suffit plus de s'identifier : encore faut-il le faire dans le bon rythme. « Être dans le vent », « à la page », « in » s'oppose au « has been », « vieillot », « ringard », « tocard »...

Les prescripteurs donnent le cadre, parfois aliénant, de ce qu'il convient d'être ou de faire. La mode peut dès lors s'avérer tyrannique pour ceux qui, mal dans leur peau ou peu sûrs de leur identité, se réfugient dans la tendance pour exister aux yeux des autres. Les adolescents deviennent alors des « *fashion victims* ». En pleine quête d'eux-mêmes, mal à l'aise dans leur mue qui les métamorphose en grandes personnes, ils trouvent dans les modes (fussent-elles ridicules aux yeux de certains adultes) des artifices grâce auxquels ils existent et se reconnaissent.

Cette tyrannie de la mode n'est pas l'apanage de la jeunesse (elle touche chacun d'entre nous, avec plus ou moins d'intensité, dans une société de consommation qui a érigé la nouveauté en outil commercial). Mais elle trouve dans l'adolescence un terrain propice à son développement. La mode est devenue l'auxiliaire de ce matérialisme en créant des tendances, puis en les rendant obsolètes pour en créer de nouvelles. La mode contribue, de ce point de vue, au renouvellement des stocks : elle crée la ringardise et soumet aux tendances, aliène les plus fragiles et impose une aisance matérielle qui précarise les plus démunis.

Cependant, on ne saurait faire reposer sur la société de consommation et la mode tout le poids du malaise qui peut, en certaines circonstances, malmener la jeunesse.

II. L'adolescence : un âge en « porte-à-faux »

II.1. Le complexe du homard

Aujourd'hui, l'adolescence se définit comme un âge ambigu, oscillant entre insouciance et mal-être. On parle parfois d'âge « en porte-à-faux » pour évoquer cette période de la vie. Entre l'enfant qu'on ne parvient pas à cesser d'être et l'adulte qu'on ne réussit pas encore à devenir, la difficulté à exister peut advenir. Dans nos sociétés, l'adolescence est parfois vécue comme une fragilité entraînant un inexprimable malaise. Françoise Dolto appelle cela le « complexe du homard » : le crustacé perd sa carapace de homard petit pour prendre sa carapace de homard adulte. Entre les deux, il n'a plus de protection : il devient donc vulnérable de l'intérieur (maladies, apathie) mais aussi de l'extérieur car il est alors la proie de « prédateurs » (réels ou symboliques). L'adolescent vit une mutation intérieure qui le fragilise mais aussi une mutation extérieure très forte (il construit son image sociale influencée par les adultes). Cette réalité n'est pas nécessairement le fait d'un matérialisme ambiant : c'est plutôt le matérialisme et la société de consommation qui « profitent » (dans tous les sens du terme) d'une adolescence intrinsèquement fragile parce qu'en (trans)formation.

II.2. L'adolescence aux deux visages

On trouve deux représentations contradictoires de l'adolescence. D'abord une vision stéréotypée, médiatique, qui en fait un personnage de « sitcom ». C'est l'image d'un adolescent sans problèmes, un peu fleur bleue et égocentrique qui n'endosse aucune des responsabilités du monde des adultes mais en vit toutes les joies. D'ailleurs, si un nombre de plus en plus important de jeunes consentent à rester le plus tardivement possible chez leurs parents, ce n'est pas seulement parce qu'ils y sont contraints, c'est aussi parce qu'ils s'y sentent très bien. Le « syndrome Tanguy » (du nom de ce film éponyme qui met en scène un ado attardé de 30 ans incapable de partir de chez ses parents) est aussi la conséquence de la « bientraitance » que les enfants ont la chance de vivre (au moins pour beaucoup d'entre eux) au sein de leur foyer.

Il existe aussi une facette plus trouble de « l'âge ingrat ». L'adolescence peut produire du malaise ou du mal-être : environ 10 % des 12-19 ans ont essayé de se tuer une fois dans leur vie. Entre 800 et 1000 adolescents meurent chaque année par suicide, c'est la deuxième cause de mortalité chez les adolescents après les accidents de la route. Nombreux sont les jeunes à prendre des antidépresseurs (près de 2 % des 15-25 ans) ou à utiliser des psychotropes comme le cannabis à des fins anxiolytiques. Ce malaise marque une réalité qui ne se limite pas à la seule précarité matérielle.

II.3. Le malaise de l'adolescence au-delà des pressions matérialistes

L'adolescence, c'est l'âge de la puberté et des changements physiologiques. Le jeune peut vivre la transformation de son corps comme une « dégradation ». L'adolescent est, au sens strict, mal dans sa peau (épiderme qu'il n'hésite d'ailleurs pas à scarifier ou mutiler quand le mal-être devient trop prégnant), alors qu'il connaît ses premières amours et que la séduction joue pour lui un rôle essentiel. L'adolescence est aussi, nous l'avons dit, un âge en « porte-à-faux », un entre-deux existentiel : le jeune n'est plus un enfant mais on ne le considère pas encore comme un adulte. À la différence de l'enfant qui n'existe qu'à travers l'histoire de ses parents (il n'a ni autonomie ni pouvoir), l'adolescent émerge à l'identité et à la responsabilité. Dans certaines sociétés dites « primitives », après un rite de passage qui symbolise la mort de l'enfant, le jeune intègre le monde des adultes. Notre système social, de son côté, maintient le jeune dans une immaturité qui l'oblige à exister dans la différence, voire le conflit : la rupture devient parfois la seule solution pour affirmer son identité. Les parents, qui se disent « dépassés », ne comprennent pas toujours le malaise qui habite ces jeunes en mal de reconnaissance et d'existence. Ajoutons que les jeunes sont obligés d'entrer très tôt en compétition dans un monde où les emplois, devenus rares, sont réservés aux mieux qualifiés ou aux plus diplômés. Cette concurrence qui commence à l'école peut affecter les adolescents, surtout quand la pression de la famille ajoute encore au stress du système scolaire.

Conclusion

On le voit, l'adolescent, en quête d'identité et de pouvoir, a tendance à consommer pour exister dans le monde matérialiste qui est le nôtre. Les plus précaires et les plus démunis peuvent vivre le dénuement ou la privation comme une situation d'exclusion. Mais cette situation n'explique pas totalement, loin s'en faut, le malaise des jeunes dans nos sociétés. Le passage de l'enfance à l'âge adulte s'est considérablement étiré et rend fragiles des jeunes en pleine transformation physique, psychologique et sociale. Les conduites à risque (toxicomanie, vitesse, etc.) ou les mortifications (scarifications, tentatives de suicide, etc.) deviennent parfois l'exutoire de ces difficultés existentielles.

Sujet 4

QUESTION 1 : IDÉES PRINCIPALES

Les femmes sont davantage victimes de la précarité que les hommes. Elles occupent des temps partiels peu rémunérateurs et leurs horaires flexibles sont incompatibles avec une vie de famille. Cette situation les empêche de faire carrière et les incite à rechercher des dispositifs sociaux.

Avec le développement des services, les emplois non qualifiés ont surtout échu aux femmes. Le chômage les frappe plus que les hommes ; et encore, les statistiques rendent mal compte de la réalité.

Plus le travail est précaire, plus les femmes ont tendance à prendre un congé parental dès le premier enfant. Un tiers d'entre elles ne reprennent jamais le chemin de l'emploi par la suite. Par ailleurs, la quasi-totalité des familles monoparentales ont à leur tête des femmes, ces dernières cumulant cette situation avec une grande pauvreté.

Les emplois de services occupés par les femmes, qui souvent prolongent les tâches domestiques auxquelles elles sont confinées, sont restés en dehors des luttes sociales et se sont du même coup précarisés. Cette « violence économique » a pu être tolérée parce qu'il était entendu que la femme ne contribue qu'accessoirement au foyer, l'homme apportant l'essentiel du revenu du ménage.

Les femmes revendiquent peu et sont rarement défendues. Il faut dire que leur place dans les syndicats est toujours restée largement minoritaire.

QUESTION 2 : COMPRÉHENSION

La précarité définit une fragilité face aux multiples risques sociaux. Déjà moins bien loties sur le plan professionnel, les femmes sont surexposées à cette instabilité quand elles vivent des situations de familles monoparentales. Le texte énonce que, dans 9 cas sur 10, ce sont les femmes qui prennent en charge la famille quand les parents ne vivent pas (ou plus) ensemble.
Dans un contexte de pression sociale qui impose aux parents des normes éducatives, culturelles, hygiéniques, économiques, etc., toujours plus draconiennes, les femmes précaires dans les familles monoparentales cumulent toutes les difficultés : elles peinent à assumer les injonctions de la société en matière éducative (et sont stigmatisées pour leur prétendu « laisser-faire »), elles vivent des privations qui les obligent à requérir aux aides sociales (et sont là encore largement culpabilisées pour l'assistanat dans lequel elles se « complairaient »), et sont largement dissuadées de se resocialiser par le travail tant les salaires auxquels elles peuvent prétendre restent bas. Ne pas travailler dans un emploi salarié permet de ne pas dépenser en garde d'enfant, en frais de transport pour se rendre au travail, de réaliser des économies en passant du temps à rechercher les produits les moins chers, à traquer les moindres soldes, à préparer des repas peu onéreux. Bref, la monoparentalité devient vite une « trappe à pauvreté » pour les femmes, un cercle vicieux qui les enferme dans une situation dont elles ont du mal à se sortir seules.

QUESTION 3 : DISCUSSION

Introduction

Après des siècles d'aliénation, les femmes semblent aujourd'hui tenir une place équivalente à celle des hommes dans notre société. Plus rien, du moins en théorie, ne les confine désormais dans un rôle subalterne. Au cours du XXe siècle, l'égalité entre les sexes s'est en effet imposée dans la législation et les textes. Mais dans les faits, des résistances demeurent. Malgré les lois, l'égalité homme/femme, revendiquée par l'écrasante majorité de nos concitoyens, reste encore à conquérir : les femmes semblent encore fragilisées, précarisées, dans une société faite PAR et POUR les hommes. Cinquante ans après mai 68, la question de l'émancipation et de l'égalité des femmes par rapport aux hommes continue de se poser : leur situation professionnelle, familiale ou sociale s'avère encore préoccupante.
Quel constat pouvons-nous dresser de la situation des femmes dans notre pays ? Quelles solutions envisager pour que l'égalité de principe s'inscrive enfin dans les faits ?

I. La marche vers l'émancipation et l'égalité

Continuer à revendiquer l'égalité entre les sexes peut sembler incongru après au moins un siècle de lutte pour l'émancipation des femmes. Dans la famille comme dans le travail, le « deuxième sexe » a vu sa situation totalement métamorphosée après des siècles d'esclavage, ou tout du moins d'aliénation. Il serait fastidieux d'énumérer ici la liste des conquêtes sociales et des combats gagnés par les femmes pour leur émancipation : ils sont légion. Concernant la famille, d'abord, la condition féminine a évolué grâce à l'égalité statutaire des époux au sein du couple et à la liberté dont jouissent désormais hommes et femmes au sein de la famille. En matière d'autorité parentale, d'autonomie financière ou de droit au divorce, plus rien ne distingue aux yeux de la loi l'un ou l'autre membre du couple.
Dans le monde du travail, les progrès ont également été considérables : en cinquante ans, le nombre de femmes exerçant une activité professionnelle a été multiplié par deux en France ! Les épouses sont moins bridées que jadis par les soucis de garde d'enfants et les couples modernes ont intégré le travail des deux membres dans leur projet de vie. Dans la mesure où filles et garçons font des études, il est normal qu'hommes et femmes puissent jouir du droit d'obtenir une activité salariée. On sait combien le travail a joué un rôle majeur dans l'émancipation fémi-

nine. Sans autonomie financière, il n'était pas concevable que le sexe si longtemps dit « faible » gagnât sa liberté.
Cette conquête sociale s'est opérée à différents niveaux : le droit de vote, l'égalité statutaire, la maîtrise de la sexualité ou de la fécondité ont été gagnés de haute lutte par des féministes déterminées. Quand on songe que dans le Code civil napoléonien, les femmes étaient considérées comme des irresponsables au même titre que les enfants et les aliénés, on mesure le chemin parcouru. Aujourd'hui, répétons-le, hommes et femmes sont égaux devant la loi. Cette égalité de principe est-elle pour autant synonyme d'égalité de fait ?

II. La réalité des femmes dans notre pays : plus de précarité, plus d'inégalités

Il faut en convenir : malgré les efforts du législateur pour lutter contre la discrimination sexiste, hommes et femmes ne jouissent pas tout à fait des mêmes considérations et ne bénéficient surtout pas des mêmes traitements aujourd'hui. De nombreuses réformes sont encore à faire dans les esprits. Certes, au sein de la famille, tous les membres sont censés jouir d'un statut équivalent. Cependant, on le sait, aujourd'hui, les femmes continuent à s'occuper majoritairement des tâches ménagères. Pire, celles qui ont une activité professionnelle subissent bien souvent le calvaire harassant des « doubles journées ». Elles doivent cumuler leur vie active, salariée, avec l'ensemble des tâches que réclame la tenue d'un foyer. De nombreuses enquêtes ont montré que les hommes consentent à « aider » leurs épouses ou compagnes, et qu'ils daignent surtout prendre en charge les activités gratifiantes, autrement dit les loisirs de la famille ou l'éducation des enfants. Et encore parle-t-on ici des familles dites « traditionnelles »... Le texte évoque la précarisation accrue des femmes au sein des familles monoparentales : dans 9 cas sur 10, elles doivent gérer seules la famille sans espérer s'épanouir professionnellement et personnellement. D'ailleurs, on ne saurait nier l'investissement professionnel des femmes et la protection dont elles jouissent grâce au Code du travail. Cependant les faits sont têtus : ils montrent que les femmes subissent plus le chômage que les hommes, qu'elles signent plus de contrats à durée déterminée ou de temps partiel subi que leurs homologues masculins et que leurs rémunérations sont en moyenne inférieures de 25 %. On pourrait, de plus, évoquer le type de poste qu'elles sont incitées à occuper : beaucoup de femmes restent confinées en production ou en confection et la majeure partie de celles qui ont un emploi dans les services prolongent dans leur vie professionnelle le statut qu'elles ont au foyer (femme de ménage, aide à domicile, personnel d'éducation, etc.).
Malgré l'égalité des sexes devant la loi, il faut convenir d'une inégalité dans les faits. La politique est symptomatique du machisme qui domine encore l'ensemble de la société. Malgré des assemblées paritaires depuis la réforme des conseils départementaux en 2015, les femmes présidentes de département sont seulement 10 sur 101... Ce chiffre ahurissant démontre, s'il en était encore besoin, que le combat pour l'égalité est loin d'être gagné.

III. Des solutions législatives, politiques et sociales

Hommes et femmes ne pourront véritablement prétendre aux mêmes droits que le jour où les discriminations abolies dans les textes le seront aussi dans les esprits. Ce travail de conviction passe par deux vecteurs principaux. Le premier est législatif. Il consiste à durcir la loi contre la discrimination dans le travail et à surveiller plus intensément l'application du droit au sein des entreprises. Peut-être convient-il également de développer une forme de « discrimination positive », comme le fit la société américaine pour ses minorités. En politique, par exemple, il s'agit d'obliger les partis à présenter aux mandats électifs autant d'hommes que de femmes. Cette politique des quotas soulève de nombreuses controverses : des hommes y voient une inégalité scandaleuse ; des femmes, une nouvelle manière de dévaloriser le deuxième sexe, considéré comme incapable de s'en sortir par ses propres moyens. Le débat, ici encore, n'est pas clos.
Le second « front » sur lequel les femmes doivent combattre pour revendiquer le principe d'égalité est social et repose sur le militantisme : il consiste à renforcer le lobbying qui, au cours des

années 1960 et 1970, sous l'impulsion des mouvements féministes, a permis de faire avancer la cause des femmes. Le mot d'ordre reste toujours le même : ne pas baisser la garde et ne rien laisser passer en matière de discrimination, quitte à susciter des réactions hostiles. On sait, de ce point de vue, combien furent décriées les femmes qui revendiquèrent la féminisation des dénominations professionnelles. Elles trouvaient scandaleux que l'on désignât les fonctions prestigieuses au masculin (madame le maire, le ministre, le juge, le médecin), laissant l'autre genre aux professions déclassées (la femme de ménage, la secrétaire). Des hommes ont estimé que ce combat créait beaucoup d'agitations pour des vétilles et manifestait surtout la frustration des militantes. Grave erreur : les femmes ont obtenu gain de cause et c'est ainsi, en se battant pied à pied, qu'elles transformeront les mentalités. Malgré leurs outrances, certains mouvements féministes ont le mérite de mettre en évidence d'intolérables comportements discriminatoires. Le changement passe par la pédagogie, la répétition des principes et la vigilance éclairée.

Conclusion

Au bout du compte, on ne saurait conclure à une réelle égalité des sexes malgré les indéniables progrès dont le xxe siècle fut témoin : dans la famille, le travail, et plus globalement dans tous les secteurs du monde social, les mentalités évoluent moins vite que la loi. Il revient à chacun d'entre nous de réaffirmer le principe d'une égalité imprescriptible entre les sexes, et de veiller, au quotidien, à ce que cette équité ne soit pas simplement théorique. Il ne s'agit pas, comme certains mauvais esprits l'ont prétendu, de nier les différences et la féminité : simplement d'être sûr que le fait d'être une femme ne devienne pas un handicap qui précarise dans notre société.

PARTIE

5 Les épreuves orales

© Woodapple - Fotolia.com

Les candidats heureux d'avoir pu passer avec succès les écrits d'admissibilité ne sont pas au bout de leur peine. Il leur faut encore réussir les épreuves orales d'admission. L'exercice est particulièrement redouté par les plus jeunes, inexpérimentés en la matière. Ces derniers sont surtout habitués aux oraux d'examens, portant sur des restitutions de connaissances et des capacités d'expression. Leur personnalité et leur histoire n'entrent guère en ligne de compte dans ce type d'exercice, tandis que, les oraux des concours sociaux engagent totalement les candidats, jusque dans les aspects les plus personnels. Ils ont plus à voir, de ce point de vue, avec des entretiens d'embauche qu'avec des examens oraux.

Il y a donc peu de contenus à connaître par cœur, mais un travail préparatoire pour clarifier ses idées sur de nombreux thèmes s'avère fort utile.

CHAPITRE 39

Présentation générale des épreuves orales

Une grande diversité d'épreuves et de questions

Les épreuves écrites sont importantes pour vérifier votre capacité à raisonner et à rédiger mais la sélection des futurs travailleurs sociaux ne pourrait se passer d'épreuves orales.

En effet, l'écrit ne permet pas d'évaluer la maturité du candidat ni sa capacité à construire un discours cohérent et argumenté, et encore moins son aisance relationnelle. Tous ces aspects sont pourtant essentiels pour devenir un travailleur social puisque le métier s'exerce en contact direct et permanent avec un public varié auquel le professionnel doit savoir s'adapter.

Ainsi, après être parvenu à satisfaire aux exigences des épreuves écrites, vous pourrez accéder aux épreuves orales. Notez cependant que si vous possédez un diplôme de conseiller en économie sociale et familiale, d'éducateur spécialisé, d'éducateur de jeunes enfants ou d'assistant de service social, vous n'aurez pas d'écrits de sélection à passer pour entrer dans l'une des trois autres formations. Vous serez donc directement admissibles aux oraux.

Les épreuves orales se déroulent généralement entre février et mai et, tout comme pour les épreuves écrites, elles sont variables d'un centre de formation à l'autre. Il est donc nécessaire de se renseigner précisément auprès de chacun des établissements. Au minimum, vous passerez un entretien individuel d'une vingtaine de minutes, mais cela peut aller jusqu'à une journée entière dédiée aux épreuves orales durant laquelle vous serez successivement convoqué à une épreuve de groupe et à une série d'entretiens.

Les épreuves les plus fréquentes sont :

- entretien individuel avec un psychologue et/ou un professionnel et/ou un formateur ;
- entretien à partir d'une situation professionnelle ;
- exposé de culture générale ;
- débat ou réalisation d'une tâche en groupe.

CHAPITRE 40

Présentation des épreuves individuelles

À quels entretiens individuels faut-il s'attendre ?

L'oral avec un professionnel

Il a pour objectif d'évaluer le réalisme de votre candidature.
Chaque candidat doit être capable de présenter sa démarche d'orientation et la manière dont il a approfondi sa connaissance du métier et des pratiques pour se construire une représentation réaliste du quotidien professionnel. Pour cela, vous allez échanger avec un professionnel du travail social sur votre connaissance des lieux d'exercice, le travail quotidien, le public pris en charge, etc. Toutes vos expériences, que ce soit des stages, des engagements bénévoles ou des emplois, peuvent être évoquées dans cet oral pour démontrer que vous avez une connaissance concrète du milieu et que votre intérêt pour le métier s'ancre dans une réflexion approfondie sur ses aspects positifs mais aussi sur les difficultés qu'il vous faudra surmonter.

L'oral avec un psychologue

Souvent redoutée par les candidats peu habitués à devoir se dévoiler et parler d'eux-mêmes, cette rencontre a pour objectif de vérifier que votre personnalité n'aura pas d'effet perturbateur sur les publics. Il s'agit donc d'une appréciation du candidat, qui ne peut être poussée car il est difficile, durant les quelques minutes que dure un entretien, de cerner la complexité d'un individu.
D'un point de vue psychologique, les centres de formation sélectionnent les candidats capables d'écouter, de se décentrer, de prendre de la distance avec leur histoire personnelle. Le travail social ne convient guère aux personnes égocentriques, uniquement tournées vers leurs intérêts et leurs problèmes. Il s'agit tout au contraire d'établir du lien, du relationnel, mais aussi de se montrer capable d'écoute, tant avec les publics en difficultés ou en souffrance qu'avec les autres professionnels qui interviennent auprès de ces publics. Le jury sera sensible aux indices de fragilité que le candidat pourra manifester et il essaiera de détecter les déséquilibres émotionnels ou les manques de maturité afin que les candidats retenus puissent s'épanouir dans leur vie professionnelle et remplir les missions qui leur seront confiées.

L'oral avec un formateur

Il a pour objectif d'apprécier votre connaissance et votre motivation, tant pour le dispositif de formation que pour l'établissement en particulier.
Le formateur, généralement ancien travailleur social lui-même, va vous interroger sur l'organisation des études, sur votre capacité à les financer et à vous investir, durant tout le temps du cursus, dans une démarche d'apprentissage et de construction de savoirs pratiques et théoriques. Il vérifiera également que vous vous êtes renseignés sur le centre de formation, sur son approche pédagogique, et que vous envisagez de venir étudier dans ce lieu avec enthousiasme.

Comment l'entretien est-il évalué ?

On n'entre pas en formation de travailleur social pour « essayer », tâtonner dans son orientation professionnelle. Le nombre de places étant limité, les écoles veulent être sûres de trouver des candidats qui n'abandonneront pas et qui sauront mener leur projet à bien. Pour y parvenir, elles sont dotées d'outils : « les grilles d'évaluation ».

L'influence des grilles d'évaluation

Chaque centre de formation établit une grille d'évaluation en fonction des critères qui lui semblent les plus importants.
Certains recherchent des candidats expérimentés qui ont pu démontrer leur capacité d'adaptation à des publics variés dans leurs emplois ou leurs engagements bénévoles, ils attribueront alors de nombreux points au fait d'avoir côtoyé différentes tranches d'âges. Pour d'autres, l'aisance orale sera le premier critère de choix et la capacité à communiquer, à s'adapter à la situation d'oral pèsera grandement sur la note finale.
La grille d'évaluation utilisée par l'école va nécessairement orienter les questions du jury puisqu'il doit être en mesure d'attribuer les points en fonction de chaque critère et de justifier ses choix à la fin du temps imparti. Ainsi, le profil recherché sert à définir les items à évaluer lors de l'oral et cette grille de notation est imposée aux jurys. Cela peut expliquer qu'un même candidat puisse obtenir des notes très différentes d'un concours à l'autre.

L'influence du jury

Si cette grille d'évaluation oriente les questions du jury et sa façon d'évaluer le candidat, la relation qui s'instaure entre un candidat et ses évaluateurs est également importante.
En effet, le dynamisme de la personne, le choix des mots employés pour démontrer sa motivation, la façon d'évoquer ses rencontres avec des professionnels... bref, la façon d'être et de réagir du candidat va plus ou moins donner envie au jury de le retrouver dans la nouvelle promotion et de l'accompagner durant ses années d'études.

ÉCHANGE AVEC UN JURY D'ÉPREUVES INDIVIDUELLES

« – Qu'est-ce que vous recherchez chez un candidat ?
– Avant tout, je commencerai par ce que je ne veux pas, parce que s'il n'y a pas un profil type, il y a des aspects qui sont rédhibitoires.
Tout d'abord, le candidat qui vient là en « touriste », j'entends par là celui qui sait à peine ce qu'est le métier, quels en sont les débouchés... Il a lu quelques lignes sur le métier , il connaît quelqu'un qui a été accompagné par des travailleurs sociaux ou il a vu un reportage sur la précarité et il décide, assez subitement, de tenter le concours. Bien évidemment, ce candidat n'a aucune chance d'être retenu. En moyenne lors d'un concours où il y a 60 places à pourvoir, il y a plus de 800 candidats à se présenter. On peut réussir l'écrit sans bien savoir ce qu'est le travail social, juste parce qu'on a des facilités rédactionnelles et une bonne culture générale, mais les épreuves orales sont là pour vérifier que les candidats savent ce qui les attend durant les 3 années de formation et durant leur carrière. Nos questions sont suffisamment précises pour que ceux qui viennent là après avoir simplement lu une fiche de présentation du métier dans un centre d'orientation soient éliminés. Choisir son orientation professionnelle ne peut se faire de façon précipitée.

Ensuite, il y a les candidats qui récitent, je veux dire par là, ceux qui ont méticuleusement préparé l'oral en apprenant par cœur la définition du métier, la présentation des structures, les contenus de la formation, etc. Cela démontre de la bonne volonté mais le candidat se cache derrière des mots qui ne sont pas les siens, on ne parvient pas à savoir ce qu'il pense, quel est son projet, sa vision du métier et du travail social dans la société actuelle. C'est très gênant car en tant que jury, nous sommes là pour évaluer une prestation individuelle, à la fin du temps imparti on doit savoir si cette personne peut ou non entrer en formation et pour cela il faut de la sincérité et de la spontanéité.
À l'inverse, les candidats qui vont être appréciés sont ceux qui démontrent un engagement dans l'aide à l'autre, par le biais du bénévolat notamment. En effet, si le candidat travaille, s'il est actuellement en Terminale ou pour d'autres raisons, il ne peut pas toujours faire de stages, mais il est facile de trouver une ou deux heures par semaine pour donner de son temps à ceux qui en ont besoin en fonction de ses centres d'intérêt. Faire du soutien scolaire, proposer des discussions ou des temps de jeux à des personnes âgées isolées, participer à une collecte de jouets en faveur des familles démunies, etc., tout cela témoigne d'un intérêt pour autrui qu'on s'attend à trouver chez les futurs travailleurs sociaux.
À côté de cela, avoir fait des stages pour observer les professionnels et côtoyer différents publics est un atout indéniable puisque cela permet de valider son projet professionnel et de donner du sens à ce qu'on peut lire ou entendre sur le métier. Mais ce n'est pas tant la quantité de stages qui aura son importance que la façon dont le candidat en parlera. Un exposé présentant la structure et le travail des professionnels m'intéresse peu. Ce que je veux comprendre, c'est l'apport de cette expérience pour ce candidat et qu'il puisse m'expliquer pourquoi le fait de réaliser ce stage à renforcer ou confirmer son projet professionnel.
À chaque fois que le candidat évoque ses expériences, on doit vraiment sentir son enthousiasme, son intérêt pour les rencontres qu'il a faites. La motivation doit être présente dans le discours, mais au-delà, j'aime la « voir » dans le visage du candidat. Parler d'une expérience avec un grand sourire et des petites étoiles dans les yeux aide à faire comprendre à un jury qu'on est sûr d'avoir trouvé sa voie.
En fait, si on résume, quand je reçois un candidat en tant que jury, je dois répondre à deux questions primordiales : est-ce que je souhaiterais travailler avec cette personne diplômée d'ici trois ans ? C'est-à-dire est-ce que je sens cette personne prête à devenir professionnelle dans trois ans, à apprendre, à se former, à établir une relation satisfaisante avec les usagers et ses collègues, etc. Et la deuxième question : est-ce que j'aurais envie d'accueillir cette personne en stage dans ma structure dans quelques mois ? Lorsqu'on sélectionne un individu, on n'attend pas de lui qu'il soit professionnel mais dès la sélection, le candidat doit avoir une aisance relationnelle suffisante pour intégrer, en tant que stagiaire, un milieu professionnel quelques mois plus tard et il doit témoigner d'une connaissance suffisante du métier et du milieu pour que son stage lui soit bénéfique. On pardonne aisément au candidat d'être un peu stressé au début de l'échange, l'enjeu est important et cela paraît même normal, mais assez vite, il doit démontrer une facilité à entrer en contact et à échanger car cela lui sera indispensable dans son quotidien professionnel.
Pour conclure, il ne faut pas hésiter à s'inscrire à plusieurs concours, je dirais quatre ou cinq, car les centres de formation ont chacun des attentes un peu différentes et ce n'est pas parce qu'une personne ne sera pas retenue à un oral que cela signifie qu'elle n'est pas faite pour ce métier. Il faut passer plusieurs concours pour devenir familier de ce type d'épreuve et avoir plus de chances de réussir.
Si malgré tout le candidat n'obtient pas de concours, il peut (je dirais même, il doit) demander la justification de ses notes au centre de formation pour cibler les points faibles de sa candidature et les travailler d'ici l'année suivante. »

CHAPITRE 41

Préparer sa rencontre avec le jury

Rédiger un CV et une lettre de motivation

Il est fréquent qu'on vous demande de fournir un CV et une lettre de motivation au moment de la constitution de votre dossier d'inscription au concours ou bien, après les écrits, lorsque vous devez confirmer votre participation aux épreuves orales. Ces documents permettent aux jurys de prendre connaissance de votre parcours et de préparer quelques questions avant de vous rencontrer. Il faut donc qu'à la lecture de ces documents ils aient un *a priori* favorable sur votre candidature.

Comment réaliser un CV ?

La présentation générale

Il est inutile de marquer « *curriculum vitæ* » sur ce document, sa présentation spécifique et les informations qu'il contient suffisent à faire comprendre de quoi il s'agit.
Quels que soient votre âge et votre expérience, un CV doit tenir sur une seule page de format A4. Il faut donc parfois faire des choix parmi ses différentes expériences.

Comment organise-t-on son CV ?

Un CV est un document qui doit être organisé par thèmes.

État civil

ALERY Anaïs 17 impasse des Roses 35 000 RENNES 06 00 00 00 00	Inscrivez d'abord **votre nom** en majuscule suivi de votre **prénom** en minuscule, cela évite les confusions lorsque votre nom de famille est aussi un prénom. Après votre identité, vous mentionnerez **votre adresse** et au moins **un numéro de téléphone**. Quelques informations complémentaires peuvent apparaître ensuite. Elles sont facultatives, à vous de juger si elles présentent une utilité pour le jury.
	L'adresse e-mail – Si le CV est destiné à un jury, elle est peu utile puisqu'ils ne l'utiliseront pas ! Elle vient alors prendre de la place sur le document aux dépens d'une autre information plus pertinente. – Si le CV est destiné à un terrain de stage potentiel, l'adresse e-mail peut être utile. Il faudra alors veiller à ce qu'elle ne soit pas saugrenue. Ainsi, les diminutifs et les surnoms seront à proscrire pour donner envie à la structure de vous faire confiance et de vous accueillir prochainement. Une adresse e-mail basée sur le nom et le prénom ou son initiale est recommandée.
	La situation familiale Elle peut être indiquée pour souligner : – en cas de célibat que vous êtes disponible pour vos études, que vous pouvez facilement déménager si besoin ; – en cas de vie maritale que vous avez une stabilité affective, un entourage qui vous soutient au quotidien, la maturité nécessaire pour gérer un foyer et des études.

▶

	L'âge ou la date de naissance Indiquer son âge n'est pas toujours souhaitable. Si vous êtes majeur depuis peu de temps, cela entraînera inévitablement des questions concernant votre maturité, votre autonomie financière, votre capacité à faire face aux situations souvent difficiles rencontrées dans ce métier... Cependant, si votre CV témoigne de nombreuses expériences pour votre jeune âge, celui-ci devient un atout à mentionner. On préférera indiquer l'âge à la date de naissance car cela évite une perte de temps liée aux calculs.
	La photo d'identité Elle peut être ajoutée en haut à droite du CV. Elle n'est pas obligatoire, à vous de décider si vous souhaitez que la première impression de votre jury se fonde sur cet élément.

Expériences et compétences

Avant de parler des diplômes obtenus, il est préférable de présenter ses expériences. C'est cette partie du CV qui intéresse le plus le jury qui veut savoir ce que vous êtes déjà capable de faire, elle sera alors stratégiquement placée au milieu du document.

Intituler cette catégorie « Expériences et compétences » permet de mentionner les stages réalisés ainsi que les bénévolats. Il est cependant nécessaire de préciser systématiquement si vous étiez en situation de stage ou de bénévolat. Lorsqu'aucune indication n'est fournie, c'est qu'il s'agit d'un travail salarié.

Depuis septembre 2018 : bénévole à l'association des paralysés de France, Rennes (35)	Si vous avez peu d'expériences, choisissez une présentation mois/année en faisant une liste dans l'ordre antichronologique afin que vos expériences récentes (généralement les plus en lien avec votre projet professionnel) apparaissent en premier. Quelle que soit la présentation choisie, elle devra être identique sur l'ensemble de CV.
Participation à des activités. Soutien aux personnes en situation de handicap.	Au-delà du type d'expériences vécues, il faut faire ressortir quelques compétences que cela vous a permis de mobiliser et qui sont utiles à un futur travailleur social.

Études et diplômes

Cet intitulé est suffisamment large pour permettre de mentionner tout type de diplôme.

Juin 2018 : baccalauréat « sciences et technologies de la santé et du social »	La présentation sera la même que pour les expériences : mois/année et suivant un ordre antichronologique. Il est inutile de mentionner l'obtention du brevet des collèges lorsque vous avez un diplôme supérieur. On ne mettra ni sigle ni abréviation.

Autres informations

De nouveau, cet intitulé permet de faire figurer des informations assez hétérogènes dans une même catégorie ce qui est source de gain de place et de lisibilité.

Permis B et véhicule personnel	Il est important de mentionner le **permis de conduire** lorsque vous le possédez car cela signifie que vous pourrez être mobiles pour aller en stage.
Pratique du violon depuis 11 ans Pratique du basket en club depuis 5 ans Goût pour la lecture et les travaux manuels	Parmi les **loisirs**, essayez de choisir une activité sportive et une activité culturelle afin d'équilibrer votre profil. Attention à ce que cette catégorie ne soit pas la plus longue de votre CV !

Exemple de CV

ALERY Anaïs
17 impasse des Roses
35000 Rennes
06 00 00 00 00

Expériences et compétences

Depuis septembre 2018 : bénévole à l'association des Paralysés de France, Rennes
- Participation à des activités
- Soutien aux personnes en situation de handicap physique
- Meilleure connaissance des conséquences de certaines pathologies

Juillet-août 2018 : animatrice lors de deux séjours adaptés pour des adultes ayant une déficience intellectuelle, Vannes
- Accompagnement dans les actes de la vie quotidienne et des activités
- Propositions d'activités diversifiées selon les envies des vacanciers
- Travail au sein d'une équipe de 13 animateurs

Avril 2018 : stagiaire auprès d'un éducateur spécialisé travaillant en IME, St Malo (2 semaines)
- Observation du travail des éducateurs et des autres membres de l'équipe
- Échanges avec les enfants, participation à leurs activités

De septembre 2016 à février 2018 : bénévole à la maison de quartier St Patrick, Rennes
- Soutien scolaire hebdomadaire pour des enfants scolarisés à l'école primaire
- Observation des difficultés et mise en œuvre d'une pédagogie personnalisée

Août 2017 : travail en intérimaire, Rennes
- Adaptation à des missions et des équipes de travail variées

De septembre 2016 à juin 2017 : temps de ménage réguliers chez une dame âgée, Rennes
- Instauration d'un lien de confiance avec la personne
- Capacité à prendre des initiatives, à respecter des consignes
- Meilleure connaissance du public des personnes âgées

Études et diplômes

- **Juin 2018** : obtention du baccalauréat sciences et technologies de la santé et du social
- **Février 2018** : brevet d'aptitude aux fonctions d'animateur, approfondissement accueil de l'enfant handicapé
- **Octobre 2017** : attestation de formation à la prévention et secours civique niveau 1

Divers

- Permis B et véhicule personnel
- Pratique du violon depuis 11 ans
- Pratique du basket en club depuis 5 ans
- Goût pour la lecture et les travaux manuels

Évoquer ses expériences oralement

Si un jury en possession de votre CV vous demande de vous présenter pour débuter l'entretien, attention à ne pas réciter le CV tel qu'il l'a déjà sous les yeux, vous perdriez alors plusieurs minutes précieuses à lui redire ce qu'il sait déjà.
Appuyez-vous plutôt sur ce document pour prolonger ces expériences d'un commentaire, dites ce que cela vous apporte, par exemple.
Des questions fréquentes sont :

- « Avez-vous des expériences professionnelles et qu'en avez-vous retiré ? »
- « Vos expériences professionnelles vous semblent-elles utiles pour devenir un travailleur social ? »

Par ces questions, vous pouvez constater que le jury n'attend pas de vous une simple récitation de vos expériences. Le type d'expérience importe peu, ce qu'il faut soigner, c'est la mise en lien entre ce vécu et ce que vous êtes désormais capable de faire grâce à celui-ci.

Rédiger une lettre de motivation

CV et lettre de motivation sont deux documents complémentaires qui permettront au jury d'avoir quelques éléments sur votre parcours antérieur et votre profil avant de vous rencontrer. Par conséquent, la lettre de motivation ne peut pas être une répétition du CV. Chacun de ces deux documents a un but précis et cette lettre répond à d'autres attentes.

Comment présenter sa lettre ?

La lettre de motivation suit les règles françaises concernant la rédaction de tout courrier. Par conséquent, vous devrez indiquer en haut, à gauche : votre nom en majuscules suivi de votre prénom en minuscules, de votre adresse et d'un numéro de téléphone.
Votre courrier est adressé à quelqu'un. Il faut donc indiquer, un peu en dessous de votre identité et sur la partie droite de la feuille : le nom du destinataire (ou à défaut Monsieur le Directeur), le nom du centre de formation qui vous a convoqué à l'oral et son adresse.
Un courrier doit aussi être daté. Vous pourrez donc indiquer la date en haut à droite, ou en face du destinataire sur la partie gauche de la feuille, ou encore à la fin de votre lettre avant de la signer.
En effet, il ne faudra pas oublier de signer votre lettre. Vous n'aurez pas besoin de réécrire votre nom avant de signer puisque vous avez déjà indiqué votre identité en haut de la page.
Enfin, une lettre doit présenter un objet. Ici, ce sera « Lettre de motivation » ou « Exposé des motivations » ou « Lettre de présentation » ou « Présentation des motivations en vue d'une entrée en formation », etc.
Aujourd'hui, il est bien accepté qu'une lettre de motivation soit dactylographiée. Si le règlement de sélection de l'école ne mentionne pas qu'elle doit être manuscrite, vous aurez donc le choix. Si vous décidez de l'écrire à la main, veillez à laisser des marges à gauche comme à droite et à réaliser un document lisible et aéré.

Comment construire son propos ?

Tout comme un CV, une lettre de motivation doit tenir sur une seule page (sauf mention contraire indiquée dans le règlement de sélection du centre de formation où vous postulez). Cela nécessite d'être concis dans ses propos tout en essayant d'éviter les phrases banales qui ne retiendront pas l'attention du jury.
Nous vous proposons de construire votre lettre en trois paragraphes :

- le premier a pour but, en quelques phrases, d'expliquer ce que vous faites actuellement et pourquoi vous avez choisi de vous destiner à un métier du travail social;
- le deuxième est l'occasion de mettre en avant vos qualités et vos compétences pour travailler dans le secteur du social. C'est la démonstration de l'adéquation entre votre profil et votre projet professionnel ;

- enfin, dans le troisième paragraphe, vous pouvez expliquer pourquoi vous avez choisi ce centre de formation pour concrétiser votre projet professionnel. C'est l'exposé des motivations pour la formation et l'école.

Vous pouvez alors conclure votre lettre avec une phrase de salutations ouvrant sur la rencontre avec le jury.
Certains centres de formations vous demanderont d'exposer vos motivations dans un écrit de trois à cinq pages. La méthodologie restera alors la même, il suffira de détailler davantage chaque paragraphe.

Exemple de lettre de motivation

ALERY Anaïs
17 impasse des Roses
35000 RENNES
06 00 00 00 00

Rennes, le 3 septembre 2018

Monsieur Le Directeur
Institut Régional du Travail Social
Ville

Objet : exposé des motivations en vue d'une entrée en formation.

Monsieur,
Après avoir obtenu un baccalauréat « sciences et technologies de la santé et du social », je souhaite poursuivre mes études afin de devenir éducatrice spécialisé. En effet, ce métier représente pour moi...

Je pense que ce métier me correspond car je suis une personne très sociable qui va facilement vers les autres comme j'ai pu le constater lors de mes expériences auprès d'enfants, d'adultes ayant une déficience intellectuelle ou de personnes âgées. J'ai aussi le réel désir de pouvoir aider autrui car...

Je souhaite vivement pouvoir concrétiser mon projet professionnel et me former à l'exercice du métier au sein de votre institut de formation. Les recherches que j'ai pu faire ainsi que des témoignages d'étudiants m'ont permis de comprendre que votre école propose...

Dans l'attente de pouvoir exposer plus longuement mon projet professionnel et mes motivations, je vous prie d'agréer, Monsieur le Directeur, mes cordiales salutations.

Signature

Débuter son entretien par une présentation orale

Le jury dit : « Je vous écoute », « Présentez-vous », « C'est à vous », etc.
Autant d'invitations faites au candidat pour qu'il se présente. En effet, la grande majorité des oraux débute par un temps de parole libre durant lequel le candidat doit se présenter afin de permettre au jury de commencer à le connaître et de préparer les questions qu'il posera ensuite et qui seront en lien avec ce que le candidat aura exprimé dans sa présentation.

La prise de parole initiale

Elle est à soigner. En effet, elle amorce l'oral et permet au jury de se faire une première impression sur le candidat qu'il reçoit. Il est donc préférable que cette première impression soit favorable.
Pourtant, se présenter est un exercice difficile. La question de la présentation ne peut se réduire à la restitution orale du CV, elle permet de faire apparaître de nombreux autres éléments très intéressants pour un jury. Il faut donc trier, hiérarchiser, ordonner et développer les informations. Le candidat doit savoir quels sont les traits de caractère qui le définissent et quels sont les aspects de son histoire et de sa vie qui sont intéressants pour que le jury comprenne qui il est.
Il n'y a pas de méthodologie obligatoire à laquelle se conformer, certains éléments étant pertinents pour un candidat et inutiles pour un autre, mais il faut parvenir à construire une présentation exprimant tous les éléments que vous souhaitez faire connaître au jury.

Choisir son plan

Un plan classique serait :
- état civil : identité, âge, lieu de résidence, statut marital ;
- profession ou études suivies actuellement, parcours scolaire ;
- construction du projet professionnel ;
- profil psychologique : qualités, défauts, valeurs ;
- passion, loisirs, centres d'intérêt.

Cependant, ce plan présente plusieurs défauts.
D'abord, il est possible que le jury rebondisse sur vos propos concernant vos études par exemple et qu'il vous pose des questions vous éloignant de votre présentation. Vous n'aurez alors peut-être plus d'occasion d'évoquer vos passions et centres d'intérêt, qui sont pourtant des éléments intéressants parce qu'ils aident le jury à vous connaître, à savoir ce qui vous intéresse en dehors de votre envie de devenir un travailleur social et parce que ce sont de potentiels outils pour animer des activités éducatives durant votre carrière.
Ensuite, ce plan produit un effet « listing » puisque les informations apparaissent les unes à la suite des autres, sans lien. On aurait alors un candidat qui déclare : « Concernant mes qualités, je suis une personne énergique, organisée et souriante. D'autre part, mes défauts sont... » C'est une simple déclaration et le jury ne peut nullement savoir si ce sont des qualités que le candidat possède réellement ou s'il se les invente en pensant ainsi lui plaire davantage. Pour le savoir, le jury sera sûrement amené à questionner le candidat sur ces qualités, à lui demander de les illustrer, de les démontrer... il faudra en reparler.
Un autre plan possible consiste à lier les informations entre elles. Comme le plan précédent, il commence par l'état civil, mais ensuite, le candidat va retracer son parcours en mentionnant des traits de caractère ou des centres d'intérêt qui sont autant de justifications donnant de la véracité à son propos.

Ainsi, tout en présentant son parcours et ses différentes expériences, le candidat dépeint son profil psychologique et fait part de ses centres d'intérêt dans un propos construit et cohérent qui permet au jury de suivre le cheminement qui l'a amené à ce concours. L'évocation du métier et des motivations qui s'y rattachent doit être courte car il ne faut pas confondre la question de la présentation et celle des motivations pour le métier. Vous ne pouvez pas vous résumer à votre envie d'être un travailleur social !

Pour réaliser cette présentation, prenez le temps de définir votre plan en listant tout ce que vous souhaitez y faire figurer. Ensuite, essayer d'organiser les éléments de la façon la plus logique possible. Vous n'êtes pas tenu de suivre un ordre chronologique, certaines expériences peuvent être passées sous silence, d'autres, éloignées dans le temps, peuvent être citées simultanément afin de faire ressortir un aspect de votre personnalité...

Exemple commenté d'un extrait de présentation

« Je suis une personne énergique, je pratique plusieurs sports tels la natation, la course à pied et l'escalade, j'aime me confronter à de nouveaux défis. C'est peut-être aussi pour cela que j'ai décidé depuis 2 ans d'être bénévole au SAMU social. Au début, je ne savais pas si j'arriverais facilement à établir un contact avec les bénéficiaires, principalement des hommes vivant dans la rue, mais étant quelqu'un de souriant et de sociable, nous avons trouvé de nombreux sujets de conversations et j'ai développé des affinités avec un grand nombre d'entre eux. Aujourd'hui, c'est un réel plaisir pour moi de passer les voir chaque semaine et je sais que je suis attendu. Par le biais de ce bénévolat, j'ai constaté mes facilités relationnelles et c'est à cette époque que mon projet professionnel s'est consolidé... »

Tout en présentant ses loisirs et une de ses expériences, le candidat dépeint ici son profil psychologique dans un propos construit et cohérent qui permet au jury de suivre le cheminement qui amène le candidat à ce concours.

Durant cette présentation, ne vous contentez pas de nommer vos expériences, évoquez-les en faisant ressortir votre enthousiasme. Par exemple, ne réduisez pas vos propos à une simple déclaration telle que : « Je garde des enfants chaque semaine depuis un an. » En effet, cet élément pourrait être beaucoup plus intéressant dans le cadre d'une présentation bien construite : « Chaque semaine depuis un an, j'ai l'opportunité de m'occuper de deux enfants. C'est un moment que j'apprécie car je peux les voir évoluer au fil du temps. Cela m'a aussi permis d'apprendre à développer mon autorité et à faire preuve d'initiative et d'autonomie pour choisir les activités ou pour faire face à tous les imprévus qui peuvent survenir. »

À travers ce propos, le jury entend :

- « l'opportunité » et « j'apprécie ». Le jury perçoit alors que le candidat aime véritablement être en contact avec les enfants, cet emploi n'est pas uniquement un moyen de gagner de l'argent et cette aisance relationnelle est intéressante étant donné qu'il y a beaucoup de postes à pourvoir en tant que travailleur social auprès de ce public ;
- « développer mon autorité ». Le jury comprend que ce candidat a appris à prendre confiance en lui, à donner un cadre à ses actes et à ne pas se laisser déborder ;
- « faire preuve d'initiative et d'autonomie ». Le jury découvre que ce candidat sait endosser des responsabilités et les assumer.

Ainsi, en construisant votre propos d'une telle manière, vous permettez au jury de faire des liens entre vos expériences passées et le métier que vous souhaitez exercer. Vous parvenez à souligner l'adéquation qu'il y a entre votre profil, votre parcours et votre projet professionnel. Le jury comprend alors que vous êtes un candidat intéressant, possédant déjà des qualités utiles pour le métier.

À vous de jouer

Une fois le plan de votre présentation arrêté, apprenez à développer plus ou moins vos propos. Le jury peut vous demander une présentation succincte (deux à trois minutes), mais souvent se présenter consiste en un monologue d'une dizaine de minutes précédant la partie questions/réponses. Durant la présentation, il faut savoir trouver le juste milieu entre la simple liste de faits et les justifications à outrance qui risquent de vous faire perdre le fil et de vous embrouiller inutilement, car le jury vous posera en temps voulu des questions relatives à cette présentation.

ASTUCE

Nous vous déconseillons vivement de rédiger entièrement votre présentation car vous seriez tenté de l'apprendre et donc de la réciter à votre jury. C'est oublier que le fait de se préparer à un oral ne signifie pas apprendre par cœur un discours valable partout et tout le temps mais plutôt s'informer et réfléchir pour faciliter l'expression de sa pensée.
Un petit schéma avec les thèmes que vous souhaitez aborder et les liens qui vous permettent de passer d'une idée à l'autre nous semble suffisant.

Savoir expliquer l'émergence et la construction de son projet professionnel

Lors de la rencontre avec le jury, la question de l'émergence et de la construction du projet est très souvent abordée. Pourtant, il n'est pas toujours facile d'expliquer clairement ce qui a poussé, il y a peut-être des années, à une orientation vers le secteur social. Pour certains, le déclic est clairement identifié, mais pour d'autres, le choix se fonde plus sur une réflexion au long cours pendant laquelle ils ont d'abord écarté ce qu'ils ne voulaient pas faire avant d'affiner progressivement leur choix.
Quoi qu'il en soit, les phrases du type « c'est parce que j'ai toujours voulu aider les autres » ou « ce métier m'a toujours attiré » sont à proscrire. Le jury attend de vous un exposé détaillé de votre cheminement vers votre choix professionnel final. Réaliser une frise temporelle va donc vous aider à rassembler les éléments pour répondre plus facilement aux questions suivantes :

- Quel est l'élément déclencheur qui vous a orienté vers un métier du social?
- Depuis quand voulez-vous devenir ES, ASS ou EJE?
- Comment avez-vous découvert ce métier?
- Quelles ont été vos sources d'information pour bien connaître le travail d'un ES, ASS ou EJE?
- Pouvez-vous me parler des différentes étapes qui vous ont amené à élaborer ce projet professionnel?

Méthodologie

Sur une feuille, vous tracerez un axe vertical qui sera l'axe temporel sur lequel vous allez inscrire les dates et les événements marquants dans votre orientation.
Dans la colonne de droite, vous noterez vos ressentis, vos impressions, les éléments qui vous ont marqués, etc. Au fur et à mesure du temps, on doit constater que tout vous mène vers ce métier, que vous vous êtes bien renseigné et que votre projet est mûrement réfléchi.

Exemple de frise pour un candidat au concours éducateur spécialisé

Dates et faits	Analyse, ressentis, etc.
Octobre 2016 Rendez-vous avec un conseiller d'orientation. Il me présente des métiers en lien avec ma personnalité et me cite celui d'éducateur spécialisé.	Je connais partiellement les métiers qu'il évoque, je décide donc de me renseigner davantage par des recherches sur Internet.
Février 2017 Je vais à un forum des métiers. Échange avec un éducateur spécialisé qui travaille dans un CHRS, il m'explique les avantages et les inconvénients de son métier.	Je comprends que le travail n'est pas facile mais les enjeux (la réinsertion sociale de personnes marginalisées) m'intéressent fortement. Je ne connaissais pas cette structure, je décide donc de m'informer davantage sur les lieux de travail de l'ES.
Octobre 2017 Je passe mon BAFA. J'apprends à construire un projet d'activité en fonction d'un public visé, je découvre le travail au sein d'une équipe, j'encadre durant un stage un groupe de jeunes issus de quartiers populaires.	Je me sens très à l'aise dans ce travail et je sais qu'un éducateur spécialisé est lui aussi amené à faire tout cela. J'aime organiser des activités pour un groupe, mais aussi avoir des temps d'échanges plus privilégiés avec certains jeunes par moments. Ils me confient leurs problèmes, une relation de confiance s'instaure, ce que j'apprécie tout particulièrement.
Novembre 2017 à mars 2018 Je deviens bénévole au Samu social durant tout l'hiver.	Je pense qu'il n'est pas nécessaire d'avoir achevé ma formation d'ES pour commencer à accompagner des personnes en détresse sociale, le bénévolat est un autre moyen de s'engager dans l'action sociale. Bien qu'il n'y ait pas d'éducateur spécialisé présent lors des maraudes, cette expérience me permet de découvrir un nouveau public, d'échanger avec des bénévoles de tout âge et de développer des capacités d'écoute et d'échange avec les bénéficiaires. De nouveau, je constate que je me sens vite à l'aise et que j'apprécie les contacts humains variés que je peux vivre dans cette association.
Janvier 2018 Je rencontre un éducateur spécialisé intervenant dans une équipe d'action éducative à domicile.	Puisque j'ai maintenant l'habitude d'encadrer des jeunes dans l'animation, je souhaite apprendre le rôle d'un éducateur spécialisé auprès de ce même public. L'aspect préventif de son action retient tout mon intérêt car cela contribue à éviter des placements et donc des séparations entre le jeune et sa famille. De plus, il travaille auprès des familles pour le bien-être des jeunes, ce qui lui permet de réaliser un accompagnement global tandis que dans l'animation, je regrette de n'avoir jamais vraiment le temps d'échanger avec les familles sur l'attitude de leur enfant.
Mars 2018 Je rencontre un étudiant en 2e année de formation d'éducateur spécialisé et je passe le concours.	L'étudiant me parle de ce qu'il vit dans ses études et cela me semble passionnant. En effet, je découvre que les étudiants participent beaucoup durant les cours, qu'il y a peu de contrôles de connaissances basés sur l'apprentissage par cœur mais beaucoup de travaux de recherche à réaliser seul ou en groupe. Il me parle aussi de ses stages et du rôle qu'il commence à avoir auprès des usagers. À travers tout ce qu'il me dit, je constate que j'ai très envie à mon tour de vivre cette formation.

Exposer ses motivations

Votre motivation, c'est-à-dire ce qui fonde votre désir de devenir un professionnel du travail social, est un élément central au moment des oraux. Connaître le métier avec précision et avoir un profil adapté ne suffisent pas, il faut vouloir l'exercer et parvenir à l'exprimer.
Mais exprimer clairement sa motivation est difficile. Généralement, on ressent de l'intérêt pour un métier, on « sait au fond de soi » qu'on a trouvé sa voie. Mais le jury ne se contentera pas de cela, il a besoin de vous entendre décortiquer les raisons qui vous amènent à choisir ce métier.

ASTUCE

Pour exprimer vos motivations, il faut parvenir à lier connaissances et personnalité, c'est-à-dire ce que vous savez du métier et ce que vous voulez trouver dans le cadre de votre travail pour pouvoir vous épanouir professionnellement.

Des erreurs à éviter

« Parce que je veux être utile. »

C'est une motivation extrêmement fréquente de la part des candidats aux concours du travail social. Cependant, cette phrase n'est en rien déterminante pour un jury. Quels sont les métiers inutiles ? Pour quelles raisons verserait-on un salaire à quelqu'un qui fait quelque chose qui ne sert à rien ?
Tout métier est utile, il vient répondre à un besoin et c'est pour cela que les métiers naissent, évoluent et disparaissent en fonction des besoins de la société. Par conséquent, vous ne serez pas plus utile en étant travailleur social qu'en faisant autre chose, mais faire autre chose ne vous intéresse peut-être pas. Au-delà de l'utilité, qui est commune à tous les métiers, c'est la finalité de la mission du professionnel qui peut être une forte motivation pour vous : le fait d'aider un individu à vivre au mieux dans son environnement peut être un but qui vous donne envie de vous investir, qui vous motive pour l'ensemble de votre carrière. Dans votre propos, il faudra donc expliquer au jury pourquoi la finalité de l'action du professionnel vous intéresse.

« Parce que je pourrai travailler auprès d'un public varié, confronté à des difficultés différentes et qu'il y a de multiples lieux d'exercice. »

Faire ce constat est tout à fait vrai mais ce n'est qu'un constat. En quoi ces diverses possibilités vous semblent-elles attirantes ?
Quand on approfondit l'idée du changement, c'est souvent l'absence de routine générée par ce cadre de travail qui ressort, mais évoquer cette idée ne suffit pas : il faut expliquer pourquoi l'absence de routine est un atout pour vous dans un métier. Cela ne va pas de soi, la routine permet de bien connaître ce que l'on a à faire, c'est rassurant de se sentir compétent, de pouvoir anticiper sur ce qui va se passer, etc. Mais ce n'est pas ce qui vous motive, pourquoi ?
Retenez que, même en travaillant longuement dans une même structure, la routine et le travail social sont difficilement conciliables. À partir du moment où le métier est basé sur l'accompagnement d'autrui, la mission pourra être identique, mais ses modalités de mise en œuvre seront à reconstruire à chaque fois puisque chaque personne est unique.

« Parce que j'aime les enfants. »

Cet argument est prépondérant dans le discours des étudiants au concours EJE. Il est vrai que c'est un métier qui destine à travailler avec les jeunes enfants de la naissance à sept ans et qu'il vaut mieux avoir un certain attrait pour ce public, mais ne cibler que cet aspect du métier dans l'exposé de ses motivations démontre une vision très partielle et erronée du travail.

L'EJE accompagne les jeunes enfants dans leur éveil et contribue à leur développement, mais il le fait au sein d'une équipe. Pour réaliser ses missions, il s'appuie sur le concours de partenaires extérieurs et surtout, les jeunes enfants ont des parents ! Ce qui nécessite de les rencontrer, d'échanger avec eux, etc. Faites attention en exposant vos motivations pour ce métier à ce que le jury ne puisse pas interpréter vos propos comme une envie de fuir le monde des adultes, de ne pas en rencontrer parce que vous avez des difficultés à vous positionner auprès d'eux. Rappelez-vous, les EJE sont souvent amenés à gérer une équipe.
D'autre part, soyez conscient des difficultés du travail avec les jeunes enfants : ils peuvent être agressifs, colériques, bruyants, il faut les aider à se socialiser, c'est-à-dire savoir dire non et accepter que cela les contrarie... Le travail dans les structures d'accueil de la petite enfance n'est pas simple.
Enfin, dans le travail quotidien, on ne vous demande pas d'aimer les enfants dont vous aurez à vous occuper, c'est à leurs parents de leur témoigner leur amour. Votre rôle consiste à contribuer à leur éducation et à leur épanouissement avec bienveillance.
Réfléchissez à ce que vous aimez plus précisément chez les enfants et à ce que vous apporte le fait de les côtoyer chaque jour.

ASTUCE

Pour aider le jury à percevoir la sincérité de vos motivations pour le métier, faites attention à votre attitude. Il ne suffit pas d'avoir un discours bien construit, il faut que votre attitude soit en adéquation avec vos propos. Déclarer « (...) et donc pour ces différentes raisons, je veux vraiment devenir un travailleur social et je suis impatient de débuter la formation » perdra de sa force de conviction si vous le dites d'une voix hésitante, avec un regard fuyant. Vos motivations doivent vous amener à sourire, on doit percevoir le plaisir que vous avez à la simple évocation du métier. Regardez votre jury dans les yeux et n'ayez pas peur d'en faire trop. Voici quelques amorces de phrases pouvant être utilisées pour présenter vos motivations :

- Ce que je trouve passionnant dans ce métier...
- J'attends avec impatience de pouvoir...
- Je suis vraiment intéressé par le fait de...
- En exerçant ce métier, j'aurai l'opportunité de...
- Ce métier correspond tout à fait à mes attentes car...

À vous de jouer

Entrainez-vous à exprimer vos motivations en les approfondissant suffisamment pour qu'elles soient tout à fait spécifiques au métier qui vous attire et non transposables à d'autres métiers.
Par exemple, si vous voulez être ASS afin d'accompagner les individus dans la recherche de solutions à leurs problèmes, pourquoi ne pas faire carrière en tant que psychologue ? Et que ferez-vous en cas de problème sans solution ?
Pour vous aider, vous pouvez prendre le temps de réfléchir aux motivations possibles présentées ci-dessous et essayer de justifier à voix haute l'importance qu'elles ont à vos yeux.

- Est-il important pour vous d'avoir de l'autonomie dans votre travail ?
- Est-il important pour vous que votre travail vous intéresse ?
- Est-il important pour vous que votre travail soit bien rémunéré ?
- Est-il important pour vous d'avoir des responsabilités professionnelles ?
- Est-il important pour vous de travailler au sein d'une équipe ?
- Est-il important pour vous de rencontrer de nombreuses personnes sur votre lieu de travail ?
- Est-il important pour vous d'exercer dans un domaine professionnel préservé du chômage ?
- Est-il important pour vous d'avoir la possibilité d'évoluer dans votre travail ?
- Est-il important pour vous d'avoir le sentiment de faire quelque chose d'utile ?
- Est-il important pour vous d'avoir un métier qui amène à se déplacer, à être en mouvement ?

- Est-il important pour vous d'avoir des horaires fixes ?
- Est-il important pour vous d'avoir un métier conciliable avec une vie de famille ?

Après avoir réfléchi à vos attentes et à vos motivations, vous serez prêt à répondre à cette liste de questions que les jurys posent fréquemment pour mieux percevoir les motivations des candidats.

- En dehors d'une formation en lien avec le travail social, y a-t-il d'autres études qui vous intéressent ?
- Qu'auriez-vous fait si le travail social n'avait pas existé ?
- Qu'est-ce qui pourrait vous dissuader de devenir un travailleur social ?
- Combien de fois pensez-vous tenter ce concours avant de renoncer ?
- Pourquoi avoir attendu si longtemps avant de tenter le concours ?
- Si vous avez déjà tenté le concours sans succès, pourquoi vous présentez-vous de nouveau à la sélection ?
- Quel a été l'élément vous motivant à passer le concours cette année ?
- Pourquoi avoir choisi de devenir éducateur plutôt que psychologue ou enseignant ?
- Auriez-vous pu faire carrière dans le commerce ?
- Qu'est-ce qui vous attire dans ce métier ?

Trouver un exemple explicite

Malgré tout le soin que vous pourrez apporter à l'exposé de vos motivations, sachez que la très grande majorité des candidats se présentant au concours s'est bien renseignée et est réellement motivée. Il sera donc difficile de vous distinguer par votre façon d'évoquer le métier que vous souhaitez exercer et ce qui vous plait dans celui-ci.

L'envie d'être utile et d'améliorer le quotidien des individus, la diversité des publics et des lieux de travail, la relation de confiance qui s'instaure entre l'usager et les travailleurs sociaux, le travail en équipe, etc., sont les grandes motivations mises en avant par les candidats et le jury les a entendues maintes fois.

Vous pouvez cependant tenter de marquer l'esprit du jury afin qu'il vous retienne parmi les personnes admises à entrer en formation en vous appuyant sur votre vécu et en ponctuant vos propos d'exemples concrets. Ceux-ci vous appartiennent, vous êtes le seul à les avoir vécus, vous serez donc le seul à les évoquer lors de l'entretien et cela peut marquer positivement votre prestation. Illustrer vos propos est un conseil valable pour l'ensemble de l'entretien et particulièrement au moment d'expliquer vos motivations.

Méthodologie

Trouvez dans votre vie professionnelle, vos expériences de stage ou de bénévolat, voire dans votre vie personnelle ou vos lectures, un exemple de situation qui rassemble les éléments qui vous amènent à vouloir exercer ce métier et détaillez cette scène de façon très précise.

Il ne s'agit pas de retrouver la situation qui vous a amené à construire ce projet professionnel, mais une situation vécue qui vous a permis d'être convaincu que vous étiez vraiment fait pour ce métier-là.

Quand vous avez trouvé la situation, décortiquez-la en précisant : Qui ? Où ? Quand ? Pourquoi ? Comment ? Quels étaient mes pensées, mes ressentis, mes observations ?

Le but est d'évoquer cette situation de façon précise afin de permettre au jury de vous imaginer dans cette circonstance avec tous les éléments importants pour se représenter la scène. Le temps de cet exemple, il doit pouvoir « vivre » l'action comme s'il regardait un film et comprendre que ce métier doit devenir le vôtre.

Exemple commenté

Un candidat au concours d'éducateur spécialisé a choisi une situation de stage vécue dans un SAVS (*cf.* chapitre 5).
Quand le jury lui demande : « Pourquoi pensez-vous que le métier d'ES peut vous convenir ? », il lui raconte son exemple.

« J'en ai été vraiment convaincu lors de mon stage au SAVS où j'ai rencontré Bruno, un homme de 52 ans qui y vit avec son frère. Cependant, lorsque j'ai débuté mon stage, son frère avait été hospitalisé dans un service de psychiatrie, car il avait fait une grave crise d'angoisse et Bruno s'était muré dans le silence. À plusieurs reprises, j'ai essayé de lui parler, de lui sourire, mais il restait indifférent à toutes mes tentatives d'approche. L'ensemble de l'équipe avait également constaté le mal-être de Bruno et, lors d'une belle après-midi, une éducatrice a décidé de faire une promenade avec trois usagers, dont Bruno. Elle m'a proposé de l'accompagner.
Durant cette sortie, Bruno a commencé à cueillir des fleurs et je suis allé lui parler de son bouquet. Pour la première fois, il m'a répondu et il m'a expliqué qu'il cueillait des fleurs parce que, si son frère rentrait aujourd'hui, cela lui ferait plaisir. Ce bouquet de fleurs a été le début d'une conversation que nous avons eue durant toute la sortie et petit à petit, en parlant de différentes choses, j'ai vu le visage de Bruno qui se détendait, il a même souri. J'ai été tellement heureux à ce moment-là que j'ai raconté la scène à ma tutrice de stage, l'éducatrice qui avait proposé cette sortie. Elle m'a alors expliqué qu'elle espérait en effet que cette sortie allait pouvoir changer les idées à Bruno, qu'en quittant l'institution, l'absence de son frère allait être pour lui moins pesante.
C'est vraiment cela que j'aime dans ce métier, les actes peuvent paraître très simples, anodins, et pourtant ils peuvent aussi avoir de grandes conséquences sur les individus quand ils sont bien choisis. Cette promenade est pour moi inoubliable et j'ai vraiment envie que mon quotidien professionnel soit ponctué d'autres moments de ce type. Je sais que j'aurais beaucoup de plaisir à retrouver chaque jour les usagers et à trouver de bonnes idées pour les voir heureux. C'est pour cela que je veux devenir éducateur spécialisé. »

Un discours de ce type-là, expliqué avec une attitude non verbale adaptée, c'est-à-dire avec des yeux qui pétillent de joie à l'évocation de cette rencontre avec l'usager, montre que la personne sait ce qui l'attend quand elle sera professionnelle, a une réelle motivation à s'impliquer dans un métier de l'aide à l'autre et a compris le sens du travail de l'éducateur. Beaucoup d'éléments sont d'ores et déjà réunis pour permettre au jury de penser que ce candidat fera un bon professionnel.

CHAPITRE 42

Développer des connaissances sur l'exercice professionnel

La connaissance du métier est un thème de questionnement central dans tous les entretiens de sélection. La raison est évidente : comment peut-on être intéressé par un métier qu'on connaît mal ?
Le jury va donc vous poser de nombreuses questions sur le quotidien des professionnels, leurs missions et leurs lieux d'exercice, afin d'évaluer le réalisme de votre projet : savez-vous finement ce qui vous attend en embrassant une carrière dans le social ou bien vous êtes-vous contenté de quelques stéréotypes ? D'autre part, l'exposé de vos motivations ne peut être pertinent que s'il se fonde sur des raisons précises issues de recherches poussées. Différents moyens s'offrent à vous pour collecter ces informations.

Réaliser des stages

Le stage est la situation idéale pour vérifier « de l'intérieur » si la représentation du métier que vous vous étiez construite à partir des informations collectées correspond à la réalité, mais aussi si votre personnalité vous permet de vous sentir à l'aise au sein d'une équipe et au contact du public accueilli. Beaucoup de candidats aux concours sociaux ont réalisé un ou plusieurs stage(s) et le jury apprécie ces démarches formatrices pour peu qu'elles soient analysées et questionnées.

Avant de réaliser un stage, élaborer un projet

Le projet de stage est un document qui va vous permettre de mieux exprimer vos attentes vis-à-vis de cette expérience. Ce document sera une trace de votre état d'esprit avant d'aller sur le terrain et il vous aidera quand l'heure de faire le bilan sera venue. Vous pourrez alors confronter vos motivations pour le stage à votre vécu.

À vous de jouer

Rédigez votre projet de stage à partir de la trame suivante.

Trame du projet de stage.

Mes motivations pour cette structure	Pourquoi ai-je choisi ce lieu ?
Mes attentes et mes objectifs	– Ce que je veux découvrir sur la structure, le public accueilli et le travail des professionnels – Ce que je voudrais mettre en place – Les professionnels que je veux interroger et accompagner

Mes craintes	Ce que j'appréhende dans la rencontre avec ce public et cette équipe professionnelle
Les questions que je souhaite poser	-- -- ---

Durant le stage, être actif, observer et s'informer

Une fois le stage commencé, il s'agit de détailler ce qui se passe dans la journée d'un professionnel. Du matin quand il arrive au soir quand il repart, que fait-il ? Vous devez distinguer le fait (voilà ce qui se passe) du ressenti (voilà le sentiment que j'en ai). Cette séparation revêt une importance considérable dans la compréhension du métier : elle vous permet d'isoler les faits et de mettre en mots votre analyse, votre opinion personnelle qui aura tant d'importance lors de l'oral. Prenez un maximum de notes sur tout ce que vous pouvez observer, posez des questions aux différents professionnels et notez leurs réponses. Le jury vous demandera souvent ce que vous avez appris durant ce stage, il aime constater que vous avez été curieux, que vous avez profité de cette expérience pour accroître vos connaissances sur le métier, le fonctionnement de la structure, le public accueilli, etc.

À la fin du stage, récapituler

Vous devez être capable d'évoquer :

- le fonctionnement de l'établissement : quels sont les professionnels employés et ce qu'ils font dans la structure, comment est financée l'institution ;
- le public accueilli, ses spécificités et les missions des professionnels les concernant ;
- le déroulement d'une journée ordinaire ;
- les partenaires de l'institution ;
- l'organisation du travail au sein de l'équipe et les différentes réunions entre professionnels ;
- les écrits professionnels qui sont réalisés et les documents remis aux usagers (règlement intérieur, projet individuel de prise en charge, etc.).

N'oubliez pas de vous demander également ce qui vous a déplu. Aucun métier n'est parfait, il vous faut donc repérer ce qui constitue pour vous des inconvénients.

Après le stage, l'analyse et la réflexion sur le vécu

Au-delà de la simple retranscription du vécu, il vous faut développer votre opinion personnelle sur cette expérience ; c'est cela qui fera la valeur du stage. Cette analyse de votre vécu vous sera très utile car à une question ouverte du type « Avez-vous fait des stages ? », vous ne pouvez pas vous contenter de lister les stages réalisés, il vous faut spontanément expliquer ce que chaque expérience vous a apporté.

Pour cela, reprenez votre projet de stage et vos notes quotidiennes. Vos objectifs sont-ils remplis ? Cela s'est-il passé comme vous le pensiez ? Avez-vous été surpris ? Que vous a-t-il été facile de réaliser ? Qu'est-ce qui vous a mis en difficulté mais que vous avez réussi à surmonter ? Qu'est-ce qui vous semble à travailler ?

Comparez vos attentes (elles sont notées dans votre projet de stage) avec la réalité du terrain. Au terme de cet exercice, vous devriez être capable de verbaliser clairement votre évolution dans la connaissance du métier et de ses pratiques.

Enfin, n'oubliez pas d'établir un lexique du vocabulaire professionnel et des sigles que vous avez recueillis au cours de cette expérience.

Rencontrer des professionnels

Faire un stage est le meilleur moyen de découvrir par soi-même le métier et le public en partageant quelques jours de la vie d'une structure, mais cela n'est pas toujours possible. Dans ce cas, vous pouvez décider de réaliser des entretiens.
L'entretien est une autre façon d'affiner sa connaissance du métier : la personne la mieux placée pour vous en parler est encore celle qui l'exerce au quotidien. Nous vous invitons donc à contacter des professionnels et à vous rendre sur leur lieu de travail afin de les questionner. Le jury sera sensible à vos démarches actives pour vous renseigner au mieux sur le métier et il voudra souvent vous entendre les évoquer en vous demandant : « Avez-vous déjà pu échanger avec un travailleur social ? », « Connaissez-vous des personnes exerçant ce métier ? », « Que retenez-vous de vos rencontres avec les professionnels ? », ou encore « Qu'avez-vous mis en œuvre pour vous renseigner sur le métier ? ».
Ainsi, il est important d'aller à la rencontre de ceux qui exercent la profession qui vous intéresse car cela permet de comprendre certaines réalités quotidiennes du métier pas ou peu évoqués dans les brochures d'orientation.
Les questions possibles sont très nombreuses et vous ne pourrez pas tout savoir en une rencontre. De plus, comme tout témoignage, celui-ci sera nécessairement subjectif, influencé par les ressentis du professionnel, qu'il soit enthousiaste ou en période de doutes. C'est notamment pour cela qu'il est utile de multiplier ces temps d'échange individuel avec des travailleurs sociaux. Vous pourrez alors peu à peu poser toutes les questions qui vous intéressent et parfois poser plusieurs fois la même question à des personnes différentes afin de comparer leurs opinions.

Comment préparer sa rencontre ?

Lorsqu'un professionnel vous accorde du temps pour vous recevoir et répondre à vos questions, il serait inconvenant d'arriver sans savoir ce que vous voulez lui demander. Cette rencontre doit vous être la plus utile possible et, puisque le temps est compté, il vous faudra orienter les propos du professionnel vers ce qui vous intéresse le plus.
Pour cibler cela, prenez des renseignements généraux sur la structure dans laquelle il exerce. Si vous arrivez à l'entretien avec des connaissances globales, le professionnel pourra vous expliquer les modalités de fonctionnement propres à son lieu de travail et vous ne l'obligerez pas à passer du temps à vous dire ce que vous pouviez trouver très facilement sur Internet ou dans un livre. Cela démontrera votre intérêt réel pour la structure et vous permettra d'avoir plus d'informations sur les points que seul un travailleur social exerçant dans le lieu connaît.

Quelles questions poser ?

Avant la rencontre, réfléchissez aux questions que vous souhaitez poser et essayez de les regrouper par grands thèmes. Voici quelques exemples de thèmes possibles :

- le parcours du professionnel avant d'entrer en formation ;
- la formation et les stages réalisés ;
- les endroits où il a travaillé avant d'arriver dans ce lieu ;

- le travail au quotidien dans cette structure ;
- les perspectives professionnelles.

Vous pouvez choisir d'interroger le professionnel sur toute sa trajectoire à partir d'un guide d'entretien ou vous focaliser sur son travail actuel par des questions précises du type :

- Pourquoi avez-vous choisi de travailler dans cet endroit ?
- Comment se déroule une journée type ?
- Quels sont les autres professionnels qui travaillent dans ce lieu et comment se répartit le travail entre vous ?
- Connaissiez-vous ce type de public avant de venir travailler ici ?
- Trouvez-vous que la formation vous a bien préparé à exercer les tâches qui vous incombent dans cette structure ?
- À quelles occasions pouvez-vous rencontrer les familles des usagers ?
- Êtes-vous amené à accompagner les usagers dans d'autres institutions dans le cadre de votre travail ?
- Qu'est-ce que vous appréciez le plus dans votre travail ?
- Qu'est-ce qui est difficile dans ce travail ?
- Avez-vous des professionnels auxquels vous pouvez faire appel en cas de difficultés dans votre travail quotidien ?
- Pensez-vous bientôt changer de lieu de travail ?
- Quels types de difficultés rencontrent les personnes que vous accompagnez et quels sont vos outils pour les aider à solutionner leurs problèmes ?
- Quelles sont les qualités à posséder pour travailler dans ce lieu ?

Durant l'entretien, vous tenterez de poser les questions que vous avez préparées mais il ne faut pas vous enfermer dans cette liste de questions. Soyez suffisamment attentif pour savoir saisir un thème auquel vous n'aviez pas pensé et qui pourrait être spontanément évoqué par le professionnel.
Et surtout, n'oubliez pas de prendre des notes ! Ne vous fiez pas à votre seule mémoire car cet échange est comme une matière première que vous collectez, il vous faudra ensuite la travailler. Si vous ne pouvez pas prendre de notes ou enregistrer les propos du professionnel rencontré, essayez de retranscrire tout ce dont vous vous souvenez dès la fin de l'entretien.

Que faire des propos collectés ?

Face au jury, vous ne pourrez pas vous contenter de répéter ce qui vous a été dit. C'est inintéressant puisque ce sont les paroles d'un autre. Le jury n'est pas là pour les évaluer ! Il va donc chercher à percevoir comment, rencontre après rencontre, vous avez clarifié votre vision du métier, vous avez pris conscience des aspects positifs mais aussi des aspects négatifs...
Par conséquent, il vous faudra réaliser un travail de réflexion personnelle sur les propos collectés en tentant de faire ressortir ce que ces rencontres ont confirmé, infirmé et modifié dans votre projet. En vous écoutant, le jury doit être persuadé que votre projet professionnel s'est construit sur des connaissances solides sur ce métier et ses spécificités.

ASTUCE

Pour permettre au jury de constater facilement comment les rencontres vous ont permis de progresser dans votre réflexion, nous vous proposons de rédiger les réponses que vous pensez obtenir avant de rencontrer le professionnel.
Ceci vous permettra, après l'interview, de comparer les réponses que vous escomptiez et celles qui vous ont été fournies. Pendant votre oral de sélection, il sera particulièrement intéressant de revenir sur ces écarts et de faire part de la réflexion que vous avez menée à ce sujet.

Exemple de travail à réaliser pour chacune des questions posées durant un entretien avec un éducateur de jeunes enfants.

Question choisie	Pourquoi je veux aborder ce point	Éléments de réponses de l'EJE interrogé	Analyse personnelle
Le métier est-il très fatigant ?	Je sais que c'est un métier qui engendre de la fatigue du fait du bruit omniprésent et du travail auprès des enfants qui nécessite de les porter, de s'accroupir à leur hauteur, de jouer avec eux assis par terre, etc. Je pense que ce n'est peut-être pas facile de gérer cette fatigue physique.	Oui, c'est un métier fatigant, mais chaque EJE va trouver des solutions individuelles pour y faire face et se ressourcer. Le travail en équipe peut notamment être une bonne source de soutien quand l'équipe fonctionne bien et on apprend les bonnes postures ergonomiques en formation pour ne pas se faire mal au dos ou aux genoux au fil du temps.	N'ayant jamais été dans ce genre de situation durant une longue période, je ne sais pas comment je pourrais réagir. Je pense que les périodes de stage doivent être très importantes pour expérimenter la fatigue et devoir y faire face, mais aussi pouvoir prendre du recul si on se sent submergé par celle-ci et observer comment font nos collègues.

Des erreurs à éviter

Un candidat pourrait dire : « J'ai eu l'occasion de rencontrer une éducatrice spécialisée travaillant en FAM (cf. chapitre 5). Elle m'a dit qu'elle aimait bien son travail, mais qu'elle se posait beaucoup de questions par rapport aux résidents qui n'arrivent pas à parler. Elle trouve que ce n'est pas toujours simple de les comprendre et donc de pouvoir répondre à leurs besoins. Elle m'a dit aussi que le travail avec les autres membres de l'équipe se passait bien et que ses horaires de travail l'amenaient à travailler soit de 7 heures à 14 heures, soit de 13 h 30 à 20 h 30. »
Ce candidat ne fait que répéter ce qui lui a été dit. C'est sans intérêt pour le jury puisque ce ne sont pas les propos de l'éducatrice qu'il doit évaluer, mais bien la capacité du candidat à intégrer la formation et à exercer la profession. Ce qui compte, ce n'est pas l'échange en tant que tel mais ce que vous allez en faire.
Par exemple, suite au même échange, le candidat ayant écrit ce qu'il pensait obtenir comme réponses avant l'interview pourrait dire : « J'ai eu l'occasion de rencontrer une éducatrice spécialisée travaillant en FAM. Ce qui m'a marqué, c'est qu'elle a insisté sur les questions qu'elle se posait vis-à-vis des résidents qui n'arrivent pas à parler. J'ai été surpris qu'elle aborde ce point car avant d'échanger avec elle, j'imaginais que le plus dur dans ce type de structure était la fatigue physique vu qu'il faut soulever les personnes et les assister dans les gestes de la vie quotidienne. Mais en l'entendant parler de sa frustration de ne pas toujours bien comprendre le résident et donc de ne pas savoir si elle répond à ses besoins, j'ai compris que l'envie de bien faire et le sentiment de ne pas toujours y parvenir peuvent être des difficultés psychologiques plus importantes que les difficultés physiques. »

S'investir dans le bénévolat

En complément des stages, vous pouvez réaliser d'autres expériences qui vous permettront d'affirmer votre projet professionnel auprès d'un jury. Certains emplois permettront cela, tout comme le bénévolat.
En effet, si en stage vous avez l'opportunité d'observer des travailleurs sociaux en action, il s'agit le plus souvent d'un stage de découverte qui ne vous permet pas de prendre des initiatives et des responsabilités. Par le biais du bénévolat, vous allez pouvoir vous investir dans un projet, voire le réaliser

de A à Z, ce qui témoigne de votre maturité et de votre capacité d'initiatives. De plus, de nombreuses associations œuvrent auprès d'un public qui est accompagné par des travailleurs sociaux. Le bénévolat sera alors l'occasion de confirmer votre capacité à accompagner ces personnes.
Lors de l'entretien d'admission, vous serez sûrement amené à expliquer que vous souhaitez accompagner des individus qui rencontrent des difficultés pour les aider à améliorer leur quotidien. Au-delà de ces belles déclarations d'intention, le jury appréciera grandement que vous ayez déjà agi en ce sens. De nombreuses associations recherchent des bénévoles pour accroître les services qu'elles rendent à un public. Pourquoi attendre davantage avant de vous engager en tant que bénévole dans l'une d'entre elles ?

Réaliser des lectures spécialisées

La question de vos lectures est très souvent abordée lors de l'entretien d'admission. Il est important d'avoir lu au minimum deux ou trois ouvrages en lien avec le travail social (*cf.* Bibliographie). Cela démontre que :

- votre intérêt pour le domaine du social se manifeste également par des lectures facultatives ;
- vous avez pris conscience de l'utilité des apports théoriques pour mieux comprendre les usagers ou pour enrichir votre réflexion sur des problématiques diverses ;
- vous savez qu'il vous faut apprendre et vous former pour améliorer vos attitudes sur les terrains professionnels.

Faire une fiche de lecture

Afin de garder une trace écrite de vos lectures et d'effectuer un temps de réflexion sur le livre, nous vous invitons à réaliser des fiches de lecture. Pour cela, il vous faut :

- rédiger un court résumé du livre, une demi-page suffit car le jury n'aura pas envie de vous entendre expliquer le contenu du livre dans ses moindres détails (en général, il le connaît déjà). Il suffit de démontrer que vous avez lu le livre ;
- construire une analyse du livre dans laquelle vous chercherez à expliquer les apports de cette lecture à votre projet professionnel ;
- sélectionner certains passages, ceux qui vous ont le plus amené à réfléchir, et essayer d'expliquer pourquoi vous adhérez aux propos de l'auteur ou pourquoi, au contraire, vous avez une opinion différente. Si cela s'y prête, n'hésitez pas à mettre en relation les propos de l'auteur avec ce que vous avez pu observer durant des stages, des faits d'actualité, d'autres lectures, des propos collectés lors d'entretiens avec des travailleurs sociaux, etc.

Questions types analysées

Les structures

- Que signifie CMPP, PMI ou CHRS ?
- Pouvez-vous me parler du public accueilli dans un IME ?
- À quoi sert un centre maternel ?
- Citez-moi toutes les structures qui emploient des EJE que vous connaissez.

NOTE

Pour découvrir les structures où exercent les travailleurs sociaux et mieux comprendre les problématiques sociales, vous pouvez vous référer au chapitre 5, à la bibliographie indicative présentée en fin d'ouvrage et à la liste d'abréviations.

Toutes ces questions permettent au jury de vérifier votre réel intérêt pour le secteur. Les attentes du jury seront limitées à une connaissance globale des lieux, vous en saurez davantage lorsque vous serez en formation. Cependant, le fait de pouvoir répondre à ces questions démontre que vous avez lu, que vous vous êtes renseigné sur les débouchés professionnels et que vous avez pris conscience du fait que le travail varie en fonction de l'endroit où on l'exerce.
D'autres questions vous invitent à vous projeter dans un avenir de travailleur social.

- Dans quelle structure souhaiteriez-vous travailler dès l'obtention de votre diplôme ?

Peu importe que vous y ayez fait un stage ou non, vous pouvez la connaître à travers ce qu'en dit un professionnel, une lecture, un reportage, des témoignages trouvés sur Internet, etc.
Il faut aussi montrer que vous savez prendre du recul sur ce que vous avez vécu en stage ou lu, car on ne peut résumer un type de structure à un seul exemple. C'est pourquoi il vaut mieux se baser sur le public accueilli et la mission principale du lieu (qui sont fixes dans toutes les structures d'un même type) que sur le fait que l'ambiance était chaleureuse ou que le travail en équipe se passait bien durant votre stage !
Il vous faut expliquer ce qu'est cette structure, ce qu'y fait l'assistant de service social ou l'éducateur et expliquer les raisons qui vous font apprécier plus particulièrement ce lieu.
En conclusion, vous pouvez ouvrir sur le fait que la formation vous aidera à avoir une représentation plus précise de l'ensemble des terrains professionnels possibles et que vous avez encore le temps de revoir votre opinion sur ce lieu avant le début de votre carrière.

Les stages

- Avez-vous déjà réalisé un stage de découverte du métier ?

La question étant très globale, elle appelle un développement assez long qui fera état des raisons qui vous ont amené à réaliser ce stage dans ce lieu (objectifs, durée, etc.) et d'une brève description du travail des professionnels. Ce point doit être court car ce n'est qu'une description de faits sur lesquels vous n'aviez pas la possibilité d'agir. En revanche, vous compléterez la description avec une analyse personnelle sur les apports de ce stage dans votre construction de projet professionnel. Il faut parvenir à expliquer les raisons qui font que ce stage est venu confirmer et amplifier votre envie de devenir un professionnel du travail social. Évoquez ce qui vous a intéressé dans le fait de côtoyer les usagers et d'observer le travail réalisé dans la structure.

- Qu'est-ce qui vous a le plus intéressé pendant le stage ?
- Quels sont les points positifs et négatifs que vous retenez de ce stage ?
- Parlez-moi d'un moment où vous avez pu être en difficulté.
- Pourriez-vous faire carrière dans cette structure ?

En général, les candidats sont enthousiastes lorsqu'ils évoquent leurs stages, et ils ont de nombreux points positifs à mentionner. Cependant, le travail social n'est pas un milieu de travail facile et le jury attendra de vous que vous sachiez prendre du recul, comprendre qu'il y a des moments qui sont plus difficiles à gérer même si cela ne vous a pas fait renoncer à votre projet.
D'autre part, il n'est pas préjudiciable d'évoquer un moment où vous avez pu être en difficulté. Au contraire, vous avez encore beaucoup à apprendre, et dire qu'une situation vous a dérangé ou que vous n'avez pas su quoi répondre à un usager dans une circonstance donnée, montre que vous êtes lucide et sincère avec le jury. La formation sera aussi là pour vous aider à être de plus en plus à l'aise sur les différents terrains professionnels possibles.
Enfin, lors d'un bilan sur un stage, veillez à ne jamais critiquer directement les professionnels qui vous ont accueilli, cela serait déplacé. Ils vous ont offert la possibilité de découvrir leur structure de l'intérieur, ils vous ont accordé du temps, soyez reconnaissant même si vous avez quelques regrets à la fin de ce stage.

Le travail en équipe

Durant le stage, il ne faut pas seulement s'intéresser aux professionnels du métier que vous souhaitez exercer. Être sur le terrain est également l'occasion d'observer le travail des autres membres de l'équipe, de vérifier qu'aucun autre métier ne vous intéresse davantage et de comprendre les complémentarités d'une équipe pluriprofessionnelle. Certaines questions abordent ces aspects :

- Quels sont les différents métiers que vous avez côtoyés durant ce stage ?
- Quelles étaient les missions des différents professionnels ?
- Comment s'organisait le travail d'équipe ?

D'autres questions vous amènent à analyser votre position dans un travail en équipe :

- Vous savez sûrement que les travailleurs sociaux travaillent, le plus souvent, au sein d'équipes pluridisciplinaires. Pensez-vous être à l'aise dans ce cadre de travail ?
- Avez-vous des expériences de travail en équipe ?
- Comment envisagez-vous les éventuels conflits au sein de l'équipe professionnelle où vous exercerez ?

Savoir travailler en équipe est une compétence indispensable à un travailleur social, elle est développée durant la formation par les stages et les nombreux travaux de groupe qui sont demandés aux étudiants. Cependant, avoir déjà des expériences et se connaître sur ce point est intéressant pour confirmer son orientation professionnelle.

Le travail avec les bénéficiaires

Lors de vos stages de découverte, puisque vous n'avez pas débuté votre formation, vous serez principalement dans un rôle d'observation. Toutefois, l'équipe vous laissera généralement passer du temps avec les usagers, participer aux activités, échanger avec eux. Ce rapport aux bénéficiaires peut donc être l'objet de questions le jour du concours :

- Décrivez le plus précisément possible le public qui était accueilli dans cette structure.
- Quelles sont les autres structures qui accueillent un public similaire ?
- Pensez-vous avoir été à l'aise face aux usagers en toutes circonstances ?

Sur cette dernière question, n'hésitez pas à être sincère. Le professionnel qui vous interroge sait pertinemment que le contact n'est pas toujours simple, qu'il y a des personnes plus déstabilisantes que d'autres. Même à l'issue de votre formation, il y aura certainement des moments où vous serez moins à l'aise dans la relation à autrui. Il faut cependant essayer de comprendre ce qui vous a déstabilisé et pourquoi vous étiez gêné à ce moment.

Les partenaires professionnels

- Quels seront vos partenaires professionnels ?
- Quels peuvent être les partenaires de telle ou telle structure ?

Ces questions permettent de vérifier que vous ne confondez pas travail en équipe et travail en partenariat et que vous connaissez les relations qui existent entre différentes structures.
La notion de partenariat existe depuis longtemps dans le travail social, mais elle a encore été renforcée par la loi de février 2002 qui encourage vivement le développement des partenariats. Les partenaires sont les structures dont les travailleurs sociaux ont besoin pour réaliser leurs missions. Pour l'éducateur de jeunes enfants, il peut s'agir de la mairie, de l'école maternelle, de la bibliothèque, de professionnels du spectacle (musicien, marionnettiste, conteur, etc.), de la maison de retraite, de la PMI, etc. Mais aussi de professionnels de l'éducation spécialisée s'il doit accueillir un enfant porteur de handicap.

Pour l'éducateur spécialisé qui travaille dans les institutions accueillant un public en difficulté sociale, les partenaires sont les clubs de sport, l'école, les familles d'accueil, les professionnels de l'aide sociale à l'enfance, les juges, les CDAS, etc.
Dans les structures pour personnes en situation de handicap, il s'agit des soignants qui reçoivent la personne en dehors de l'institution ou qui interviennent dans le cadre de leur travail en libéral, le délégué à la tutelle, les intervenants extérieurs, les lieux publics proches de la structure où se rendent souvent les usagers, etc.
Pour l'assistant de service social, cela varie en fonction de son lieu de travail. On trouve le plus souvent : la mairie, la CAF, les organismes de logements sociaux, les centres sociaux, les institutions sanitaires et sociales, les écoles, etc.
En conclusion, pensez à expliquer l'intérêt pour un travailleur social de travailler en partenariat, d'être ouvert sur le monde et sur l'environnement des usagers.

À vous de jouer

Entraînez-vous à l'oral en répondant aux questions suivantes.

- Quel est le rôle de l'ES/EJE/ASS d'une façon générale ? Ou dans une structure précise ?
- Dans quels lieux pourrez-vous exercer ?
- Quel salaire pensez-vous avoir en début de carrière ?
- Connaissez-vous des personnes exerçant la profession que vous avez choisie ?
- Quelles sont les possibilités d'évolution dans cette profession ?
- Avez-vous un objectif de carrière ?
- Quel travailleur social pensez-vous devenir ?
- Quelle définition donnez-vous au mot « social » ?
- Selon vous, en quoi un éducateur fait-il du travail social ?
- Que signifie « aider », « accompagner », « éduquer » ?
- Quelles différences faites-vous entre éducation et rééducation ?
- Pensez-vous que l'éducation doit toujours être privilégiée sur la répression ?
- Faut-il être un travailleur social pour être utile aux autres ?
- Quels problèmes sociaux vous intéressent particulièrement ?
- Avez-vous déjà lu des ouvrages en lien avec le travail social et qu'en avez-vous retenu ?
- Vous semble-t-il utile de lire quand on s'apprête à devenir un professionnel du social ?
- Quelles sont, d'après vous, les principales aptitudes à avoir pour la profession que vous envisagez ?
- Parlez-moi d'un point négatif dans le métier que vous voulez exercer.
- Quelles sont les contraintes physiques et/ou psychologiques du métier ?
- Quelles sont d'après vous les contre-indications pour exercer cette profession ?

CHAPITRE 43

Effectuer une étude de cas

L'étude de cas, aussi appelée mise en situation professionnelle ou étude de situation éducative, est une situation fictive, proche de ce que vous pourrez rencontrer lorsque vous serez professionnel. Certains centres de formation organisent cette épreuve à l'écrit mais le plus souvent elle se déroule à l'oral, en présence d'un professionnel de terrain.

La mise en situation se présente sous la forme d'un texte long de quelques lignes à une page que le jury vous lit ou qu'il vous remet et sur lequel il vous demande de réagir. Généralement, vous bénéficiez d'un temps de préparation individuelle (10 à 20 min) avant de présenter votre analyse de cette situation au jury pendant 15 à 20 min en moyenne.

L'exercice permet tout d'abord au jury de voir si vous êtes déjà familier avec le vocabulaire propre au travail social (sigle ou nom des structures, pathologies, répartition du travail au sein de l'équipe, etc.) et le fonctionnement d'une institution éducative. Ensuite, la mise en situation professionnelle présente toujours une situation complexe avec différents éléments à prendre en compte. L'analyse que vous allez en faire doit témoigner de votre bonne compréhension des enjeux du travail social. Il n'y a pas une solution unique à trouver mais la qualité de votre réflexion montrera que vous avez su percevoir ce qui pose problème dans la situation et que vous ne pensez pas qu'il suffit de vouloir aider autrui pour que tout s'arrange.

Pour analyser avec pertinence la situation, il vous faudra faire appel à vos expériences de stage, à ce que vous aurez pu obtenir comme renseignements sur le travail social et le rôle de chaque professionnel mais aussi à des connaissances théoriques et à une réflexion personnelle.

Comment s'organiser pour réaliser une étude de cas ?

Pour répondre aux questions que soulève la situation, vous devez construire un plan et l'annoncer au jury.

Introduction

- Faire un court résumé de la situation en prenant soin d'expliquer les sigles de l'énoncé et les mots liés au jargon du travail social.
- Présenter la ou les structure(s) dont il est question (public accueilli, mission de la structure, professionnels qui y exercent, etc.).
- Annoncer le plan.

Développement

Faire deux ou trois parties présentant chacune une possibilité à explorer. Vous pouvez aussi évoquer des pistes d'action que vous ne retenez pas en expliquant pourquoi elles vous semblent moins pertinentes. Pensez toujours à vous conformer à la législation du travail social et ayez bien en tête les spécificités du travail du professionnel dont il est question dans la situation. De plus, n'oubliez pas que le travail social se réalise le plus souvent en équipe et en partenariat et que la famille de l'usager mineur ou en situation de handicap est associée à la prise en charge. Ces fondamentaux du travail social doivent se retrouver dès que possible dans votre développement.

Conclusion

- Rappeler les axes clés.
- Faire une ouverture : lien avec l'actualité du travail social, les problèmes qui traversent le secteur actuellement, une expérience de stage, etc.

Durant votre exposé, le jury peut vous écouter sans vous interrompre ou bien vous questionner sur certains points, vous demander d'approfondir une réflexion, d'illustrer un propos par un exemple de terrain, etc.

S'ENTRAÎNER

Exemple commenté pour un candidat éducateur spécialisé ou éducateur de jeunes enfants

Chloé, 16 ans, est accueillie dans l'internat d'un centre maternel depuis les dernières semaines de sa grossesse. En effet, cette jeune fille a inquiété les travailleurs sociaux lors de sa grossesse car elle l'a découverte tardivement. Le père du bébé, qui a le même âge qu'elle, a refusé de reconnaître l'enfant et la jeune fille vivait jusque-là seule avec sa mère et de nombreux animaux de compagnie dans un logement exigu qui ne permettait pas d'accueillir un nouveau-né. Il y a cinq mois, elle a donné naissance à son fils, Léo.

Si les premiers temps après la sortie de maternité se sont bien passés, Chloé se montrant une maman douce et attentive aux besoins de son enfant, un certain nombre de soucis apparaissent désormais.

Le mois dernier, Chloé est rentrée à deux reprises au centre maternel après l'heure autorisée pour les sorties en semaine qui est fixée à 20 h pour que les enfants soient couchés à une heure raisonnable. La seconde fois, il était 21 h 15, le bébé avait faim et Chloé était légèrement alcoolisée.

Il y a 3 semaines, elle a de nouveau demandé à sortir tardivement en semaine car l'un de ses amis fêtait son anniversaire. Cela lui a été refusé au vu de ses antécédents du mois précédent. Chloé a décidé de passer outre ce refus : elle a confié son enfant à une autre jeune femme de la structure et est sortie jusqu'à 1 heure du matin. Elle est revenue ivre. Vous vous êtes donc occupé de Léo pour la nuit.

Enfin, hier, Chloé a passé l'après-midi en ville avec son fils, elle est rentrée à 17 h. Léo n'avait pas été changé depuis longtemps car elle n'avait pas pensé à prendre des couches et elle sentait l'alcool.

Ce matin, une réunion a été fixée dans l'urgence entre Chloé, le chef de service et vous-même, en tant que travailleur social référent de Chloé et Léo.

QUESTIONS

Cette réunion vous paraît-elle pertinente ? Qu'allez-vous dire à Chloé ? Quelle(s) proposition(s) pouvez-vous lui faire ?

CORRIGÉ

Introduction

Cette situation se déroule dans un centre maternel. Cette structure accueille des femmes enceintes ou avec un enfant de moins de 3 ans qui sont confrontées à des difficultés matérielles, psychologiques et/ou sociales. Une équipe pluridisciplinaire (éducateurs spécialisés, éducateurs de jeunes enfants, conseillers en économie sociale et familiale, assistant de service social, psychologues, etc.) accompagne les usagers et favorise l'instauration du lien mère-enfant qui peut être mis à mal par les difficultés rencontrées.

Dans la situation présentée, une jeune femme mineure accueillie dans un centre maternel a, depuis quelque temps, plus de difficultés à s'occuper de son bébé de 5 mois. Elle a enfreint le règlement de l'institution concernant les sorties et s'est alcoolisée à trois reprises au cours du dernier mois. Une réunion va donc être organisée avec elle pour faire le point sur ses agissements.

Il est dit que je suis référent de cette jeune mère et de son enfant, cela signifie donc que je suis responsable du suivi de sa prise en charge. Au quotidien, elle côtoie l'ensemble de l'équipe mais je suis plus particulièrement au courant de sa situation. Je réalise régulièrement des entretiens éducatifs avec elle et je rédige les rapports concernant sa situation, c'est pour cela que je vais être présent à cette réunion exceptionnelle, organisée avec elle pour faire le point sur ses écarts de conduite. Le chef de service sera également présent car il est garant du bon fonctionnement de la structure et du respect de son règlement.

Après m'être interrogé sur la pertinence de cette réunion, j'expliquerai les propos que je compte tenir à Chloé et les propositions que je peux lui faire.

Développement

Je pense que cette réunion peut être utile car les écarts de Chloé se multiplient. Il nous faut donc comprendre ce qui les motive et trouver des solutions qui conviendront à la jeune femme et qui seront compatibles avec le cadre de son accueil.

En convoquant Chloé à cette rencontre, on lui donne un cadre formel, ce n'est pas un simple échange du quotidien. La présence du chef de service permet de marquer encore davantage l'importance que l'institution accorde à ce rendez-vous qui sort de l'habituel. Le chef de service est là pour montrer que le centre maternel doit s'expliquer avec Chloé car elle a enfreint plusieurs fois les règles, ce n'est pas un simple échange avec son référent. C'est l'institution qui parle. De plus, il y a ainsi deux professionnels à parler dans le même sens ce qui va donner de l'importance aux propos tenus.

En tant que référent, je dois avoir le souci de Chloé et de Léo, tous deux doivent avoir la même importance à mes yeux. Je dois tout d'abord essayer de comprendre le changement d'attitude de Chloé. Puisque les quatre premiers mois avec son bébé se sont très bien passés, je peux envisager plusieurs hypothèses.

Premièrement, la fin de la période d'idéalisation de l'enfant. Beaucoup d'adolescentes attendent tout de l'arrivée de leur enfant : avoir enfin de l'amour, ne plus se sentir seule, être importante pour quelqu'un, avoir une vie d'adulte avec des responsabilités, etc., mais après la naissance de cet enfant, elles se rendent peu à peu compte, au bout de quelques mois, que ce n'est pas si parfait et que l'arrivée d'un enfant est épuisante. Elles lui accordent beaucoup de temps et d'amour et l'enfant, trop petit, ne peut encore manifester sa reconnaissance. Au début, donner un biberon, changer une couche, aller se promener avec une poussette paraît merveilleux car c'est nouveau, et puis la nouveauté devient habitude et perd de son intérêt.

Chloé est donc peut-être actuellement moins investie dans son rôle de mère car la joie des débuts s'estompe et en parallèle ses amis lui manquent, elle réalise qu'elle n'a plus la même vie. Des propositions de sorties lui sont faites (aller à un anniversaire) mais cela devient plus difficile pour elle d'accepter, elle a un bébé, elle n'est plus comme les autres de son âge.

Ensuite, concernant la consommation d'alcool, attention à ne pas dramatiser. Certes « l'abus d'alcool est dangereux pour la santé », et en tant qu'éducateur vous ne pouvez encourager une personne mineure à consommer de l'alcool, mais Chloé a 16 ans ce comportement n'est pas inhabituel à cet âge. Il faut cependant distinguer l'alcool festif qui est assez banal et l'alcool solitaire. La veille, elle a bu dans l'après-midi. On peut penser que ses amis sont à l'école en journée, donc si elle est allée seule dans un bar pour boire en pleine journée, c'est un comportement plus inquiétant qui témoigne d'un mal-être, ce qui est très différent de la soirée entre amis où, pour faire la fête et s'amuser, un jeune va consommer de l'alcool. Il faudra donc essayer de l'amener à en parler. Peut-être s'ennuie-t-elle durant la journée? Aurait-elle désormais envie de débuter une formation pour ne plus être continuellement avec Léo et pour côtoyer d'autres jeunes de son âge? Voici quelques questions qui pourront être posées lors de la réunion.

Il faut, d'autre part, que Chloé apprenne à mieux faire la part des choses entre les moments où elle est avec son enfant et où, pour pouvoir s'en occuper de façon adaptée, elle ne doit pas boire, et les moments où elle peut sortir et s'amuser comme une jeune fille de 16 ans.

Il ne semble pas pertinent de lui interdire de sortir et de voir ses amis (elle l'a déjà fait sans notre accord), car sinon elle risque de reprocher à son fils ce changement de vie, son manque d'épanouissement personnel, etc. Cependant, il y a un temps pour tout, et pour l'instant, Chloé ne l'a pas compris. Par conséquent, il semble opportun de faire des propositions de mode de garde à Chloé. Soit elle souhaite avoir du temps pour elle en journée, nous pouvons alors lui proposer de l'accompagner dans une inscription en crèche ou en halte-garderie pour son enfant. Nous choisirons la structure en fonction du nombre d'heures d'accueil souhaité par la maman. Soit elle souhaite simplement pouvoir sortir quelquefois, notamment le soir. Nous pouvons alors voir si sa propre mère aurait la possibilité d'accueillir son petit-fils ponctuellement et si cela est souhaitable. Si ce n'est pas le cas, nous lui proposerons de faire appel à une assistante familiale qui pourra accueillir Léo le temps d'une nuit ou pour un week-end dans d'excellentes conditions.

Conclusion

Ainsi, l'objet de cette réunion est de mettre fin aux sorties improvisées de cette jeune femme mais aussi de souligner tout ce qu'elle a fait de bien durant les derniers mois et de lui montrer que la prise en charge adaptée de l'enfant est conciliable avec une vie d'adolescente de 16 ans.

Exemple commenté pour un candidat assistant de service social

Benoît est un adolescent polyhandicapé. Il a 17 ans et vit depuis l'âge de 2 ans dans un EEAP.

Sa mobilité est très réduite, il ne parle pas, mais grâce à son regard et à l'expression de son visage, on peut « deviner » s'il a besoin de changer de position ou de plus de calme ; ses sens sont en éveil et il aime particulièrement la musique.

Pour tout, il nécessite l'aide d'un adulte (toilette, habillage, etc.). Sa nourriture est mixée. Suite à des problèmes de déglutition, il ne boit plus liquide, le personnel lui donne de l'eau gélifiée.

La mère de Benoît habite non loin de l'institution, dans un logement HLM. Elle a quatre autres enfants qu'elle a élevés seule suite au suicide de leur père par arme à feu quand la plus jeune avait 3 mois.

Suite à un problème d'alcool, ses enfants ont été placés pendant une année. Les deux plus jeunes étaient chez la même assistante familiale et les deux aînés dans deux foyers distincts.

À présent, elle semble plus stable, bien que fragile, et elle a retrouvé la garde de ses enfants.

On constate que ses deux aînés (Martin, 18 ans, et Pierre, 15 ans) ont tendance à l'apaiser et l'aident beaucoup dans le quotidien. Elle a toujours eu du mal à accepter le handicap de son fils Benoît et elle ne lui a rendu visite que trois fois en quinze ans.

QUESTION

Créer un lien avec la mère semble, pour toute l'équipe de l'institution qui accueille Benoît, un objectif important. Connaissant le contexte difficile (que vous analyserez), comment vous y prendriez-vous en tant qu'assistant de service social pour rétablir le lien ?

CORRIGÉ

Introduction

Les Établissements et services pour enfants et adolescents polyhandicapés accueillent et accompagnent des enfants qui souffrent d'un polyhandicap (association d'une déficience mentale grave à une déficience motrice importante) entraînant une réduction notable de leur autonomie.

L'accueil se fait le plus souvent en internat ou en semi-internat.

Le financement de ces établissements se fait par le biais du prix de journée et est pris en charge par l'assurance maladie.

Ici, nous découvrons la situation de Benoît qui a 17 ans et qui vit dans l'institution depuis quinze ans. Il a très peu de liens avec sa mère, une femme veuve qui a connu un problème d'alcoolisme et qui n'accepte pas d'avoir un fils handicapé. De ce fait, elle ne lui a rendu visite qu'à trois reprises depuis son accueil en EEAP.

Après avoir questionné le contexte de cette situation, nous chercherons à améliorer le lien entre cette femme et son fils.

Développement

Il ne faut pas juger cette femme et ses actes, mais bien au contraire chercher à la comprendre. Qu'est-ce qui peut expliquer les réactions de cette mère ? Elle délaisse cet enfant alors qu'elle en élève quatre autres, pourquoi ?

Peut-être le handicap de son fils est-il pour elle l'objet d'une grande souffrance. Elle peut se sentir démunie, impuissante à l'aider et cela rend les visites au-delà de ses forces.

Il se peut également qu'elle se reproche le handicap de Benoît, qu'elle s'en sente responsable. Elle craint d'avoir fait quelque chose de mal pendant sa grossesse et sa culpabilité l'éloigne de son fils. La lourdeur du handicap de Benoît peut susciter chez elle du découragement. Elle trouve qu'il ne progresse pas, il ne parle pas et elle ne sait pas quoi lui dire quand elle vient lui rendre visite. Puisqu'il ne vit pas avec elle, elle ne sait pas ce qu'elle peut partager avec lui.

Cela peut également être pour elle une manière de fuir la situation. Elle préfère l'oublier et se consacrer aux enfants qu'elle élève. Elle délègue Benoît aux professionnels, elle trouve que c'est plus facile ainsi.

Il faudra essayer d'échanger avec elle pour comprendre ses ressentis et, selon le cas, tenter de la rassurer, de la déculpabiliser, de lui proposer des actions à sa portée... Peut-être lui donner les coordonnées d'associations destinées aux parents ayant des enfants handicapés pour qu'elle puisse s'enrichir de leur expérience.

Afin de renouer un lien entre cette femme et son fils, plusieurs actions sont envisageables.

Nous pouvons lui donner un rendez-vous afin de la faire venir à l'EEAP pour qu'elle voie l'endroit, nous aurons alors du temps à lui consacrer, nous pourrons observer ses réactions... Benoît a 17 ans, il va falloir envisager son accueil dans un établissement pour adultes en situation de handicap, la nécessité de cette démarche pourrait convaincre cette femme d'accepter de nous rencontrer.

Si elle ne se présente pas au rendez-vous, nous pourrons lui téléphoner. C'est une approche plus douce, on ne l'oblige pas à se déplacer, elle ne risque pas de voir son fils si elle ne le souhaite pas, elle n'est pas sous le regard des professionnels qu'elle peut trouver jugeant... Cela peut être une étape intermédiaire avant qu'elle se sente prête à venir.
Nous pourrions également envisager de lui faire un courrier pour lui parler de son fils, lui faire parvenir des photos pour qu'elle voie à quel point il a grandi, lui expliquer ce que font les éducateurs avec lui chaque jour... Elle aura du temps pour assimiler les informations, elle aura le choix de regarder les photos ou non, de les conserver ou non, de les montrer à la fratrie ou non. Ce courrier pourrait se finir par une proposition de rencontre afin que nous parlions davantage de son enfant. Nous lui laissons alors la liberté de se manifester au moment où elle se sent prête.
Nous pouvons noter que cette femme a un enfant qui est majeur, Martin. Nous pouvons choisir de le contacter directement et voir s'il aurait envie de rencontrer son frère et lui proposer d'en parler à sa mère. Il pourrait servir d'intermédiaire car il sera peut-être plus simple d'établir un lien dans la fratrie avant de renouer un lien mère/fils.
Si la mère accepte de venir un jour, il faudra la soutenir, lui proposer des activités avec son fils, des sujets de discussion ou la faire venir pendant des moments festifs à l'EEAP (spectacle de fin d'année, kermesse, etc.) afin que ces retrouvailles se passent dans le meilleur contexte possible.

Conclusion

Beaucoup d'actions sont possibles, mais si la mère ne semble pas prête, il faudra réessayer dans quelques mois. Cette situation dure depuis longtemps, il faudra du temps pour y remédier, nous avancerons au rythme de la mère, car même s'il est évident qu'un lien familial de qualité serait positif pour Benoît, on ne peut pas forcer une mère à aimer son enfant.

S'ENTRAÎNER

Sujet d'entraînement, concours ES

Vous travaillez dans un CHRS réservé aux hommes et vous connaissez bien Alain, 42 ans, qui a déjà été accueilli à de nombreuses reprises. Il souffre d'alcoolisme et cela a toujours mis en échec les projets de réinsertion sociale que vous avez construits avec lui. Voilà près d'un mois et demi qu'il a quitté subitement le CHRS sans explication. Aujourd'hui, il vous demande de le recevoir et vous explique qu'il a vécu depuis son départ dans la rue où il a rencontré une jeune femme SDF. Il insiste sur le fait que cette relation compte beaucoup dans sa vie et il vous informe également qu'ensemble, ils ont adopté un chiot. Hier soir, il a été victime d'une agression dans la rue et, ne s'y sentant plus en sécurité, il sollicite une nouvelle prise en charge dans votre CHRS.

QUESTION

L'acceptez-vous ? Argumentez votre positionnement et précisez le contenu du projet d'accueil ou bien les autres orientations que vous lui proposerez.

Sujet d'entraînement, concours ASS

Mme Menez vient vous voir pour une demande d'aide financière. Au bout d'un certain temps, elle s'effondre et vous avoue que son mari la bat. Elle est terrifiée mais elle vous dit qu'elle l'aime et qu'elle ne peut pas le quitter.

QUESTION

Que faites-vous ?

Sujet d'entraînement, concours EJE

Vous êtes responsable technique dans une crèche parentale. Ce matin, Léa (17 mois) s'est fait mordre au bras par Nathan (26 mois). Malgré vos soins, la petite fille a un hématome conséquent. En début d'après-midi, la maman de Léa vient faire une permanence et voit la marque sur le bras de sa fille. Elle vous demande qui en est l'auteur.

QUESTIONS

Que faites-vous ? Allez-vous dénoncer Nathan ?

Astuce

Quel que soit votre sujet, insistez sur les multiples possibilités d'interprétation d'un acte ou d'une parole. Le travail social n'a pas de réponses types. Tout comportement est propre à une personne et émerge en fonction de son histoire et d'un contexte. Le professionnel doit formuler de multiples hypothèses pour comprendre l'intentionnalité de la personne et donc l'accompagnement qui peut lui être proposé.

CHAPITRE 44

L'entretien avec un psychologue

Lorsqu'un psychologue mène un entretien, qu'il soit seul avec vous ou qu'il fasse partie d'un jury de plusieurs personnes, son objectif est d'évaluer votre profil psychologique et son adéquation avec le métier visé. En effet, il veut s'assurer que votre personnalité est suffisamment stable et que vous avez assez de maturité pour commencer à côtoyer des publics confrontés à de multiples difficultés.

Il va donc vous questionner sur différents points et il convient d'y avoir réfléchi au préalable. En effet, le fait de devoir parler de soi à un inconnu qui peut poser des questions très personnelles peut être déstabilisant si on n'est pas au clair avec soi-même.

Chercher à mieux se connaître

Lors de l'entretien, il n'est pas rare que le candidat soit amené à se définir, à spécifier les éléments saillants de sa personnalité. Le psychologue lui demande alors de chercher un ou plusieurs traits « psychologiques » censés lui correspondre pour parvenir à mieux le cerner. Pour répondre à ce type de question, il faut bien se connaître et choisir les mots les plus justes. En effet, il ne faut pas que vos mots sonnent creux, qu'ils vous masquent. N'oubliez pas que le jury cherche à mettre au jour votre personnalité. Plus vous vous dissimulez derrière des réponses convenues, plus vous risquez de vous faire déstabiliser.

Se définir n'est pas tâche facile dans la mesure où l'être humain reste éminemment complexe, souvent contradictoire et en permanente évolution. Cependant, certains traits vous caractérisent plus particulièrement et de manière stable.

À vous de jouer

À partir des adjectifs proposés, faites un travail d'introspection pour savoir à quel point ils peuvent vous caractériser.

Avant de passer votre oral d'admission, c'est un exercice important car il va vous permettre de :

- démontrer vos qualités et vos défauts au lieu d'en faire un simple listing qui ne permet pas au jury de savoir si vous êtes sincère ou non ;
- faire des liens entre votre profil et le métier afin de répondre aux questions du type « pensez-vous que votre personnalité soit en cohérence avec les qualités requises pour ce métier ? » ou « que devrez-vous changer dans votre personnalité pour devenir travailleur social ? ».

Pour ce faire, remplissez plus ou moins ces jauges allant de « pas du tout » à « tout à fait ».

Qualités	Pas du tout ⟶ Tout à fait
Entreprenant, organisateur	
Compréhensif, sensible	
Créatif, imaginatif	

▶

Qualités	Pas du tout ——→ Tout à fait
Précis, minutieux, appliqué	
Énergique, actif	
Coopératif	
Réfléchi	
Respectueux, courtois	
Persuasif, convaincant	
Conciliant	
Persévérant	
Indépendant, autonome	
Sûr de soi	
Curieux	
Souriant	
Ambitieux	
Courageux	
Calme, discret	
Généreux	
Honnête, sincère	
Confiant, optimiste	
Patient	
Sociable	

Après avoir repéré vos principales qualités, choisissez-en trois qui vous semblent utiles pour le métier. Essayez de les illustrer à travers votre vie quotidienne ou vos expériences puis démontrez que ce sont pour vous des atouts et comment vous pourrez les exploiter en situation professionnelle.

Exemple commenté

Un candidat au concours d'éducateur de jeunes enfants pourrait écrire :
« Je me considère comme une personne patiente. En effet, j'ai déjà eu l'occasion de faire du soutien scolaire à un élève de CP qui avait d'importantes lacunes en lecture et j'ai constaté que je savais garder mon calme, lui réexpliquer plusieurs fois la consigne, et que je ne m'énervais pas quand il n'arrivait pas à faire l'exercice ni quand il peinait à déchiffrer un texte.
Je pense que cette qualité sera un atout pour être éducateur de jeunes enfants, car j'ai déjà eu l'occasion de faire un stage en crèche et j'ai pu observer que les enfants ont besoin qu'on leur laisse du temps pour qu'ils arrivent à manger ou à s'habiller seuls. Ils le font à leur rythme et le professionnel doit s'y adapter sans brusquer l'individu. »

À travers ce propos, le candidat montre qu'il se connaît bien, prouve la qualité qu'il s'attribue et fait un lien avec l'exercice du métier en présentant son expérience de stage. Le jury peut alors constater que ce candidat possède des atouts pour pouvoir répondre de façon adaptée aux attentes des personnes qu'il accompagnera.
Vous pourrez ensuite vous positionner de la même façon à partir de cette liste non exhaustive de défauts.

Défauts	Pas du tout ————→ Tout à fait
Paresseux	
Désinvolte, négligent	
Orgueilleux	
Indécis	
Désorganisé	
Têtu	
Sensible, émotif	
Bavard	
Timide	
Solitaire, individualiste	
Lent	
Perfectionniste, maniaque	
Anxieux, nerveux	
Pessimiste	
Irritable, colérique	
Impulsif	
Naïf	
Méfiant	
Impatient	
Étourdi	
Susceptible	
Autoritaire	
Influençable	
Rêveur	

Après avoir repéré vos principaux défauts, vous en sélectionnerez trois puis les illustrerez avant d'expliquer pourquoi ils pourraient être gênants pour votre métier et comment vous tâchez ou tâcherez d'y faire face et de les corriger.

Exemple commenté

Un candidat au concours d'assistant de service social pourrait dire :
« Je pense être trop bavard. Durant ma scolarité, les enseignants me l'ont souvent signalé et c'est un aspect sur lequel il me faudra être vigilant lorsque je serai assistant de service social. En effet, face aux personnes que je rencontrerai, il faudra que je sois principalement dans l'écoute afin de bien cerner leurs difficultés et leurs demandes, donc si je parle trop, je risque de ne pas être efficace dans mon travail. La personne saura beaucoup de choses me concernant, ce qui n'est pas souhaitable, et surtout elle ne se sentira peut-être pas entendue. Pour travailler sur ce défaut, j'ai déjà essayé cette année d'être plus dans l'écoute vis-à-vis de mes amis par exemple. De plus, en classe, j'essaie de rester concentré, de ne pas me disperser ni déranger mes camarades par des bavardages intempestifs. J'y arrive mieux, mais cela me demande encore des efforts. »

Par ce propos lucide, le candidat montre qu'il a conscience des points à travailler dans sa personnalité pour améliorer sa posture sur le terrain et qu'il est plein de bonne volonté. Un candidat qui peut citer ses défauts montre au jury qu'il est perspicace. C'est une étape préalable à tout travail sur soi, car il sera vigilant sur ce point, chose impossible chez les personnes qui refusent de reconnaître leurs défauts. Le jury ne recherche pas des candidats parfaits dès le jour de l'entretien d'admission, mais des candidats qui ont envie de progresser, d'apprendre et qui sont prêts à entendre les remarques qui vont leur être faites durant la formation.

Questions types analysées

Êtes-vous sensible ?

Selon les individus, la sensibilité peut être considérée comme une qualité ou un défaut, tout dépend comment elle est vécue.

Dans le cadre du travail social, il faut être capable de gérer ses émotions afin de garder le recul nécessaire pour penser la situation et être aidant. Cependant, il ne faut pas gommer ses ressentis pour exercer correctement son métier dans le sens où l'absence de sensibilité amènerait un professionnel à agir comme un robot, à gérer une succession de dossiers et donc à une déshumanisation de l'accompagnement. L'indifférence nous préserve, mais elle ne permet pas d'être un travailleur social pertinent.

Les éducateurs et les assistants de service social rencontrent beaucoup d'individus dont la situation de souffrance psychique ou physique peut les toucher. Ces histoires de vie peuvent être difficiles à accepter, notamment quand on débute dans le métier et qu'on manque d'expérience, mais également à tout moment de sa carrière. Parce qu'on est fatigué, stressé ou en période de doute sur l'efficacité de son travail, une rencontre peut nous fragiliser.

Lorsque la sensibilité exacerbée ne permet plus de trouver la bonne distance, le travailleur social peut compter sur le soutien de ses collègues, du chef de service, du psychologue de la structure ou d'un psychologue extérieur. Ce soutien permet de mettre des mots sur ses ressentis, de s'en décharger afin d'être plus disponible pour les usagers et c'est une façon, parmi d'autres, de garder du plaisir à faire son métier, de ne pas se démotiver et de continuer à être enthousiaste après de nombreuses années d'exercice professionnel.

Êtes-vous sociable ?

Bien évidemment, vous comprendrez aisément qu'il s'agit d'une qualité importante pour ces métiers qui requièrent un travail en équipe, des échanges fréquents avec des partenaires, mais surtout pour parvenir à nouer une relation de confiance avec les usagers et leur famille. Il est du devoir du professionnel de savoir mettre autrui à l'aise et d'instaurer un climat propice au suivi éducatif et à l'accompagnement social sans tomber dans la camaraderie.

Une personne trop timide ou solitaire pourrait se retrouver en difficulté dans son travail. Il faudra démontrer au jury votre capacité à vous lier facilement aux autres à travers vos propos mais aussi à travers votre attitude. Vous ne pouvez pas vous déclarer sociable et fuir constamment le regard du jury ou paraître pétrifié lors de l'entretien. Le jury comprendra que l'enjeu de l'échange génère chez vous un certain stress, mais cela ne vous dispensera pas de sembler content de pouvoir échanger sur votre projet.

Savoir évoquer ses valeurs

Les valeurs sont des croyances qui régissent les comportements et les choix. Elles dépendent de l'éducation reçue, mais aussi des lectures, des rencontres, etc. Elles évoluent donc durant une vie.

Au quotidien, vos valeurs s'expriment à travers vos principes et elles peuvent être questionnées par le jury. Il vous faut essayer de mettre en lumière les valeurs qui régissent votre conduite et la façon dont elles s'expriment à travers vos actes.

À vous de jouer

Choisissez, dans la liste de valeurs ci-dessous, les trois valeurs auxquelles vous pensez accorder le plus d'importance.

Abondance – Accomplissement – Adaptabilité – Amitié – Amour – Authenticité – Autonomie – Aventure – Beauté – Bénévolat – Bonté – Confiance – Coopération – Défi – Don de soi – Douceur – Droiture – Économie – Écoute – Éducation – Égalité – Environnement – Famille – Fraternité – Harmonie – Humour – Indépendance – Jeu – Justice – Liberté – Loyauté – Nouveauté – Paix – Partage – Passion – Patriotisme – Perfection – Plaisir – Politique – Ponctualité – Pouvoir – Propreté – Reconnaissance – Religion – Respect – Réussite – Richesse – Romantisme – Routine – Sagesse – Santé – Savoir – Science – Sécurité – Simplicité – Sociabilité – Solidarité – Solitude – Sourire – Spiritualité – Sport – Succès – Travail – Vérité – Voyage.

Pour chacune des valeurs retenues, répondez aux questions suivantes :

- Quels ont été les personnes ou événements qui vous ont le plus influencé dans l'acquisition de cette valeur ?
- Comment se manifeste cette valeur dans votre vie de tous les jours, c'est-à-dire quels sont les principes qui résultent de cette valeur ? Est-elle facilement observable par votre entourage ?
- Quelle est l'influence de cette valeur dans une pratique professionnelle en tant que travailleur social ?

Exemple

Un candidat au concours d'éducateur spécialisé ayant comme valeur l'amitié pourrait rédiger les réponses suivantes :

- **Sources d'influence** : « À une période difficile de ma vie, j'ai eu quelques amis fidèles qui ont su se rendre présents à mes côtés, et cela m'a beaucoup aidé. J'ai alors pris conscience de l'importance de l'amitié et j'essaie désormais d'être très attentif à mes proches pour partager les bons moments comme les périodes plus délicates. »
- **Principes observables** : « Je suis fréquemment en contact avec mes amis, que ce soit par téléphone, textos, mails, etc., et on se voit plusieurs fois par mois pour des repas pris ensemble ou des sorties. »
- **Conséquences professionnelles** : « Je sais que mon emploi du temps en tant qu'éducateur pourrait compliquer ma vie sociale, car je pourrais être amené à travailler le soir ou le week-end. Cependant, pour mon bien être, il me faudra trouver du temps pour continuer à voir mes proches, ce qui me semble réalisable car je ne travaillerai pas chaque week-end et j'aurai également du temps en journée pour leur téléphoner ou leur laisser un message. Continuer à voir mes amis me permettra de me ressourcer et de bien distinguer temps au travail et vie privée. Cet équilibre me semble essentiel. »

Réaliser son autobiographie

De nombreuses écoles demandent aux candidats de rédiger une autobiographie. Ils peuvent avoir à le faire chez eux, dans le cadre d'un dossier, ou sur table, en temps limité. Cette épreuve sert le plus souvent de support à l'entretien psychologique. Le jury peut aussi vous poser des questions qui se rapportent à votre histoire de vie : « Parlez-moi de votre enfance (de votre adolescence) », « Qu'est-ce que vous retenez de votre vie jusqu'à présent ? »...
L'objectif est de vous amener à réaliser une introspection pour mettre à distance votre passé avant de débuter une étape marquante de votre vie : votre formation en travail social.

Comment rédiger une autobiographie ?

Écrire sa biographie peut paraître fastidieux. Ce document va retracer la construction de votre personne, car une autobiographie explique le chemin que vous avez parcouru pour devenir celui que vous êtes aujourd'hui. Elle doit répondre à la question « Qui suis-je et pourquoi ? ».
Les événements que vous allez rapporter sont ceux que vous aurez estimés les plus importants pour vous définir : rencontres, étapes, tournants, etc. Cependant, pour les repérer, il sera nécessaire de rassembler davantage de souvenirs.
Vous pouvez réaliser cet inventaire de manière chronologique ou de manière thématique.

De manière chronologique

Vous pouvez procéder par tranche de vie scolaire : petite enfance (0-3 ans), école maternelle (3-6 ans), école primaire (6-11 ans), collège (11–14 ans), lycée (15-17 ans) et vie après 18 ans. Vous pouvez aussi opter pour des ruptures à des dates clés de votre existence : un déménagement, une séparation, une rencontre, etc.

De manière thématique

Vous pouvez faire référence à quatre grands thèmes : la famille, les amis, la vie scolaire et la vie extrascolaire (loisirs et vie professionnelle). À l'intérieur de chaque thème, vous pouvez répertorier les différents événements de manière chronologique.
Vous pouvez essayer les deux approches (thématique et chronologique), pour évaluer celle qui vous satisfait le plus. Cependant, il est préférable de conserver une même approche au cours d'un même écrit ou d'une présentation pour une bonne cohérence de l'ensemble.
Quelle que soit la solution pour laquelle vous optez, écrivez dans un premier temps tous les souvenirs qui vous viennent à l'esprit, spontanément, sans effort de réflexion ni souci d'ordre et sans censure. Ne pensez pas que tout sera sur le papier en une heure : effectuez cette tâche sur plusieurs jours.
Observez si vos souvenirs se regroupent sur une période (voire un thème) ou s'ils sont plutôt bien « proportionnés ». S'ils font référence à un thème particulier ou à une période spécifique, cela indique son importance. Cherchez à savoir pourquoi.
Sélectionnez les expériences ou rencontres les plus marquantes dans votre parcours, expliquez leur impact sans omettre d'évoquer le quotidien. Une vie, heureusement, n'est pas uniquement faite d'événements marquants, de deuils et de ruptures. Elle se déploie aussi dans la répétition, la continuité.
Dans l'ensemble des événements dont vous allez vous souvenir, certains ne seront peut-être pas agréables, négatifs ou vous n'aurez pas envie de les évoquer. Vous pouvez décider de taire certaines expériences. Cependant, faites attention à ce que cela ne soit pas le signe d'une instabilité émotionnelle et la marque d'un manque de recul.
N'oubliez pas de vous exprimer à la première personne et de démontrer que vous êtes acteur de votre vie, et non toujours la victime passive d'un destin qui vous échappe.

Pour vous aider, il est souvent bénéfique d'impliquer un membre de votre entourage dans votre recherche. Par ailleurs, faire un bilan de votre parcours sous forme de tableau peut être un bon travail préparatoire à cet écrit

Exemples de questions commentées sur sa biographie

Quel est votre plus grave échec ?

Le jury attend une réponse honnête et non une anecdote insignifiante. Il s'agit de montrer que vous faites preuve d'une distance suffisante par rapport à vos expériences, à votre vécu et que vous pouvez évoquer un échec personnel sans être submergé par vos émotions. Au-delà des faits, le jury attachera de l'importance à l'analyse que vous pourrez en faire. Face à cet échec, qu'avez-vous mis en place pour finalement parvenir à la réussite ou accepter cette déception? Comment vous relevez-vous d'un moment difficile?

Quelle est votre plus grande réussite ?

Par cette question, le jury cherche à savoir ce qui vous rend fier de vous-même. Une nouvelle fois, les faits seront peu importants pour le jury, mais il appréciera de comprendre ce à quoi vous accordez de l'importance.

Quels sont vos loisirs ?

Le jury aime savoir comment vous occupez votre temps libre, car vos passions pourront peut-être vous permettre de proposer des activités éducatives quand vous serez éducateur. Si vous avez du plaisir à faire des activités manuelles, si vous êtes sportif, musicien, photographe amateur, etc., pensez à le préciser.
D'autre part, cette question est fréquemment l'objet de relance de la part du jury (« question à tiroirs »). Si vous dites aimer faire la cuisine, le jury pourra vous demander de donner votre recette préférée. Cela a plusieurs buts : vérifier la véracité de votre propos, appréhender vos capacités d'explication, et enfin savoir si vous êtes capable de transmettre votre intérêt pour la réalisation d'un bon diner.

Décrivez l'éducation que vous avez reçue de vos parents et celle que vous souhaiteriez transmettre en tant qu'éducateur

Cette question vous oblige à évoquer votre enfance, à décrire l'éducation que vous avez reçue le plus objectivement possible puis à prendre du recul pour pouvoir vous positionner d'un point de vue professionnel. Il faut parvenir à distinguer l'éducation que l'on peut souhaiter inculquer à son enfant en tant que parent et l'éducation d'un professionnel envers un enfant qui lui est confié pour une durée limitée.
De plus, votre réponse peut vous amener à constater que les « modes éducatives » évoluent avec le temps et que ce qui se faisait couramment il y a vingt ou trente ans peut être inadapté aujourd'hui. De la même manière, le rôle de l'éducateur et ses outils de travail évoluent sans cesse et vous-même ne serez certainement pas le même éducateur en début et en fin de carrière.

Vous éloigner de votre famille, de vos amis vous pose-t-il un problème ?

Suivre une formation en travail social signifie, pour beaucoup d'étudiants, s'éloigner de leur environnement habituel et prendre de nouveaux repères. La question de l'éloignement géographique est souvent abordée car, chaque année, il y a des étudiants qui arrêtent leurs études du fait d'une difficulté à s'intégrer et à gérer la souffrance psychologique liée au fait de ne plus voir leurs proches. De multiples questions peuvent donc être posées sur votre famille ou votre entourage :

- Quelle est la personne qui compte le plus pour vous ?
- Vos parents ont-ils été des modèles ?
- Pourriez-vous vivre sans amis ?
- Comment allez-vous vous organiser pour prendre vos marques dans cette ville ?

Deux éléments d'évaluation sont perceptibles dans ces questions : à la fois le mode de relation que vous entretenez avec votre entourage (mode infantile ou adulte) et le réseau de sociabilité que vous avez (réseau dense : beaucoup d'amis, de connaissances, ou réseau mince). Il ne s'agit pas de « tricher » sur ce type de questions : le jury ne serait pas dupe bien longtemps. Il faut simplement être spontané... et vous être interrogé précédemment sur vos relations avec votre entourage. Vous risquez, si vous n'avez pas fait ce travail, d'être perturbé par la question et d'avoir une réaction émotionnelle forte : les yeux rougis, les mutismes soudains ne sont pas rares en entretien. Ils ne sont pas causés par le jury, mais par la fragilité du candidat qui vient d'être confronté à un élément de son parcours qu'il avait tâché d'éluder, qu'il n'avait pas voulu affronter.

Essayer de démontrer au jury que vous vous êtes renseigné sur cette nouvelle ville, qu'elle doit vous permettre de vous épanouir et que vous vous projetez dans un avenir à cet endroit. Pour cela, vous pouvez vous appuyer sur vos expériences passées si vous avez déjà déménagé ou si vous êtes parti à l'étranger pour travailler ou pour des études. D'autre part, renseignez-vous bien sur la ville : quelles sont les possibilités de sorties et de loisirs qu'elle offre ? Est-elle bien desservie au niveau des transports en commun ? Pourrez-vous pratiquer votre sport favori facilement ? Les loyers sont-ils abordables ?

Avez-vous déjà eu votre propre logement ?

Si vous avez toujours vécu chez vos parents, comment anticipez-vous ce départ et tout ce qu'il engendre, tel que le fait de devoir gérer le travail personnel et les stages, mais aussi votre logement, apprendre à vous faire à manger, entretenir votre linge, etc. ?

Cela peut faire beaucoup de changements simultanés, surtout si vous êtes une personne jeune. Il faudra alors rassurer le jury, lui démontrer votre capacité à être autonome, votre désir de vous émanciper du foyer familial et votre curiosité pour ce nouvel environnement même s'il est éloigné de votre lieu de vie actuel. Dans la même logique, si vous dites que vous vivez en couple et que vous postulez pour un centre de formation loin de chez vous, le jury voudra savoir comment vous allez vous organiser. Est-ce que votre conjoint compte également déménager ? Dans le cas contraire, n'allez-vous pas être trop affecté par votre séparation au risque de ne pas la supporter très longtemps et de renoncer à vos études, ou comptez-vous passer tous vos week-ends dans des trains pour aller le retrouver, ce qui pourrait nuire à vos résultats ?

Pour être l'aise face à ces questions personnelles qui peuvent être déroutantes, il est important de faire un état des lieux de son histoire de vie.

Encore quelques questions sur la biographie pour s'entraîner

- Quel type d'enfant étiez-vous ?
- Comment s'est passée votre adolescence ?
- Quel est votre plus beau souvenir ?
- Quel est le jour que vous auriez préféré ne pas vivre ?
- Avez-vous déjà dû faire face à un drame ?
- Comment s'est passée votre scolarité ?
- Diriez-vous que vous êtes quelqu'un d'heureux ?

- Qu'est-ce qui vous fait sourire dans la vie ?
- Pour quelle raison avez-vous pleuré la dernière fois ?

Questions types analysées

Comment vous imaginez-vous dans 10 ans ?

Cette question vous impose de penser à l'avenir. Puisque vous passez le concours, il faut que vous sachiez comment vous allez vous organiser à la rentrée prochaine, comment vous allez faire face aux trois années d'études, mais aussi que vous pensiez à votre carrière. Où aimeriez-vous débuter ? Comment se passera votre vie dans dix ans ? Quel individu et quel travailleur social serez-vous ?

Puisque la question ne donne pas de paramètres suffisants pour la situer dans un domaine particulier, vous pouvez donner des éléments de projection professionnels et/ou personnels. Cela permet au jury de comprendre quelles sont vos priorités (vie familiale, vie professionnelle) et vos aspirations (qualité de vie, activités).

Si vous évoquez votre envie de fonder une famille d'ici dix ans, le jury pourra vous demander comment vous allez concilier votre vie professionnelle et ses contraintes, notamment au niveau des horaires, et votre vie personnelle.

Si vous échouez à l'ensemble des concours présentés, que ferez-vous l'année prochaine ?

Cette question est bien évidemment difficile à entendre, car elle vous oblige à une projection négative qu'il faut dépasser pour proposer une réponse cohérente. Vous devez donc proscrire les « je ne sais pas » ou les « je verrai bien » qui donneraient l'impression que votre projet n'est pas abouti ou que vous refusez d'envisager cette éventualité. Votre projet, en cas d'échec au concours, doit être assez précis pour convaincre le jury que vous avez la maturité suffisante pour l'anticiper et que vous ne perdrez pas une année à attendre la prochaine session. Apportez une réponse réaliste et réfléchie.

Si votre projet est de mieux vous préparer et de retenter le concours, pensez à analyser les causes de votre échec. Les candidats recalés pensent souvent qu'ils n'ont pas été sélectionnés car ils étaient trop jeunes ou qu'ils manquaient d'expérience. C'est possible, mais de multiples autres explications existent : manque de culture générale, stress vraiment mal maîtrisé durant l'oral, positionnement intellectuel qui ne démontre pas l'ouverture souhaitée, etc. Faire des stages ne solutionnera pas forcément ces difficultés.

Si vous pensez vous réorienter et ne pas repasser ce concours, il faut avoir de solides arguments pour que le jury comprenne que ce n'est pas dû à un manque de motivation mais bien à des contraintes (personnelles, financières, etc.) qui ne vous permettent pas d'attendre plus longtemps avant d'entrer dans une formation professionnalisante.

Vous venez de... Parlez-nous de votre région

Vous êtes peut-être Breton, Alsacien, Bourguignon, Parisien ; là encore, ce n'est pas ce qui importe au jury. Ce qu'il cherche à évaluer, c'est votre curiosité intellectuelle, culturelle, votre capacité d'observation. Vous pouvez traiter cette question sous l'angle qui vous convient : l'économie, l'environnement, la culture, la gastronomie, etc. Le principal est d'attester de votre ouverture au monde qui vous environne tout en ne manifestant pas un attachement excessif à votre lieu de vie actuel si le centre de formation pour lequel vous postulez en est éloigné.

Comment allez-vous faire face à la souffrance physique et psychologique des personnes accompagnées ?

La question est complexe car elle vous amène à vous projeter dans un avenir professionnel dans lequel vous n'évoluez pas encore. Vous pouvez lister les différentes attitudes possibles pour solutionner le problème, mais il faut surtout démontrer que vous avez conscience que ce sera votre quotidien professionnel, que ce genre de difficulté se traite au cas par cas et que l'adaptabilité est justement l'une des compétences importantes d'un travailleur social.
Il n'y a pas une façon idéale de se préserver et la formation ne vous donnera pas de recette de ce type. C'est en développant votre expérience, en ayant une meilleure compréhension de la psychologie des individus et en vous appuyant sur vos facilités relationnelles que, petit à petit, vous apprendrez à savoir réagir dans les moments délicats. Votre expérience vous aidera à trouver les mots ou les gestes face à une personne qui se met à pleurer, qui vous dit qu'elle est malheureuse ou qu'elle se sent nulle.

Les conseils d'un jury psychologue

Quels sont les traits de caractère que vous aimez trouver chez les candidats ?

« Ces traits de caractère sont multiples et tous les centres de formation ne sont pas à la recherché des mêmes profils. Personnellement, je sais que je suis attentive à la maturité du candidat. J'attends qu'il montre qu'il a réfléchi à son parcours, notamment son parcours scolaire et professionnel. Qu'il montre aussi qu'il a une idée bien concrète de ce qu'est le métier, mais aussi la formation. La maturité est un critère important, même si c'est un très jeune candidat ; il peut parfois y avoir des candidats qui n'ont que 18 ans mais qui montrent qu'ils sont plus mûrs, qu'ils ont plus réfléchi à leur projet que d'autres qui ont 30 ou 40 ans.
J'attends aussi d'avoir affaire à quelqu'un d'assez ouvert d'esprit, qui s'intéresse à l'autre. C'est important d'avoir réfléchi à ce qu'on va rencontrer chez l'autre, usager ou collègue, car cela ne va pas toujours nous plaire. Mais si on est ouvert d'esprit, on pourra accepter l'autre tel qu'il est même si on ne se reconnaît pas dans tout. Lors du concours, cet aspect s'évalue par la curiosité que manifestent les candidats. S'ils sont assez ouverts, ils vont s'intéresser à différentes cultures, ils n'ont pas qu'un seul type de lecture, ils s'intéressent à beaucoup de choses... Au contraire, certains montrent qu'ils ont des idées reçues et une opinion définitivement constituée, je doute alors que la formation leur soit profitable.
La présentation et le sourire font également partie des critères importants. Il est vrai que l'oral du concours est un moment difficile, on est crispé, mais être quelqu'un qui arrive avec le sourire, qui explique qu'il a envie de faire cela, que ce métier lui plait et qui dit cela avec le sourire, cela change tout. Je me rappelle être restée plusieurs fois béate, toute souriante face à un candidat comme cela en me disant que c'est vraiment convaincant, que la personne est vraiment en phase avec son projet, qu'elle sait ce qu'elle a envie de faire.
Il faut aussi une certaine spontanéité. Ce n'est pas facile, surtout pour les plus timides, mais quand ils peuvent répondre spontanément, en souriant, quand ils montrent qu'ils peuvent être à l'aise même si ce n'est pas dès le début mais au cours de l'entretien, c'est bien.
Un dernier critère est le fait d'être persuadé qu'on a quelqu'un de sain en face de soi et qu'on aurait envie qu'il soit là pour nous aider. On ne retiendra pas la candidature d'une personne qui montre qu'elle vient régler certains soucis. Dans ce cas-là, c'est trop tôt pour entrer en formation. On sent parfois qu'on a affaire à des personnes très fragiles mais qui se disent prêtes à aller

aider des personnes aussi fragiles qu'elle. Quand on n'est pas encore en mesure de trouver ce qui pourrait nous aider, on ne peut pas bien aider les autres. »

Quelles sont les erreurs à ne pas commettre durant cet oral ?

« C'est trop attendre d'emblée les questions du jury, avoir une attitude passive, dire deux mots de soi et attendre. Évidemment, on est là pour poser des questions, mais il faut que le candidat se mette en avant, qu'il développe ses propos. Cela, c'est une erreur fréquente.

Une autre maladresse consiste à se contenter de connaissances livresques ou sur Internet sans s'être donné la peine d'avoir rencontré au moins un professionnel. On peut comprendre que certains aient du mal à faire un stage, du fait de leur manque de disponibilité ou autre, mais rien n'empêche jamais quelqu'un d'aller voir un travailleur social ou un étudiant, de téléphoner à un professionnel pour avoir une idée plus concrète de ce qu'est le métier, pour ne pas en rester à des connaissances que tout le monde pourrait réunir en cinq minutes.

D'autre part, quelqu'un qui ne sait pas quel est le contenu des études n'est pas quelqu'un qui peut entrer en formation. On ne peut pas choisir d'entrer dans une formation, sans savoir un minimum ce qu'on va y trouver. Forcément, il va y avoir des moments plus difficiles par rapport à son propre parcours, des choses qui ne vont pas trop nous intéresser, donc il faut savoir ce qu'il y a dans ces études, ce qu'on va apprendre et qu'on aime et ce qu'on n'aime pas, mais aussi comprendre pourquoi il faudra s'y intéresser. Celui qui arrive en disant : « Je ne sais pas trop ce qu'il y a dans les études mais je verrai bien, je m'adapterai » ne démontre pas, à mon avis, une volonté suffisamment forte d'entrer en formation.

J'aime bien demander aux candidats s'ils ont déjà un peu réfléchi aux lieux de stage qu'ils voudraient connaître. Assez souvent, je me rends compte que c'est une question qui les prend de cours, ils ne savent même pas où on peut faire des stages. On voit ainsi qu'ils ne se projettent pas dans une entrée en formation quelques mois plus tard. Et cela montre aussi un problème de curiosité.

Enfin, je pense que le fait de ne pas avoir conscience de ses propres difficultés et de la difficulté du métier est aussi un problème. Il n'est pas nécessaire d'avoir réalisé une introspection extrêmement poussée, mais s'être un peu questionné sur les réactions qu'on pourrait avoir lorsqu'on sera confronté à la mort ou au handicap ou au fait de devoir échanger avec des familles malheureuses est indispensable. S'en dispenser revient à présenter une vision idéaliste et non réaliste du métier, et ce n'est pas ce que nous recherchons chez le candidat. »

Comment peut-on se préparer au mieux à passer cet oral ?

« Comme je l'ai dit, il est impératif de rencontrer des travailleurs sociaux et des étudiants, mais pas simplement pour emmagasiner de nombreuses informations. Les déclarations des professionnels et des étudiants sont une base pour que le candidat au concours se questionne, qu'il essaie de voir si c'est vraiment ce qui lui correspond et pourquoi cela lui correspond. Il doit se demander ce qu'il vient chercher dans son métier, mais aussi ce qu'il est prêt à donner lui-même. Il faut aussi bien réfléchir à ses motivations et à son parcours, le candidat sera systématiquement amené à se justifier face à un jury. Pour s'y entraîner, il peut en parler avec ses proches, ses amis, cela l'entraîne à bien construire son propos.

Enfin, je recommanderai au candidat de se tenir au courant de l'actualité. Il doit savoir qu'en tant que travailleur social, il s'apprête à travailler avec des êtres humains d'horizons différents, qui ont tous une culture et un vécu différents ; il faut qu'il essaie de s'informer sur ce que les autres peuvent vivre pour développer une meilleure compréhension. »

CHAPITRE 45

L'entretien avec un formateur de l'école

Lorsqu'un formateur de l'école vous reçoit pour un entretien, qu'il soit seul avec vous ou qu'il fasse partie d'un jury de plusieurs personnes, son objectif est d'évaluer votre capacité à suivre la formation. En effet, il veut s'assurer que les trois années d'étude ne vous poseront pas de difficultés, que vous savez ce qui vous attend durant les cours et durant les stages et que vous allez pouvoir vous y adapter. En un mot, il souhaite sélectionner des candidats qui ne vont pas interrompre leurs études et qui auront les capacités d'obtenir le diplôme d'État à la fin du cursus.

Les questions en lien avec votre cursus antérieur

Le formateur ne peut pas savoir réellement quel type d'étudiant vous serez mais il peut chercher à savoir quel type d'étudiant vous avez été par le passé afin de mieux connaître votre rapport aux études.

- Dans quelle matière étiez-vous le meilleur pendant votre scolarité ? Quelle matière scolaire vous a mis en difficulté ?
- Quel type d'élève étiez-vous ?
- Quel est votre parcours scolaire ?
- Pourquoi vous êtes-vous dirigé vers une branche totalement opposée au travail social après votre bac ?

Face à ces questions, présentez votre cursus en justifiant les choix que vous avez faits et en soulignant les apports qui en découlent.

L'évaluation de vos connaissances concernant les études

Des questions portant sur le programme des études sont incontournables durant l'oral de sélection. En effet, il ne suffit pas d'être motivé par le métier. Les études seront votre quotidien durant trois ans et le formateur veut vérifier que vous avez une réelle envie d'apprendre et de participer à cette formation dans toutes ces composantes.

- Que savez-vous du programme des études ?
- Pour quelles raisons aimeriez-vous entreprendre ce type d'études ?
- Comment est organisée la formation que vous voulez intégrer ?
- Quels sont les enseignements dispensés et par qui ?
- Donnez quelques exemples de cours que vous allez étudier.
- Quelle est la matière enseignée qui vous intéressera le moins ?

Toutes ces questions portent sur la formation. On entend par formation l'ensemble des contenus qui vous seront dispensés durant les trois années d'études : stage, cours magistraux, ateliers en petits groupes, etc.

L'idéal serait que vous échangiez avec des étudiants poursuivant actuellement leurs études dans le centre de formation qui vous intéresse. Vous pourriez ainsi mieux expliquer à votre jury de quelle façon la formation officielle est déclinée dans cette école.

Des erreurs à éviter

Lister des noms de contenus enseignés prouve que vous avez pris le temps de vous renseigner, mais cela ne suffira pas. Il vous faut réfléchir sur ce que vous apprenez concernant la formation afin de ne pas vous contenter de réciter une liste de cours. Le jury appréciera que vous profitiez d'une telle question pour présenter votre opinion sur le cursus et prouver votre envie de le suivre. Vous pourrez évoquer l'intérêt de l'alternance entre cours et stages ou des modalités de l'obtention du diplôme final.
Par exemple, un propos structuré de manière intéressante concernant la formation d'assistant de service social pourrait être : « Je sais que la formation m'amènera à suivre des cours en commun avec des étudiants d'autres filières et je trouve cet aspect enrichissant car cela va me permettre de rencontrer de futurs éducateurs. Nous allons construire notre identité professionnelle sur une base commune et ce décloisonnement des filières me semble utile car dans l'exercice de mon métier, je serai amené à travailler à leurs côtés. »

À quoi sert la formation ?

Il faut comprendre que le principal outil du travailleur social est lui-même. Le « soi » se construit progressivement par une réflexion personnelle et un positionnement professionnel plus que par une compilation de savoirs théoriques.
Cependant, la réflexion s'appuie sur de multiples disciplines (droit, sociologie, psychologie, pédagogie, etc.) qui permettent à l'étudiant de se constituer la base de savoir à partir de laquelle il peut construire son action. Les cours vous permettront de vous ouvrir à des courants de pensée différents. Ils sont variés mais il n'y en a pas de meilleurs que d'autres, tout dépend de sa vision de l'accompagnement. Par exemple, en étudiant les grands pédagogues, vous découvrirez le travail de Maria Montessori, de Célestin Freinet ou d'Ovide Decroly, mais suite à cette présentation globale, vous serez libre d'orienter votre cursus en approfondissant une approche, ou bien de mêler différentes sources d'inspiration pour composer votre propre pédagogie.
Dans une formation de travailleur social, la part de travail personnel est grande et le choix de ses sujets de recherche est vaste. Par conséquent, après les trois années de formation, au moment d'obtenir le diplôme d'État, aucun étudiant de votre promotion n'aura exactement les mêmes connaissances que vous, ni la même façon d'appréhender son rôle. Le travail de rédaction du mémoire de fin d'études en est un exemple.
Ainsi, se former au travail social c'est à la fois :

Apprendre à exercer un métier	**Se construire en tant que travailleur social**
– Connaître les objectifs, les tâches, les missions. – Développer des savoirs, des méthodes, des outils.	– Parvenir à une bonne connaissance de soi-même. – Réfléchir à son positionnement, à son éthique. – Prendre du recul sur ses expériences, développer une pratique réflexive.
Ce qui passe par des enseignements, des stages, des travaux de recherche et des ateliers d'analyse de la pratique.	

Les questions en lien avec les stages

Le formateur peut vous questionner sur les stages qu'il y aura à réaliser durant la formation. Cela lui permet de vérifier votre envie d'aller sur les terrains professionnels et les connaissances que vous avez déjà sur certaines structures.

- Avez-vous peur de certains lieux de stage ou avez-vous une prédilection pour d'autres ?
- Que savez-vous des stages qui ont lieu durant la formation ?
- Dans quelle structure souhaiteriez-vous réaliser votre premier stage en début de formation ?

Cette dernière question est au singulier, vous devez donc parler d'une seule structure. Il vous faudra présenter la structure, son public et le travail des professionnels, et expliquer les raisons qui vous donnent particulièrement envie de la découvrir de l'intérieur dès le début de vos études.

Il faut savoir que le premier stage est généralement l'un des plus courts puisque c'est une période de découverte et d'observation et que vous n'aurez à ce moment que peu de connaissances théoriques pour prendre des responsabilités.

Par conséquent, il vaut mieux attendre la fin de la formation pour réaliser le stage dans la structure qui vous intéresse le plus. En effet, vous devrez alors prendre beaucoup de responsabilités, ce stage durera plusieurs mois et vous pourrez vous appuyer sur cette expérience solide lors d'un entretien d'embauche dans une structure similaire si, à la fin de vos études, vous maintenez votre projet de travailler dans ce type de lieu.

Les questions de motivation concernant le centre de formation

Le formateur souhaite mesurer votre envie de venir vous former dans cette école. Il veut savoir si, étant admis, vous allez confirmer votre inscription ou si vous espérez en intégrer une autre.

- Si vous être admis à l'ensemble de vos concours, pour quel centre de formation opterez-vous ?
- Pourquoi avez-vous choisi notre centre de formation ?
- Quels autres concours présentez-vous ?

Si vous tentez des concours pour des métiers différents, le jury pourra considérer que cela témoigne d'un manque de motivation. À l'inverse, il va apprécier que vous passiez plusieurs concours pour entrer en formation. En effet, cette attitude témoigne de votre réalisme : un concours est difficile à obtenir, il y a beaucoup de candidats motivés et tous ne peuvent pas être retenus, donc pour que votre projet aboutisse rapidement il vous faut multiplier les occasions d'être admis dans un centre de formation. Généralement, on estime que le fait de s'inscrire à cinq concours, et de bien les préparer, permet d'avoir de bonnes chances de concrétiser son projet.

Avant chaque convocation à un oral, il est nécessaire de prendre des renseignements précis sur le centre de formation et la ville où il se trouve, de vous projeter dans le fait de venir y vivre durant trois ans... Il y a de multiples centres de formation qui forment aux métiers du travail social et vous n'avez sûrement pas choisi vos lieux de concours par hasard. Il suffit donc de savoir justifier vos choix.

Les questions concernant le financement de vos études

Comment financer sa formation est une question incontournable et il convient de vous l'être posée. Cet aspect peut sembler purement matériel mais il a aussi son importance au moment de la sélection. Le formateur a besoin de s'assurer que votre plan de financement est réfléchi et que vous ne serez pas contraint de quitter la formation faute de moyens. En effet, ce problème est la première raison des abandons en cours d'études.

- Avez-vous réfléchi à l'aspect financier qu'impliquent ces années d'études ?
- Combien coûte la formation ?
- Vous êtes-vous renseigné sur les possibilités d'aides financières ?

Un candidat ne peut se présenter à un concours dans l'objectif d'être admis sans avoir réfléchi posément aux conséquences matérielles que cela induira. Vous devez être capable de répondre clairement à cette question, sans cela, l'impression que vous donnerez sera celle d'un candidat « irréaliste » qui n'ancre pas son projet dans une réalité tangible. Montrez que vous en avez discuté avec vos parents ou que vous vous êtes renseigné sur les prêts étudiants, etc.

Il est tout à fait possible de travailler pendant les vacances scolaires ou quelques heures par semaine pour financer ses loisirs, mais si vous annoncez devoir impérativement travailler chaque semaine pour pouvoir suivre vos études, vous risquez d'inquiéter le jury car il sait que de nombreux étudiants dans ce cas ont fini par arrêter leur formation.

Si ce sont vos parents qui financent vos études, c'est une garantie assez rassurante pour un jury mais cela ne vous dispense pas de vous renseigner sur les sommes qu'ils devront débourser tant pour la formation que pour votre logement, et le jury appréciera que vous participiez aux dépenses, ne serait-ce que pour vos sorties durant l'année ou pour les frais d'inscription aux concours.

Astuce

Certaines écoles ont modifié le planning d'organisation de la formation en augmentant le nombre de semaines de cours afin qu'il y ait moins d'heures dispensées chaque semaine. Les étudiants ont alors du temps libre toute l'année pour travailler mais ils n'ont que 3 ou 4 semaines de congé l'été, tandis que les autres écoles suivent le rythme scolaire, ce qui implique des semaines de formation avec 30 à 35 h de cours.

D'autre part, réaliser votre formation par le biais de l'apprentissage ou obtenir une bourse peut être une autre solution à ce problème (*cf.* chapitre 51).

CHAPITRE 46

Savoir conclure son oral

La note que vous allez recevoir suite à votre oral reflète l'impression que vous avez laissée au jury durant toute la durée de l'échange. Vous avez pris soin de réfléchir à votre présentation, il convient maintenant de soigner votre sortie. Pour terminer sur une bonne impression, sachez faire face avec pertinence aux questions conclusives.

« Avez-vous préparé cet oral ? »

Cette question déstabilise souvent les candidats. Ce n'est pas son but, soyez simplement honnête. Vous pourriez avoir envie de nier tout entraînement pour souligner que vous êtes spontané et sincère dans vos réponses. Cependant, vous n'avez pas à cacher le fait que vous avez essayé de vous préparer à l'épreuve; cela va normalement se ressentir par la clarté de votre présentation, la finesse de votre analyse et la bonne explication de vos motivations.

Vous savez que l'oral est une épreuve sélective. Consacrer du temps à réfléchir aux principaux thèmes abordés durant cet échange démontre que vous cherchez réellement à obtenir votre concours, que ce projet est important à vos yeux. Le concours est un examen d'entrée et généralement, avant d'aller à un examen, on révise. C'est un comportement normal qui s'argumente et dont vous n'avez pas à avoir honte, bien au contraire. C'est une preuve supplémentaire de votre volonté de réussir.

« Avez-vous des questions ? »

Le jury vous propose à présent de renverser la situation et de questionner à votre tour vos interlocuteurs. L'envie est parfois grande pour les candidats de répondre un bref « non » afin de mettre un terme plus rapidement à l'entretien. Il s'agit évidemment d'une erreur à ne pas commettre.

Ceci ne signifie pas pour autant que vous devez « inventer » des questions si vous n'en avez pas. Dans ce cas, votre réponse négative doit être justifiée : « Non, je n'ai pas de question particulière en tête. Je pense avoir eu beaucoup de renseignements dans la documentation que j'ai lue et dans les échanges que j'ai eus avec les professionnels. »

À l'inverse, si quelques éléments concernant ce centre de formation vous semblent confus ou si vous souhaitez en savoir plus sur les professionnels qui viennent de vous faire passer cet oral, par rapport à leur lieu de travail par exemple, profitez-en. L'impression que vous donnerez (et qui est fondée) est que vous êtes à l'aise dans l'échange et que vous saisissez toutes les opportunités pour continuer à collecter des informations. Cette démarche active sera appréciée.

Abstenez-vous de poser des questions relatives à la date des résultats ou au nombre de places dans la formation. Vous donneriez l'impression d'être angoissé par l'épreuve et de ne pas dépasser le stade du concours pour vous projeter. C'est là une marque d'immaturité et de manque de confiance en soi. De même, évitez les questions sur votre prestation telles que : « Qu'avez-vous pensé de mon oral ? » ; il vous faudra, comme tous les autres candidats, attendre les résultats.

« Voulez-vous ajouter quelque chose ? »

Là encore beaucoup de candidats ont tendance à dire simplement « non », se privant ainsi de quelques précieuses minutes supplémentaires pour convaincre le jury de la pertinence de leur projet. Face à cette question, il y a deux situations possibles.

Vous n'avez rien à ajouter

Saisissez cette occasion pour faire une brève synthèse de vos propos et pour réaffirmer votre motivation pour le métier et la formation.
Exemple : « J'espère que vous avez pu comprendre à travers mes propos que mes lectures, mon stage d'observation en institut médico-éducatif et mon engagement en tant que bénévole pour faire de l'aide aux devoirs m'ont permis de bien me renseigner sur le métier et de commencer à rencontrer des publics accompagnés par les travailleurs sociaux, ce qui n'a fait qu'accroître ma motivation. Je souhaite vraiment pouvoir intégrer la formation pour professionnaliser mes actions et découvrir tous les contenus théoriques qui m'aideront à mieux comprendre les problématiques. »

Vous souhaitez compléter votre oral

C'est l'occasion de pouvoir brièvement citer une expérience ou quelque chose qui vous semble important et qui n'a pas pu trouver sa place dans le reste de votre propos. L'entretien se termine, il vous faut être bref, mais ce que vous allez ajouter sera tout de même pris en compte par le jury au moment de rédiger l'évaluation, alors n'hésitez pas.
Exemple : « Je voudrais simplement préciser que suite à mon stage dans un institut médico-éducatif, que j'ai eu l'occasion d'évoquer lors de notre échange, j'ai décidé de m'impliquer en tant que bénévole dans une association pour enfants ayant des troubles du spectre autistique. Je participe, dans ce cadre, à des actions de rencontres et de loisirs pour ces jeunes et leur famille dans ma ville. »

Prendre congé

Au moment de partir, pensez à saluer vos interlocuteurs. Dites simplement « au revoir » en les regardant tous et évitez les « bon courage pour la fin de la journée » que certains candidats considèrent parfois comme une façon cordiale de terminer leur prestation mais qui peuvent être interprétés par le jury comme une parole médisante pour les candidats qui vont leur succéder.
Ramassez rapidement vos affaires, replacez correctement la chaise et quittez la salle d'entretien.
Lorsque vous serez dans le couloir, il est possible que les candidats suivants cherchent à connaître vos impressions et à vous faire raconter votre entretien. Vous pouvez leur transmettre les informations que vous voulez, mais abstenez-vous de faire tout commentaire sur le jury, les murs sont parfois fins...

CHAPITRE 47

Réussir les épreuves collectives

Des candidats (entre cinq et quinze le plus souvent) sont regroupés pour une durée variable (rarement moins d'une demi-heure) et sont évalués par un jury. Ces oraux collectifs ont pour but principal de tester les capacités du candidat à travailler en équipe, à s'inscrire dans des relations sociales complexes, à concevoir et accompagner des actions collectives. Cette mise en situation s'organise en général selon deux grands types d'épreuves : les débats de groupe et les réalisations collectives. Il arrive qu'au terme de ces épreuves, le candidat soit amené à analyser la prestation du groupe, soit face au groupe lui-même, soit lors d'un entretien individuel.

Présentation des épreuves

Les débats de groupe

Il s'agit d'une discussion dans laquelle les candidats doivent argumenter autour d'un sujet imposé ou qu'ils ont choisi. Certains centres de formation proposent aux candidats de réfléchir individuellement sur le sujet durant quelques minutes avant le début du débat.

Cette épreuve n'a rien à voir avec une joute oratoire. Si la pertinence des arguments et la manière de les exprimer sont prises en compte durant le débat, le jury appréciera également vos capacités d'écoute et de compréhension, vos aptitudes à synthétiser et reformuler les idées d'autrui, bref, votre sens de la coopération.

Au fond, on juge moins les contenus que l'attitude globale au sein d'une équipe. Le jury observera qui s'impose comme leader, qui fait avancer le débat et qui l'englue à seule fin de s'exprimer.

Les réalisations collectives (ou groupes à tâches)

La réalisation collective vise à l'élaboration d'une tâche concrète. Il peut s'agir d'un dessin, d'une affiche, d'une scène de théâtre, d'une production écrite, d'une chorégraphie, etc.

La démarche est sensiblement identique à celle du débat de groupe, à ceci près que la finalité de l'épreuve réside moins dans l'argumentation que dans la création. Le jury fournit du matériel (carton, papier, paire de ciseaux, colle, etc.) que les candidats peuvent utiliser à leur guise. Bien sûr, la réalisation finale importe moins que la démarche et la coopération de l'ensemble des personnes.

Le jury sera sensible à votre dynamisme, à vos dons d'animation, à votre aptitude à stimuler le groupe et à solliciter tous les talents qui se trouvent en votre compagnie. Le mot d'ordre reste le même que pour le débat : il ne faut pas écraser l'autre mais participer à une co-construction.

Évaluation des épreuves collectives

Les grilles d'évaluation changent d'une école à l'autre, mais un certain nombre de critères sont généralement pris en compte. Ainsi, le jury appréciera que :

- vous participiez pleinement, bien évidemment. Cependant, faites attention à ne pas monopoliser la parole ou imposer votre point de vue sans écouter les autres membres du groupe ;
- vous ayez un comportement positif : faites preuve de solidarité, cherchez à médiatiser les conflits, soyez souriant, attentif, intégrez-vous ;
- vous communiquiez avec le groupe : faites des suggestions, argumentez votre opinion, questionnez autrui, demandez des conseils.

Il arrive que l'épreuve de groupe ne soit pas notée mais seulement évaluée, la note étant posée après le débriefing avec le candidat. Elle prend alors en compte ce qui s'est passé et ce que le candidat en dit. Cela permet au jury de confronter son jugement avec la représentation que se fait le candidat de sa prestation.

ÉCHANGE AVEC UN JURY D'ÉPREUVES DE GROUPE

« L'épreuve de groupe, c'est une situation de travail en équipe. On réunit plusieurs candidats et on leur demande faire quelque chose tous ensemble. Cela nous permet de vérifier leur capacité à intégrer un groupe, à faire part de leurs idées, à écouter les autres, etc. En effet, on recherche chez les candidats durant l'épreuve les mêmes qualités que dans leur métier : écoute, respect de l'autre, de ses opinions et de sa différence, capacité d'initiative, créativité, esprit d'équipe, bonne expression verbale, etc.

Évidemment, la participation est importante, mais l'évaluation ne se base pas que sur la quantité de prises de parole. Les leaders omniprésents qui ne laissent pas la diversité des idées s'exprimer sont rapidement sanctionnés.

On va apprécier que le candidat soit présent régulièrement durant toute l'épreuve, qu'il sache faire des propositions mais aussi rebondir sur les propositions des autres pour les amplifier ou les affiner. »

Les erreurs à ne pas commettre

« Parfois, lors des échanges, plusieurs candidats veulent s'exprimer simultanément, cela arrive et on ne leur en tient pas rigueur. Par contre, il est très impoli de couper la parole et de finir la phrase à la place de quelqu'un qui cherche un peu ses mots pour exprimer une idée.

Il faut aussi être vigilant sur la gestion du temps, la plupart des sujets sont chronométrés : « Vous avez 5 min pour préparer vos arguments sur ce thème, puis vous en débattrez pendant 45 min. » Beaucoup oublient de regarder leur montre et sont pris au dépourvu quand on leur dit que le débat doit commencer, ou bien le groupe décide d'entamer une conclusion dix minutes avant la fin de l'épreuve. Conclure durant dix minutes est disproportionné et les candidats ont fini en quelques minutes. Que rajouter après une conclusion ? Ils se retrouvent pris au dépourvu et souvent le jury n'interrompt pas l'épreuve avant la fin du temps annoncé ; en agissant de la sorte, on prend donc le risque de vivre de longues minutes de silence.

Le troisième aspect qui me vient est le fait de vouloir à tout prix combler les silences. Les candidats se croient souvent obligés de parler à tout prix et lorsqu'ils font un bilan, ils me disent : « L'épreuve s'est bien passée, il n'y a pas eu trop de blancs. » Ce faisant, ils oublient que le silence témoigne aussi de la réflexion, de l'assimilation, etc. Il vaut mieux parfois se taire et réfléchir que vouloir parler à tout prix.

Je conseille également d'éviter de donner des exemples personnels ; on peut s'appuyer sur ce qu'on a vu ou entendu mais pour le théoriser, le généraliser, etc. Par exemple, lors d'un échange sur la garde alternée de l'enfant après une séparation du couple parental, une candidate a dit : « Moi, quand mes parents ont divorcé, j'étais bien contente de ne pas devoir passer une semaine sur deux chez mon père avec lequel je n'ai jamais pu m'entendre. » Ce genre de considérations personnelles n'a pas sa place en épreuve de groupe. Elle aurait pu s'appuyer sur son expérience pour dire : « Je pense que la garde alternée ne convient pas à tous les enfants, certains peuvent être en conflit avec l'un des parents et appréhender le fait de se retrouver seul avec lui durant plusieurs jours. »
Enfin, j'invite les candidats à faire un petit bilan écrit de l'épreuve lorsqu'ils sortent parce que parfois, l'entretien d'analyse de l'épreuve de groupe a lieu plusieurs heures après la fin de celle-ci, et entre-temps ils ont eu d'autres oraux individuels, ont parlé de beaucoup de choses et ne se souviennent plus très bien de ce qui s'est passé le matin. Leur analyse est alors superficielle et peu argumentée, ce qui leur est préjudiciable. »

Participer à une épreuve collective

Quelques règles à respecter

Préciser le sujet et le définir collectivement

La première prise de parole doit servir à s'assurer de la bonne compréhension du sujet. Par conséquent, il faudra penser à le résumer et à le définir afin de vérifier que tous les participants l'ont bien compris de la même manière. Il s'agit donc de se mettre d'accord sur ce que l'on doit faire.

Structurer sa réalisation

Nous l'avons déjà dit, quand un centre de formation organise ce type d'épreuve, il souhaite vérifier les aptitudes à travailler en équipe des candidats. Pour satisfaire les attentes du jury, il sera donc nécessaire de construire collectivement sa réalisation, ce qui nécessite au préalable de se mettre d'accord sur la manière dont on va traiter le sujet.
Un écueil à éviter est la juxtaposition des points de vue sur un sujet, sans lien entre eux.

Exemple commenté

Sujet : « La réforme des rythmes scolaires à l'école primaire »
[...] Agathe : « Je pense que c'est mieux pour les enfants d'avoir classe le mercredi matin car les enfants apprennent mieux le matin donc cela ajoute une cinquième matinée de travail. »
Marvin : « Oui, mais pour les parents qui avaient l'habitude de ne pas travailler le mercredi c'est un problème. Ils ont choisi d'être à la maison pour passer plus de temps avec leur enfant et celui-ci doit aller à l'école. »
Emrah : « En plus, pour les étudiants qui sont animateurs et qui avaient l'habitude de travailler dans les centres de loisirs le mercredi, cela a diminué leur nombre d'heures de travail. Beaucoup font cela, entre autres, pour payer leurs études donc c'est pénalisant. » [...]

Dans cet extrait, les candidats évoquent beaucoup de thèmes intéressants et en lien avec le sujet qui leur a été proposé. Cependant, les idées se juxtaposent et ils ne prennent pas le temps de s'écouter ni de parler de la même chose : Agathe souligne un avantage, tandis que les deux autres candidats évoquent des inconvénients ; Agathe pense aux conséquences pour les enfants, Marvin s'intéresse aux parents et Emrah précise une conséquence sur les loisirs du mercredi et les emplois qu'ils génèrent.
Il est important de convenir d'une structure pour « travailler » le sujet. Les candidats pourraient ici mesurer les impacts positifs et négatifs pour chacun des acteurs concernés (élèves, enseignants, parents, personnel périscolaire, professionnel des activités extrascolaires, etc.) ou pour chaque institution (école, famille, commune, etc.).

Illustrer son propos

Les candidats doivent illustrer leurs propos, sans quoi le traitement semblera incertain et le sujet non maîtrisé. Des exemples tirés de l'actualité ou de l'expérience personnelle sont nécessaires. Du fait de la diversité des candidats, certains auront eu des expériences professionnelles, d'autres non. Mais ce qui importe est bien ce que le candidat en aura retiré, de quelle manière il utilise son « bagage » pour faire face à de nouvelles situations.
Vous l'avez compris, un débat ne peut être mené sans connaissances théoriques. Pourtant, elles ne suffisent pas : il faut savoir les utiliser et les illustrer. La solution pour réussir cela est de posséder une bonne connaissance de l'actualité. Un travailleur social, par définition, inscrit sa pratique professionnelle dans l'espace social. Il se confronte quotidiennement à la réalité sociale. Pour préparer le concours, vous devez vous placer en situation de « veille informationnelle », c'est-à-dire être à l'écoute des changements, des évolutions, des événements qui marquent la vie sociale, et plus précisément le domaine socioéducatif. Pour mener à bien cette collecte d'informations, vous pouvez utiliser comme outil la revue de presse, une base solide de connaissance de l'actualité.

Parvenir à exprimer ses idées

Avoir des connaissances est une base indispensable mais il faut aussi pouvoir les exprimer. Le débat collectif, comme la réalisation de tâche, nécessite de maîtriser la prise de parole et la démonstration orale. De plus, le candidat doit se préparer aux objections que pourraient lui opposer les autres participants.
Il arrive que, malgré un raisonnement convenablement établi et des arguments pertinents, l'argumentation n'aboutisse pas. Vos interlocuteurs ne retiennent pas vos propos, vos arguments ne sont pas repris... Rapidement, le débat vous échappe.

Les erreurs à éviter

- L'argumentation « bateau » : l'oubli de la particularité du cas étudié. Le propos est bien construit, mais il est généraliste au sens où il ne prend pas en compte les spécificités de la situation. Le candidat « débite » des arguments fades, préparés à l'avance. Il semble réciter une leçon détachée de la situation de communication.
- La nouvelle idée : le manque d'écoute. Le candidat a un argument concernant le sujet et il cherche à le « placer » à tout prix. Dès qu'il obtient la parole, il énonce son argument sans avoir écouté les propos du groupe et donc sans l'articuler à la réflexion collective. Celui-ci n'étant pas cohérent avec les propos tenus jusqu'alors, il n'est pas relevé.
- L'argumentation fleuve : l'oubli de la structure. Il ne faut pas faire crouler vos interlocuteurs sous une quantité trop importante d'exemples ou de données. Avant chaque prise de parole, faites le point sur ce que vous voulez faire passer comme message et contentez-vous de cela. Exprimez une idée à la fois pour que les autres candidats puissent rebondir sur votre propos, l'enrichir ou le contredire. Bref, nous vous le répétons, il faut « faire le tour » d'une idée avant d'en étudier une nouvelle.

Savoir objecter et répondre à une objection

Durant le débat, le candidat est confronté à des interlocuteurs qui auront peut-être un point de vue différent. Si cette situation est parfois difficile à vivre, elle est néanmoins le gage de l'intérêt que les autres candidats portent à votre parole.
La réaction à adopter dans cette situation est la suivante : ne fuyez pas en tentant d'éluder l'objection et reprenez les éléments utilisés par votre détracteur pour alimenter votre argumentation.
Pour vous familiariser avec cette gymnastique intellectuelle, suivez avec attention des débats à la télévision par exemple, et relevez les arguments avancés, leur construction, les illustrations données, les objections soulevées. Essayez de repérer le protagoniste qui vous convainc le plus et analysez pourquoi. Comment construit-il son discours pour le rendre persuasif ?

Être persuasif

Lorsque vous argumentez, vous effectuez une démonstration. Néanmoins, durant un débat ou une réalisation collective, il vous faudra également être persuasif. La persuasion, contrairement à la démonstration, privilégie l'adhésion de votre interlocuteur. Le but n'est pas uniquement de lui opposer une démarche logique mais également de le séduire par vos propos et de tenter de faire concorder vos points de vue.
Pour réussir à persuader son interlocuteur, il faut se mettre en condition de pouvoir le faire : il faut en être persuadé... Ainsi, avant de « se lancer » dans un oral de groupe, il est nécessaire de se placer en situation de confiance. La confiance ne naîtra pas immédiatement de vos interlocuteurs (que vous ne connaissez pas et avec lesquels vous vous trouvez en situation de compétition du fait du concours). La confiance en vous viendra donc de... vous-même. Vous devez adopter une attitude positive envers vous-même, ce qui vous permettra plus aisément de prendre la parole dans un groupe et de renforcer votre impact.
Des erreurs à éviter :

- « Nous pourrions parler de... » : excluez les hésitations, évitez le conditionnel. Préférez : « Parlons de... ».
- « Je crois que... » : fuyez les dévalorisations. Préférez : « Je pense que... ».
- « On... » : impliquez-vous et affirmez-vous dans vos prises de position. Préférez une démarche active signifiée par l'emploi du « je ».
- « Je ne peux pas le faire tout de suite. » : optez pour les tournures affirmatives et positives. Préférez : « Je vais le faire dans quelques minutes. »
- « (...) enfin je ne sais pas » : ces quelques mots ajoutés à la fin de votre propos viennent détruire tout ce que vous venez d'élaborer. Cette prudence excessive, ce manque de confiance vont vous desservir. Les autres candidats vous ont écouté attentivement, ils étaient dans une attitude de réflexion sur vos propos et tout d'un coup vous leur annoncez que vous êtes dans le doute, que tout ceci n'est peut-être pas pertinent. Quelle déception, tant pour les autres candidats que pour le jury! »

Savoir argumenter

Le raisonnement constitue la structure générale de votre démonstration. Il s'appuie sur des arguments qui vont vous permettre de l'échafauder. Certains de ces arguments sont judicieux, c'est-à-dire pertinents et simples à utiliser dans un oral de groupe. D'autres sont fallacieux, c'est-à-dire qu'ils sont rhétoriques (non logiques) et dangereux (ils peuvent aisément se retourner contre vous).

Utiliser les arguments judicieux

L'argument d'autorité

Il s'agit de présenter votre argument en utilisant une personnalité (ou une institution) de référence, ce qui lui donne une valeur supplémentaire difficile à remettre en cause.
Exemple : « Selon les derniers chiffres de l'Insee... »
Pour le contrer : apportez une autre référence faisant autorité ou montrez que celle citée n'est pas applicable dans la situation présente.

L'argument de force majeure

Cet argument vise à prouver que la solution adoptée était la seule.
Exemple : « Mais que faire d'autre contre la violence, si ce n'est poursuivre ses auteurs ? »
Pour le contrer : apportez d'autres solutions possibles ou montrez que cette résolution du problème repose sur une vision particulière que l'on peut contester.

L'argument *a fortiori*

Cet argument procède de l'extrapolation : à une cause est attribuée une conséquence et à cette dernière un élargissement qui entraîne une seconde conséquence, plus vaste.
Exemple : « La publicité pousse au grignotage. Les adultes y succombent, alors, vous pensez, les enfants... »
Pour le contrer : opposer à l'extrapolation les particularités de chaque cas. Replacer dans leur contexte spécifique les comportements mis en relation.

L'argument *a contrario*

Cet argument repose sur une opposition entre deux éléments et leur applique un traitement contraire. Si A est le contraire de B, alors le traitement de A devra être le contraire de celui de B.
Exemple : « Les enfants qui réussissent scolairement savent apprendre seuls. Les enfants en difficulté scolaire doivent être accompagnés. »
Pour le contrer : vous devez établir le lien entre les deux éléments supposés être en opposition et montrer qu'ils peuvent être rapprochés dans leur traitement.

Fuir les arguments fallacieux et savoir les contrer

L'argument personnel

Il repose sur la particularité de votre interlocuteur : il n'est pas « objectif » parce qu'il appartient à telle ou telle catégorie d'individus, possède telle ou telle expérience. Sa parole est ainsi dévalorisée... au profit de la vôtre.
Exemple : « Vous pensez cela parce que vous êtes une femme ! » (vous rétorque un candidat).
Pour le contrer : replacez l'argument dans la situation d'analyse générale. Montrez qu'il ne s'agit pas d'une question d'interlocuteur, mais que d'autres partagent votre point de vue (vous pouvez ici faire intervenir l'argument d'autorité).

La fausse alternative

Cet argument propose deux solutions et les présente comme les seules possibles. Ainsi, le « choix » proposé n'en est pas un puisqu'il nie toute autre solution.
Exemple : « Soit vous êtes avec moi, soit vous êtes contre moi. »
Pour le contrer : il suffit de proposer les autres éléments de choix possibles : « Je soutiens votre démarche, mais je ne suis pas d'accord avec vos actions. »

La causalité abusive

Le principe de cet argument fallacieux est de rapprocher une cause à un effet alors que ces deux éléments sont indépendants.

Exemple : « Une étude nord-américaine menée dans les années 1960 a comparé le nombre d'actes de violence commis dans une ville et le nombre de téléviseurs en possession des habitants. Elle a montré que l'augmentation des actes de violence était proportionnelle à l'augmentation du nombre de télévisions. Donc celle-ci rend violent. »
Pour le contrer : vous devez dénoncer le rapport de cause à effet établi et proposer une autre lecture des faits : « À cette époque, la société nord-américaine a connu une profonde transformation tant dans les mœurs que dans l'aménagement de l'habitat. »

Le faux syllogisme

Cet argument réside dans le rapprochement de deux éléments indépendants. Vous établissez entre eux un lien logique qui n'existe pas ou qui est moindre.
Exemple : « Les adolescents sont volontiers réfractaires à l'autorité et Mathis est un adolescent donc il est réfractaire à l'autorité. »
Pour le contrer : redonnez aux éléments leur sens et méfiez-vous des règles générales qui ne peuvent s'appliquer à chaque cas particulier.

Un exemple commenté d'argumentation dans un débat de groupe

Exemple

Le sujet proposé aux candidats est : « Les radars automatiques, une mesure pertinente ? »
Extrait de leurs échanges :

Émilie : « Oui, c'est particulièrement utile pour limiter la vitesse sur les autoroutes. »
Julien : « Mais non, les gens réduisent leur vitesse en voyant le radar et accélèrent juste après. Ça ne sert à rien. Il faut que les gens conduisent plus prudemment, c'est tout ! »
Jasmine : « Mais quand tu as une voiture rapide qui te permet d'aller bien au-delà de 130 km/h, forcément, tu es tenté de dépasser. Ce qu'il faut, c'est que les constructeurs limitent eux-mêmes la vitesse des voitures. »
Julien : « Ça n'a rien à voir, ce n'est pas parce qu'on a une voiture puissante qu'on est dangereux. Au contraire. Les automobilistes qui aiment les voitures rapides conduisent mieux que les autres, c'est prouvé. »
Émilie : « C'est quand même la vitesse qui est la première cause d'accidents ! »
Julien : « La vitesse oui, pas les voitures puissantes. Ce n'est pas pareil. »
Jasmine : « D'accord, mais si tu as une voiture qui n'avance pas, aucun risque de faire un excès. »
Julien : « Tous les objets sont potentiellement dangereux. Ce qui compte, c'est comment tu les utilises. Un couteau de cuisine, c'est dangereux. Mais on n'interdit à personne de couper son gigot avec un couteau énorme. Ce ne sont pas les voitures qui sont dangereuses, ce sont les automobilistes ! »

Commentaire

Dans cet extrait, les candidats ont commis plusieurs erreurs. Ils ont déplacé le sujet (l'utilité des radars automatiques) pour traiter de la limitation de la puissance moteur des automobiles. Par ailleurs, Émilie et Jasmine n'ont pas su contrer l'argument de Julien qui s'impose dans le débat. Pour eux, la solution était de rétablir le rapport logique entre les éléments du dernier argument. Julien a utilisé ici un syllogisme :

- tous les objets sont dangereux ;
- or ils ne sont pas interdits ;
- donc une voiture puissante ne doit pas être interdite.

La première idée est une généralisation non fondée : selon Julien, il n'existe pas d'objets sans danger. L'exemple qu'il fournit (le couteau de cuisine) vise à illustrer la généralité précédente. Cet exemple semble bien choisi puisqu'il s'agit d'un objet commun, usuel. Il renforce donc la généralité postulée. Or le candidat, en choisissant un couteau, choisit une arme blanche qui est en effet dangereuse, non un objet anodin. Un couteau ne met pas involontairement la vie d'autrui en danger.

Les candidats auraient dû le contrer en soulignant ce fait. L'autre solution était de citer, eux-mêmes, un exemple adapté au propos : les motos de cylindrée élevée nécessitent l'obtention d'un permis spécifique. Ceci prouve la dangerosité potentielle du véhicule et la nécessité de sa parfaite maîtrise.

ASTUCES

Pour réussir son débat, quelques règles sont à retenir.

Règles d'organisation

- Clarifier la consigne, identifier les limites du problème et les différents niveaux d'analyse.
- Illustrer les propos, citer ses sources de connaissance, ce qui fonde son point de vue.
- Recentrer le débat si besoin, attention au hors-sujet.
- Proposer un bilan (synthèse des principales interventions) durant les toutes dernières minutes du débat.

Règles de relation

- Prendre la parole assez tôt dans le débat (sinon les autres vous « oublient » et il est plus difficile d'intervenir tardivement, surtout si on a des difficultés de prise de parole).
- Solliciter les autres par le regard, des questions, des propositions (« Tu pourrais peut-être faire... »).
- Valoriser les interventions des autres candidats (« Pour rebondir sur les propos de Chloé, j'ajouterai que... »).

À vous de jouer

Entraînez-vous entre amis avec les sujets d'annales suivants.

Sujets de débats de groupe

- La presse en France.
- La génération Y.
- Doit-on systématiquement publier les sondages au risque d'influencer les personnes ?
- Les voyages touristiques sont devenus planétaires. Pensez-vous qu'ils contribuent à une meilleure compréhension entre les peuples ?
- Vous êtes membres d'un conseil municipal et vous devez trancher la question suivante : « Acceptez-vous l'implantation d'une usine nucléaire sur votre commune ? »
- Votre groupe est chargé de rencontrer une vingtaine d'étudiants étrangers en voyage en France. Nous vous demandons de préparer un exposé qui présentera, de votre point de vue, les cinq faits ou événements qui sont significatifs de l'évolution de la société française ces 10 dernières années. Vous argumenterez votre choix.

- Pensez-vous qu'il soit nécessaire de baisser les minima sociaux pour favoriser l'emploi ?
- Pour ou contre la vidéosurveillance dans les écoles. Vous avez 5 min pour préparer vos arguments avant de débattre.
- Croyez-vous que l'entreprise ait un rôle social ?
- Vous êtes membres d'un comité de quartier. La municipalité, constatant l'absence de commerces, décide de supprimer un jardin public où la population a l'habitude de se rencontrer, pour construire une supérette avec un parking. Vous vous organisez en deux groupes opposés. Confrontez vos positions.
- Une association vient de se créer dans votre ville. Son but est de favoriser les échanges de savoir entre les citoyens. Les représentants de cette association vous demandent de réfléchir à la meilleure manière de diffuser l'information.
- Les médicaments génériques.
- Vous avez dix minutes pour lire ce texte sur la ghettoïsation de certains quartiers et chercher à en extraire une problématique sur laquelle vous échangerez durant trente minutes.
- L'obésité est-elle due à un manque de volonté?

Sujets de réalisations collectives

- Construisez le village idéal. Matériel à disposition : uniquement des petites planchettes de bois type « kapla ».
- À partir d'une photographie en noir et blanc (sur cette image : trois enfants passent la tête par une lucarne donnant sur un toit d'immeuble), organisez-vous en équipe journalistique et rédigez un article.
- À partir d'une musique entendue deux fois, vous écrirez une histoire et réaliserez une danse autour de cette musique.
- Établissez une revue de presse et présentez le journal télévisé. Matériel à disposition : différents journaux.
- Vous vous apprêtez à ouvrir un centre de loisirs. Trouvez-lui un nom et un logo. Matériel à disposition : papier, carton, paire de ciseaux, colle, feutres, peinture, etc.
- Réalisez une affiche collective afin d'encourager les étudiants à participer au don du sang. Matériel à disposition : papiers de couleurs, feutres, colles, ciseaux, crayons.
- Élaborez une petite pièce de théâtre. Votre travail devra comporter les mots suivants : journal, papier, télévision, voiture, orgue, soupière.
- Établissez une mise en scène à partir d'une de ces trois phrases : « Il n'est toujours pas rentré. », « Attendons demain pour en parler. », « C'est toujours pareil. ».
- Dessinez votre centre de formation idéal.

Réussir son autoévaluation après une épreuve collective

Nous avons déjà indiqué qu'au terme d'une épreuve collective, le candidat peut être amené à analyser la prestation du groupe ; soit face au groupe lui-même, soit lors d'un entretien individuel. Dans cet exercice, différents aspects doivent être étudiés :

- la tâche : le travail collectif effectué ;
- le groupe : son organisation, sa cohésion ;
- moi : la prestation du candidat dans le groupe.

Évaluer le travail effectué

Bilan

Il faut se poser une série de questions : « Le travail a-t-il été réalisé ? », « Le sujet a-t-il été traité dans le temps imparti ? », « Les consignes ont-elles été respectées ? », « Le résultat final est-il satisfaisant ? »...

Conseils

Si vous soulevez des difficultés dans l'organisation (« On a manqué de temps pour faire une conclusion »), le jury peut vous demander une solution qui aurait évité ce problème. Par exemple : « On aurait dû mieux surveiller l'heure, nommer une personne référente de la gestion du temps ou organiser dès le début de l'épreuve un planning des tâches à accomplir et du temps que nous pouvions accorder à chacune. »
Évitez d'être trop critique sur ce qui s'est passé (« Je pense qu'on a parlé trop longtemps des aides de l'État et qu'il aurait fallu également traiter du ressenti des bénéficiaires. De plus, on s'est doucement éloigné du sujet initial et il y a eu beaucoup de digressions. »). Il est trop tard pour vouloir tout changer, vous aviez suffisamment de temps durant l'épreuve et on vous reprochera de n'avoir rien dit durant l'épreuve et de critiquer à la fin. Opposez-vous si nécessaire durant l'épreuve mais soyez solidaire du résultat final dont vous êtes responsable au même titre que chacun des candidats.

Évaluer le fonctionnement du groupe

Bilan

Il faut se poser une série de questions : « Y a-t-il eu des conflits, des difficultés à parvenir à un accord ? », « Tout le monde a-t-il participé d'une manière équivalente ? »...

Conseils

N'hésitez pas à rendre hommage aux personnes qui ont été particulièrement utiles au groupe et à les nommer : « Je pense que Maria a eu une excellente idée en proposant de noter les différentes étapes de notre réalisation car c'est intervenu à un moment où il y avait de la confusion et cela nous a permis de gagner beaucoup de temps. Chacun savait ensuite ce qu'il devait faire et nous ne nous ne sommes pas dispersés. »
À l'inverse, soyez moins précis pour évoquer des personnes plus en difficulté afin de ne pas accroître leur malaise surtout si l'autoévaluation se fait en présence de l'ensemble du groupe : « Tout le monde a pu s'exprimer même si quantitativement il y a eu des inégalités, mais je pense néanmoins que chacun avait sa place dans ce groupe et a apporté quelque chose d'important. »

Évaluer sa prestation

Il faut faire un bilan approfondi de votre rôle durant l'ensemble de l'épreuve. Cette partie de l'autoévaluation doit être la plus longue et elle doit revenir sur votre attitude et vos propos.

Construire son bilan

Au moment de réaliser votre autoévaluation, vous pouvez revenir sur certains aspects de votre participation en réfléchissant aux aspects détaillés ci-dessous.

Intégration dans le groupe.

Écoute	Je peux restituer l'ensemble des informations contenues dans cet échange. Je n'ai pas coupé la parole.
Organisation	J'ai surveillé le temps, informé le groupe de l'évolution de la tâche en fonction du temps restant. J'ai sollicité une personne en retrait pour lui demander de m'aider.
Intervention	J'ai donné mon avis et su exprimer un désaccord, mais parfois j'impose trop mon point de vue.

Communication verbale.

Expression	Il y a eu des quiproquos et des incompréhensions.
Débit	J'ai laissé des silences pour permettre au groupe de suivre mon discours, pour que chacun puisse se saisir de la parole.
Parasites	J'ai multiplié les « en fait » en début de phrase, j'aurais dû donner plus d'exemples pour mieux faire passer mes pensées.

EXEMPLE

« Durant ce travail collectif, j'ai tardé à prendre la parole, le sujet m'a surpris, je ne savais pas de quelle façon j'allais pouvoir m'impliquer, ce qui m'a beaucoup stressé, et donc j'ai été passif durant les premières minutes. Mais dans un second temps, en étant attentif aux propos des autres candidats, j'ai commencé à avoir des idées sur la façon dont on allait pouvoir réaliser cette affiche et je suis parvenu à les exprimer. Enfin, il me semble que durant le dernier quart d'heure, j'ai été particulièrement à l'aise. Quand le groupe a retenu ma proposition de réaliser un collage à partir des magazines mis à notre disposition, cela m'a amené à expliquer en profondeur mon idée et à organiser la réalisation finale. »

Durant l'épreuve de groupe, que faire si...

...le débat ne prend pas, les candidats restent silencieux ?

Après l'énoncé du sujet, personne ne prend la parole ou bien après un court échange, le débat cesse. Les candidats regardent la table, leurs mains ; le silence s'installe. Le silence d'un groupe est beaucoup plus « dense » qu'un silence qui s'installe entre deux personnes. Dans le cas d'un oral collectif, il n'est pas rare que chaque candidat attende qu'un autre prenne la parole. Tous craignent de le faire et d'être évalué par les autres. Le silence qui se prolonge renforce la difficulté de la prise de parole : les mots prononcés après un moment de silence semblent être dits plus fort. La parole devient une mise en danger individuelle. De plus, dans un groupe, il est rassurant de penser : « Il y en a bien un qui va dire quelque chose. » Le candidat se défausse donc et délègue cette responsabilité aux autres. C'est une attitude de fuite. Elle peut être renforcée si un téméraire prend à nouveau la parole pour livrer un argument que personne ne relève.
À ce stade, une seule solution : impliquez l'ensemble du groupe dans une action collective. Prenez vous-même la parole, non pas pour avancer un nouvel argument, mais pour organiser la prise de parole. Pour ce faire, il convient de poser des règles simples que tout le monde pourra suivre. Par exemple : « Bon, je propose de faire un tour de table pour savoir ce que chacun en pense. » Ensuite, redonnez la parole au dernier participant (il s'est retiré du débat depuis moins longtemps que les autres et ce sera plus simple pour lui) : « Toi, Aurélien tu disais que... » Une fois cette intervention terminée, appliquez les règles. Adressez-vous à son voisin : « Et toi qu'en penses-tu ? » L'échange se poursuivra de lui-même sans que la « règle » n'ait à être suivie jusqu'au bout : le tour de table peut être interrompu par plusieurs candidats.

...le sujet est mal compris par l'ensemble des candidats (un terme ou une expression est inconnu de tous) ?

Ce cas est rare, mais il peut expliquer le silence que nous évoquions précédemment. Il peut s'agir d'un élément d'évaluation que le jury a placé délibérément dans l'exercice : un terme très technique ou difficile a été utilisé dans le sujet pour que le jury puisse apprécier la capacité des candidats à résoudre ce problème supplémentaire.

La première chose à faire, afin de ne pas risquer de se trouver dans la situation précédente d'un groupe silencieux, est de vérifier que les candidats sont bien dans la même méconnaissance que vous du terme : « Est-ce que quelqu'un a compris ce qu'est « la détérioration des termes de l'échange[1] » ? » Par cette question, vous redonnez également confiance aux candidats. Ils ne savent pas, mais personne autour de la table n'a la réponse. Ensuite, il convient de procéder à une mise en commun des idées (brainstorming) : « Bon, nous allons essayer de trouver une définition et nous partirons de ça. » Établissez la définition en replaçant le terme dans son contexte, s'il est tiré d'un article ou d'un texte. Si ce n'est pas le cas, tâchez de définir le domaine auquel il s'applique. Dans cette situation, les candidats procéderont par hypothèses successives pour aboutir à la résolution du problème.

...un candidat monopolise la parole ?

Vous ne parvenez pas à prendre la parole, parce que l'un des candidats la monopolise. Et ce candidat campe sur ses positions et le fait de façon extrêmement sonore : son intensité verbale est élevée, il a une gestuelle très importante et semble très agité... Bref, il pose entre lui et le groupe une frontière que vous ne parvenez pas à surmonter. Ne nous préoccupons pas du contenu de l'argumentation de ce candidat « échauffé », mais voyons quelles solutions d'intrusion dans son territoire peuvent être avancées.

En tout premier lieu, il est inutile (et aventureux) de tenter de contrer ce candidat en usant des mêmes modes de communication : il est « lancé » dans son discours, vous ne parviendrez pas, en haussant le ton et en vous agitant à votre tour, à l'égaler. La seule solution consiste alors à adopter une attitude inverse : parlez d'une voix posée et utilisez un débit moyen, voire un peu lent. Regardez le candidat dans les yeux. S'il vous interrompt (il ne manquera pas de le faire), reprenez. S'il persévère dans sa volonté de vous couper la parole ou de ne pas vous la laisser, continuez votre phrase. Votre objectif à cet instant n'est pas qu'il vous écoute (puis se taise), mais que les autres candidats vous écoutent. Cherchez alors des signes de renforcement de leur part. Adressez-vous à eux et ignorez l'obstacle sonore que constitue l'autre candidat. Si vous parvenez à obtenir des acquiescements et leur renforcement, ils adopteront un comportement symétrique au vôtre : quitte à tendre l'oreille pour vous entendre, ils ignoreront le propos de l'autre candidat. Celui-ci n'a plus alors d'autre choix pour reconquérir son auditoire perdu que de vous écouter pour pouvoir réfuter votre argument. Il trouverait là un moyen de reprendre la parole. Pour la conserver, vous devez élaborer une argumentation dense et illustrée. N'hésitez pas à donner la parole à un autre candidat en lançant une question rhétorique : « Toi, Nadia, tu es d'accord ? », afin d'obliger premier candidat à maintenir son écoute.

Cette situation est souvent observable lors de débats télévisés. L'interlocuteur « posé » obtient l'écoute de l'assistance, ce qui contraint l'interlocuteur « échauffé » à prêter une oreille.

---

1 Il s'agit en économie ou en géopolitique de l'abaissement du prix des matières premières, produites majoritairement dans le Sud, et de l'augmentation du prix des produits industriels, produits dans le Nord. Cette détérioration entraîne une aggravation de la différence de richesses et donc l'appauvrissement des pays les plus pauvres. Le commerce équitable vise à limiter cette détérioration.

CHAPITRE 48

Quelques témoignages de candidats

Les témoignages qui suivent ont été enregistrés auprès de candidats au concours d'entrée dans les écoles de travail social. Ils mettent en évidence la diversité des configurations d'épreuve ainsi que la multiplicité des questions auxquelles il faut s'attendre.

À la lecture de leurs propos, vous constaterez que certains jurys sont dans l'échange avec le candidat, ils cherchent à savoir s'il pourra se comporter en futur collègue, c'est une discussion entre adultes qui est déjà engagée.

Pour d'autres, les places sont claires : il y a le candidat et l'examinateur. Ce dernier a pour but de vérifier les connaissances, d'évaluer sa capacité à entrer en formation, de constater le bien-fondé de cette orientation vers le travail social... Une hiérarchie est alors établie et les questions peuvent être pointues. Il est fréquent que le jury cherche à vous pousser dans vos retranchements, à vous faire approfondir finement votre point de vue afin que vous vous révéliez, que vous sortiez des propos convenus pour parler avec sincérité.

Vous observerez qu'il y a également des questions récurrentes, notamment sur le financement de la formation. Cet aspect pratique est souvent négligé par les candidats, mais il est très important pour les jurys qui ont besoin de s'assurer que chaque étudiant admis en formation aura la possibilité matérielle de suivre son cursus jusqu'à son terme.

REMARQUE Ces témoignages racontent les épreuves passées par les candidats lorsqu'ils se sont présentés au concours, mais chaque centre de formation est libre de faire évoluer ses modalités de sélection à tout moment. Il faudra donc bien vous renseigner auprès du centre de formation pour connaître le déroulement des épreuves prévues cette année.

Oraux d'admission à l'ARIFTS de Nantes, concours éducateur de jeunes enfants

« Pour passer cet oral, j'avais dû fournir un CV et une lettre de motivation. La journée a commencé par une épreuve individuelle qui a duré vingt-cinq minutes. Il y avait un seul jury, une éducatrice de jeunes enfants. Elle était agréable et j'ai trouvé que cela ressemblait plus à un échange qu'à un entretien. J'ai été assez surprise car elle ne m'a pas proposé de me présenter pour débuter l'échange, comme ce fut le cas dans les autres centres de formation où j'ai passé des oraux, mais elle m'a tout de suite questionnée sur mon CV. Elle faisait des liens entre les études que j'avais faites (un baccalauréat littéraire et une première année de licence en sciences de l'éducation) et la formation d'EJE. Comme elle a lu sur mon CV que je travaillais dans un centre de loisirs et que j'avais le BAFA, elle m'a demandé ce que la formation allait m'apporter de complémentaire et d'expliquer une notion que j'avais pu découvrir en me formant dans le domaine de l'animation.

On a ensuite parlé davantage du métier. Elle voulait savoir les lieux de travail que je connaissais, j'ai cité l'hôpital de jour notamment et cela l'a interpellée, elle m'a dit que ce n'était pas un lieu souvent évoqué et il a fallu que je lui précise le rôle de l'EJE dans une telle structure, ce qui n'a pas été difficile puisque j'avais eu un entretien avec un EJE qui y travaille.
Elle m'a demandé ce qui pouvait me faire peur dans le travail de l'EJE en général. Cela a été pour moi l'occasion d'évoquer mes stages et le jour où un enfant s'est blessé en tombant sur un jouet. J'ai évoqué les responsabilités qu'on a en tant qu'EJE et elle semblait d'accord avec moi puisqu'elle acquiesçait.
Durant tout notre échange, la professionnelle ne se contentait pas de me poser des questions, elle complétait mes réponses, elle m'exposait son point de vue et son expérience ; c'est pour cela que j'ai trouvé cet échange très agréable et intéressant.
La journée s'est poursuivie avec une épreuve de groupe assez longue puisqu'elle durait une heure. Nous étions neuf et nous avions quarante-cinq minutes pour réaliser la consigne, puis nous passions un entretien de quinze minutes afin d'analyser notre prestation.
Notre sujet nous demandait d'organiser un week-end de formation pour des adolescents sur le thème de l'euthanasie. Il y avait deux psychologues qui nous évaluaient. Le thème me convenait car c'est un sujet sur lequel j'ai des connaissances, je n'ai donc pas hésité à prendre la parole, à présenter mes idées sur ce week-end et j'ai réellement apprécié cet échange avec le groupe.
Lors du bilan, j'étais avec une des deux psychologues du jury et elle a clairement cherché à me déstabiliser. Elle voulait que j'analyse ma place dans l'épreuve mais aussi que j'évoque les personnes qui avaient peu participé. Je n'avais pas envie de critiquer les autres candidats donc j'étais un peu mal à l'aise pour répondre. Elle m'a ensuite sollicité afin que j'explique ce que j'aurais pu faire pour mieux les intégrer.
Soudainement, elle m'a demandé si j'étais un leader et je n'arrivais pas à savoir si pour elle c'était quelque chose de positif ou de négatif. Après un long moment sur ces aspects, elle a voulu mieux connaître ma façon de travailler en équipe d'une manière générale, on a donc échangé sur mon rôle dans l'équipe de handball où je joue et dans les études quand il y a des travaux de groupe à réaliser. »

Oraux d'admission à l'IRTS de Montpellier, concours éducateur de jeunes enfants

« Nous avons commencé par passer une épreuve de groupe, nous étions six candidats. Nous avons patienté ensemble avant qu'on vienne nous chercher et naturellement, les premiers échanges se sont amorcés. Cela m'a détendue, les autres candidats m'ont semblé agréables, je n'avais donc pas d'appréhension à échanger avec eux.
Lorsque les deux membres du jury sont venus nous chercher (ils étaient tous les deux EJE, un homme et une femme), ils nous ont expliqué que l'épreuve allait durer une heure. Pour la première moitié de l'épreuve, on nous demandait de tirer au sort l'un des sujets. Celui que nous avons choisi expliquait que la SPA n'ayant plus d'argent pour rester ouverte, un groupe pharmaceutique avait proposé de racheter les animaux pour les utiliser pour ses recherches. Nous devions, en tant que bénévoles, décider si nous allions accepter de vendre les animaux ou proposer d'autres idées pour les sauver.
Il y a eu une bonne cohésion dans le groupe. Évidemment, personne n'a souhaité condamner à mort les animaux donc on a fait preuve d'imagination pour trouver des solutions : campagne de communication pour qu'ils soient adoptés, actions d'autofinancement que nous avons détaillées. Le temps est passé très vite et tous les candidats ont bien participé. J'ai trouvé ce sujet facile car il ne demande pas de connaissances préalables.

À la suite de cet échange, il restait trente minutes et nous devions, chacun notre tour, expliquer aux examinateurs et devant les autres candidats notre place dans le groupe, ce que l'on pensait de l'esprit du groupe et comment on avait vécu l'épreuve. Pour finir, il nous était demandé de préciser ce que l'on modifierait si c'était à refaire.
Quelques heures plus tard (l'attente a été longue et j'ai beaucoup stressé), j'ai passé un entretien individuel de trente minutes face au responsable pédagogique. J'ai pu prendre le temps que je voulais pour me présenter puis il est revenu sur mon parcours. Il m'a alors posé plusieurs questions très précises sur mes expériences : pourquoi ai-je voulu faire un stage en multi-accueil en particulier ? Pourquoi travailler l'été en tant qu'hôtesse de caisse et non auprès des enfants ?
Il me demandait souvent d'illustrer mes propos. Quand j'ai dit que j'aimais bien travailler au supermarché parce que j'appréciais le contact avec les différents clients, il m'a fait approfondir en me disant : « Par exemple ? » J'ai alors détaillé une conversation que j'avais eue le samedi précédent avec l'un des clients. De la même manière, quand j'ai dit que j'avais profité de mon stage en multi-accueil pour mieux comprendre les activités qu'un enfant est capable de faire en fonction de son âge, il m'a dit : « Par exemple ? » Et cela s'est produit à d'autres moments. Je pense donc qu'il fallait vraiment démontrer mes propos et lui prouver que ce que je disais était fondé.
Comme j'ai également fait deux stages en école, il m'a demandé pourquoi je ne m'orientais pas vers le métier de professeur des écoles. Je connaissais clairement les différences entre les deux métiers et je me suis sentie à l'aise pour expliquer ma préférence pour le métier d'EJE, notamment par rapport à l'accompagnement individuel et global (moteur, affectif, etc.) qu'on peut faire de chaque enfant pour respecter son rythme et non suivre un programme dans un temps imparti.
En évoquant mes stages lors de ma présentation, j'avais insisté sur le plaisir que j'ai à travailler en équipe. Il est revenu sur cet aspect en me disant que le travail en équipe n'est pas toujours facile. Et de nouveau, il m'a demandé de donner un exemple ; cette fois, il voulait que j'évoque une tension que j'avais pu observer au sein de l'équipe que j'ai côtoyée en stage.
Pour finir, on a parlé de la formation. Il voulait savoir si j'étais renseignée sur les études, les cours auxquels j'allais assister. J'ai également dû lui expliquer comment j'allais les financer. Il était assez exigeant car quand j'ai évoqué les bourses de la région, il m'a posé plusieurs questions afin que je lui explique que je m'étais bien renseignée sur ce qui se fait et sur ce à quoi j'ai droit dans ma situation.
Les dernières questions ont porté sur Montpellier en général afin que je puisse justifier pourquoi je voulais venir dans cet IRTS et pourquoi je pensais me plaire dans cette ville. »

Oraux d'admission à Askoria (site de Rennes), concours éducateur de jeunes enfants

« Tout d'abord, j'ai été surprise du monde. La personne qui nous a accueillis nous a précisé que nous étions 387 candidats et qu'ils allaient en retenir 38 sur la liste principale ! Moins d'un sur dix, cela m'a fait très peur et je me suis mise à douter d'avoir bien fait de passer ce concours.
Puis les épreuves ont commencé. Le matin avait lieu une épreuve de groupe qui faisait appel à notre créativité car nous devions, en une heure et demie, mettre en scène un titre de chanson. Nous pouvions choisir parmi trois propositions : « Alors on danse », de Stromae ; « J'ai mis des mots », de Grands Corps Malade ; « À la campagne », de Bénabar.
Pour nous aider, nous avions beaucoup de matériel à notre disposition : colle, scotch, tissu, bouteilles en plastique, magazines, feutres, morceaux de bois, ficelle, cartons, trombones, etc.
Avec les neuf autres candidats, on a rapidement été d'accord pour réaliser un sketch sur la chanson de Bénabar ; cela me convenait parfaitement car j'ai fait plusieurs années de théâtre donc je suis habituée à la construction d'un scénario et aux exercices d'improvisation.

Nous nous sommes bien réparti les rôles et nous sommes parvenus à réaliser ce que nous avions imaginé dans le temps imparti. Le matériel nous a servi à faire quelques décors et des accessoires.
L'après-midi, la sélection se poursuivait avec un entretien individuel de trente minutes face à deux professionnels ; l'un était EJE et l'autre psychologue.
La première partie de cet entretien a porté sur l'épreuve de groupe du matin. Ils m'ont demandé d'en faire un bilan (analyse de mes ressentis, de la place que j'avais eue dans ce groupe, des points perfectibles). Ils m'ont également demandé d'expliquer l'intérêt que je trouvais à l'organisation d'une telle épreuve pour entrer en formation d'EJE.
Puis l'entretien s'est orienté vers des questions assez classiques ; j'ai dû me présenter et le jury s'est intéressé à ma scolarité et à mes différentes expériences. J'ai pu évoquer mes rencontres avec des EJE et justifier pourquoi je voulais tout particulièrement faire ce métier auprès des enfants et pas un autre. J'ai eu des questions sur les cours durant les trois années de formation, telles que choisir un cours que j'avais hâte de suivre et un qui ne m'attirait pas. J'ai expliqué que je vis près de Rennes, ce qui m'a permis de venir assister à la porte ouverte organisée par le centre de formation quelques semaines plus tôt et que cela avait été pour moi l'occasion de mieux comprendre le fonctionnement d'Askoria et d'échanger avec des étudiants déjà en formation. Ils avaient l'air très contents de cette démarche et m'ont félicitée d'avoir pris de mon temps, un samedi, pour faire cela en précisant qu'il leur semblait essentiel avant de s'inscrire pour trois ans dans un établissement de savoir ce qui s'y passait.
Le psychologue a souhaité que j'évoque ma personnalité puis que je lui dise ce que j'aimais faire le week-end. Je lui ai expliqué que j'étais très investie dans mon club de basket, que je fais des matchs le samedi, mais aussi que j'aime participer bénévolement à l'entraînement des petites filles et que je les coache parfois lors de leurs matchs.
Il m'a alors demandé si je savais prendre du temps pour moi. Je n'étais pas sûre de bien comprendre sa question car quand je joue au basket, je le fais pour moi, mais j'ai ajouté que j'aimais bien sortir avec mes amis le samedi soir ; à ce moment-là, il a souri en disant : « Ok, vous savez vous détendre, c'est important dans la vie. »

Oraux d'admission à l'IRFSS de Tours, concours assistant de service social

« La sélection était basée sur une épreuve de groupe et un entretien individuel. Pour l'épreuve de groupe, nous étions sept et trois personnes composaient le jury ; il y avait un assistant de service social et deux psychologues.
Différents sujets étaient proposés et l'un d'entre nous a accepté d'aller en piocher un. La question était : « Que peut-on dire de l'intégration des enfants en situation de handicap mental ou physique à l'école ? »
Dès que nous avons eu connaissance du sujet, cinq minutes nous ont été laissées afin que nous puissions rassembler nos idées sur ce thème et nous préparer pour le temps d'échange.
Celui-ci a duré trente-cinq minutes et j'ai trouvé que l'ensemble des candidats avait un bon niveau de connaissances sur le sujet, les échanges étaient riches, beaucoup d'exemples issus des expériences des uns et des autres ont été amenés. C'était donc à la fois concret et étayé d'informations sur les droits de ces enfants, la législation actuelle et ses évolutions, etc.
Après le temps d'échange, nous sommes allés patienter dans une autre salle où le jury est venu nous chercher un par un afin de réaliser une auto-évaluation individuelle assez courte, pas plus de cinq minutes, je pense. Il m'a été demandé d'analyser le fonctionnement du groupe et ma place durant l'épreuve.
Je suis ensuite allée passer mon oral individuel. Il y avait de nouveau trois personnes pour composer le jury, mais ce n'était pas les mêmes que lors de l'épreuve de groupe. J'étais face à une

formatrice, une assistante de service social et un psychologue. Ils étaient globalement très agréables et ne cherchaient pas à me déstabiliser.
Le premier temps de cet oral s'appuie sur une question de culture générale. On m'a demandé de piocher deux sujets ; après en avoir pris connaissance, je pouvais choisir celui sur lequel je voulais être interrogée. J'ai opté pour la question suivante : « Le respect de la vie privée est-il remis en question depuis l'essor des réseaux sociaux ? » J'avais 30 minutes pour préparer ce sujet. Ensuite, j'ai exposé mes idées pendant environ 10 minutes. Le jury m'a très peu interrompue, il acquiesçait et prenait des notes. J'ai essayé de structurer mes idées et de les développer en suivant un plan.
L'entretien a ensuite porté sur mon projet professionnel et mon parcours pour en arriver à ce choix de devenir assistante de service social. Nous avons évoqué les contenus de la formation et la manière dont j'allais pouvoir la financer. L'exposé de mes motivations pour le métier et les études a été assez rapide, car ils m'ont ensuite demandé de parler d'un sujet d'actualité qui m'avait touchée. J'ai eu envie de parler des réfugiés syriens qui traversent la Méditerranée au péril de leur vie car j'étais allée quelques semaines plus tôt à un concert solidaire organisé afin de récolter des fonds pour soutenir les associations qui les aident. J'ai expliqué que c'était une toute petite action mais que c'était ma manière de m'impliquer et de ne pas rester indifférente face au nombre de personnes qui perdent la vie lors de cette traversée extrêmement dangereuse vers l'Europe. Le jury a alors voulu savoir si je suivais souvent les informations et on a parlé du rôle des médias et de leur manière de traiter l'actualité. Pour finir, j'ai dû leur présenter ma dernière lecture et en faire une analyse.
J'ai donc trouvé que le jury était agréable mais que c'est un concours où la culture générale et le suivi de l'actualité sont particulièrement mis en avant, que ce soit lors de l'épreuve de groupe ou pendant l'oral individuel. Cela ne m'a pas particulièrement mis en difficulté mais j'ai croisé d'autres candidats qui étaient déçus de ne pas avoir pu parler davantage de leurs motivations pour le métier et qui, de ce fait, s'étaient sentis peu à l'aise dans les échanges avec leur jury. »

Oral d'admission à l'IRTS Normandie-Caen, concours assistant de service social

« Pour ce centre de formation, il n'y a qu'une épreuve orale d'admission sous forme d'un entretien individuel de trente minutes face à deux personnes.
J'ai trouvé cet entretien assez différent de ceux que j'ai pu passer dans d'autres centres de formation car le jury ne se contentait pas d'évaluer mes connaissances sur le métier, les lieux de travail ou les études ; il voulait vraiment que je sois dans l'analyse et le réalisme vis-à-vis de ce cursus et du métier. Il m'a donc demandé quelles étaient mes peurs par rapport à la formation, puis au métier. J'ai dû citer deux points négatifs dans le métier d'assistant de service social, mais aussi expliquer comment j'allais faire pour que ces aspects négatifs ne m'empêchent pas d'être satisfait d'exercer ce métier.
Un des membres du jury m'a demandé : « Si vous deviez choisir un mot pour décrire les missions de l'ASS, ce serait lequel ? » J'ai fait des propositions et le jury m'a guidé afin que je trouve le terme qu'il attendait, c'était le mot « accompagnement ». J'ai réussi à le trouver à la troisième tentative et on a ensuite longuement discuté du fait que ce soit vraiment le cœur du métier.
On a ensuite parlé des valeurs qui sont importantes pour moi et ils m'ont demandé si, en tant qu'ASS, je pourrais toujours agir conformément à mes valeurs.
J'ai bien aimé échanger avec le jury car ils complétaient ce que je disais et me donnaient leur point de vue sur mes réponses. Un des membres du jury m'a vraiment mis en confiance quand il a relevé que je parlais de ce métier avec beaucoup d'humilité et que j'étais une personne habitée par mes propos ! »

Oraux d'admission à l'IRTS Île-de-France (site de Montrouge), concours éducateur spécialisé

« Pour entrer dans ce centre de formation, j'ai passé deux entretiens de trente minutes chacun, l'un avec un psychologue et l'autre avec un éducateur spécialisé. Tous les deux ont la même importance pour le classement final.

Pour ces oraux, il a fallu que je fournisse aux jurys mon CV et une lettre de motivation.

Avec le professionnel, j'ai trouvé l'oral déstabilisant. Il m'a demandé de me présenter mais il m'interrompait sans cesse, il me reprenait sur certains mots ou tournures de phrases. C'était agaçant car j'ai eu l'impression qu'il remettait en cause tout mon projet professionnel ainsi que mes expériences et qu'il me laissait peu la parole. Le début de l'oral s'est basé sur une sorte de conflit ; plus le temps passait et plus je me suis renfermée par rapport à sa façon de dire les choses, je l'ai senti agressif. Je n'ai pas réussi à me contrôler par rapport à mon réel désir d'intégrer ce centre de formation et mon énervement intérieur, les larmes sont montées petit à petit et tout est sorti. Je n'aurais jamais pensé que cela m'arriverait.

Cela a marqué un tournant dans l'entretien, car il a alors commencé à être plus posé, sa voix était plus douce, il cherchait à me rassurer et à analyser ma réaction. Il m'a dit qu'il avait eu tout ce qu'il voulait, que j'avais beaucoup d'expérience, que j'avais bien répondu, mais que j'aurais certainement voulu lui en dire plus, ce qui m'a frustrée. J'ai fini par m'excuser en lui disant que ma réaction n'était pas professionnelle et il a soutenu que ce qui n'aurait pas été professionnel aurait consisté à rester dans un combat avec lui du début à la fin et de ne rien laisser paraître.

Après ce premier oral assez difficile à vivre, j'étais très stressée à l'idée de devoir aller échanger avec le psychologue.

La psychologue était assez distante, elle ne m'a jamais souri mais elle semblait intéressée par mes propos.

Elle m'a posé des questions classiques sur ma personnalité pour connaître mes qualités et mes défauts, et elle s'est longuement arrêtée sur ma famille. Elle voulait connaître la profession de mes parents, elle m'a demandé pourquoi je ne faisais pas le même métier qu'eux, puis j'ai dû choisir un mot pour qualifier ma famille.

Ensuite, j'ai dû répondre à plusieurs questions très courtes et elle ne me laissait pas justifier mes propos. Par exemple, elle m'a demandé : « Si vous étiez un personnage historique, lequel aimeriez-vous être ? » ; « Si vous ne pouviez garder qu'un seul objet avec vous pour partir sur une île déserte, vous emmèneriez quoi ? » ; « Si vous étiez un animal, vous seriez lequel ? », etc.

Enfin, comme je viens d'une autre région, elle m'a demandé ce que je voulais fuir en venant pour trois ans en région parisienne. Je trouvais que c'était une façon négative de présenter les choses donc j'ai insisté sur le fait que je ne fuyais rien mais que ce centre de formation m'intéressait tout particulièrement, et j'ai insisté sur mon intérêt pour le double cursus (diplôme d'éducateur spécialisé et licence universitaire) qu'il propose. Elle a semblé convaincue. »

Oraux d'admission à l'IRTS Nouvelle-Aquitaine, concours éducateur spécialisé

« Ce fut une longue journée de sélection où j'ai passé trois entretiens d'une vingtaine de minutes chacun.

Pour le premier, j'ai été reçu par un psychologue. Il n'était pas désagréable mais semblait (ou faisait semblant) de s'ennuyer en regardant par la fenêtre, en soupirant...

Il m'a demandé de me présenter et m'a fait beaucoup parler de mes loisirs. J'ai dit que j'aimais la photographie et on a passé peut-être la moitié de l'entretien sur ce point. Il me demandait

pourquoi je voulais ainsi garder des traces de ce que je vivais, à qui étaient destinées ces images, si un souvenir apportait plus ou moins qu'une image... Il voulait que j'essaie de comprendre ce que peut ressentir une personne qui est devenue amnésique après un accident...
Il faisait aussi du lien avec le métier d'éducateur spécialisé en me demandant si, selon moi, les personnes que j'allais accompagner auraient envie de garder des images et des souvenirs de cette période de leur vie. Il prenait l'exemple des enfants placés dans des foyers éducatifs et des adultes en centre de réinsertion sociale.
À la fin, il m'a montré quelques planches du Rorschach. Je devais lui dire ce que je voyais, choisir celle qui me plaisait le plus et celle qui me plaisait le moins.
Après ce premier entretien, j'ai été reçu par une travailleuse sociale pour l'entretien dit « d'adaptation », c'était une mise en situation professionnelle.
Plusieurs feuilles retournées étaient placées devant moi, j'en ai choisi une. Mon sujet était : « Vous êtes éducateur spécialisé et vous travaillez en MECS. Chaque matin, vous déposez un jeune scolarisé en 4e devant son collège et vous venez le chercher tous les soirs. Sur le chemin du retour, il vous raconte alors sa journée. Ce matin, de retour à la MECS, vous recevez un courrier du collège indiquant qu'il ne s'est pas présenté en cours depuis une semaine. Qu'allez-vous faire ? »
Je n'ai pas eu de temps pour réfléchir un peu à cette situation, il fallait tout de suite que je lui réponde et j'ai trouvé l'épreuve difficile car quand je disais quelque chose, elle ajoutait une difficulté qui venait compliquer la situation et mes arguments tombaient à l'eau, il fallait que je trouve autre chose. Finalement, j'ai pu faire un lien avec mon bénévolat car, via l'association AFEV, j'accompagne une élève de cinquième durant deux heures chaque semaine. Je vais chez elle, on parle de son quotidien à la maison mais aussi du collège où cela ne se passe pas très bien car elle n'aime pas y aller, elle dit qu'elle n'aime pas apprendre et que, dès qu'elle aura seize ans, elle arrêtera ses études. À partir du moment où j'ai fait ce lien entre Fanny, cette collégienne que j'accompagne, et le sujet, la travailleuse sociale a été plus ouverte à mes propositions d'action, comme si le fait que je parle d'une manière plus concrète de ce que j'ai déjà pu faire avec Fanny était plus intéressant pour elle.
Pour finir, elle a dit qu'il nous restait un peu de temps et qu'elle aimerait savoir si j'avais d'autres expériences, en plus de ce bénévolat ; j'ai donc pu lui parler de mes stages et en profiter pour évoquer mes motivations.
Enfin, mon dernier entretien portait sur mes motivations. J'ai d'abord dû me présenter mais le jury m'a interrompu très vite en me posant des questions précises et je n'ai pas pu dire tout ce que j'aurais eu envie, c'était frustrant. J'ai eu beaucoup de questions sur mon projet professionnel et les apports de mes expériences. Le jury me demandait de me remettre en question par rapport à un atelier cuisine que j'ai pu mener en stage : « Qu'est-ce que j'aimerais apprendre en formation pour mieux mener mon activité à l'avenir ? ; « Qu'est-ce que j'aurais pu faire différemment ? » ; « Quelle autre activité aurait pu avoir les mêmes bénéfices pour les participants ? », etc.
L'ambiance était vraiment agréable, je me sentais à l'aise. »

Oral d'admission à l'IFEN du Havre, concours éducateur spécialisé

« L'épreuve d'admission est un long entretien de quarante minutes. J'étais face à une psychologue et une éducatrice spécialisée. Celle-ci m'a précisé qu'elle exerce auprès d'adolescents autistes.
J'ai d'abord pu prendre le temps de me présenter sans être interrompu. Dans ma présentation, j'explique mon parcours scolaire, donc j'ai précisé que j'avais obtenu un BTS SP3S et que, cette année, je faisais une préparation pour le concours d'éducateur spécialisé.

Les deux premières questions étaient pour me demander d'expliquer pourquoi j'avais eu envie de faire un BTS SP3S et non un BTS ESF et de justifier mon choix d'aller en prépa.
Cette année, j'ai pu faire deux stages dans le milieu du handicap, l'un auprès d'enfants en IME et l'autre avec des adultes dans un foyer occupationnel. L'éducatrice a voulu savoir quels étaient les autres milieux que je connaissais dans lesquels l'ES pouvait intervenir et pourquoi je n'avais pas eu d'expériences plus diversifiées.
On a également parlé de la formation. Elle m'a dit qu'après un BTS dans le domaine du social, il y avait beaucoup d'informations que j'avais déjà et que je risquais de m'ennuyer en cours. Je m'attendais un peu à ce type de remarques, donc j'ai bien insisté sur mon envie de suivre le cursus et mon intérêt pour chaque cours. J'ai précisé que si quelques cours m'étaient familiers, j'aurais alors plus de temps à consacrer aux autres et cela l'a fait sourire. Elle m'a demandé de lui indiquer quels étaient les cours qui me semblaient les plus importants pour devenir un bon professionnel et elle m'a fait part de son point de vue sur ma réponse.
La psychologue était restée plutôt silencieuse pendant mes échanges avec l'éducatrice, elle a ensuite commencé à me poser des questions. J'ai donc l'impression qu'elles s'étaient réparti le temps de l'entretien avec d'abord un échange sur le projet professionnel puis un temps d'échange sur des aspects plus en lien avec ma personnalité.
Sa première question a été : « En quoi votre enfance et votre éducation ont fait que vous voulez faire ce métier désormais ? » J'ai alors parlé de mon aisance relationnelle en disant que je suis quelqu'un de sociable. Elle a rebondi sur le terme en me demandant si on peut socialiser un individu.
On a échangé sur ce thème à partir de plusieurs questions successives : « La socialisation fait-elle partie des missions de l'éducateur spécialisé ? » ; « Est-ce que vous faites une différence entre la socialisation des enfants et celle des adultes en situation de handicap ? » ; « Comment envisagez-vous la socialisation de personnes polyhandicapées ? », etc.
Ce fut une partie de l'oral où j'ai eu l'impression d'être mis en difficulté. La psychologue a parfois insisté pour que je réponde à des questions comme elle l'entendait. Je les trouvais difficiles mais on peut remarquer que c'étaient des questions sensées et justifiables. Il ne faut pas oublier qu'ils veulent avant tout nous cerner en quarante minutes, alors il ne faut pas se braquer mais essayer de montrer qui l'on est, sans douter. »

Oral d'admission à l'EPSS de Cergy, concours éducateur spécialisé

« Il s'agit d'un entretien individuel qui dure quarante minutes. Mon jury était composé d'un formateur et d'un éducateur spécialisé. Ils avaient sous les yeux l'« argumentation du projet de formation professionnelle » que j'ai dû leur faire parvenir avant l'oral.
C'est un long courrier qui devait inclure cinq éléments :

- Présentez les éléments de votre parcours antérieur personnel et éventuellement professionnel qui vous ont amené(e) à faire le choix de la formation d'éducateur spécialisé.
- Quels sont vos acquis, vos points forts et vos points faibles ? Pourraient-ils constituer des atouts pour l'exercice de la profession d'éducateur spécialisé ?
- Analysez de façon argumentée les expériences de groupe auxquelles vous avez participé.
- Présentez vos attentes vis-à-vis de la formation d'éducateur spécialisé : quels sont les problèmes sociaux que vous souhaiteriez particulièrement aborder dans votre formation ? Développez et argumentez.
- Présentez comment vous anticipez l'organisation de vos conditions de vie matérielle et familiale pour réaliser votre projet de formation, en termes de logement, de ressources, de changement de

rythme de vie, de temps de travail personnel, et ce dans le cadre d'une formation à plein temps, en voie directe, en situation d'emploi ou en apprentissage.

L'entretien débute par l'analyse d'une situation éducative préparée une demi-heure avant l'entretien. Mon sujet était :

> Vous avez une amie, Anne (17 ans), qui est à l'hôpital suite à un malaise. Vous lui rendez visite et, pour la première fois, elle vous parle de sa situation familiale. Elle est la cadette de trois enfants. Son frère et sa sœur étudient à l'université et vivent toujours chez leurs parents, elle est en classe de première. Son père, homme d'affaires, voyage beaucoup, a une bonne situation financière et est apprécié de ses collègues mais elle vous apprend qu'il bat sa mère. Celle-ci a été victime à plusieurs reprises de fractures et de blessures importantes. Il lui interdit de sortir quand il n'est pas là et il n'autorise pas ses enfants à recevoir des amis à la maison. Ces derniers sont sans cesse effrayés par ce qu'il fait vivre à leur mère mais ne savent pas comment la protéger. Anne vous dit qu'elle ne veut pas parler de cette situation aux professionnels du service de pédiatrie et vous demande des conseils.
> Qu'est-ce qui retient votre attention dans cette situation ? Quelles solutions envisagez-vous ?

J'ai présenté le fruit de mon travail préparatoire sur cette situation et le jury est peu intervenu. En transition entre cette analyse de situation et mon projet professionnel, il m'a demandé quels autres problèmes sociaux m'intéressaient tout particulièrement et pourquoi c'était en tant qu'éducateur spécialisé que je souhaitais accompagner les autres.

Le jury est ensuite beaucoup revenu sur mon argumentation de projet de formation, il voulait que j'approfondisse sur les apports de mes expériences, sur le meilleur et le pire moment vécu en stage. On a également parlé de mon bénévolat, il voulait connaître la différence que je faisais entre expérience de stage et bénévolat et pourquoi je ne continuerais pas à aider les autres bénévolement le week-end tout en exerçant un travail dans un secteur complètement différent le reste de la semaine.

À la fin de notre échange, plusieurs questions ont porté sur les aspects financiers : comment j'allais financer mes études, qui avait payé pour mes concours cette année, comment je comptais me loger, est-ce que je connaissais le prix des loyers dans la ville ?

J'ai trouvé que le jury me mettait plutôt à l'aise ; sans être vraiment chaleureux, il était tout de même bienveillant. »

CHAPITRE 49

Quelques conseils

Passer un concours est un moment stressant qui nécessite une bonne préparation, qu'elle soit physique, psychique ou intellectuelle. Le fait d'avoir travaillé et de s'être entraîné sur les différents aspects de la sélection n'évacuera jamais totalement le caractère anxiogène de ces épreuves. Sur ce plan, les individus réagissent d'ailleurs différemment. Peut-être serez-vous serein, peut-être ne le serez-vous pas du tout. Quoi qu'il en soit, et notamment lors de l'entretien, le jury comprendra que vous soyez stressé mais il observera de quelle manière vous cherchez à canaliser ce stress afin qu'il ne vous fasse pas perdre vos moyens.
Dès lors, même si vous bafouillez, que votre voix devient quelque peu chevrotante, ne croyez pas que votre oral est raté. Vous pouvez demander au jury une pause de quelques secondes pour souffler, boire une gorgée d'eau et reprendre. Ce n'est pas le stress en lui-même qui est problématique et qui risque de vous faire échouer : c'est plutôt l'ensemble des éléments qu'il ne vous permet pas d'exprimer, ce blocage qu'il génère tant au niveau de la mémoire que de la parole. Le stress est un inhibiteur : il sème le chaos dans l'esprit et empêche la parole de sortir.
Les conseils qui suivent visent justement à réduire les sources de stress.

Quelques jours avant l'épreuve

Les jours qui précèdent l'épreuve, détendez-vous, ne vous enfermez pas. Le pire serait de rester centré sur cet événement attendu et d'y penser sans cesse. Ce concours est peut-être important pour vous, il ne sera jamais capital. Vous ne jouez pas votre vie.
À quelques jours de l'oral, il n'est plus temps de le préparer. Attention à ne pas rester trop centré sur cette échéance : vous risquez de ressasser vos réponses et d'aboutir à un discours trop appris.
Ne cessez pas vos loisirs habituels pour ruminer votre préparation et tourner en rond.

Veille de l'épreuve

Se rendre sur les lieux du concours la veille de l'épreuve permet de repérer le chemin et d'éviter les mauvaises surprises (des travaux qui bloquent la route, des transports en commun suspendus, etc.). On évite aussi, tout simplement, de risquer de se perdre et d'être en retard. Les éventuels contretemps sont facteurs de stress : conjurez-les en les anticipant.
Préparez toutes les affaires dont vous aurez besoin pour le concours (*cf.* liste ci-dessous) pour ne plus vous en inquiéter plus tard, ainsi que les vêtements que vous avez choisi de porter.
N'hésitez pas à rencontrer des amis ou à aller au cinéma la veille au soir afin de vous détendre et de mettre de côté la tension due à l'épreuve du lendemain.
Conservez votre rythme habituel, ne vous couchez ni trop tard ni trop tôt pour ne pas modifier votre cycle de sommeil.

La check-list du candidat prévoyant pour passer l'épreuve d'admissibilité
- Convocation.
- Pièce d'identité avec photo.
- Un peu d'argent liquide pour faire face aux imprévus ou vous offrir un café.
- Des crayons de différentes couleurs qui fonctionnent.
- Un correcteur.
- Des feuilles de brouillon.
- Une montre ou un réveil.
- De quoi grignoter (barre de céréales, compote à boire, etc.) et une petite bouteille d'eau.
- Un médicament contre le mal de tête.
- Des mouchoirs.

À ajouter pour se rendre à l'entretien d'admission
- Un livre ou un magazine pour patienter.
- Du déodorant, des pastilles pour l'haleine et tout ce qui permet d'avoir une bonne hygiène corporelle face au jury.

Il est impératif de ne rien oublier d'essentiel, mais veillez également à ne pas trop vous charger pour être à l'aise dans vos déplacements jusqu'au lieu des épreuves.

Matin de l'épreuve

Ne vous levez pas trop tard par rapport à l'heure de l'épreuve ou ne prévoyez pas un transport qui arrive à un horaire limite avant la convocation : pas de stress inutile ! Il en est de même pour l'horaire de votre transport retour : prenez une marge par rapport à la convocation. Il est courant que les épreuves prennent du retard (surtout les oraux). Cependant, il est inutile de vous lever trop longtemps avant l'épreuve au risque d'attendre longuement et d'être stressé en vous remémorant les enjeux de la journée.

Même si l'estomac est noué, il est fortement conseillé de manger pour avoir de l'énergie. Ce n'est pas le moment de faire un malaise ! Vous pouvez emmener avec vous un petit encas à manger sur les lieux de l'épreuve. Dans ce cas, prenez quelque chose de simple à grignoter, qui ne risque pas de vous tacher ou de dégouliner dans votre sac. Pensez également à prendre une bouteille d'eau.

Tenue pour l'épreuve d'admission

Vos vêtements confèrent à votre apparence une tonalité particulière : une personne qui vous rencontre pour la première fois prendra en compte ces signes comme autant d'éléments lui permettant de vous cerner. Il faut donc tâcher de les analyser pour produire une impression qui corresponde à ce que vous êtes. Alors, comment se présenter à un oral ? Faut-il se vêtir d'une certaine façon ?

La réponse est non : vous n'avez pas à vous transformer pour cette occasion. La règle est simple : présentez-vous dans une tenue adaptée à la situation d'oral et adéquate à l'exercice de la profession. Que vous aimiez les piercings dans les oreilles, les coiffures colorées ou les bracelets indiens importe peu. Présentez-vous dans une tenue qui vous met à l'aise. N'oubliez toutefois pas que cet oral est censé revêtir une grande importance pour vous. Ce n'est pas un jour comme les autres : évitez les tee-shirts humoristiques, les joggings ou les décolletés plongeants. Ne manifestez pas de nonchalance manifeste.

Quels que soient les vêtements et les chaussures que vous porterez, sachez que le jury peut décider de vous questionner sur votre choix (couleur, marque, coupe, etc.). Il est habituel qu'un candidat choisisse avec soin la tenue portée le jour de son oral ; le jury cherche alors à comprendre ce qui a motivé ce choix, il suffira de l'assumer et de l'expliquer.

Choisissez également avec soin vos chaussures. Il peut y avoir une certaine distance entre l'arrêt de bus et le lieu de l'épreuve, ce n'est donc peut-être pas le jour opportun pour inaugurer une nouvelle paire de chaussures qui risque de vous blesser les pieds. Tout comme pour les habits, portez vos chaussures habituelles en évitant les chaussures de sport et les tongs qui pourraient paraître inappropriées à votre jury.
Faites bien attention à ne pas laisser vos cheveux cacher votre visage. Le mieux consiste encore à les attacher. Vous éviterez ainsi les gestes parasites, comme passer sa main dans les cheveux ou tripoter une petite mèche. Bien sûr, vous pouvez les laisser libres si vous pensez qu'ils ne passeront pas sur votre visage et que vous n'avez pas l'habitude de les avoir attachés.
Évitez les grosses écharpes qui vous emmitouflent totalement. Il n'est pas agréable d'avoir une conversation avec quelqu'un qui marmonne, engoncé dans son vêtement. Vous paraîtrez écrasé, mou et manifesterez peu de dynamisme.
Les signes religieux ou idéologiques sont à proscrire. Le fait que vous les arboriez pose en soi une question d'ouverture à l'autre. S'il est important pour vous de les porter, faites en sorte qu'ils restent sous votre vêtement. Vos convictions intimes n'ont pas à être exposées.
Pensez à porter une montre car certaines épreuves peuvent être chronométrées (présentez-vous en 5 minutes, il vous reste 2 minutes pour conclure, etc.) et il serait inopportun de devoir surveiller le temps sur un téléphone portable.
Ayez une hygiène irréprochable. Vos habits, vos cheveux et vos ongles doivent être propres. Vous éviterez toutes les odeurs corporelles susceptibles d'incommoder le jury ainsi que le vernis à ongles écaillé. Vous souhaitez exercer un métier qui va vous amener à prendre soin des autres ; dès le concours, il vous faut démontrer que vous savez prendre soin de vous.
Si vous êtes fumeur, prévoyez un délai raisonnable entre le moment de votre dernière cigarette et l'heure de votre passage en entretien, essayez de passer vous laver les mains et de sucer une pastille rafraîchissante ou un chewing-gum que vous aurez soin de jeter avant de rencontrer le jury.

Sur les lieux du concours

N'écoutez pas avec trop de sérieux ce qui se dit autour de vous : chaque candidat se forge son propre ressenti. Bien souvent, les bruits de couloirs ne correspondent pas à la réalité. Un entretien peut mal se passer avec une personne, mais cela ne présage pas qu'il en sera de même pour vous. Certains, au sortir de l'épreuve, peuvent créer un climat anxiogène en annonçant que tel jury est sévère, voire sadique. Le vécu d'un candidat ne correspondra pas nécessairement au vôtre, alors dispensez-vous d'entrer en entretien avec une première impression négative.
Dans les couloirs, évitez de vous mettre en opposition, en concurrence par rapport aux autres. Même si, dans les faits, le contexte du concours vise à sélectionner les candidats, il convient de se situer plutôt par rapport à soi-même : faire du mieux que l'on peut (et c'est le maximum que vous pouvez faire) et ne pas fantasmer sur ce que font les autres.
Une fois que vous êtes arrivé sur les lieux de l'épreuve, pensez que vous êtes observé dès ce moment. En effet, le jury passe également dans le hall ou les couloirs et peut vous voir. Sa première impression se fait déjà et, quand il vous reconnaîtra lors de l'épreuve, l'examinateur se souviendra de cette première impression. Cherchez donc à garder un maintien et un comportement adapté dès l'entrée sur les lieux de l'épreuve.
Pensez à éteindre votre portable.
Évitez de vous faire accompagner par un parent ou un proche jusqu'à la porte de votre entretien, prenez votre destin en main et démontrez en cela votre maturité.

Au moment de l'entretien

Établir une bonne communication verbale et non verbale

L'objectif de votre oral est de convaincre le jury de vous admettre en formation afin de pouvoir apprendre le métier et obtenir votre diplôme d'État pour pouvoir exercer.
Pour y parvenir, retenez toujours ces deux principes :

- On devient passionnant quand on est passionné.
- Il faut être convaincu pour pouvoir convaincre.

Par conséquent, il faut aider le jury à percevoir la sincérité de vos motivations pour le métier, et pour cela faire attention à votre attitude.
Les conseils qui suivent doivent vous aider à avoir un discours non seulement bien construit mais aussi bien transmis.

Communication verbale

Les mots sont notre miroir. Confus, ils trahissent nos difficultés à structurer le réel et révèlent un désordre dans la pensée. Ils peuvent nous trahir (lapsus) ou nous dévoiler sans que nous nous en rendions compte. La maîtrise du langage devient fondamentale pour éviter les contresens et les malentendus. En effet, être naturel, relativement spontané, ne signifie pas pour autant être totalement relâché dans son vocabulaire et sa syntaxe.
La communication est réussie quand le candidat est parvenu à faire entendre au jury ce qu'il avait à lui dire. La maîtrise des mots ne relève pas d'une compétence hors du commun. Quelques règles simples et de « bon sens » sont à respecter.

Un langage doit être :	Objectifs	Des erreurs à éviter
Simple	Être facilement compris par tous	Les phrases trop complexes
Efficace	– Convaincre le jury par la précision des mots – Le marquer par la force des exemples	– Les pronoms indéfinis : on, certains, plusieurs, etc. – Les noms vagues : les personnes, les gens, etc. – Éviter les négations pour exprimer une affirmation : « ce n'est pas mal » pour « c'est bien » ; « je ne suis pas contre » pour « je suis d'accord », etc.
Juste	– Donner de la profondeur au propos, de la pertinence – Être crédible	– Les verbes imprécis : mettre, faire, aller, etc. – Les avis non argumentés : c'est intéressant, c'est important, etc. Expliquez pourquoi.

Communication non verbale

La communication n'est pas qu'affaire de verbalisation. Nous « disons » beaucoup par notre attitude. La communication non verbale comprend tout ce qui, dans l'entretien, peut être soumis à interprétation en dehors du discours. Les mots ne sont pas les seuls outils dont nous disposons pour communiquer : le comportement, les gestes, les intonations, les regards, voire les silences, peuvent devenir éloquents. Durant l'oral, le fond et la forme sont indissociables. Dès lors, la communication non verbale doit enrichir le message au lieu de le parasiter. Elle le souligne, le rehausse et le met en valeur.

Le regard

Le regard joue un rôle important, tant du côté du jury que du candidat. Il est le premier contact, celui qui vous permet d'évaluer la situation et ainsi de moins la craindre.

Dans l'interaction avec vos examinateurs, vous devez prendre garde à certains signes (froncement de sourcil, yeux écarquillés, etc.). Le regard traduit parfois, sans que l'on s'en rende toujours compte, les émotions que l'on cherche à cacher. L'intérêt, la conviction, la détermination, la confiance se lisent dans les yeux au même titre que l'hésitation, la surprise, le doute, le malaise, le manque de confiance en soi.

Sachez regarder vos interlocuteurs. Il est plus agréable de parler à quelqu'un qui vous regarde dans les yeux, plutôt qu'à côté ou dans le vague. Un regard fuyant peut être interprété comme un manque de confiance en soi ou de conviction... S'il y a plusieurs personnes à convaincre durant cet oral, il vous faudra répondre à celui qui a énoncé la question en le regardant d'abord puis développer votre réponse en cherchant des yeux les autres membres du jury pour maintenir l'échange. Même si l'un des membres du jury écrit sans cesse, la tête baissée sur sa feuille, regarde par la fenêtre ou semble peu adhérer à votre discours, il fait partie du jury ; il est par conséquent nécessaire de chercher à le convaincre. Le regarder régulièrement vous y aidera.

Le corps

Les mouvements du corps peuvent aussi révéler des aspects de la personnalité d'un individu. Adoptez une apparence physique qui reflète l'image de vous-même que vous décrivez. Par exemple, si vous prétendez être dynamique, adaptez votre comportement en conséquence.

De plus, vous éviterez de vous avachir et de poser les coudes sur la table ou sur le dossier de votre chaise. Vous manifesteriez ainsi une nonchalance susceptible de vous desservir. Se tenir correctement relève du respect élémentaire que l'on doit à la personne avec laquelle on entre en interlocution. La maturité peut se lire dans la posture. La motivation aussi : marquer de la tonicité et de la droiture peut s'interpréter comme un comportement volontaire et dynamique.

Les gestes

Les gestes ne doivent pas parasiter le discours mais l'enrichir. Certains candidats développent des tics gestuels d'autocontact pour lutter contre leur nervosité : ils se passent la main dans les cheveux, font tourner leur bague sur leur doigt, etc. Ces gestes sont le signe d'un mal-être dans la situation d'échange et plus généralement d'un manque de confiance en soi.

À l'inverse, savoir utiliser ses mains pour souligner les points essentiels de son propos confère au message plus de clarté et de vie. Le candidat qui place ses mains dans ses poches ou qui les joint entre ses cuisses se prive d'un instrument de communication essentiel. Observez les hommes politiques, ils sont habitués à prendre la parole en public et utilisent la gestuelle pour animer leurs propos.

Pensez à poser votre crayon et à retirer tout bracelet, bague ou montre qui pourrait vous donner envie de jouer avec, ce qui risque d'une part de faire des bruits parasites agaçants, et d'autre part de distraire le jury qui ne sera alors plus réceptif à votre argumentation.

La voix

L'intonation et le timbre ont une importance capitale. Le premier élément à travailler est l'intensité vocale : une voix bien placée est une voix audible sans effort par le jury. Il s'agit alors de parler suffisamment fort, sans pour autant gêner vos interlocuteurs. Cette intensité est bien entendu relative à la distance qui vous sépare du jury, à la taille de la pièce, etc.

D'autre part, un message intéressant mais dit sans conviction et d'un ton monocorde perd tout son effet. Le jury, il ne faut jamais l'oublier, est souvent usé par des heures d'entretien. Pour retenir son attention, il est primordial de poser sa voix pour parler lentement, clairement et distinctement tout en évitant les tics de langage (« bah », « euh », « hein »), les mots familiers et les phrases inachevées.

Enfin, maîtriser l'intonation permet de mettre en valeur des mots en les renforçant. Vous appuyez ainsi votre propos en mettant en avant les termes essentiels à sa compréhension. L'intonation est aussi une ponctuation logique de la phrase : en fin de phrase, votre intonation est plus basse pour marquer le « point ». Ceci vous évitera la situation gênante où le candidat se trouve dans l'obligation de dire : « Euh, j'ai fini. »
Vous pouvez vous entraîner à énoncer votre présentation ou à répondre à quelques questions types en vous enregistrant soit en audio soit en vidéo. Cela vous aidera à prendre du recul sur plusieurs niveaux :

- pour la parole : débit, clarté, tics verbaux ;
- pour la gestuelle : signe d'énervement, tenue, maintien, utilisation des mains, regard, mimique, sourire.

Nous vous conseillons de commencer par vous écouter pour vous concentrer sur votre parole sans être perturbé par l'image dans un premier temps, avant de vous regarder et d'évaluer votre gestuelle.

Bien débuter

On ne vous demandera pas d'adopter une attitude stéréotypée. Quelques règles de bon sens sont néanmoins à respecter.
Débuter une situation d'échange n'est pas chose aisée pour qui n'en a pas l'habitude. Mais les règles à suivre pour un entretien sont les mêmes que pour toute communication orale.

Saluer

Dire « bonjour » va de soi, mais il faut le faire en s'adressant au jury, c'est-à-dire en le regardant. Il s'agit d'une exigence de politesse, mais aussi, pour vous, d'entamer l'échange.

Transmettre

Il faut développer des mimiques faciales d'ouverture et d'échange (en un mot : sourire, mais sans excès).

Patienter

Prenez soin d'attendre les consignes du jury. Ne vous asseyez pas avant qu'on vous le propose et ne vous lancez pas dans votre « présentation » si le jury ne vous le demande pas.

Rester attentif

Écoutez les souhaits de vos examinateurs et les questions qu'ils vous posent. Mieux vaut demander à votre jury de reformuler une question plutôt que d'y répondre approximativement. Le travail social requiert des capacités d'écoute que vous devez mettre en œuvre durant votre oral. Les candidats ont parfois tendance à s'approprier les consignes pour les arranger dans un sens qui leur convient mieux. Ce phénomène se repère chez certains candidats qui débitent sans discrimination un discours appris par cœur, celui qu'ils ont « préparé » pour l'oral. Cette attitude dénote une incapacité à s'adapter, car se préparer pour un entretien consiste essentiellement à se mettre au clair avec soi-même et ses motivations.

Préférer les phrases simples

Utilisez un langage que vous maîtrisez plutôt que des phrases complexes dont vous n'êtes pas sûr. N'oubliez pas qu'il s'agit d'un entretien, non d'un « écrit-parlé ».

Respirer profondément

Pensez à bien respirer pour rester calme et contrôler le débit comme la tonalité de votre voix. Il ne faut pas parler trop vite, car le jury doit avoir le temps de comprendre et d'analyser vos réponses. Si vous en ressentez le besoin, vous pouvez boire une gorgée d'eau.

Se mettre en avant

Montrez aux membres du jury que vous êtes la personne qu'il leur faut à travers votre comportement dynamique, ouvert, agréable, souriant. Il est impératif que vous croyiez en vos chances de réussite et que vous sachiez leur expliquer pourquoi ce métier est celui qui vous convient le mieux. Si vous-même n'êtes pas convaincu, ils risquent de ne pas l'être non plus. Donnez-leur envie de vous revoir.

Gérer le stress

Si vous « craquez » pendant l'entretien, que vous fondez en larmes ou que vous ne savez plus quoi dire, surtout ne baissez pas les bras en croyant avoir définitivement raté votre oral. Cette situation n'est pas rare. Vos examinateurs ne vous en voudront pas dans la mesure où vous gérez correctement cette situation. Demandez quelques secondes à votre jury pour vous reprendre, utilisez l'un de vos mouchoirs pour faire disparaître vos larmes, buvez un peu d'eau, excusez-vous auprès du jury de vous être laissé submerger par vos émotions et continuez à défendre votre candidature jusqu'au terme du temps imparti.

Durant l'entretien, que faire si...

...vous ne comprenez pas la question ?

Il y a deux manières de ne pas comprendre une question : soit votre incompréhension de la question est partielle, soit elle est totale.

Dans le premier cas, vous pensez qu'il y a une ambiguïté sur un terme ou sur le sens général de la question. Par exemple, à la question : « Quel type d'étudiant êtes-vous ? », vous pouvez apporter une réponse relative à votre comportement en cours (attention, participation, etc.) ou bien une réponse relative à votre intégration au sein du groupe (implication dans la vie étudiante, relation avec les autres étudiants, etc.). En cas de mauvaise compréhension de la question, débutez votre réponse par une reformulation : « En tant qu'étudiant, c'est-à-dire... ».

Dans le second cas, la question n'est pas comprise car un terme n'est pas connu. Vous ne savez pas quoi répondre par manque de connaissances. Ne lancez pas immédiatement un « je ne sais pas ». Le jury en déduirait que vous lâchez facilement prise et que vous manquez de persévérance. La fatigue, le stress peuvent conduire le candidat à une impression de méconnaissance. Elle est souvent amplifiée, voire infondée. Vous avez travaillé, vous avez préparé votre oral, vous pouvez donc répondre. Que vous sachiez, c'est-à-dire que la connaissance soit immédiatement mobilisable pour vous, ou que vous ayez à la remobiliser, cherchez.

Si vous ne connaissez pas un terme ou ne maîtrisez pas un acronyme, il est possible de le demander au jury : « Pouvez-vous nous parler du travail en IME ? » Demandez ce que le jury entend par ce terme (un IME est un institut médico-éducatif) et répondez.

...vous vous apercevez que votre réponse ne correspond pas à la question posée ?

En apportant votre réponse, vous vous apercevez soudainement que votre réponse ne correspond pas à la question posée.

Ne stoppez pas net votre discours en vous enfermant dans le silence. Certes, votre réponse est partie « d'un mauvais pied », vous en avez conscience, c'est déjà ça. Le jury évalue votre maturité et donc votre capacité à surmonter une difficulté, à repérer vos erreurs et à les dépasser. Avouez : « Je crois que je ne réponds pas exactement à la question posée. » Puis reformulez la question du jury : « Vous me demandiez si… » Ensuite, reprenez votre explication.

...le jury ne vous laisse pas le temps de finir vos phrases ?

C'est une situation de communication frustrante pour le candidat, surtout s'il a l'impression de ne pas pouvoir se mettre en avant et souligner ses connaissances. Le risque ici est de voir le candidat s'énerver et tenter de s'imposer ou, à l'inverse, se taire.
Vous ne pouvez pas résoudre une situation conflictuelle de cette manière ! Gardez votre calme, exprimez-vous posément. Le jury est là pour vous interroger, il vous accordera donc le temps de parole nécessaire. Si vous êtes interrompu, prenez en considération les éléments apportés et reprenez votre explication.
Exemple :
« Cette expérience m'a permis…
– C'était la première fois que vous encadriez des enfants ?
– En effet, cette expérience, qui était pour moi la première en tant qu'animateur, m'a permis…
– Vous n'aviez jamais rencontré d'enfant avant ?
– Si, bien entendu. J'ai même fait du babysitting pendant plusieurs années. Mais l'animation auprès d'enfants est vraiment une expérience différente. Elle m'a permis… »

...le jury se tait ?

Peut-être est-il intéressé par ce que vous venez de dire et attend-il que vous développiez davantage votre explication. Ou peut-être pense-t-il que vous n'avez pas terminé. Ou peut-être veut-il vous déstabiliser.
Dans tous les cas, ne perdez pas votre assurance. Continuez votre développement mais restez attentif à la réaction de vos interlocuteurs, ils marqueront leur volonté de reprendre la parole par des gestes significatifs (acquiescements répétés et rapides, mouvements de main, etc.).

...le jury ne vous regarde pas ?

Rien n'est plus difficile pour un candidat que de se sentir « transparent ». Le jury lève à peine les yeux vers vous, il regarde le sol ou bien il jette un œil par la fenêtre. Là encore, ne vous laissez pas déstabiliser et n'abandonnez pas. Développez votre réponse.
Ce qui est en jeu ici, c'est la relation. Ne vous laissez pas entraîner dans une relation de distance avec le jury. Ne calquez pas votre comportement sur le sien : un candidat qui se met, lui aussi, à regarder par la fenêtre ou à détourner les yeux de ses interlocuteurs donnera l'impression d'avoir des difficultés à s'investir dans la relation. Il semblera fuir ou être peu conscient de l'importance de cet échange. Restez concentré, continuez à regarder vos interlocuteurs. Au besoin, variez les intonations pour donner du corps à vos propos et interrogez le jury pour savoir si votre réponse correspond à ses attentes.

PARTIE

6 Conseils pratiques

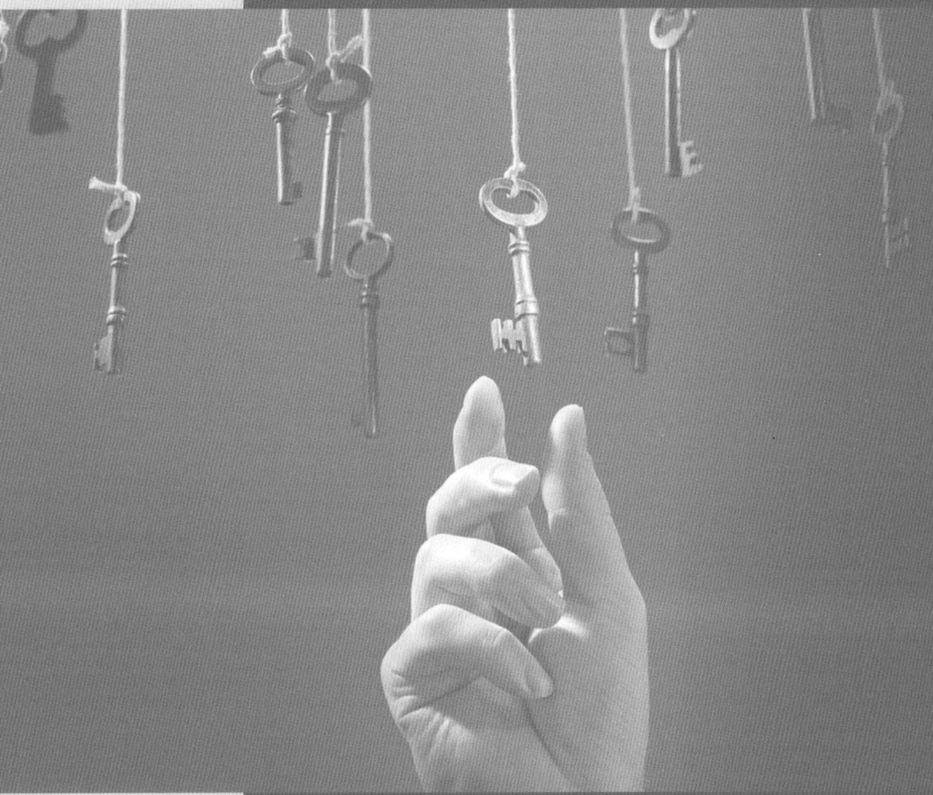

Les voies qui mènent au travail social peuvent être diverses ; certains se réorientent, d'autres souhaitent évoluer au cours de leur carrière. Le chapitre qui suit expose quelques-unes des possibilités offertes aux candidats, selon leur profil et leur histoire, de s'inscrire dans un projet de carrière sociale.
Existe-t-il d'autres possibilités que le concours pour intégrer une formation ? Comment peut-on valoriser son expérience pour obtenir des dispenses ? Quelles sont les possibilités de financement ? Quelle est la manière la plus adaptée à chaque trajectoire, forcément personnelle, de s'engager dans le social ?

CHAPITRE 50

D'autres possibilités pour accéder à la formation et au diplôme

Accéder à un diplôme en travail social par la VAE

Depuis une douzaine d'années, les diplômes d'ASS, ES et EJE sont accessibles par le biais de la validation des acquis de l'expérience (VAE).

Définition

La VAE permet à toute personne, quel que soit son âge, en activité ou non, avec qualification ou pas, mais pouvant justifier d'au moins trois années d'expérience en rapport direct avec le diplôme visé, de se voir reconnaître officiellement ses compétences professionnelles par un titre, un diplôme professionnel ou un certificat de qualification enregistré préalablement au répertoire national des certifications professionnelles. Ainsi, diplômes, titres et certificats sont accessibles grâce à l'expérience, et non uniquement par le biais de la formation initiale ou continue, selon d'autres modalités que l'examen.

Comment réaliser une VAE ?

Pour réaliser une VAE, il faut contacter le DAVA (dispositif académique de validation des acquis) de son département de résidence. C'est cet organisme qui est chargé d'accueillir, d'informer, de conseiller et d'accompagner les candidats dans leur démarche.
Pour prétendre à la VAE, il faut avoir effectué trois années d'expérience professionnelle dans un domaine en rapport avec le diplôme demandé, que les activités aient été exercées de manière continue ou discontinue, à temps plein ou à temps partiel, en France ou à l'étranger.
Il faut alors remplir le livret n° 1 : « Dossier de demande de recevabilité de la demande d'obtention d'un diplôme par la VAE ».
Si la demande est déclarée recevable, le candidat se voit remettre le livret n° 2 dans lequel il doit décrire de façon très précise ses activités, salariées ou non, associatives et/ou bénévoles et leurs conditions d'exercice. Puis il le présente à un jury qui décide :

- soit de ne pas valider d'acquis lorsque les conditions de compétences, d'aptitudes et de connaissances ne sont pas remplies ;
- soit de valider entièrement les domaines de compétences du métier et donc d'attribuer l'équivalence du diplôme ;
- soit de valider certains domaines de compétences. Dans ce cas, le jury précise quelles sont les connaissances et aptitudes manquantes. Le candidat à la VAE peut alors poursuivre son activité et demander une nouvelle étude de sa situation après quelque temps pour tenter d'obtenir les domaines de compétences manquants, ou bien intégrer un centre de formation pour suivre les cours, réaliser les stages et passer les épreuves concernant les domaines de compétences non validés.

Le candidat à la VAE bénéficie d'un accompagnement de 24 heures pour l'aider à constituer son livret n° 2.

Bénéficier d'allégements ou de dispense de formation

Pour chacune des formations, il existe des possibilités d'allégements et de dispense.

Allégement

Vous pouvez solliciter un allégement de formation si vous estimez que votre parcours antérieur vous a déjà permis d'acquérir certains points du programme. Être titulaire de certaines licences universitaires, par exemple, peut vous faire bénéficier d'allégements. Ces derniers font l'objet d'une négociation avec le centre de formation, ils peuvent vous être accordés ou non.
Si vous obtenez un allégement, vous serez, par exemple, autorisé à être absent lors de certains cours. Toutefois, vous devrez rendre tous les devoirs et vous devrez passer toutes les épreuves du diplôme d'État.

Dispense

La dispense est un droit. Elle vous sera systématiquement accordée si vous présentez les conditions requises, telles que certains diplômes du travail social. On considère alors que vous avez déjà validé le domaine de formation et vous n'avez ni à assister aux cours, ni à réaliser les stages, ni à passer les examens de ce domaine de formation.

Passer son concours dans le cadre de l'UNAFORIS

L'Union nationale des acteurs de formation et de recherche en intervention sociale (UNAFORIS) rassemble des centres de formation qui se sont entendus pour organiser une épreuve d'admissibilité commune pour les concours d'ASS, d'ES et d'EJE.
Passer le concours dans le cadre de l'UNAFORIS limite les frais de déplacement et d'inscription aux épreuves écrites puisqu'en obtenant une note au moins égale à 10, vous pouvez faire valoir cette admissibilité pour vous inscrire aux épreuves orales d'admission des autres centres de formation du groupement.
Cependant, vous ne pourrez pas vous inscrire pour passer les épreuves d'admission dans le (ou les) institut(s) de formation où vous avez échoué à l'épreuve d'admissibilité, sauf mention contraire dans le règlement de sélection de l'école visée.
Il est également possible de passer l'épreuve d'admissibilité dans l'école la plus proche de votre domicile et de ne pas vous inscrire dans celle-ci pour l'épreuve d'admission au profit de centres de formation qui vous conviennent davantage. Seuls ceux où vous aurez passé les épreuves orales établiront un classement vous permettant ou non d'intégrer la formation.

EXEMPLE

Un candidat au concours d'éducateur spécialisé passe deux écrits : celui organisé par l'ITES de Brest où il obtient la note de 12/20, et celui de l'ITS de Tours où il obtient la note de 9/20.
Il choisit alors de s'inscrire à trois oraux dans les écoles adhérentes : IRTS Poitou-Charentes, IRTS Franche-Comté et IRTS Nouvelle-Aquitaine (il ne peut pas passer les épreuves d'admission à Tours puisqu'il n'a pas obtenu la moyenne à l'écrit et il ne souhaite pas suivre sa formation à Brest pour des raisons personnelles).
Suite aux oraux, il est admis en formation en Poitou-Charentes et en Nouvelle-Aquitaine. Il choisit de confirmer son inscription à l'IRTS Nouvelle-Aquitaine, il y passera ses trois années d'études. Il se désiste donc de l'IRTS Poitou-Charentes.

Pour la rentrée 2018, 36 centres de formation ont organisé cette admissibilité commune, soit :
- 24 centres de formation pour les ASS ;
- 30 centres de formation pour les ES ;
- 23 centres de formation pour les EJE.

Région	Établissement	Assistant de service social	Éducateur spécialisé	Éducateur de jeunes enfants
Grand Est	ESTES	■	■	
	ISSM	■	■	
	CFEJE			■
	IRTS de Lorraine	■	■	■
	EDIAC Formation			■
Nouvelle-Aquitaine	IRTS Nouvelle-Aquitaine	■	■	
	Polaris Formation		■	■
	IRTS Poitou-Charentes	■	■	■
Auvergne-Rhône-Alpes	IREIS Rhône-Alpes (sauf IREIS de la Savoie)	■	■	■
Bretagne	ITES Brest	■	■	
	ASKORIA	■	■	■
Bourgogne-Franche-Comté	IRTS Franche-Comté	■	■	■
Centre	ITS de Tours		■	■
Île-de-France	IRTS Île-de-France Montrouge Neuilly-sur-Marne	■	■	■
	CRAMIF	■		
	ETSUP	■	■	■
	INFA Île-de-France		■	■
	EPSS	■	■	■
	ENS	■		
	EFPP		■	■
	IFSY	■		
	IRFASE	■	■	■
Guadeloupe	CFTS La Guadeloupe		■	■
Hauts-de-France	IRTS Hauts-de-France	■	■	
	Institut social de Lille	■		
La Réunion	IRTS La Réunion	■	■	■

▶

Région	Établissement	Assistant de service social	Éducateur spécialisé	Éducateur de jeunes enfants
Occitanie-Pyrénées-Méditerranée	IRTS Languedoc-Roussillon	■	■	■
	CPFP La Rouatière		■	
	ETES		■	
	CRFMS ERASME		■	
	Institut Saint-Simon		■	■
	IFRASS		■	■
	IFME	■	■	
Provence-Alpes-Côte d'Azur	IMF Provence-Alpes-Côte d'Azur	■	■	■
	IRTS PACA-Corse	■	■	■
	IESTS	■	■	■

CHAPITRE 51

Obtenir des aides financières pour ses études

La gratification des stages

Les stages de plus de 2 mois donnent droit à une gratification minimale de 3,75 €/heure au 1er janvier 2018. Cette gratification ne concerne pas les personnes bénéficiant déjà d'un autre financement pour leurs études (formation professionnelle continue, congé individuel de formation, contrat d'apprentissage, etc.).
Le fait d'être gratifié durant sa formation peut sembler, *a priori*, une bonne chose. Mais il faut savoir que cela pose de nombreux problèmes dans la réalité. En effet, les associations et autres structures du travail social n'ont pas toujours les fonds nécessaires pour pouvoir se permettre d'avoir un stagiaire gratifié et, depuis l'instauration de cette loi, les étudiants ont de grandes difficultés à trouver des terrains de stage. Certains lieux réduisent le nombre de stagiaires accueillis chaque année ou n'acceptent plus que des étudiants de 3e année pour lesquels ils jugent la dépense plus « rentable ».

La voie de l'apprentissage

Il est possible de réaliser sa formation de travailleur social par le biais de l'apprentissage.

Conditions d'accès

Il faut avoir plus de 18 ans et moins de 26 ans à la date de la signature du contrat d'apprentissage qui peut intervenir au plus tôt 3 mois avant et au plus tard 3 mois après l'entrée en formation (certaines dérogations sont possibles pour signer un contrat d'apprentissage jusqu'à 30 ans depuis septembre 2017).
Pour prétendre à une formation par la voie de l'apprentissage, deux modalités existent :

- passer les épreuves de sélection d'entrée en formation par la voie directe puis chercher un employeur ultérieurement ;
- passer les sélections spécifiques des apprentis qui peuvent avoir lieu plusieurs fois par an sur demande des employeurs.

Rémunération

Le salaire de l'apprenti est à la charge de l'employeur, il dépend de son âge, du secteur dont dépend son employeur et de son avancée dans la formation.

Encadrement de l'apprenti

Un accompagnement individualisé sera réalisé par un maître d'apprentissage qui est obligatoirement titulaire du diplôme préparé depuis au moins 3 ans.
Les apprentis ont les mêmes évaluations au centre de formation et les mêmes épreuves certificatives que les autres étudiants, mais ils réalisent une partie de leurs stages sur leur terrain professionnel.

Organisation de la formation

Éducateurs spécialisés

La formation théorique est de 1450 h dont une petite partie est à réaliser en établissement employeur.
La formation pratique est de 60 semaines de stage. Deux stages de découverte professionnelle de 8 semaines sont à réaliser hors établissement employeur. Le stage long est à réaliser en établissement employeur.

Éducateurs de jeunes enfants

La formation théorique est de 1500 h dont une petite partie est à réaliser en établissement employeur.
La formation pratique est de 60 semaines de stage. Deux stages de 8 semaines sont à réaliser hors établissement employeur. Le stage long est à réaliser en établissement employeur.

Assistants de service social

La formation théorique est de 1970 h dont une petite partie est à réaliser en établissement employeur.
La formation pratique est de 12 mois de stage. Deux stages sont à réaliser hors établissement employeur. Le stage long est à réaliser en établissement employeur.

Obtenir des bourses d'études

Les bourses en travail social relèvent de la compétence des Régions. Cette aide financière est accordée annuellement selon le niveau de ressources du demandeur ou de sa famille et selon les charges qu'il doit supporter.
Les demandes se font après admission en formation, par l'intermédiaire de l'école.
Pour les étudiants en formation d'assistant de service social, certains conseils généraux (principalement en Île-de-France) proposent des bourses contre engagement : l'étudiant perçoit une allocation mensuelle durant 1, 2 ou 3 années de formation et, en contrepartie, il s'engage à travailler pour le Conseil général après l'obtention de son diplôme durant un certain nombre d'années. Les modalités de recrutement, le montant de la rémunération et la durée de l'engagement varient d'un Conseil général à l'autre. Il convient donc de prendre contact directement avec les Conseils généraux souhaités.
Avantage : ce système assure à l'étudiant un emploi au sein du Conseil général suite à l'obtention de son diplôme pour une rémunération équivalente à celle d'un ASS non boursier.
Inconvénient : le jeune diplômé sera nommé là où il y a un poste vacant dans le département, il ne pourra donc pas choisir son lieu d'exercice.

CHAPITRE 52

Se former autrement : le DUT carrières sociales

Présentation du diplôme

Préparé dans des instituts universitaires de technologie, ce diplôme s'obtient en deux ans et compte cinq spécialités :

- animation sociale et culturelle ;
- assistance sociale ;
- éducation spécialisée ;
- gestion urbaine ;
- services à la personne.

L'admission dans l'IUT se fait après l'obtention d'un baccalauréat ou d'un diplôme admis en équivalence. Il faut candidater par dossier. Les personnes dont le dossier a été sélectionné peuvent être convoquées pour passer des tests et/ou un entretien.

Présentation de la formation

La formation comporte plusieurs semaines de stages réalisés dans deux ou trois structures différentes.

Les cours abordent de nombreuses notions :

- environnement institutionnel : organisations politiques et administratives, politiques publiques, développement social local, insertion professionnelle, etc. ;
- sociétés, population et publics : l'individu et le groupe, analyse de la société, publics et problématiques spécifiques, analyses des pratiques, etc. ;
- méthodes, techniques et langages : expression et communication, langues et cultures étrangères, outils informatiques, méthodologie d'enquête et de diagnostic, méthodologie de projet, gestion, etc.

Poursuivre ses études

La possession du DUT ne donne pas directement accès à une 3e année préparant à un diplôme d'État en travail social. Toutefois, selon les termes des textes régissant la formation, les titulaires du DUT carrières sociales option assistance sociale ou éducation spécialisée peuvent demander à bénéficier d'un dispositif d'allégement portant sur une large partie de ces formations.

Par ce biais, il est ensuite possible d'obtenir le diplôme d'État d'assistant de service social ou d'éducateur spécialisé en un an. Cette troisième année de formation peut se faire dans toute école préparant le diplôme d'État, à condition de passer le concours d'entrée, ou bien en restant dans le même IUT puisque quelques-uns forment également à la troisième année d'étude.

CHAPITRE 53

Se préparer au concours : seul ? *Via* une prépa ?

L'obtention du concours est une étape importante dans votre parcours pour accéder au métier souhaité. En effet, après avoir intégré un centre de formation, il y a toutes les chances que vous puissiez exercer le métier trois ans plus tard; vous aurez la possibilité de redoubler si vous rencontrez des difficultés durant le cursus ou si vous ne parvenez pas à valider tous les domaines de formation dès votre première présentation au diplôme d'État. Cela reste rare, environ 80 % des candidats sont reçus au diplôme d'État dès la fin de la troisième année.
Ces faits encourageants doivent vous amener à vous investir et à redoubler d'efforts pour obtenir votre admission dans un centre de formation.
À travers le présent ouvrage, vous avez pu acquérir :

- des connaissances et une méthodologie précise pour réussir au mieux les écrits;
- des informations, des conseils et des pistes de réflexion pour préciser votre projet afin de le présenter au mieux lors des entretiens et pour parvenir à vous distinguer des autres candidats lors des épreuves de groupe.

Au-delà du travail engagé à la lecture de ce livre, vous pouvez continuer à vous préparer au concours par divers moyens.

La recherche personnelle d'information

Le fait de vouloir devenir un travailleur social nécessite d'avoir un attrait pour les phénomènes sociaux d'une façon générale.

L'actualité

Pour vous préparer au concours, il faut donc lire la presse avec une grande régularité. Ne vous abonnez pas à un seul journal, variez vos sources et le regard porté par les journalistes sur une question. Certains centres de formation, lors des épreuves de groupe, donnent aux étudiants un journal du jour et leur demandent de choisir un article et de débattre. Avoir déjà entendu parler des faits abordés dans l'article ne peut être qu'un atout. Lors d'un entretien individuel, le jury peut aussi vous demander d'évoquer un fait d'actualité récent qui a retenu votre attention et de le commenter. Hésiter sur une telle question vous sera nécessairement préjudiciable.

Les métiers du social

Votre attrait pour le social doit aussi se démontrer à travers l'intérêt que vous portez aux sources d'information qui vous permettent de mieux connaître les métiers et les publics accompagnés par les travailleurs sociaux.
Regardez les reportages télévisés, lisez des ouvrages spécialisés (*cf.* chapitre 42, « Réaliser des lectures spécialisées »), assistez à des conférences et surtout gardez des traces de ces activités en prenant des notes qui seront relues avant les épreuves écrites et orales.

La préparation en « présentiel »

Les écoles préparatoires

Si vous ressentez le besoin d'être accompagné dans votre travail, vous pouvez décider d'intégrer une des nombreuses écoles préparatoires aux concours du travail social. Elles dispensent le plus souvent leurs enseignements de septembre à mars-avril avec un nombre d'heures hebdomadaire variable.

Pour qui ?

Généralement destinées aux personnes sorties du lycée depuis peu, les écoles préparatoires peuvent être une solution efficace pour parvenir rapidement au niveau requis par les épreuves de sélection. Vous consacrerez plusieurs jours par semaine à travailler les épreuves écrites, à accroître vos connaissances sur le métier et, parallèlement, à clarifier votre projet professionnel.

L'école préparatoire est aussi une bonne solution pour réaliser des stages puisqu'elle pourra vous fournir des conventions facilitant l'accueil dans les structures.

Comment choisir ?

Une école préparatoire coûte souvent cher, il faut donc prendre le temps de comparer les offres pour faire le meilleur choix.

On ne peut pas choisir son école de chez soi ou sur Internet, même si les avis d'étudiants ayant fréquenté les différentes écoles sont toujours à prendre en considération. Déplacez-vous lors des portes ouvertes, allez échanger avec les responsables dans le cadre des forums d'orientation, demandez à être reçu, etc. Soyez actif afin d'échanger avec des responsables de l'école pour vous faire votre propre opinion. À chaque rencontre, posez des questions précises qui vous permettront ensuite de confronter les pratiques et de faire un choix éclairé. Voici quelques sujets sur lesquels il faudra vous renseigner.

Le taux de réussite au concours

Évidemment, c'est un critère de choix important, et plus la réussite des candidats est grande, plus l'enseignement proposé doit être de qualité. Mais attention aux chiffres : vérifiez comment ils sont calculés !

Une école préparatoire qui affiche sur une publicité « 72 % de reçus », cela ne veut rien dire. De quoi parle-t-on ? Reçus aux écrits ou reçus définitivement ? Reçus sur liste principale ou sur liste complémentaire ? Le nombre de personnes reçues aux écrits est toujours supérieur à celui des personnes reçues définitivement sur liste principale après les oraux et pourtant, c'est ce dernier qui importe. Par ailleurs, est-ce un taux global ou bien pour un type de concours précis ? En effet, le concours ASS est un peu plus facile à obtenir que les concours ES ou EJE par exemple, car il y a moins de candidats à le tenter alors que le nombre de places offertes est similaire à celui de la formation ES.

Les chiffres sont-ils vérifiables ? L'école peut-elle vous fournir la liste des centres de formation où les étudiants ont été admis ? Dans cette liste, trouvez-vous ceux qui vous intéressent le plus ?

La composition de la classe

L'école préparatoire regroupe-t-elle les étudiants par type de concours ou mélange-t-elle plusieurs concours sociaux ?

Ce dernier cas de figure n'est pas forcément préjudiciable puisque les modalités de sélection pour les concours ASS, ES et EJE sont extrêmement proches, voire identiques selon les centres de formation. De plus, cela vous permettra de mieux connaître ces autres métiers pour être certain de votre propre choix.

Cependant, si l'école préparatoire regroupe dans une même classe des étudiants souhaitant passer les concours du travail social avec ceux qui s'orientent vers les concours paramédicaux, vous pouvez craindre que les enseignements ne soient pas suffisamment spécifiques à votre projet.

La possibilité de faire des stages

Nous l'avons déjà évoqué, faire des stages est important lorsqu'on se destine à ces métiers. Demandez aux écoles préparatoires qui vous intéressent ce qu'elles proposent concernant cet aspect de la formation : va-t-on vous fournir des conventions de stage ? Y a-t-il une liste de terrains professionnels partenaires ? Quelle est la durée des stages ? Comment sont-ils travaillés, valorisés en vue des oraux ? Que se passe-t-il pour les étudiants qui ne trouvent pas de stage ?

La préparation aux épreuves orales

Certaines écoles préparatoires proposent un accompagnement en vue des oraux durant plusieurs mois, ce qui laisse le temps de mûrir sa façon de se présenter, de faire une introspection afin de mieux se connaître et de pouvoir répondre avec sérénité aux questions des différents jurys. Cela permet également de se mettre en situation de concours en passant des oraux blancs qui sont des moments clés pour évaluer sa progression et déterminer ses axes de travail.
D'autres vous proposent des sessions intensives d'une ou deux semaines après la période des écrits d'admissibilité, ouvertes à tous les étudiants de la classe ou bien seulement à ceux qui sont admis à des oraux. Vous pouvez parfois intégrer ces groupes de travail sans avoir participé aux semaines de préparation aux épreuves écrites.

L'option « préparation aux concours sociaux » *via* une université

De nombreuses universités proposent une option « préparation aux concours sociaux », dans le cadre de la licence (le plus souvent dans les disciplines des sciences humaines et sociales).
Cet enseignement de 2 à 4 h par semaine sera forcément moins approfondi qu'en école préparatoire, mais il peut constituer un soutien intéressant pour quelqu'un qui ne veut pas « perdre une année » à se consacrer à la préparation du concours. Les contenus validés dans le cadre de la licence peuvent parfois faire l'objet d'allégements de formation une fois le candidat admis dans une école.

La préparation par correspondance ou en ligne

De plus en plus d'organismes vous proposent de vous préparer depuis chez vous, grâce à des cours par correspondance ou en ligne, aux différentes épreuves des concours sociaux. Cette solution est particulièrement recommandée aux personnes en situation d'études ou de travail car les révisions se font à un rythme et à des horaires librement choisis.
Cependant, travailler seul chez soi demande une rigueur et une motivation fortes pour s'imposer le cadre de travail sérieux indispensable à la réussite en l'absence de toute stimulation de la part de formateurs.
On peut regretter que cette formule ne permette pas la rencontre avec d'autres étudiants partageant le même projet professionnel et tout ce que cela apporte en termes de soutien et de mutualisation des connaissances, cependant de plus en plus de sites tentent de pallier ce manquement en créant des forums et en proposant un suivi téléphonique régulier qui peut être intéressant afin d'humaniser les évaluations et d'obtenir des réponses personnalisées.
La préparation par correspondance atteint ses limites concernant l'entraînement aux épreuves orales, car faire un oral de chez soi par webcam interposée ne générera jamais le stress d'une rencontre avec un jury.
Enfin, comme pour les écoles préparatoires, le choix de son organisme doit être réalisé avec le plus grand soin.

Annexes

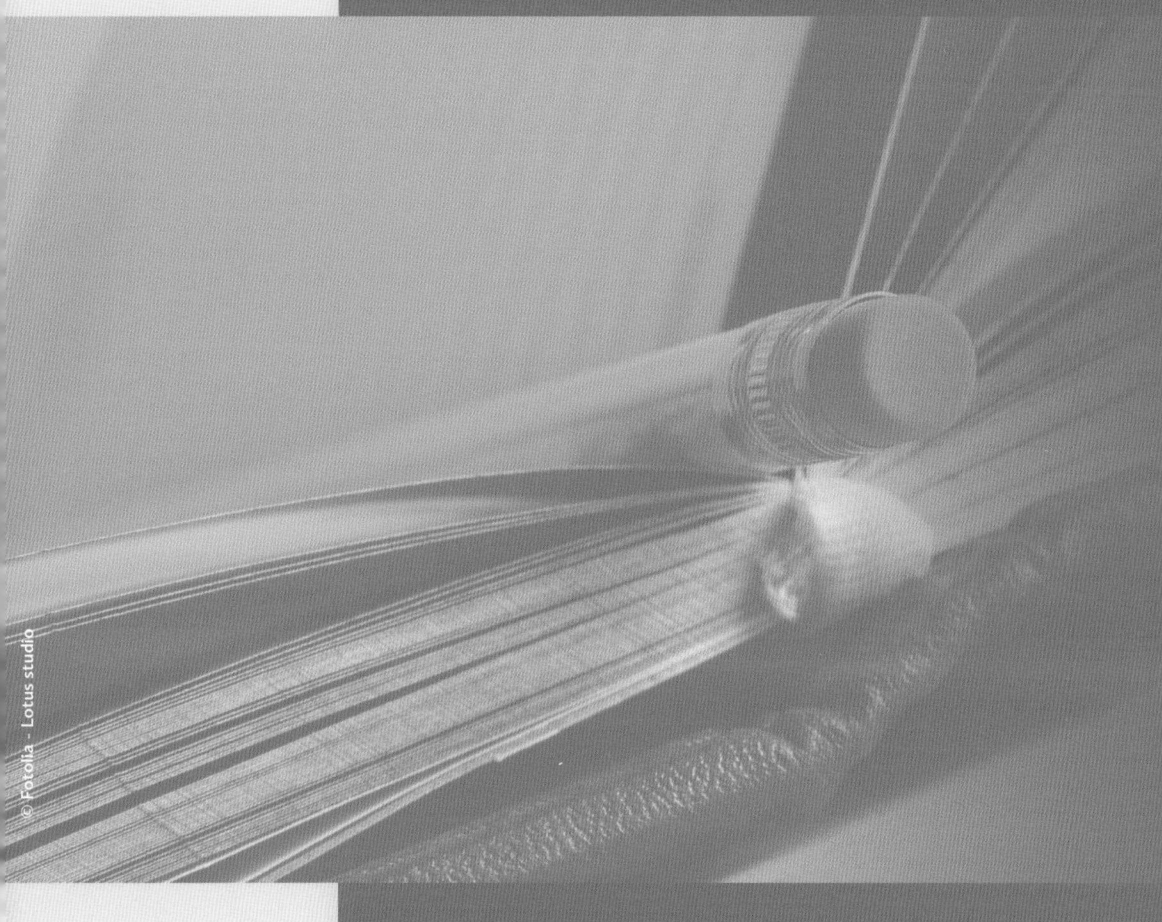

Bibliographie indicative

Ouvrages généralistes décrivant le métier, la formation ou le travail quotidien

Bouquet Brigitte. *Profession : assistante de service social*. Maloine, 6e édition, 2014, 192 pages.

Capul Maurice, Lemay Michel. *De l'éducation spécialisée*. Erès, 1996. 448 pages.

Dain Christian, Ledos Delphine. *Educateur de jeunes enfants, une diversité d'actions*. Philippe Duval édition, 2014, 400 pages.

Dreano Guy. *Guide de l'éducation spécialisée. Guides d'action sociale*, Dunod, 5e édition, 2015, 512 pages.

Figarede-Thomasse Patricia. *Travail social, le défi du plaisir : paroles d'assistantes sociales.* L'Harmattan, 2008, 144 pages.

Gaberan Philippe. *La relation éducative : Un outil professionnel pour un projet humaniste. L'éducation spécialisée au quotidien*, Erès, 2003, 150 pages.

Le Capitaine Bruno, Karpowicz Annick. *Guide de l'éducateur de jeunes enfants*. Guides d'action sociale, Dunod, 5e édition, 2014, 320 pages.

Meunier Yves, Chetoui Daniel. *Les éducateurs de jeunes enfants, une identité professionnelle en évolution ?* L'Harmattan, 2002, 144 pages.

Rouzel Joseph. *Le travail d'éducateur spécialisé, éthique et pratique*. Action sociale, Dunod, 3e édition, 2014, 224 pages.

Verba, Daniel. *Le métier d'éducateur de jeunes enfants*. Éditions La découverte, 2014. 304 pages.

Thématique de l'accueil et du développement de l'enfant

Bosse-Platiere Suzon. *Accueillir le jeune enfant : un cadre de référence pour les professionnels ?* Erès, 2011, 364 pages.

Cyrulnik Boris, Rameau Laurence. *L'accueil en crèche*. Philippe Duval édition, 2012, 180 pages.

David Myriam. *L'enfant de 0 à 2 ans : Vie affective et problèmes familiaux*. Dunod, 7e édition, 2016, 144 pages.

David Myriam. *2 à 6 ans : Vie affective et problèmes familiaux.* Dunod, 7e édition, 2016, 144 pages.

Dolto Françoise. *Les étapes majeures de l'enfance*. Folio essais, Gallimard, 1998, 399 pages.

Epstein Jean. *Comprendre le monde de l'enfant*. Dunod, 2e édition, 2016, 144 pages.

Fontaine Anne-Marie. *L'observation professionnelle des jeunes enfants, un travail d'équipe.* Philippe Duval édition, 2016, 376 pages.

Winnicott Donald Wood. *Les objets transitionnels*. Payot, 2010, 108 pages.

Winnicott Donald Wood. *L'enfant et sa famille*. Payot, 1975, 214 pages.

Thématique du handicap

Cohen Suzy. *Handicapés : l'accueil depuis l'enfance*. L'Harmattan, 2007, 256 pages.

Gaillard Jean-Paul. *L'éducateur spécialisé, l'enfant handicapé et sa famille*. Action sociale, ESF Éditeur, 2012.

Chavaroche Philippe. *Le projet individuel : repères pour une pratique avec des personnes gravement handicapées mentales. Trames*, Erès, 2006, 134 pages.
Gomez Jean-François, *Le travail social à l'épreuve du handicap : transmettre, apprendre, résister.* Action sociale, Dunod, 2007, 286 pages.
Stiker Henri-Jacques. *Handicap et accompagnement : nouvelles attentes, nouvelles pratiques.* Action sociale, Dunod, 2014, 192 pages.
Vaginay Denis. *Découvrir les déficiences intellectuelles.* Erès, 2005, 190 pages.
Morelle Claire. *Déficience intellectuelle et vie institutionnelle.* Academia, 2014, 164 pages.

Thématique des difficultés et inégalités sociales

Declerck Patrick. *Les naufragés. Avec les clochards de Paris.* Terre Humaine, Pocket, 2003, 458 pages.
Emmanuelli Xavier. *Out... La malédiction de l'exclusion peut-elle être vaincue?* Robert Laffont, 2003, 276 pages.
Ferret Micheline. *Violences conjugales : Une assistante sociale raconte.* Questions Contemporaines, Éditions L'Harmattan, 2005, 174 pages.
Fustier Paul. *Les corridors du quotidien.* Enfances, Dunod, 2014, 176 pages.
Goffman Erving. *Stigmate : les usages sociaux du handicap.* Les Éditions de Minuit, 1975, 180 pages.
Jovelin Emmanuel. *Le travail social face à l'interculturalité. Comprendre la différence dans les pratiques d'accompagnement social.* Le travail du social, Éditions L'Harmattan, 2003, 342 pages.
Ladsous Jacques. *L'action sociale aujourd'hui.* Trames, Erès, 2004, 142 pages.
Paugam Serge. *Le lien social*, Que sais-je, PUF, 2013, 128 pages.

Thématique de l'accompagnement des familles

Ausloos Guy. *La compétence des familles.* Relations, Erès, 1995, 173 pages.
Bouchereau Xavier. *Au cœur des autres, journal d'un travailleur social.* Ed Sciences Humaines, 2013, 155 pages
Mauvais Patrick *et al. La parentalité accompagnée.* Mille et un bébés, Erès, 2008, 142 pages.
Ott Laurent. Travailler avec les familles. *L'éducation spécialisée au quotidien*, Erès, 2004, 125 pages.

Sites Internet à connaître

Sites concernant le travail social

- www.travail-social.com
- www.lesocial.fr
- www.ash.tm.fr
- www.lien-social.com
- www.social-sante.gouv.fr/grands-dossiers/travail-social

Sites destinés aux ASS

- www.anas.fr

Sites destinés aux ES

- www.psychasoc.com
- www.ones-fr.org
- http://oasis-deseducateurs.wifeo.com

Sites destinés aux EJE

- www.journal-eje.fr
- www.fneje.info
- http://ejeblog.tumblr.com/EJE

476048 – (I) – (4) – Silk coated 70

Elsevier Masson S.A.S

65, rue Camille-Desmoulins,
92442 Issy-les-Moulineaux Cedex
Dépôt légal : août 2018

Composition : SPI

Imprimé en Italie par Printer Trento